临床神经解剖学

CLINICAL NEUROANATOMY

第 29 版

主编　Stephen G. Waxman

主译　王维治　王化冰

人民卫生出版社

·北　京·

图书在版编目（CIP）数据

临床神经解剖学/（美）斯蒂芬·G. 韦克斯曼
（Stephen G. Waxman）主编；王维治，王化冰主译. —
北京：人民卫生出版社，2021. 5
　ISBN 978-7-117-31456-5

　Ⅰ. ①临…　Ⅱ. ①斯…②王…③王…　Ⅲ. ①神经系
统-人体解剖学　Ⅳ. ①R322. 8

　中国版本图书馆 CIP 数据核字（2021）第 067277 号

人卫智网	www. ipmph. com	医学教育、学术、考试、健康，购书智慧智能综合服务平台
人卫官网	www. pmph. com	人卫官方资讯发布平台

图字:01-2021-0529 号

临床神经解剖学

Linchuang Shenjing Jiepouxue

主　　译：王维治　王化冰
出版发行：人民卫生出版社（中继线 010-59780011）
地　　址：北京市朝阳区潘家园南里 19 号
邮　　编：100021
E - mail：pmph @ pmph. com
购书热线：010-59787592　010-59787584　010-65264830
印　　刷：北京汇林印务有限公司
经　　销：新华书店
开　　本：889×1194　1/16　　印张：22
字　　数：681 千字
版　　次：2021 年 5 月第 1 版
印　　次：2021 年 5 月第 1 次印刷
标准书号：ISBN 978-7-117-31456-5
定　　价：298. 00 元

临床神经解剖学

CLINICAL NEUROANATOMY

第 29 版

主编　Stephen G. Waxman

主译　王维治　王化冰

译者（按姓氏拼音排序）

陈莉	陈岩	陈海波	陈红媛	崔俐	董会卿	杜怡峰
樊东升	冯娟	付锦	耿媛	勾海燕	贺嘉	侯世芳
黄越	焦虹	矫毓娟	柯先金	李炎章	李雨浓	梁松岚
刘军	刘春风	刘广志	刘国荣	刘丽萍	刘卫彬	刘艺鸣
卢晓宇	罗本燕	潘晓华	戚晓昆	曲悠扬	商慧芳	施福东
孙威	所芮	王迪	王化冰	王佳伟	王丽华	王铭维
王维治	王小珊	吴云	肖兴军	徐运	杨春晓	张荟雪
张丽梅	张星虎	张雪梅	郑姣琳	朱延梅	朱雨岚	

人民卫生出版社

·北　京·

敬告

本书的作者、译者及出版者已尽力使书中的知识符合出版当时普遍接受的标准。但医学在不断地发展,随着科学研究的不断探索,各种诊断分析程序和临床治疗方案以及药物使用方法都在不断更新。强烈建议读者在使用本书涉及的诊疗仪器或药物时,认真研读使用说明,尤其对于新的产品更应如此。出版者拒绝对因参照本书任何内容而直接或间接导致的事故与损失负责。

需要特别声明的是,本书中提及的一些产品名称(包括注册的专利产品)仅仅是叙述的需要,并不代表作者推荐或倾向于使用这些产品;而对于那些未提及的产品,也仅仅是因为限于篇幅不能一一列举。

本着忠实于原著的精神,译者在翻译时尽量不对原著内容做删节。然而由于著者所在国与我国的国情不同,因此一些问题的处理原则与方法,尤其是涉及宗教信仰、民族政策、伦理道德或法律法规时,仅供读者了解,不能作为法律依据。读者在遇到实际问题时应根据国内相关法律法规和医疗标准进行适当处理。

本版主要特色

- 这是一本对神经解剖及其功能和临床应用的综合性、全彩图指南,是学生和临床医生值得信赖的资源
- 引人入胜的文字和大量的插图,使得医学生、住院医生、实习生和临床医生快速了解神经解剖、功能基础及其与临床的关系
- 覆盖脑、脊髓和周围神经的基本结构和功能,以及影响特定结构的疾病过程的临床表现
- 插图包括 CT 和 MRI 扫描,框图显示肌肉运动、感觉区和涉及的逐个神经根与逐条神经的图像

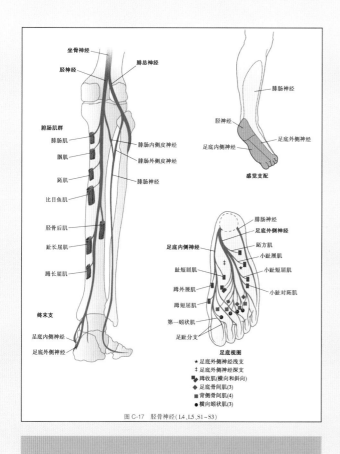

图 C-17 胫骨神经(L4、L5、S1~S3)

超过 400 张插图

第二部分　临床思维导论
INTRODUCTION TO CLINICAL THINKING

第 4 章　神经解剖学与神经病学的关系
The Relationship Between Neuroanatomy and Neurology

神经解剖学知识对于神经科临床医生来说是必不可少的。神经病学比其他任何专业都更依赖于临床解剖学的关联。患者来到神经科医生的诊室时不会说"我右侧半球的运动皮质因卒中而受损",但他们确实告诉医生,或出示左侧面部和手臂无力。由于神经系统是以模块化的方式构建的,不同的神经,以及脑和脊髓的不同部位使不同的功能丧失,它通常可以通过仔细的身体检查和病史,连同神经解剖学知识来推断神经系统的哪个部分受到了影响,甚至在预约或者到影像学检查之前。而且,通常可以推测出原因。因此,神经科临床医生试图对每个患者回答两个问题:①病变在哪里? ②病灶是什么?

中枢神经系统的病变可以是解剖性的,由结构性损伤导致功能障碍(如卒中,创伤和脑卒中等)。病变也可以是生理性的,在没有明显解剖异常的情况下反映生理性功能障碍。短暂性缺血发作就是一个例子,在这种情况下,由于血管功能不足引起的代谢变化,导致部分脑部发生可逆性功能丧失,而不会对神经元或胶质细胞造成结构损害。

对神经疾病感兴趣的临床医生来说,神经支配的外周模式和肌肉活动的知识也是非常重要的。每个脊髓神经根和每个周围神经支配一组特定的肌肉,这些肌肉有非常特定的活动(附录 B)。同样,每个脊髓后根和每个周围神经都为身体的特定部位提供感觉神经支配(附录 C)。通过评估运动和感觉功能,通常可以定位损害神经根或特定的神经功能

能的疾病过程,并且具有很高的精确度。

本章简要概述了神经病学的临床思维,并强调了神经解剖学和神经病学之间的关系。它可以帮助读者开始像临床医生那样思考,并将神经解剖学放在一个以患者为导向的框架中,如后续章节所概述的。连同贯穿本书的临床实例以及病例和附录,本章提供了神经解剖学的临床视角。

神经疾病的症状和体征

在采集病史和检查患者时,神经科临床医生会归纳出症状和体征。症状是由疾病引起的主观体验(如"我头痛""一个月前我的右眼视力变得模糊")。体征是检查时发现的客观异常(如过度活跃的反射或眼球运动异常)。

病史可以为诊断提供至关重要的信息。例如,一个患者被送进医院时处于昏迷。他的妻子告诉主治医生:"我丈夫患有高血压,但不喜欢吃药。今天早上他说这是他有生以来最严重的头痛,然后他就昏过去了。"根据这段病史和简短(但仔细)的检查,医生很快想出了蛛网膜下腔出血的初步诊断(动脉瘤出血,即脑动脉破裂进入蛛网膜下腔)。他通过适当的(但有重点的)影像学和实验室检查证实了这种印象诊断,并制订了适当的治疗方案。

当患者走进诊室并讲述自己的情况时,敏锐的临床观察者可以通过仔细观察患者的自发行为来发

专门章节介绍临床思维

- 临床神经解剖学要点列在每一章末尾
- 探索神经解剖学与神经病学之间的关系,并回顾与神经解剖学有关的分子生物学和细胞生物学以及神经药理学的进展
- 附录包括神经系统检查、肌肉功能测试、脊神经与神经丛和问答等

病例 11

一名 44 岁的女性被她的丈夫带到门诊,她的丈夫说她有定向障碍,精神错乱,注意力不集中和健忘的病史。这些症状在过去的几个月里变得更严重。患者近期开始抱怨头痛,在她出现了她所说的"一阵头发作"后,她的丈夫坚持让她来看医生。

神经学检查表现为冷漠和难以集中注意力,记忆受损,左侧视神经乳头水肿,面部不对称,右侧面部缺乏运动,以及全身无力,但身体其他部位左右对称。脑电图显示左侧大脑半球异常慢波病灶。影像检查显示左侧额颞区有一个钙化的多灶肿块。

基于这些发现的鉴别诊断是什么?

进行了脑活检并做出了诊断。到第二天,患者已经进入昏迷状态,瞳孔固定扩张,不久就去世了。尸检发现脑干有小的出血,前脑有广泛的病理改变。脑活检之后发生了什么?最可能的诊断是什么?

病例 12

一个 12 岁的女孩,开始有严重的耳痛和发热。几天后她的母亲发现她左耳有分泌物,便带她去看家庭医生。医生开了抗生素。一周后,女孩出现了严重的、持续的前额头痛。接下来的一周,她出现了左侧面部无力。

此时考虑什么鉴别诊断?

小女孩被转诊到一位神经科医生。入院时,她昏迷,神志不清,说话含糊,体温 37.8℃(100℉)。神经学检查显示,过去和最近的事情混淆,难以命名物体,双侧视神经乳头水肿,眼外运动正常,左侧轻度周围性面瘫,左侧听力下降。患者抵制颈部屈曲。脑电图显示左额颞区有慢波活动。CT 扫描显示左侧颞顶区的病变。

最可能的诊断是什么?
病例将在第 25 章中进一步讨论。

病例分析展示如何把概念应用到真实世界情景中

框 10-1 临床神经解剖学要点

阅读和领会这一章,你应该懂得和理解:
- 大脑半球的脑叶(图 10-5,图 10-6)及其功能的重要性
- 脑沟和脑裂(图 10-5,图 10-6)
- 岛叶(图 10-7)
- 胼胝体
- 特殊的皮质区域(图 10-12,表 10-1)
- 运动和感觉小矮人(图 10-14,图 10-15)
- 基底核的主要核团(图 10-18)
- 基底核的解剖(图 10-19,图 10-20)
- 内囊及其功能组织(图 10-22)

最受欢迎的每章结尾的"临床神经解剖学要点"知识框,使要点更加清楚

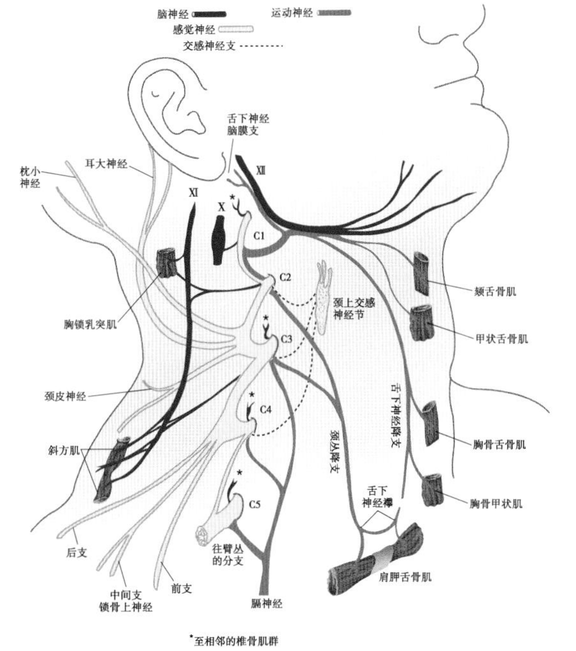

图 C-2　颈丛

附录包括神经系统检查、肌肉功能测试、脊神经与神经丛和问答等

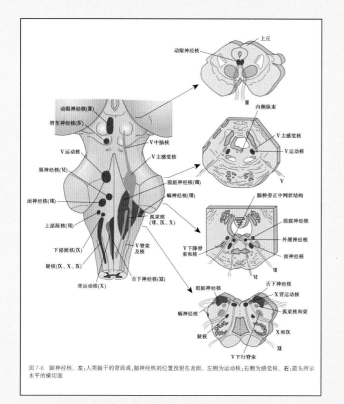

图 7-6 脑神经核。左:人类脑干的背面观,脑神经核的位置投射在表面。左侧为运动核;右侧为感觉核。右:箭头所示水平的横切面

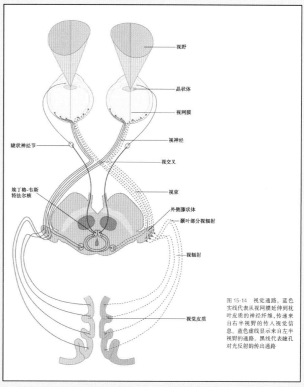

图 15-14 视觉通路。蓝色实线代表从视网膜延伸到枕叶皮质的神经纤维,传递来自右半视野的传入视觉信息。蓝色虚线显示来自左半视野的通路。黑线代表瞳孔对光反射的传出通路

精美的设计,详细的注释,历经多版的改进,使得神经解剖学清晰易学

译者名单

主译

王维治　哈尔滨医科大学附属第二医院神经内科　　王化冰　首都医科大学天坛医院神经病学中心

译者（按姓氏拼音排序）

陈　莉	哈尔滨医科大学附属第二医院神经内科	卢晓宇	哈尔滨医科大学附属第二医院神经内科
陈　岩	哈尔滨医科大学附属第二医院神经内科	罗本燕	浙江大学医学院附属第一医院神经内科
陈海波	北京医院神经内科	潘晓华	包头市中心医院神经内科
陈红媛	哈尔滨医科大学附属第二医院神经内科	戚晓昆	中国人民解放军总医院神经内科医学部
崔　俐	吉林大学第一医院神经内科	曲悠扬	哈尔滨医科大学附属第二医院神经内科
董会卿	首都医科大学宣武医院神经内科	商慧芳	四川大学华西医院神经内科
杜怡峰	山东省立医院神经内科	施福东	天津医科大学总医院神经内科
樊东升	北京大学第三医院神经内科	孙　威	哈尔滨医科大学附属第二医院神经内科
冯　娟	中国医科大学附属盛京医院神经内科	所　芮	哈尔滨医科大学附属第二医院神经内科
付　锦	哈尔滨医科大学附属第二医院神经内科	王　迪	哈尔滨医科大学附属第二医院神经内科
耿　媛	河北医科大学第一医院神经内科	王化冰	首都医科大学附属北京天坛医院神经病学中心
勾海燕	哈尔滨医科大学附属第二医院神经内科		
贺　嘉	哈尔滨医科大学附属第二医院神经内科	王佳伟	首都医科大学附属北京同仁医院神经内科
侯世芳	北京医院神经内科	王丽华	哈尔滨医科大学附属第二医院神经内科
黄　越	首都医科大学附属北京天坛医院神经病学中心	王铭维	河北医科大学第一医院神经内科
		王维治	哈尔滨医科大学附属第二医院神经内科
焦　虹	哈尔滨医科大学附属第二医院神经内科	王小姗	南京医科大学附属脑科医院神经内科
矫毓娟	中日友好医院神经科	吴　云	哈尔滨医科大学附属第二医院神经内科
柯先金	江苏大学附属医院（江滨医院）神经内科	肖兴军	哈尔滨医科大学附属第二医院神经内科
李炎章	南京医科大学附属脑科医院神经内科	徐　运	南京医科大学鼓楼医院神经内科
李雨浓	哈尔滨医科大学附属第二医院神经内科	杨春晓	哈尔滨医科大学附属第二医院神经内科
梁松岚	哈尔滨医科大学附属第二医院神经内科	张荟雪	哈尔滨医科大学附属第二医院神经内科
刘　军	上海交通大学医学院附属瑞金医院神经科	张丽梅	哈尔滨医科大学附属第二医院神经内科
刘春风	苏州大学附属第二医院神经科	张星虎	首都医科大学附属北京天坛医院神经病学中心
刘广志	首都医科大学附属北京安贞医院神经内科		
刘国荣	包头市中心医院神经内科	张雪梅	哈尔滨医科大学附属第二医院神经内科
刘丽萍	首都医科大学附属北京天坛医院神经病学中心	郑姣琳	哈尔滨医科大学附属第二医院神经内科
		朱延梅	哈尔滨医科大学附属第二医院神经内科
刘卫彬	中山大学第一附属医院神经科	朱雨岚	哈尔滨医科大学附属第二医院神经内科
刘艺鸣	山东大学齐鲁医学院神经内科		

译者序

这本《临床神经解剖学》(Clinical Neuroanatomy)是国外经典的神经解剖学教科书，本书第1版由杰克·兰格(Jack Lange)编著，于1938年出版，到现在历经了82年，出版了29版。本书现任主编斯蒂芬·G.韦克斯曼(Stephen G. Waxman)是国际著名的神经学专家，耶鲁大学医学院神经学和神经科学教授，美国国家医学科学院院士，他在离子通道领域卓有建树的研究成果令人瞩目，论文和著述颇丰。

《临床神经解剖学》一书以简明全面、深入浅出，图文并茂和联系临床等特色著称。全书分为七部分，分别是基本原理、临床思维导论、脊髓和脊柱、脑的解剖学、功能系统、辅助诊断、病例讨论等；包括25章和4个附录，插图多达416组565幅。本书包含神经解剖及相关领域知识之万象，既言基础，又说临床。每章都配以"临床实例""临床关联"和"病例"等条目，层层紧扣，提出问题，留有思考，最后在附录中寻求答案。因此，本书讨论的神经解剖内容与临床实际密切结合，是一本名副其实的为神经内、外科医生编著的临床神经解剖学，作者的写作思路和技巧让我们深感用心良苦。

本书内容不囿于基础解剖，它涉及广泛的边缘学科，包括信号系统、突触和递质等，反映了许多新理念。例如，我们熟知的大脑皮质布罗德曼(Brodmann)功能分区，是基于细胞构造原理，本书更提到"皮质柱"，是指在一个柱状皮质中所有神经元接受同一种感受器激活并做出相同反应，每个柱状皮质形成的局部回路，赋予脑精确定位更高效率，反映了神经定位认识的升华。

把本书介绍给国内同道，正是出于它深厚的历史积淀，也青睐于它反映许多新进展。还有一层原因，我们从2005年开始先后翻译了神经病学教科书的经典，《临床神经病学》(Clinical Neurology)第5、第8和第10版；以及神经定位诊断的经典，《临床神经病学定位》(Localization in Clinical Neurology)第5~7版。今年我们还将完成《亚当斯&维克多神经病学原理》(Adams & Victor's Principles of Neurology)第11版的翻译，这是一本大型神经病学专著的经典。

我们再把这本《临床神经解剖学》完成，就备齐了一名神经内、外科医生从基础到临床所需的几乎所有的经典译著。如果我们能穷一生之精力研读这些著作，必将使我们的理论和实践能力达到炉火纯青。

医学翻译是一件非常有意义的事情，是学习全人类优秀的知识成果，提高我们自身水平最简单便捷的方式之一。这也是一件非常有趣味的事情，尤其在当前知识更新的时代，会遇到许多挑战。例如，书中在论述人类解剖学结构是何等精准和协调时，指出"每侧的听皮质接受来自双侧耳蜗的听觉辐射，耳蜗在听皮质区有点对点的投射"，并用 tonotopia 一词来概括这一事实，然而，这是一个查不到的"新词"，后来发现它可能来自意大利语，根据词根组合应是"音调定位"之意。此时，心中豁然开朗，原来我们欣赏一架钢琴演奏时，你的耳蜗恰似感受不同音调的琴键，听觉皮质也同样像一架钢琴。所以，这个过程恰似三架钢琴的组合，依次进行点对点的精准投射。

此外，医学翻译需要反复实践，认真琢磨，心平气和地去翻译，不厌其烦地去查找，饶有兴趣地去推敲，这是唯一的径路，别无其他捷径可循。回想起40年前，我初涉翻译时，面前摆着几本大词典，许多时候是从单词开始查找，遇到长句子、艰深的句子更是费尽思索，然后再一字一句地写下来，速度是很慢的。现在我们有了电子词典、翻译软件都可以使用，可以为你提供一个词、一个词组、一句话或一个段落的翻译，或者作为翻译时的参考，已是极大的便利了，但要彻底取代人工翻译，几乎是不可能实现的。

本书读者对象主要是神经内科、神经外科的各级临床医生，以及本科生和研究生等。感谢人民卫生出版社的大力支持，让这本译著尽快地与读者见面。本书所有的章节都是先由一名译者认真翻译，然后由一位专家修改译文，再由主译逐字逐句地审核译文。尽管如此，仍难免有不妥和错误之处，期望读者们给予批评指正。

王维治

2021年3月12日

前言

从分子和细胞神经生物学到运动、感觉和认知神经科学，再到人类行为，以至社会交流，很难想象哪个临床领域不包含神经科学，至少是它的某些方面。没有其他器官系统像人类的脑和脊髓那样呈现出如此令人着迷的结构和机制。事实上，正是大脑使我们成为独一无二的人类。因此，神经科学已经成为最令人振奋的研究领域之一，现在它作为临床医学的基础占据了中心地位，这就不足为奇了。

神经系统以其精妙和复杂的性质而成为唯一。神经系统包含的细胞类型比其他任何器官或系统都要多，而组成它的神经细胞超过了 1 000 亿个，还有更多数量的支持性神经胶质细胞，以一种复杂而有序的方式排列，功能至关重要。许多疾病过程以直接或间接的方式影响神经系统。因此，每一名临床医生，每一位对临床疾病感兴趣的基础科学家，都需要对神经解剖学有所了解。在大多数工业化社会中，卒中是一种常见的死亡原因；每 10 个人中就有一人罹患抑郁症等情绪障碍；在大多数综合医院中，25%的患者在住院期间的某个时间会出现神经系统的临床功能障碍。了解神经解剖学不仅对神经科医生、神经外科医生和精神科医生都是至关重要的，而且对所有亚专科的临床医生也很重要，因为每一种疾病患者都会出现需要了解神经系统及其结构和功能的情况。

最新的第 29 版提供了一个神经解剖及其功能和临床意义的概要，既易于理解，又易于记忆。最后的框格总结了每章中最重要的知识要点。当材料以视觉形式呈现时，我们许多人会学习和记忆得更好，因此本书有大量的插图，不仅是临床资料，如脑部扫描和病理标本，而且也有数以百计的示意图和表格，都设计得清晰而令人难忘。这些图表经过 29 个版本的改进，具有独特的诠释性和清晰性，而附录为临床医生提供了独特的工具。

本书并不意味着要取代更长篇幅的全面的神经科学和神经解剖学手册。相反，它的目的是为繁忙的医学生和住院医生以及在健康相关领域如物理医学的实习医生，提供一个清晰、易于管理和简明的概述；也适用于对神经解剖学及其功能基础感兴趣的研究生和博士后，以及实践中的临床医生，对他们来说，时间是宝贵的。

本书的独特之处在于编写了"临床思维导论"部分。文章的开头向读者介绍涉及使用神经解剖学作为分析病情的基础的逻辑过程。因为有些实习医生对患者的记忆要比孤立的事实更好，我从广泛的临床经历中选择了综合患者最重要的特征来讨论临床关联和临床实例。同时也包括了诠释性的临床图像，包括计算机断层扫描（CT）和磁共振成像（MRI），包括正常的脑部和脊髓，以及实习医生可能遇到的常见临床疾病等。

与过去的版本一样，我非常感谢耶鲁医学院神经科和其他地方的许多同事和朋友们。这些同事和朋友们帮助创建了一种学习乐趣的环境，这是我在本书中编织的主题。我希望读者和我一起发现，为神经科学和临床医学提供了基础的神经解剖学，可以是愉快的、难忘的和容易学习的。

Stephen G. Waxman, MD, PhD
New Haven, Connecticut

目录

第五部分　功能系统

第一部分　基本原理
BASIC PRINCIPLE

第 1 章　神经系统基础
Fundamentals of the Nervous System

对于每个专业的临床医生来说,良好的神经解剖学应用知识都是必不可少的。神经系统与其他任何器官相比,更使得人类与众不同。人类的中枢神经系统(CNS)是现存的最复杂和优雅的计算设备。它接收和解释大量的感觉信息,控制各种简单而复杂的运动行为,并从事演绎和归纳逻辑。大脑可以想象,提前计划,做出复杂的决定,创造性地思考,以及感受情绪等。它可以概括并拥有即使是高级计算机也无法复制的简捷的识别能力。例如,人类的神经系统可以立即识别一张熟悉的面孔,而不管它呈现的角度如何。它几乎可以同时执行这些要求很高的任务。

神经系统行为的复杂性体现在一个丰富而错综复杂的结构基础上,从某种意义上讲,神经系统可以被看作是一个由相互连接的计算机组成的复杂而动态的网络。然而,神经系统的解剖学可以很容易地被掌握和理解。由于脑和脊髓的不同部分行使不同的功能,机敏的临床医生通常可以根据临床病史和仔细的神经系统检查对功能障碍的部位做出相对准确的预测。临床神经解剖学(在神经系统紊乱的背景下考量神经系统的结构)对于理解神经系统疾病是至关重要的。

神经系统的总体布局

主要部分

A. 解剖

人体神经系统是由两部分组成。

1. 中枢神经系统:包括脑和脊髓,被骨所封闭,并被包裹在保护性覆盖物(脑脊膜)和充满液体的空间中。

2. 周围神经系统(peripheral nervous system,PNS):由脑神经和脊神经组成(图 1-1)。

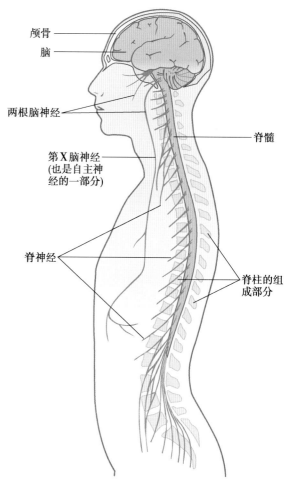

颅骨
脑
两根脑神经
第 X 脑神经
(也是自主神经的一部分)
脊神经
脊髓
脊柱的组成部分

图 1-1　中枢神经系统和周围神经系统的结构,显示中枢神经系统和它的骨性覆盖物的关系

1

B. 功能

在功能上,神经系统被分为两个系统。

1. **躯体神经系统**(somatic nervous system):这一系统支配体壁的结构(肌肉、皮肤和黏膜)。

2. **自主(内脏)神经系统**[autonomic(visceral) nervous system,ANS]:包含中枢和周围神经系统的部分。它控制着内部器官(内脏)的平滑肌和腺体以及血管活动,并将这些器官的感觉信息返回到大脑。

结构单元和整体结构

神经系统的中枢部分由脑(brain)和脊髓(spinal cord)组成(图 1-2,表 1-1)。脑部有一个分层的结构,从总体上看,可以细分为大脑、脑干和小脑。

神经系统最吻端部分(大脑或前脑)是系统发生的最高级部分,负责最复杂的功能(如认知)。脑干、延髓和脊髓的功能级别次之,但都是必要的功能。

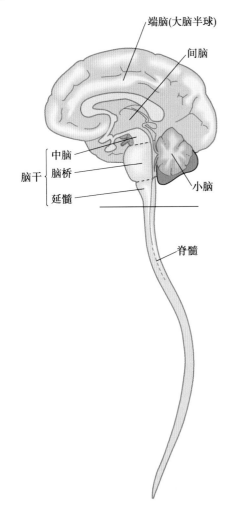

图 1-2 中枢神经系统的两个主要部分,脑和脊髓,显示正中矢状位

表 1-1 中枢神经系统的两个主要部分

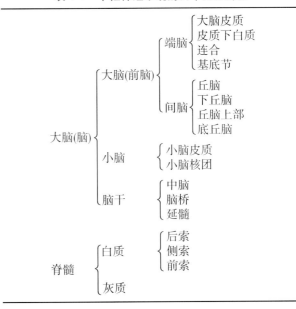

大脑[前脑(forebrain)]由端脑(telencephalon)和间脑(diencephalon)组成;端脑包括大脑皮质(脑部进化度最高的部分,有时称为"灰质"),皮质下白质和基底核,基底核是在大脑半球深部的灰质团块。白质(white matter)名字的由来,是因其在刚切开的大脑中,由于脂质含量高,富含髓磷脂而呈现闪闪发光之外观,白质由髓鞘纤维组成,不包含神经元胞体或突触(图 1-3)。

间脑(diencephalon)的主要亚部分包括丘脑和下丘脑。脑干(brain stem)由中脑(mesencephalon)、脑桥(pons)和延髓(medulla oblongata)组成。小脑(cerebellum)包括蚓部和两个脑叶。脑部是中空的,包含一个称为脑室(ventricles)的空间系统;脊髓有一个狭窄的中央管,在成年期基本消失了。这些间隙充满了脑脊液(cerebrospinal fluid,CSF)(图 1-4,图 1-5;参见第 11 章)。

功能单元

大脑约占人体重量的 2%,包含数十亿(甚至一万亿)的神经元和胶质细胞(参见第 2 章)。神经元(neuron)或神经细胞是一种专门的细胞,通过它们的延伸部分[神经纤维,或轴突(axon)]接收信号和向其他细胞发送信号。这些信息在一系列电的或化学程序被处理和编码,在大多数情况下,这些步骤发生得非常快(以毫秒为单位)。许多神经元的胞体相对较大,轴突较长,在相当长的距离快速传递冲动。另一方面,具有小胞体和短轴突的中间神经元在局部传递冲动。具有共同功能、通常有共同靶点的神

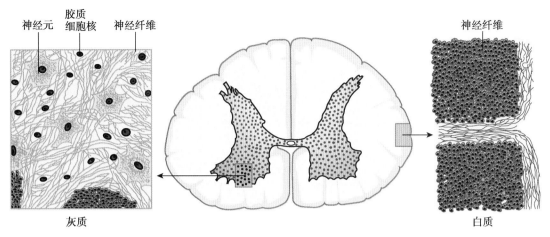

图 1-3　脊髓横切面显示灰质（包含神经元和胶质细胞体、轴突、树突和突触）以及白质（包含有髓鞘的轴突和相关的胶质细胞）（摘自 Junquelra LC，Carnetro J，Kelley RO. Basic Histology：Tm & Atlas. 11th ed. New York：McGraw-Hill Education；2005）

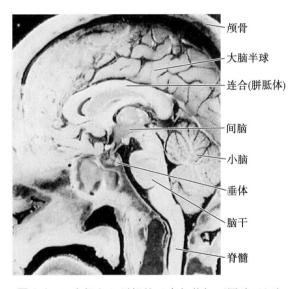

图 1-4　经头部和上颈部的正中矢状切面图片，显示中枢神经系统的主要部分（摘自 deGroot J. Correlative Neuroanatomy of Computed Tomogmphy and Magnetic Resonance Imagery. 21st ed. New York：Appleton & Lange；1991）

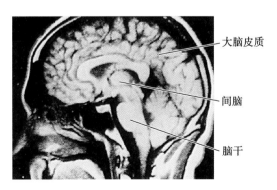

图 1-5　头部正中矢状面磁共振图像（短时间序列；参见第 22 章）。可与图 1-2 相比对

经细胞经常被聚合成簇，称为核团（nuclei）。在中枢神经系统外聚集在一起，具有共同形态、功能和连接的神经细胞被称为神经节（ganglion）。

支持神经元活动的其他细胞成分是胶质细胞，这种细胞有几种类型。脑和脊髓中的胶质细胞数量比神经元多 10 倍。

神经系统中的信息处理

神经细胞在突触（synapse）之间传递信号（参见第 2 章和第 3 章）。化学递质与突触的功能有关，如兴奋或抑制。一个神经元可以接收数千个突触，这些突触给它带来来自不同来源的信息。通过整合来自这些不同来源的兴奋性和抑制性输入并产生自己的信息，每个神经元都扮演着信息处理装置的角色。

一些非常原始的行为（如膝关节周围肌肉对叩击髌腱产生反射和无意识的收缩反应）是通过一个简单的单突触的（monosynaptic）链，由一个突触（synapse）连接两个神经元调解的。然而，更复杂的行为需要更大的多突触的（polysynatpic）神经回路，其中包含许多神经元通过突触的相互连接。

传导束和连合

中枢神经系统中神经元群之间的连接或通路是以纤维束或传导束（tract）［索（funiculi）］的形式出现的。传导束的聚集，如在脊髓中所见的，称为柱（columns）［索（funiculi）］。传导束可为下行的（descend）（如从大脑到脑干或脊髓）或上行的（ascend）（如从脊髓到大脑）。这些通路是垂直路径，在它们的走行过程中可能会从 CNS 的一侧交叉到另一侧［十字交叉（decussate）］。水平的（侧向的）连接称为连合(commissures)。

神经系统的对称性

神经解剖学的一个普遍格局是,神经系统是大致地以双侧对称性(bilateral symmetry)构成的。这在大脑和小脑中最为明显,它们被构建成左右半球(hemisphere)。一些高级的皮质功能,诸如语言,在一个半球比另一个半球表现得更强,但大体上看,这两个半球有相似的结构。即使是像脑干和脊髓这样没有被组织进半球的较尾端结构,也存在着双侧对称性。

交叉表征

神经系统构建的另一个总体框架是交叉(decussation)和交叉表征(crossed representation):神经解剖学家使用交叉这一术语来描述从神经系统的一侧(左或右)的纤维传导束到另一侧的交叉。右侧脑接收与左侧身体或外界有关的信息,并控制左侧的运动功能,反之亦然。有关右侧外部世界的视觉信息是在左侧的视觉皮质中处理的。同样,身体右侧的触觉、冷热感和关节位置感是在左侧大脑半球的躯体感觉皮质处理的。在运动控制方面,左侧大脑半球的运动皮质控制着与右侧外部世界相关的身体运动。这包括控制右侧手臂和腿部的肌肉,如肱二头肌、肱三头肌、手肌和腓肠肌等。这种"交叉性神经支配"模式偶尔也有例外,例如,左侧胸锁乳突肌是由左侧大脑皮质控制的。然而,即使是这种例外也有其功能上的意义:正是由于它的独特的生物力学作用,左胸锁乳突肌收缩使得颈部向右侧旋转。因此,即使对于这块反常的肌肉来说,控制与右侧世界相关的运动也起源于对侧的左大脑半球,正如交叉表征原理所预示的那样。

交叉性运动控制的规则有一个重要例外,即由于小脑输入和输出的构建,每个小脑半球控制同侧身体的协调和肌张力(参见第 7 章)。

脑内的功能定位

神经系统的一个重要结构特征是,在每一个层次上,脑功能图(brain maps)包含外部世界的各个方面的代表区。例如,考虑一下后柱即是(它携带感觉信息,特别是来自体表的感觉末梢的触觉和振动觉,在脊髓内向上传导)。后柱内的轴突呈有序排列,来自手臂、躯干和腿部的纤维形成一种保持这些身体部位空间关系的功能定位。在大脑皮质的感觉皮质中,也有一个感觉功能图(它有一个小人的形状,因此被称为矮人)。在枕叶,以及颞叶和顶叶内有多个视觉世界的功能图。这些功能图被称为视网膜定位图,因为它们保留了在视网膜上成像的物体之间的几何关系,从而提供了脑内视觉环境的空间表征即代表区。

脑内的这些功能图的存在,对临床医生来说是很重要的。局灶性脑病变可能只影响功能定位的部分功能,从而产生体征和症状(如仅呈现部分视野的视力丧失),这可能有助于病变的定位。

发育

最早的神经纤维束在胎儿期大约第 2 个月出现,主要的下行运动传导束出现于第 5 个月左右。脊髓神经纤维的髓鞘形成(myelination)(以髓磷脂覆盖髓鞘)大约从胎儿中期开始,有些传导束 20 年都没有完全髓鞘形成。最古老的传导束(所有动物所共有的束)首先形成髓鞘,皮质脊髓束的髓鞘形成主要是在出生后的第 1 年和第 2 年。

在神经系统发育过程中,生长的轴突被细胞外的导向分子(guidance molecules)[包括导素(netrins)和信号素(semaphorins)]引导到正确的目标。其中一些对正在生长的轴突起着吸引作用,引导它们趋向一个特定的靶点。另一些则起到排斥剂的作用。导向分子有很多种,可能每种都针对特定类型的轴突,它们以不同浓度的梯度排列。在发育中的神经系统的许多部位,最初有过多的不成熟的轴突,那些没有到达正确目标的轴突随后会在修剪过程中丢失。

周围神经系统

周围神经系统(peripheral nervous system,PNS)由脊神经、脑神经及其相关的神经节(CNS 外的神经细胞群)组成。神经包含向 CNS(传入性)或从 CNS(传出性)传递信息的神经纤维。周围神经通过后根(感觉)和前根(运动)与脊髓相连接。一般来说,传出纤维参与运动功能,如肌肉收缩或腺体分泌;传入纤维通常传递来自皮肤、黏膜和深层结构的感觉刺激。

个别的神经可能会因压迫或物理创伤而受损,导致受此特定神经支配的身体部位出现运动和感觉功能缺失。一些全身性疾病,如糖尿病,或接触毒素或神经毒性药物,可以损伤全身的神经,导致周围多发性神经病;在这些情况下,最长的神经(那些支配足部的神经）首先受到影响。

　　附录 B 和附录 C 显示了每个脊神经根和每条周围神经在身体的分布模式。

平面和神经解剖学术语

　　神经解剖学家倾向于从脑和脊髓在切片或截面上的表现来进行思考。每个临床医生都应该了解这一点。图 1-6，表 1-2 中展示的是神经解剖学使用的平面和术语。

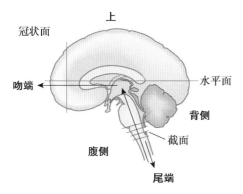

图 1-6　常用于描述脑和脊髓的平面（冠状面、水平面）和方向（吻端、尾端等）。该图的平面是正中矢状面

表 1-2　神经解剖学术语

腹侧（ventral），前方（anterior）	在前侧（腹侧）
背侧（dorsal），后方（posterior）	在背侧
上方（superior），颅端（cranial）	在上方（颅骨侧）
下部（inferior）	在低的一侧
尾端（caudal）	在最低的位置（尾部的末端）
吻端（rostral）	在前侧（鼻子的末端）
内侧（medial）	邻近或朝向中线
正中（median）	在中间，在中平面（中央矢状面）
外侧（lateral）	朝向侧面（远离中线）
同侧（ipsilateral）	在同一侧
对侧（contralateral）	在另外一侧
双侧（bilateral）	在两侧

框 1-1　临床神经解剖学要点

阅读和领会这一章，你应该懂得和理解：
- 神经系统的主要部分
- 神经系统的功能（细胞）单位；不同功能的神经元和胶质细胞
- 脑内的对称原则和交叉表征
- 交叉原则
- 脑内功能定位原则
- 传出与传入的含义
- 被神经解剖学家和神经影像学家使用的平面：冠状面、水平面和横断面（图 1-6）
- 术语，包括吻端和尾端，背侧和腹侧，见表 1-2

（王化冰　张星虎　译　王维治　校）

参考文献

Brodal P: *The Central Nervous System: Structure and Function.* 5th ed. Oxford University Press, 2016.

Damasio H: *Human Brain Anatomy in Computerized Images.* Oxford University Press, 1996.

Felten DL, Shetty AN: *Netter's Atlas of Neuroscience.* 2n ed. Netter Basic Science, 2009.

Geschwind N, Galaburda AM: *Cerebral Lateralization.* Harvard University Press, 1986.

Gould DJ, Brueckner-Collins JK: *Sidman's Neuroanatomy.* 2nd ed. Wolters Kluwer, 2007.

Kandel ER, Schwartz JN, Jessell T: *Principles of Neural Science.* Appleton & Lange, 2000.

Mai J, Paxinos G, Voss T: *Atlas of the Human Brain.* Elsevier, 2007.

Martin JH: *Neuroanatomy Text & Atlas.* 4th ed. Appleton & Lange, 2012.

Mazziotta J, Toga A, Frackowiak R: *Brain Mapping: The Disorders.* Elsevier, 2000.

Netter FH: *Nervous System (Atlas and Annotations).* Vol 1: The CIBA Collection of Medical Illustrations. CIBA Pharmaceutical Company, 1983.

Nicholls JG, Martin AR: *From Neuron to Brain.* 4th ed. Sinauer, 2011.

Parent A, Carpenter MC: *Carpenter's Human Neuroanatomy.* 8th ed. Williams & Wilkins, 1996.

Shepherd GM: *Synaptic Organization of the Brain.* 5th ed. Oxford University Press, 2004.

Toga A, Mazziotta J: *Brain Mapping: The Systems.* Elsevier, 2000.

第 2 章　神经系统发育和细胞组成成分
Development and Cellular Constituents of the Nervous System

神经发育

在神经系统发育的早期,在胚胎的背侧中线处形成一个外胚层神经组织的中空管。起初此管内的细胞成分未分化,后来逐渐分化为各种类型的神经元和支持的神经胶质细胞。

神经管

胚胎期神经管(neural tube)分为三层(图 2-1):脑室区(ventricular zone),后来称为室管膜(ependyma),围绕着管腔(中央管);中间区(intermediate zone),由室管膜区的分裂细胞(包括最早的放射状胶质细胞类型)形成,并在脑室表面与外层(软膜)之间延伸;以及外边缘区(marginal zone),它是由中间区神经细胞的突起后来形成的(图 2-1B)。

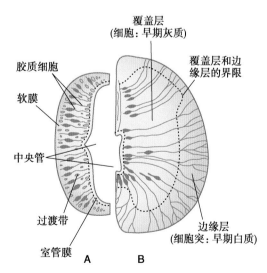

图 2-1　神经管发育的两个阶段(仅显示每个截面的一半)。A:早期阶段有大的中央管。B:晚期阶段中央管较小

中间区域,或称为外套层,细胞成分增多而成为灰质。边缘区神经细胞突起,以及其他细胞突起在髓鞘化时变成白质。

细胞分化和迁移

最大的神经元(主要是运动神经元)首先分化。感觉和小神经元,以及大部分神经胶质细胞出现较晚,直到出生时才出现。新形成的神经元可以在之前形成神经元的区域广泛迁移。当神经胶质细胞出现时,它们可以充当一个框架,引导生长中的神经元到达正确的目标区域。因为神经元的轴突在细胞迁移过程中可能开始向目标方向生长,所以成人大脑中的神经突通常是弯曲的而不是直的。

神经元

神经元(neuron)的大小和复杂性各不相同。运动神经元通常比感觉神经元大。有长突起的神经细胞(如后根神经节细胞)比短突起的神经细胞大(图 2-2,图 2-3)。

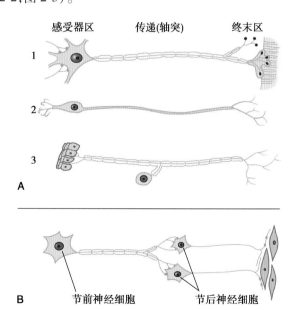

图 2-2　神经细胞类型示意图。A:中枢神经系统细胞:(1)投射到横纹肌的运动神经元,(2)特殊感觉神经元,(3)来自皮肤的一般感觉神经元。B:至平滑肌的自主神经细胞。注意胞体相对于轴突的位置是如何变化的

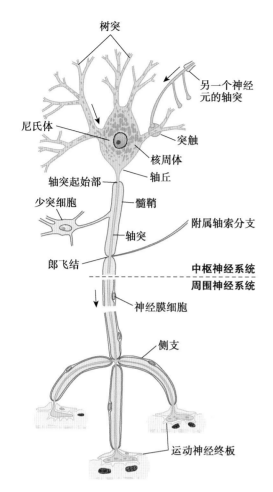

图 2-3　运动神经元示意图。注意，神经元发出许多树突，发出一个轴突。覆盖轴突的髓鞘是由中枢神经系统的少突胶质细胞，以及周围神经系统的施万细胞生成的。注意三个运动终板，它们将神经冲动传递给横纹骨骼肌纤维。**箭头**表示神经冲动的方向（摘自 Junqueira LC, Carneiro J, Kelley RO. Basic Histology: Text & Atlas. 11th ed. New York: McGraw-Hill Education; 2005）

图中标注：
树突、另一个神经元的轴突、尼氏体、突触、核周体、轴丘、轴突起始部、少突细胞、髓鞘、附属轴索分支、轴突、郎飞结、中枢神经系统、周围神经系统、神经膜细胞、侧支、运动神经终板

　　一些神经元从大脑皮质投射至脊髓下部，成人的距离为 90cm（3 英尺）或更长；另一些神经元的行程很短，例如，只从大脑皮质的细胞到达细胞。这些在局部终止的有短轴突的小神经元被称为中间神经元（interneuron）。

　　从神经细胞胞体延伸的一些突起，通常被称为轴突（axon）和树突（dendrites）。大多数神经元发出单个的轴突（轴突沿其路径分支）和许多树突（树突也像树枝一样不断分支）。神经元的接受部分是树突区（dendritic zone）（见树突小节）。传导（传送或传递）部分是轴突，它可能有一个或多个侧支。轴突的下游端被称为突触末梢（synaptic terminal）或分枝（arborization）。神经元的胞体被称为神经元胞体（soma）或核周质（perikaryon）。

神经元胞体

　　细胞体（cell body, CB）是神经元的代谢和遗传中心（图 2-3）。虽然不同类型神经元的胞体大小差异很大，但胞体只占神经元总体积的小部分。

　　胞体和树突构成神经元的感受极（receptive pole）。来自其他细胞的突触或胶质细胞的突起倾向于覆盖胞体的表面（图 2-4）。

树突

　　树突（dendrites）是从细胞体延伸的神经元分支，它们接收传入的突触信息，从而与细胞体一起构成神经元的接受极。大多数神经元有许多树突（图 2-2，图 2-3，图 2-5）。

　　因为大多数树突长而纤细，它们起到电阻的作用，将电信号，如突触后电位彼此隔离开来（参见第 3 章）。树突的分支结构可能是很复杂的，并决定了神经元如何整合来自不同来源的突触输入。一些树突发出树突棘（dendritic spines），是小的蘑菇状突起，它们可以作为细小的树突分支，接受突触的输入（图 2-5）。树突棘是近年来研究人员的研究热点。树突棘的形状调节它接收到的突触信号的强度。在薄"颈"的树突棘尖端的突触要比厚"颈"的树突棘上突触的影响更小。树突棘是动态的，它们的形状可变的。树突棘形状的改变可以增强突触连接，从而有助于学习和记忆。树突棘的适应不良的变化可能促使神经系统损伤后的功能改变。

轴突

　　大多数神经元发出单一的轴突或神经纤维。轴突是从神经元延伸出来的一个长圆柱形的细胞质管，被一层膜覆盖，称为轴突膜（axolemma）。由神经纤维细丝（neurofilaments）和微管（microtubules）组成的细胞骨架（cytoskeleton）贯穿轴突。微管为快速轴突运输提供了一个支架（见轴突运输小节）。特化的分子马达［驱动蛋白分子（kinesin molecules）］与含有分子（如神经递质）的囊泡结合，通过一系列的三磷酸腺苷（ATP）消耗步骤沿着小管运输。

　　轴突将电信号（动作电位）从起始段（靠近胞体的轴突近端部）传导致突触末端。初始段具有独特的形态特征，它与胞体和轴突都不同。初始段的轴突膜含有高密度的钠通道，使得初始段作为一个触发区（trigger zone）。在这个区域，产生了动作电位，这样它们就可以沿着轴突移动，最终侵入轴突末梢

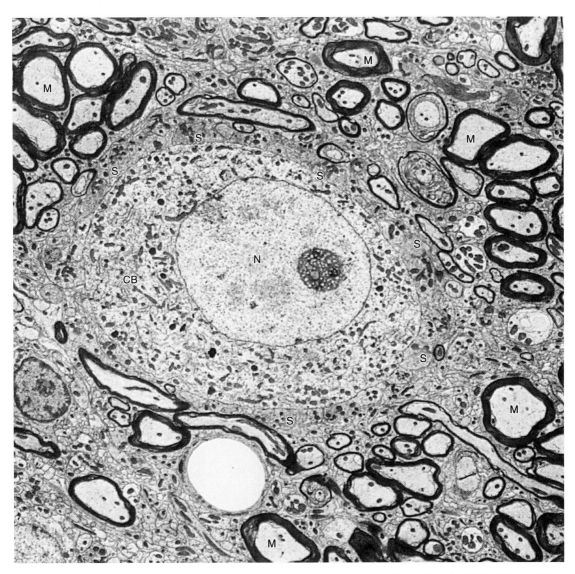

图 2-4　被神经突起包绕的神经细胞体(cell body,CB)的电子显微镜照片。神经元表面完全被其他神经元的突触末梢或胶质细胞的突起所覆盖。这个细胞周围的许多其他突起是有髓鞘的轴突(M)。N,细胞核,×5 000(承蒙 Dr. McDonald DM 惠赠)

动神经元),直径从 0.1μm 到 20μm 以上不等。

A. 髓鞘

许多轴突被髓鞘(myelin)所覆盖。髓鞘由周围神经系统的施万细胞(Schwann cell)和中枢神经系统的少突胶质细胞(一种胶质细胞)产生的多层同心圆富脂膜组成(图 2-6 至图 2-10)。髓鞘被分成约

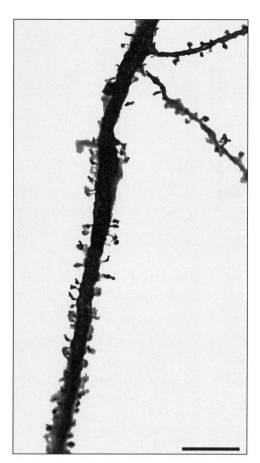

图 2-5 运动皮质锥体神经元的树突。注意主树突和小分支上的树突刺。刻度 10μm(承蒙 Dr. Andrew Tan,Yale University 惠赠)

分支并触发突触活动,从而影响到其他神经元。初始段不含尼氏物质(图 2-3)。在大神经元中,初始段明显地起源于轴突丘(axon hillock),这是细胞体的锥形部分。轴突的长度从几微米(在中间神经元)到远超过一米(即从脊髓投射至足部肌肉的腰髓运

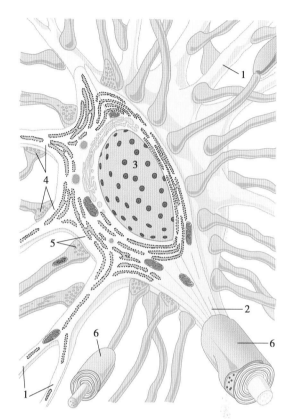

图 2-6 原型神经元的三维图解视图。树突(1)从包含细胞核的神经元胞体(3)发出。轴突起自胞体的初始段(2)。轴树突触(4)和轴体突触(5)侵犯树突和胞体。髓鞘(6)存在于一些轴突周围

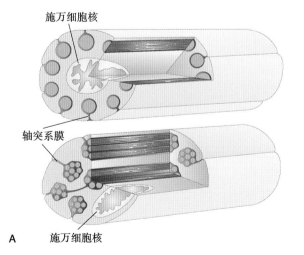

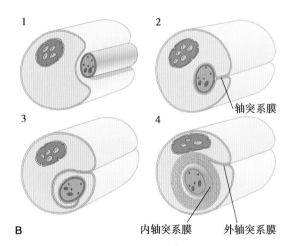

图 2-7 施万细胞及其与轴突的关系。A:在周围神经系统中,无髓鞘的轴突位于施万细胞表面的凹槽内。然而,这些轴突未被髓鞘绝缘。B:PNS 有髓鞘的纤维被髓鞘包围,髓鞘是由施万细胞螺旋包裹轴突形成的。图中 1~4 显示周围神经纤维髓鞘形成的四个连续阶段(摘自 Junqueira LC,Carnerio J,Kelley RO. Basic Histology:Text & Atlas. 11th ed. New York:McGraw-Hill Education;2005)

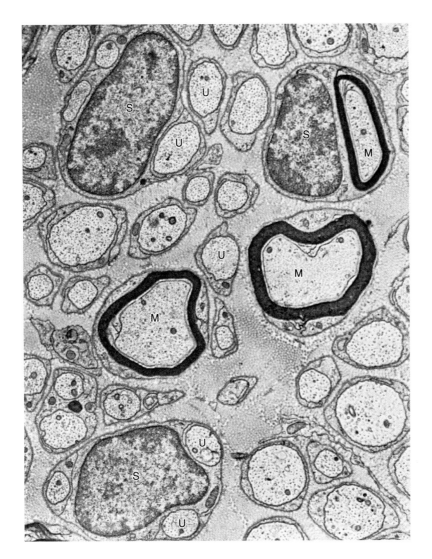

图 2-8　周围神经有髓鞘（M）轴突和无髓鞘（U）轴突的电子显微镜照片。施万细胞（S）可围绕一个有髓鞘或几个无髓鞘的轴突。×16 000（承蒙 Dr. McDonald DM 惠赠）

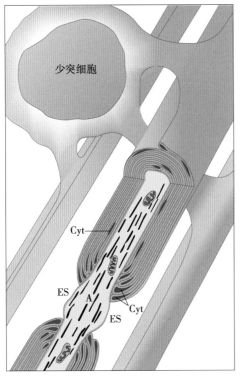

图 2-9　少树突细胞在中枢神经系统中形成髓鞘。单个的少突胶质细胞可形成整个轴突家族的髓鞘。在少突胶质细胞突起中，几乎没有胞质（Cyt）螺旋环绕于轴突形成髓磷脂，而髓磷脂髓鞘与它们的亲本少突胶质细胞细胞体仅通过薄薄的细胞质舌相连。这可能至少部分地解释了 CNS 髓磷脂损伤后髓鞘再生缺乏的原因。髓鞘在郎飞结处周期性中断，轴突（A）暴露于细胞外间隙（ES）（摘自 Bunge M，Bunge R，Pappas G. Ultrastructural study of remyelination In an experimental lesion in adult at spinal cord［J］. J BiophysBiochem Cytol，1961，10：67-94）

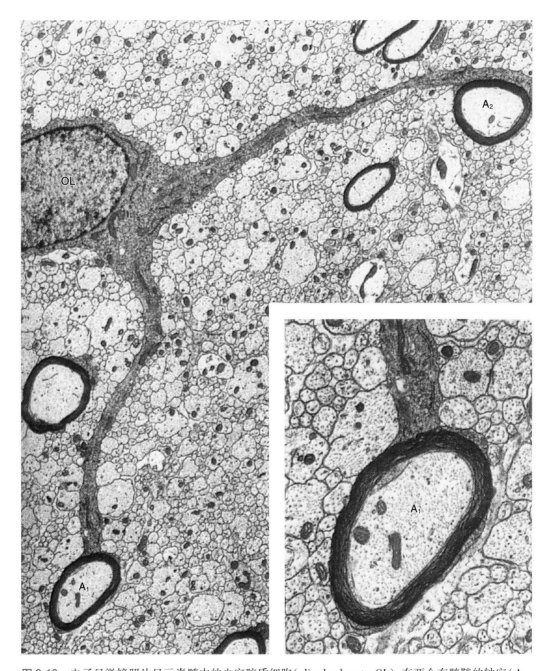

图 2-10　电子显微镜照片显示脊髓中的少突胶质细胞（oligodendrocyte，OL），有两个有髓鞘的轴突（A_1，A_2），×6 600。插图显示高倍镜下轴突 A_1 及其髓鞘。髓鞘是螺旋状围绕着轴突的少突胶质细胞的细胞膜。大部分少突胶质细胞的细胞质从髓鞘中挤出。由于髓磷脂结构紧密，具有高电阻和低电容，因此它可以在轴突周围起绝缘体的功能。右下图，×16 000

1mm 长的片段,被小间隙(1μm 长)隔开,间隙处没有髓鞘,这些即是郎飞结(nodes of Ranvier)。最小的轴突没有髓鞘。如第 3 章所述,髓鞘起着绝缘体的作用。一般来说,髓鞘形成的作用是增加沿轴突的脉冲传导速度。

B. 轴突运输

轴突除了传导动作电位外,还将物质从细胞体运输至突触终末[顺行运输(anterograde transport)],并从突触终末运送到细胞体[逆行运输(retrograde transport)]。通常认为核糖体不存在于轴突中,这种新的蛋白质必须被合成并移动到轴突。这是通过几种类型的轴突运输发生的,不同的速度和运输的物质不同。这是通过几种类型的轴突运输发生的,运输的速度不同,运输的物质也不同。顺行输送可能快(高达 400mm/d)或缓慢(约 1mm/d)。逆行运输类似于快速的顺行运输。快速运输涉及穿过神经元细胞质的微管。

轴突可因被切断、分离、挤压或压迫而受到损伤。轴突损伤后,神经元胞体通过进入一个称作轴突反应(axon reaction)或染色质溶解(chromatolysis)的阶段做出反应。一般来说,周围神经的轴突在切断后可以迅速再生,而中枢神经系统的轴突不能再生。轴突反应和轴突再生在第 22 章进一步讨论。

突触

神经元之间的信息传递发生在突触。神经元之间的通信通常发生在传输神经元的轴突末梢(突触前端),到接收神经元的接受区(突触后端)(图 2-6,图 2-

11)。这种特殊的神经元间复合物是一个突触(synapse)或突触连接(synaptic junction)。如表 2-1 所示,一些突触位于轴突与树突之间,即轴-树(axodendritic)突触,往往具有兴奋性,或是从树突中突出者小的树突棘之间(图 2-12)。其他突触位于轴突与神经细胞体之间,即轴-体突触(axosomatic),往往具有抑制性。还有一些突触位于轴突末梢与另一个轴突(axon)之间,这些轴-轴(axoaxonic)突触调节突触后轴突释放的递质。突触传递使得来自许多突触前神经元的信息汇聚到一个突触后神经元上。一些神经元大的胞体可以接受几千个突触(图 2-4)。

表 2-1   中枢神经系统的突触类型

类型	突触前成分	突触后成分	功能
轴-树突触	轴突末梢	树突	通常为兴奋性的
轴-体突触	轴突末梢	胞体	通常为抑制性的
轴-轴突触	轴突末梢	轴突末梢	突触前抑制(调节突触后轴突递质释放)
树-树突触	树突	树突	在无轴突神经元局部作用(可为兴奋性或抑制性),如视网膜

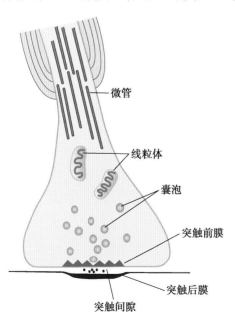

图 2-11   突触终端示意图。囊泡与突触前膜融合,并释放递质分子到突触间隙,从而与突触后膜上的受体结合

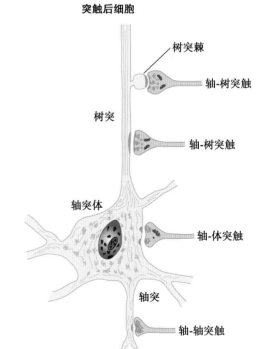

图 2-12   轴-树突触终止于树突或蘑菇状的"树突棘",具有兴奋性。轴-体突触终止于神经元胞体,并具有抑制作用。轴-轴突触终止于轴突,通常靠近突触终末,并调节神经递质释放(摘自 Ganong WF. Review of Medical Physiology. 22nd ed. New York:McGraw-Hill Education;2005)

大多数突触部位的脉冲传输涉及化学递质物质的释放(参见第 3 章);在其他部位,电流通过称为电突触(electrical synapse)或间隙连接(gap junctions)的特殊连接直接从一个细胞传递到另一个细胞。电突触在无脊椎动物神经系统中最常见,尽管它们在哺乳动物 CNS 的少数部位也被发现。化学突触有一些独有的特征,如突触前侧的突触囊泡,突触间隙,以及在接收细胞和突触前侧的细胞膜密集增厚(图 2-11)。突触囊泡含有神经递质,每个囊泡都含有一小包或量子(quanta)的递质。当突触末端(通过其母轴突的动作电位)去极化时,就会有钙的流入。这种钙内流导致一类称为突触蛋白类(synapsins)蛋白的磷酸化。突触蛋白磷酸化后,突触囊泡停靠在面对突触间隙的突触前膜上,与之融合,释放它的递质(参见第 3 章)。

突触的形状和其他特性都非常不同。有些是抑制性的,有些是兴奋性的;在一些突触,递质是乙酰胆碱(acetylcholine,ACh),另一些突触,递质则是儿茶酚胺、氨基酸或其他物质(参见第 3 章)。突触囊泡有的大,有的小;有些有稠密的核,而另一些则没有。扁平突触囊泡似乎含有一种抑制性介质,致密核心囊泡含有儿茶酚胺。

除了钙依赖性、囊状神经递质的释放外,还有第二种非囊状的神经递质释放模式,是非钙依赖性的。这种释放方式依赖于转运体分子(transporter molecules),它们通常起着从突触间隙吸收递质的作用。

神经元的分群和连接

神经细胞胞体在神经系统的许多部位都有特征性的分群。在大脑和小脑皮质,细胞体聚集形成层,称为板层(laminas)。脊髓、脑干和大脑中的神经细胞体形成致密群或核团。每个核团都包含投射神经元(projection neuron)和中间神经元(interneuron),投射神经元的轴突将冲动传递给神经系统的其他部分,而中间神经元可以作为核内短的中继。在周围神经系统中,这些致密的神经细胞胞体群被称为神

经节(ganglion)。

神经细胞群是通过轴突束形成的通路连接的。在某些通路中,轴突束被充分地确定为神经束(tract)或纤维束(fasciculus);在另一些通路,却没有轴突离散的束。脊髓内神经束的聚集被称为柱(columns)或束(funiculi)(参见第 5 章)。在脑内,某些轴突传导束被称为丘系(lemnisci)。在脑的某些区域,轴突与树突混杂在一起,不成束状走行,因此很难识别路径。这些网状的网络被称为神经毡(neuropil)(图 2-13)。

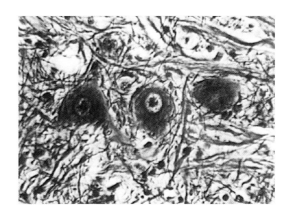

图 2-13　一个纤维网络[神经纤维网(neuropil)]中一小团神经元(核)的光学显微镜照片(×800)。Bielschowsky 银染

神经胶质

神经胶质细胞,通常称为胶质细胞(glial cell),其数量超过脑和脊髓神经元的 10∶1。它们不形成突触。这些细胞似乎起到许多重要的作用,包括髓鞘形成、指导发育中的神经元、维持细胞外 K$^+$ 水平,以及突触活动后对递质的再摄取等。胶质细胞可分为两大类,即大胶质细胞和小胶质细胞(表 2-2)。

大胶质细胞

大胶质细胞(macroglia)一词是指星形胶质细胞和少突胶质细胞,两者都来自外胚层。与神经元不同的是,这些细胞在某些情况下可能具有再生能力。

表 2-2　神经胶质细胞的名称和主要功能

		细胞类型	主要功能
胶质细胞	大胶质细胞	少突胶质细胞	中枢神经系统形成髓鞘
		星形胶质细胞	调节离子环境,再摄取神经递质,引导轴突生长
	小胶质细胞	小胶质细胞	中枢神经系统的免疫监视

星形胶质细胞

星形胶质细胞有两大类：原生质的（protoplasmic）和纤维性的（fibrous）。原生质星形胶质细胞更为精细，它的许多突起是分支状的。它们发生在灰质中。纤维性星形胶质细胞有较多的纤维，其突起（含有胶质原纤维）很少分支。星形胶质细胞突起从小的胞体向各个方向辐射。它们包围着神经系统的血管，并覆盖着脑的外表面和软脊膜下的脊髓。

星形胶质细胞为神经组织提供结构支持，在发育过程中起引导神经元迁移的作用。它们也在脑和脊髓的细胞外空间内维持适当的离子浓度，如 K^+ 的浓度。星形胶质细胞也可以在突触传递中发挥作用。许多突触与星形胶质细胞突起密切相关，似乎参与了神经递质的再摄取。星形胶质细胞也包围着中枢神经系统内的内皮细胞，这些细胞通过紧密连接被连接在一起，阻碍分子通过毛细血管上皮的运输，并促进血脑屏障的形成（参见第 11 章）。虽然星形细胞突起在毛细血管周围并没有形成功能屏障，但它们可以选择性地摄取物质，为神经元功能提供一个最佳的环境。

星形胶质细胞覆盖整个中枢神经系统表面，并在受损的神经组织内增殖（图 2-14）。这些反应性星形胶质细胞是较大的，更易于染色，并由于它们含有一种特征性的星形胶质细胞特异性蛋白，即胶质纤维状酸性蛋白（glial fibrillary acidic protein，GFAP），所以在组织学切片中可以明确识别。慢性星形细胞增生导致神经胶质瘤病（gliosis），有时称作胶质瘢痕（glial scarring）。胶质瘢痕是有益的，还是抑制损伤神经元的再生，目前正在研究中。

少突胶质细胞

白质中少突胶质细胞（oligodendrocyte，OL）占优势，它们伸展臂状突起，紧密地包裹着轴突，挤压少

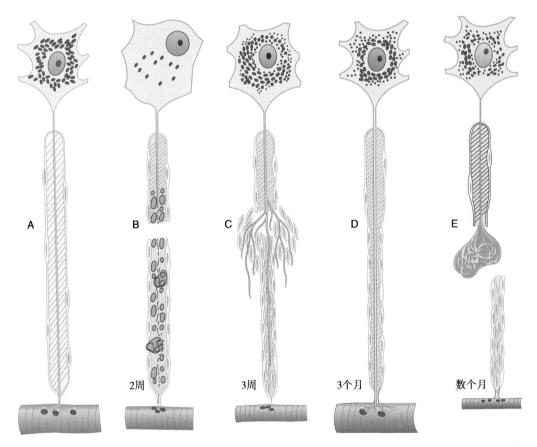

图 2-14　受损伤神经纤维的变化。A：正常的神经纤维与其核周体和效应细胞（横纹骨骼肌）。注意神经元核的位置以及尼氏体的数量和分布。B：当纤维受损时，神经元核向细胞外周移动，尼氏体的数量大幅度减少（染色质溶解），损伤远端神经纤维与髓鞘一起退化。碎片被巨噬细胞吞噬。C：肌纤维出现失用性萎缩。施万细胞增殖，形成一条致密的索，被正在生长的轴突所穿透。轴突的生长速度为每天 0.5~3mm。D：在这个例子中，神经纤维再生是成功的，并且在接受神经刺激后，肌纤维也再生。E：当轴突没有穿透施万细胞的索时，其生长没有组织性，也不能成功的再生（摘自 Willis RA，Willis AT. The Principle of Pathology and Bacteriology. 3rd ed. Philadelphla，PA：Buttlerworth，1972）

突胶质细胞的胞质形成一个紧密的髓鞘，髓鞘在 CNS 中轴突周围的绝缘体。少突胶质细胞也可能为其包裹的神经元提供一些营养支持。一个少突胶质细胞可以在许多轴突（最多 30~40 个）周围包绕形成髓鞘（图 2-9，图 2-10）。相比之下，在周围神经中，每个髓鞘是由施万细胞（Schwann cell）形成的。每个施万细胞形成单个轴突的髓鞘，周围神经髓鞘损伤后，髓鞘再生可以迅速发生。

小胶质细胞

小胶质细胞（microglial cell）是巨噬细胞样细胞（macrophage-like cell）或中枢神经系统的清道夫。它们不断地监管着脑和脊髓，充当哨兵探测并摧毁入侵者（如细菌）。当脑或脊髓的一个区域受到损伤或感染时，小胶质细胞就会激活并迁移到受损部位以清除细胞碎片。一些小胶质细胞总是存在于脑中，但是当发生损伤或感染时，其他小胶质细胞会从血管进入脑内。小胶质细胞在保护神经系统免受外界入侵（如细菌）等方面发挥着重要作用。而在内源性损伤中，包括卒中或神经退行性疾病，例如阿尔茨海默病，小胶质细胞的作用还有待进一步阐明。

细胞外间隙

在大多数情况下，CNS 各种细胞组成成分之间充满液体的空间约占脑和脊髓总体积的 20%。由于离子的跨膜梯度，如 K^+、Na^+，在神经系统的电信号传递中至关重要（参见第 3 章），参与调节细胞外腔室中这些离子的水平［离子稳态（ionic homeostasis）］是一项重要的功能，这至少部分是由星形胶质细胞完成的。CNS 内的毛细血管完全被神经胶质或神经突起控制。此外，脑内的毛细血管内皮细胞（与其他器官的毛细血管内皮细胞不同）形成紧密连接（tight junctions），不能渗透扩散，从而形成血-脑屏障（blood-brain barrier）。这一屏障将脑细胞外空间与血管内腔室隔离开来。

临床关联

脑水肿（cerebral edema）时会有脑的体积增加。脑水肿既可以是血管源性（主要是细胞外的）也可以是细胞毒性（主要是细胞内的）。由于颅腔内颅部的大小有限，脑水肿必须紧急治疗。

变性和再生

神经元胞体维持轴突的功能和解剖学完整性（图 2-14）。如果轴突被切断，断端的远端就会发生变性［沃勒变性（Wallerian degeneration）］，由于维持轴突的物质（主要是蛋白质）是在胞体内形成，不能再沿着轴突向下运输［轴浆运输（axoplasmic transport）］。

当周围神经受损时，在轴突断面的远端，施万细胞去分化并分裂。它们连同巨噬细胞一起吞噬髓鞘的残余，髓鞘在轴突变性时失去了完整性。

轴突损伤后，神经元胞体表现出一系列不同的组织学变化，也被称为轴突反应（axon reaction）或染色质溶解（chromatolysis）。这些改变包括胞体和细胞核的肿胀，细胞核通常从细胞中心转移到一个偏心的位置。嵌有核糖体的内质网的规则排列，是大多数神经元的特征，发生了分散并被多聚核糖体所取代。（缀有核糖体的内质网，曾被古典神经解剖学家称为尼氏物质，通常被碱性染料密集染色。由于内质网分散导致轴突反应，尼氏物质失去染色，导致早期科学家使用"染色质溶解"一词。）与一些中枢神经系统神经元的轴突反应有关的，有传入突触分离，邻近星形胶质细胞肿胀，以及小胶质细胞的激活。中枢神经系统损伤后，成功的轴突再生并不常见。似乎这种中枢神经系统轴突再生的失败并不是由于这些细胞本身无法再生，而是由于在中枢神经系统轴突附近存在着阻止抑制轴突再生的因素。许多神经元似乎依赖于与适合的靶细胞连接，如果轴突不能再生并与合适的突触后细胞形成新的突触连接，轴突切断的神经元可能变得紊乱，功能失常，或死亡或萎缩。

再生

A. 周围神经

再生（regeneration）指的是神经再生长到适当目标的能力，包括功能上有用的连接的重建（图 2-14，图 2-15）。在轴突被切断后不久（1~3 天），近端残端形成肿大或生长锥。生长锥（growth cone）发出探索性伪足，类似于正常发育时形成的轴突生长锥。每个轴突生长锥都能形成许多分枝，这些分枝继续向远离原始切断部位的方向发展。如果这些分支能穿过瘢痕组织进入远端神经残端，就可能会发生成功的再生并恢复功能。

通过基板环绕的施万细胞管［宾格尔带（Büngner bands）］在远端残端进行轴突再生的重要性，解释了神经挤压与神经横断后再生程度的不同。周围神经挤压伤后，轴突可能被切断，但基板周围的

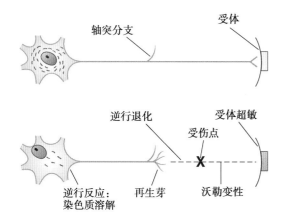

图 2-15 当神经元的轴突在标记点 X 处压碎或切断时,神经元及其所支配的结构发生变化的总结(摘自 Ganong WF. Review of Medical Physiology. 22nd ed. New York:McGraw-Hill Education;2005)

施万细胞,以及神经周膜通过病变维持连续性,促进损伤神经的轴突再生。相反,如果神经被切断,这些通路的连续性就会中断。即使进行精细的手术,每个轴突的近端和远端也难以对齐,因此成功再生的可能性较小。

B. 中枢神经系统

轴突再生在中枢神经系统中通常是失败的。再生失败的原因尚不完全清楚。经典神经病理学家认为,星形胶质细胞突起形成大量的神经胶质瘢痕可能是部分原因。少突神经胶质细胞的特性(与周围神经的施万细胞相反)也可以解释再生能力的差异。少突胶质细胞、CNS 髓鞘或两者产生的抑制性因子都可能干扰通过中枢神经系统的轴突再生。现在人们认识到,像"勿动蛋白"(NoGo)这样的分子可以作为"停止信号",抑制脑和脊髓内的轴突再生。在实验动物中,NoGo 的中和反应已被证明可以促进脊髓内轴突的再生。当遇到允许的环境时(如当 CNS 神经元横断的轴突允许在周围神经中重新生长,或作为"桥梁"被移植到 CNS 中),CNS 轴突至少可以再生几厘米。一些再生的轴突可以与适当的靶细胞建立突触连接。

C. 髓鞘再生

在周围神经系统的某些疾病(如吉兰-巴雷综合征)中,脱髓鞘会干扰传导(参见第 3 章),这种情况通常随后发生施万细胞的髓鞘再生,施万细胞能够形成新的髓鞘。相比之下,在中枢神经系统中,髓鞘发生再生的速度较慢(如果有的话)。多发性硬化的脑和脊髓中的脱髓鞘斑块几乎不发生髓鞘再生。可塑性的不同形式(即轴突膜的分子重组,需要脱髓鞘区钠离子通道)似乎是多发性硬化患者临床缓解(有

神经功能改善)的基础。

D. 侧支芽生

侧支芽生(collateral sprouting)这种现象已在中枢神经系统以及周围神经系统中得到证实(图 2-13)。它发生于受神经支配的结构部分失神经支配时。剩余的轴突随后形成新的侧支,再支配末端器官的去神经部分。这种类型的再生表明神经系统具有相当大的可塑性,一个轴突可以接管以前由另一个轴突占据的突触位置。

神经发生

传统观点认为,神经发生(neurogenesis)是指从未分化的增殖祖细胞产生神经元的能力,这限于哺乳动物出生前的发育期。根据这种传统观点,在导致神经元死亡的病理损伤后,神经元的数量将永久性减少。然而,最近的一些证据表明,在成年哺乳动物,包括人类的前脑中,可能存在少数能够分裂继而分化为神经元的神经前体细胞。这些罕见的前体细胞位于室管膜下区。例如,有证据表明在海马齿状回存在出生后神经发生,并已证实在强化的环境中可以加快这一关键区域的新神经元生成速度。尽管在成人大脑中可以产生的新神经元的数量仍有争议,这些前体细胞的存在为中枢神经系统损伤后神经功能恢复提供了建议策略,这一领域已成为研究的热点。

框 2-1 临床神经解剖学要点

阅读和领会这一章,你应该懂得和理解:

- 读神经元的主要组成成分(胞体、轴突、树突)及其功能
- 分突触:类型和功能
- 触胶质细胞(星形胶质细胞、少突胶质细胞、小胶质细胞)及其功能,周围神经髓鞘形成(施万细胞)与 CNS 髓鞘形成(少突胶质细胞)
- 鞘轴突变性和再生的原理
- 理神经发生的原理

(陈红嫒 冯娟 译   王维治 校)

参考文献

Cafferty WB, McGee AW, Strittmatter SM: Axonal growth therapeutics: regeneration or sprouting or plasticity. *Trends Neurosci* 2007;31:215–220.

Cajal S: *Histologie du Systeme Nerveux de l'Homme et des Vertebres,* vol 2. Librairie Maloine, 1911.

Hall ZW (editor): *An Introduction to Molecular Neurobiology.* Sinauer, 1992.

Harel NY, Strittmatter SM: Can regenerating axons recapitulate developmental guidance during recovery from spinal cord injury? *Nat Rev Neurosci* 2006;7:603–615.

Hastings MB, Tanapat B, Gould E: Comparative views of neurogenesis. *The Neurologist* 2000;6:315.

Junqueira LC, Carneiro J, Kelley RO: *Basic Histology.* 9th ed. Appleton & Lange, 1998.

Kalb RG, Strittmatter SM (editors): *Neurobiology of Spinal Cord Injury.* Humana, 2001.

Kempermann G, Gage FH, Aigner L, Song H, Curtis MA et al: Human adult neurogenesis: evidence and remaining questions. *Cell Stem Cell* 2018;23:25–30.

Kettenmann H, Ransom BR: *Neuroglia.* 2nd ed. Oxford University Press, 2005.

Kordower J, Tuszynski M: *CNS Regeneration.* Elsevier, 2007.

Levitan I, Kaczmark LK: *The Neuron: Cell and Molecular Biology.*

3rd ed. Oxford University Press, 2001.

Peters A, Palay SL, Webster H de F: *The Fine Structure of the Nervous System.* 3rd ed. Oxford University Press, 1989.

Rakic P: A century of progress in corticoneurogenesis: from silver impregnation to genetic engineering. *Cereb Cortex* 2006;16 (Suppl. 1):13–17.

Sanes D, Reh T, Harris W: *Development of the Nervous System.* Elsevier, 2005.

Sasaki M, Li B, Lankford KL, Radtke C, Kocsis JD: Remyelination of the injured spinal cord. *Prog Brain Res* 2007;161:419–433.

Siegel G, Albers RW, Brady S, Price DL (editors): *Basic Neurochemisry.* Lippincott Williams & Wilkins, 2005.

Stokum JA, Gerzanich V, Simard JM: Molecular pathophysiology of cerebral edema. *J Cerebr Blood Flow Metab* 2015;36:513–538.

Tan AM, Waxman SG: Spinal cord injury, dendritic spine remodeling, and spinal memory mechanisms. *Exp Neurol* 2012;235:142–151.

Waxman SG, Kocsis JD, Stys PK (editors): *The Axon: Structure, Function, and Pathophysiology.* Oxford University Press, 1995.

Yuste R: *Dendritic Spines.* MIT Press, 2010.

第 3 章　神经系统中的信号
Signaling in the Nervous System

为了使神经系统正常地发挥功能,神经系统必须相互沟通。与肌肉细胞一样,神经元的独特之处在于它们是可兴奋的,也就是说,它们通过产生电脉冲对刺激做出反应。神经元的电反应(跨膜电位的改变)可能是局部性的(局限于受刺激的部位),或是传播的(通过神经元及其轴突传播)。传播的电脉冲(神经冲动)被称为动作电位(action potential)。神经元在突触(synapse)之间通过一种称为突触传递(synaptic transmission)的过程进行交流。

膜电位

神经细胞的膜结构使得膜内部(负电位)和膜外部(正电位)之间存在电势差,形成一个跨细胞膜的静息电位(resting potential),通常约为−70mV。

跨神经元细胞膜上的电势是其对带电离子选择性渗透的结果。细胞膜对大多数无机离子具有高度渗透性,但对蛋白质和其他有机离子几乎不具有渗透性。细胞膜内外离子组成的差异[梯度(gradient)]是由细胞膜中的离子泵(ion pump)维持的,它维持了细胞内无机离子几乎恒定的浓度(图3-1,表3-1)。维持跨膜 Na^+ 和 K^+ 梯度的泵是钠、钾 ATP 酶。这种特化的蛋白质分子将 Na^+ 从细胞内腔中挤出,泵将其移动到细胞外间隙,并从细胞外间隙导入 K^+,带着它穿过细胞膜进入细胞,进行这一必要的活动,泵消耗 ATP。

有两种类型的被动力维持透过细胞膜的 Na^+ 和 K^+ 平衡,化学力使 Na^+ 向内移动,K^+ 向外移动,即从含有高浓度的间隔向低浓度的间隔移动,电力(膜电势)使 Na^+ 和 K^+ 向内移动。当化学力与电力相等时,就形成了平衡电位(equilibrium potential)。

对于只对 K^+ 渗透的理想膜,使用描述这些力之间关系的能斯特方程(Nernst equation)来计算平衡电位(即平衡时存在的膜电位)。正常情况下,细胞内的 K^+ 浓度($[K^+]_i$)比细胞外的($[K^+]_o$)高得多(表3-1)。能斯特方程,计算仅对 K^+ 渗透的细胞膜的膜电位,方程如下:

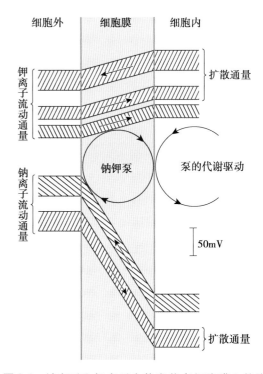

图 3-1　钠离子和钾离子在静息状态细胞膜上的流动。ATP 为钠钾泵(Na-K-ATP 酶)提供能量,将钠离子排出胞外,钾离子带入胞内。(摘自 Eccles,John C. Physiology of Nerve Cells. pp. 26 Fig. 8. ⓒ1957 Johns Hopkins University Press)

表 3-1　哺乳动物脊髓运动神经元内外的离子浓度

离子	浓度/(mmol/L)		平衡电位/mV
	胞内	胞外	
Na^+	15.0	150.0	+60
K^+	150.0	5.5	−90
CL^-	9.0	125.0	−70

静息膜电位 = −70mV

摘自 Essential of Human Physiology. Philadelphia,PA:Year Book, 1978

$$E_K = \frac{RT}{nF}\log_{10}\frac{[K^+]_o}{[K^+]_i} = \frac{RT}{nF}\lg\frac{[K^+]_o}{[K^+]_i}$$

E = 平衡电位(膜上无净流量)

K = 钾

T = 温度

R = 气体常数[8.3J/(mol·K)]

F=法拉第常数(库仑电荷与摩尔浓度之间的关系,96 485.3C/mol)

n=价态(对于钾,价态=1)

$[K^+]_i$=细胞内钾离子浓度

$[K^+]_o$=细胞外钾离子浓度

在生理温度下;

$$E_K = 58 \lg \frac{[K^+]_o}{[K^+]_i}$$

钠的平衡电位(E_{Na})可以通过在能斯特平衡方程中代入$[Na^+]_i$和$[Na^+]_o$来求得;这种电位可在仅有钠离子可渗透的细胞膜上发现。事实上,大多数细胞膜都能被几种离子穿透。对于这些细胞膜,电位是每个可渗透离子的平衡电位的加权平均值(weighted average),每个离子的占比加权反映各自对膜总渗透性的贡献。对Na^+和K^+可渗透的细胞膜,可以用数学上的戈德曼-霍奇金-卡茨方程(Goldman-Hodgkin-Katz equation)(也称为恒定场方程)来描述:

$$V_m = 58 \lg \frac{P_K[K^+]_o + P_{Na}[Na^+]_o}{P_K[K^+]_i + P_{Na}[Na^+]_i}$$

$[Na^+]_i$=细胞内钠离子浓度

$[Na^+]_o$=细胞外钠离子浓度

P_{Na}=膜对钠的通透性

P_K=膜对钾的通透性

从这个方程式可以看出,膜电位受每种离子的相对渗透率(relative permeability)的影响。如果对某一离子的渗透性增加(如通过打开对该离子具有极强渗透性的孔道或通道),膜电位就会更接近该离子的平衡电位。相反,如果对该离子的通透性降低(如通过关闭对该离子渗透的孔道或通道),膜电位就会远离该离子的平衡电位。

静息神经元膜上,K^+通透性远高于Na^+通透性(−20倍),即PK-PNa比值约为20:1。因此,当神经元处于非活动(静息)状态时,戈德曼-霍奇金-卡茨方程主要由K^+渗透性决定的,膜电位更接近钾的平衡电位(E_{ic})。这就解释了大约−70mV的静息电位。

发生器电位

发生器(感受器)电位[generator(receptor)potential]是局部性的。发生在某些感觉感受器(如肌肉牵张感受器和帕德尼小体等触压觉感受器)中的非传播性反应,在那里机械能被转换成电信号。发生器电位产生在感觉细胞的一个小区域:无髓神经末梢。大多数发生器电位是去极化的,在这个过程中膜电位的负性变小。与动作电位全或无的反应(见下一小节)相反,发生器电位被分为等级性(graded)[(牵拉或压力)刺激越大,去极化越大]和叠加性(additive)(两个小的刺激,在时间上紧挨着,产生的电位要大于单个小刺激产生的)。刺激的进一步增加会导致更大的发生器电位(图3-2)。当发生器电位的大小增加到大约10mV时,会在感觉神经中产生传播的动作电位(脉冲)。

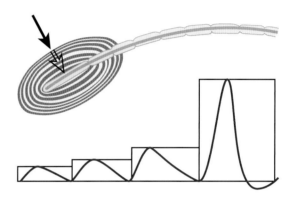

图3-2　在帕德尼小体中发生器电位的示范。图中显示了1倍、2倍、3倍和4倍压力的电效应响应(**黑色箭头**)。感觉神经中最强的刺激产生动作电位,刺激起源于小体的中心(**空心箭头**)

动作电位

神经元通过产生全或无的电脉冲来进行通信,这被称为神经脉冲或动作电位。动作电位(action potential)是能自我再生的电信号,倾向于在神经元和沿着它的轴突传播。动作电位是大约100mV的去极化(对神经元来说是大的信号)。动作电位是全或无的。每个神经元的动作电位大小是恒定的。因为它们看起来像是计算机屏幕上的尖刺(图3-3),动作电位有时被称为"发放"(spike)。

神经元之所以能够产生动作电位,因为它们包含一种被称为钠通道的特化的分子,钠通道通过打开(激活)来响应去极化。当这种情况发生时,膜对Na^+的相对渗透率会增加,膜会向Na^+的平衡电位靠拢,正如戈德曼-霍奇金-卡茨方程所预测的那样,从而导致进一步去极化(depolarization)。当去极化(来自发生器电位、突触电位或接踵而来的动作电位)冲击神经元膜时,钠通道被激活,于是膜开始进

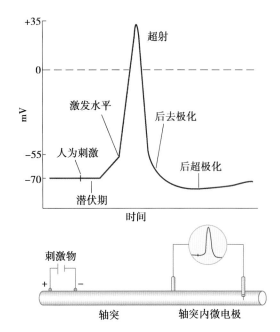

图 3-3 细胞内电极中的动作电位(尖峰)记录。在静息状态下。膜电位(静息电位)约为−70mV。当轴突受到刺激时,会产生一个小的去极化。如果这个去极化达到激发水平(阈值),就会产生全或无的去极化(动作电位)。动作电位接近 ENa,超射值为 0~10mV。当轴突复极化时,动作电位结束,膜电位再次稳定在静息电位水平(摘自 Ganong WF. Review of Medical Physiology. 22nd ed. New York:McGraw-Hill Education:2005)

一步去极化。这一反应倾向于激活其他的钠通道,这些通道也会打开并引起去极化。当激活足够数量的钠通道时,出现约 15mv 的去极化,并达到阈值,使去极化速率急剧增加,产生动作电位(图 3-3)。因此,膜产生爆炸性的、全或无动作电位。当脉冲通过时,复极化(repolarbation)最初迅速开始,然后较缓慢。膜电位因此恢复到静息电位。动作电位往往持续几毫秒。

神经细胞膜含有离子通道

电压敏感离子通道(voltage-sensitive ion channel)是跨越细胞膜的特化的蛋白质分子。这些甜甜圈形状的分子含有一个起隧道作用的孔(pore),允许特定离子(如 Na⁺ 或 K⁺)渗透,但不允许其他离子渗透。通道还具有电压传感器(voltage sensor),响应于跨膜电位的变化,或打开(激活)或关闭(失活)通道。

神经元膜有产生脉冲的能力,因为它包含电压敏感型钠离子(voltage-sensitive Na⁺)通道,它选择性地可渗透 Na⁺,并倾向于打开时膜去极化。因为这

些通道在去极化反应中打开,并且通过打开它们使膜更接近 Na⁺ 平衡电位(E_{Na})它们倾向于进一步使膜去极化(图 3-4)。如果这些通道打开的数量足够多,就会产生暴发性的、全或无的反应,称为动作电位(图 3-3)。达到动作电位所需的去极化程度称为阈值(threshold)。

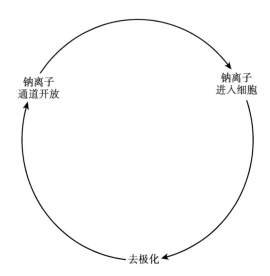

图 3-4 动作电位去极化的离子基础。当膜去极化时,电压敏感型钠离子通道开放。这种作用使膜的钠离子通透性增加,导致进一步的去极化和其他钠离子通道的开放(再生)。当足够数量的钠离子通道开放时,膜会产生暴发性的、全或无的去极化动作电位

其他电压敏感的离子通道[电压敏感型钾离子(voltage-sensitive K⁺)通道]在去极化时开放(通常比 Na⁺ 通道慢),并选择性对 K⁺ 渗透。当这些通道开放时,膜电位驱向 K⁺ 平衡电位(Ek),导致超极化作用。

髓鞘形成的影响

髓鞘覆盖于周围神经系统(由施万细胞产生)和中枢神经系统(由少突胶质细胞产生)的一些轴突周围。髓鞘的形成对轴突动作电位的传导具有重要的影响。

在哺乳动物的周围神经系统和中枢神经系统中,无髓鞘轴突(nonmyelinated axon)通常直径较小(在 PNS 小于 1μm,在 CNS 小于 0.2μm)。由于电压敏感的 Na⁺ 和 K⁺ 通道分布相对均匀,动作电位沿着这些轴突连续传导。当动作电位侵入轴突的一个特定区域时,它会使前方区域去极化,从而使脉冲沿着整个轴突缓慢而连续地移动(图 3-5)。在无髓鞘轴突中,Na⁺ 通道的激活是动作电位的去极化阶段,

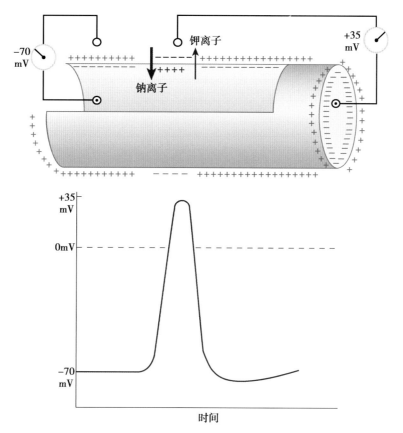

图 3-5　无髓鞘轴突中神经冲动的传导。在静息状态的轴突中,轴突内表面与膜外表面之间存在−70mV 的差值(静息电位)。在动作电位传导时,钠离子进入轴突内部,同时钾离子向相反方向移动。膜的极化状态发生改变(膜的内表面变得相对正),静息电位被动作电位(此处为 +35mV)取代(摘自 Junqueira LC,Careniro J,Kelley RO. Basic Histology. 7th ed. New York:Appleton & Lange;1992)

而 K$^+$ 通道的激活则产生复极化作用。

　　相比之下,有髓鞘轴突(myelinated axon)被髓鞘所覆盖,髓磷脂具有高电阻和低电容,这使它起到绝缘体的作用。髓鞘不是沿着整个轴突的长度连续的。相反,它会被微小的间隙(大约 1μm 长)周期性地打断,称为郎飞结(nodes of Ranvier),轴突暴露于此。在哺乳动物有髓纤维中,电压敏感的 Na$^+$ 和 K$^+$ 通道分布不均匀。Na$^+$ 通道呈高密度聚集(约 1 000/μm^2)在郎飞结的轴突膜上,但在髓鞘下的节间轴突膜上稀疏。另一方面,K$^+$ 通道往往定位于"节间的"和"节旁的"轴突膜,即被髓磷脂覆盖的轴突膜(图 3-6)。

　　由于通过绝缘髓磷脂的电流非常小,在生理上可以忽略不计,有髓鞘轴突中的动作电位以一种称为跳跃的(saltatory)传导模式从一个节点跳到下一个节点(图 3-7)。有髓鞘纤维的这种跳跃传导模式有几个重要的结果。首先,有髓纤维对电脉冲传导的能量需求较低,因此传导的代谢成本较低。第二,

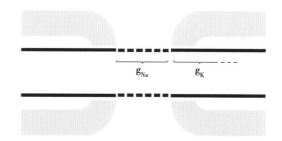

图 3-6　钠离子和钾离子通道在有髓鞘轴突中的分布不均匀。钠离子通道(g_{Na})在郎飞细胞结节上高密度聚集,在那里可以产生动作电位所需的去极化。而钾离子通道(g_K)主要位于髓鞘下的节间轴突膜上,因此被轴突膜覆盖住(摘自 Waxman SG. Membranes,myelin and the plthophysiology of multiple sclerosis[J]. N Engl J Med,1982,24:316(25):1529-1533)

髓鞘形成导致传导速度增加。图 3-8 显示了无髓鞘轴突和有髓鞘轴突的传导速度与作为直径的函数关系。对于无髓鞘轴突,传导速度与直径的平方根成正比。相反,有髓鞘轴突的传导速度与直径呈线性增加。有髓鞘轴突的传导速度比同等直径的无髓鞘

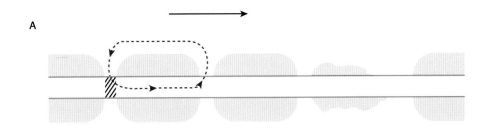

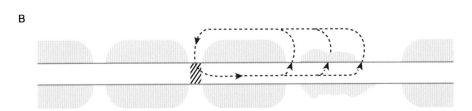

图 3-7 跳跃性传导性神经冲动传导。A:有髓轴突的跳跃性传导。"髓鞘因为具有高电阻和低电容的特点,从而起到绝缘体的作用"。因此,当动作电位(**交叉连接**)在郎飞细胞结节处时,大部分电流会分流到下一个节点(沿着折断的箭头所示的路径)。动作电位的传导是不连续的,以较高的传导速度从一个节点跳到另一个节点。B:在脱髓鞘的轴突中,通过受损髓鞘的电流较少。因此,达到阈值需要花费更长的时间,并且传导速度也会降低;没有达到阈值的电脉冲,无法传播动作电位(摘自 Waxman SG. Membranes, myelin and the plthophysiology of multiple sclerosis[J]. N Engl J Med,1982,24:316(25):1529-1533)

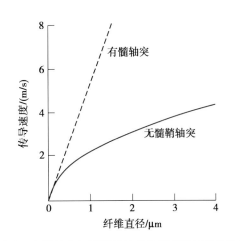

图 3-8 有髓轴突与无髓鞘轴突传导速度与直径的关系。同样直径大小的有髓轴突比无髓鞘轴突传导速度更快

轴突传导速度高得多。要达到有髓鞘轴突 10μm 一样的传导速度,无髓鞘轴突的直径需要超过 100μm。髓鞘形成通过增加传导速度,减少了脉冲从一个区域传到另一个区域的时间,从而减少了反射和运动活动所需的时间,使大脑像一台高速计算机一样运行。

动作电位的传导

神经纤维的类型

在周围神经中,神经纤维根据其直径、传导速度和生理特性可分为三种类型(表 3-2)。A 纤维很大,有髓鞘,传导迅速,并携带各种运动或感觉冲动。它

表 3-2 哺乳动物神经的神经纤维类型

纤维类型	作用	纤维直径/mm	传导速度/(m/s)	尖峰持续时间/ms	绝对不应期/ms
A α	本体感觉、躯体感觉	12~20	70~120		
β	触、压觉	5~12	30~70	0.4~0.5	0.4~1
γ	运动肌梭	3~6	15~30		
δ	痛觉、温度觉、触觉	2~5	12~30		
B	自主神经节前纤维	<3	3~15	1.2	1.2
C 交感神经背根	痛觉、反射反应	0.4~1.2	0.5~2	2	2
	交感神经节后纤维	0.3~1.3	0.7~2.3	2	2

摘自 Ganong WF. Review of Medical Physiology,22nd ed. New York,NY:McGraw-Hill Education;2005。

们最容易受到机械压力或缺氧的伤害。B 纤维是较小的有髓鞘的轴突，传导速度比 A 纤维慢。这些纤维有自主神经功能。C 纤维最小，无髓鞘，它们以最慢的速度传导脉冲，并发挥疼痛传导和自主功能的作用。表 3-3 是另一种分类，用于描述周围神经的感觉轴突。

表 3-3　有时用于感觉神经元的数字化分类

数字	来源	纤维类型
I a	肌梭、环状螺旋体末梢	Aα
b	高尔基肌腱器官	Aα
II	肌梭散形末梢；触觉、压力觉	Aβ
III	疼痛和温度感受器；某些触觉感受器	Aδ
IV	疼痛感受器或其他感受器	C

摘自 Ganong WF. Review of Medical Physiology, 22nd ed. New York, NY: McGraw-Hill Education, 2005。

临床关联

A. 神经病

　　周围神经病，是影响周围神经的疾病，是导致残疾的常见原因。例如，大约一半的糖尿病患者会发生周围神经病，并且作为药物治疗的并发症，包括癌症化疗。许多神经病会影响大的有髓神经纤维，在这些病例中，可能出现运动功能受损（无力、肌萎缩），感觉丧失（最常见的是振动觉和关节位置觉），以及深部腱反射丧失（踝反射、膝反射等）。最长的纤维最先受到影响，因此，脚和手在病程早期就受到影响（图 3-9）。感觉神经或运动神经的传导速度可能减慢，常常低于 40m/s。传导阻滞也可能发生，因此冲动不能通过轴索损伤点进行传播。传导速度的降低可以通过神经刺激与肌肉收缩之间的传导时间的延长和肌肉动作电位的较长持续时间来衡量。当神经病有脱髓鞘病变时会发生传导速度减慢，如吉兰-巴雷综合征（Guillain-Barré syndrome）和一些慢性或遗传家族性神经病。

B. 脱髓鞘

　　脱髓鞘或髓鞘损伤，见于许多神经系统疾病。最常见的是多发性硬化（multiple sclerosis，MS），MS 的脑和脊髓内的髓鞘受损是异常的免疫机制所致。综上所述，脱髓鞘也发生在一些周围神经病。由于髓鞘绝缘性的丧失和包含低密度 Na^+ 通道的结内轴突膜的暴露，脱髓鞘的轴突动作电位传导减慢或受阻（图 3-7）。临床实例 3-1 描述了一例多发性硬化患者。

C. 小纤维神经病

　　小纤维神经病（small fiber neuropathy），在这种形式的神经病中，小直径的 C-纤维和 δ 纤维被选择性地损伤，而使大直径的纤维完好无损。因此，温度敏感性受损，最长神经纤维中传导最慢的部位（一种袜套-手套模式）可能会产生自发性疼痛。由于保留了较大的神经纤维，深层费尔登反射（ferdon reflex）和振动敏感性是完好的，所以神经学检查是正常的。可以通过使用特殊梯级的皮肤活检来辅助诊断，这项检查能够看到皮肤内远端感觉器官的退行性变或丧失。

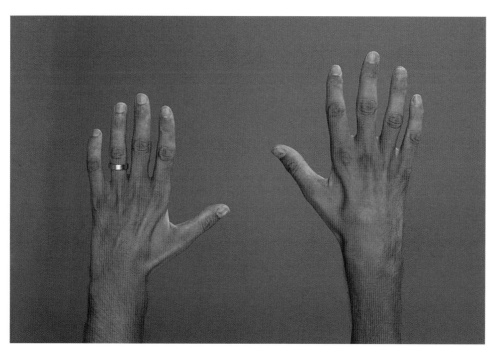

图 3-9　遗传性感觉运动神经病患者手部肌肉萎缩。周围神经病首先影响最长的神经纤维。因此脚和手在疾病的早期阶段受到影响（承蒙 Dr. Catherine Faber 惠赠）

临床实例 3-1

　　CB 是一名急诊室护士,她的身体一直很好。直到 23 岁时,她才发现自己的左眼视力模糊。24h 后,她的视力变得模糊,一天后,她的左眼完全失明。神经学检查正常。磁共振成像(magnetic resonance imaging,MRI)显示两个大脑半球的皮质下白质有几个脱髓鞘区。尽管这些异常持续存在,CB 在 4 周后视力完全恢复。

　　一年后,CB 出现两腿无力,伴有右脚刺痛。她的医生告诉她,她可能患有多发性硬化。3 周后恢复,只有残留轻微无力。

　　经过 2 年无症状间隔后,CB 注意到出现复视和震颤,当她想要进行随意活动时,震颤加重("意向性震颤")。检查发现提示脑干和小脑的脱髓鞘征象。患者再次恢复,只有轻微的残留表现。

　　CB 的病史是多发性硬化复发-缓解型患者的典型特点。这种疾病通常最初见于年轻人(20~50 岁),是由于中枢神经系统内髓鞘的炎性破坏所致。这种脱髓鞘发生在界限清楚的病灶(斑块)中,并呈现空间和时间上的播散(因此有了"多发性硬化"的名称)。脱髓鞘斑块核心内的髓鞘再生,如果有的话,则非常缓慢。

　　以 CB 为例的复发-缓解的病程呈现了神经疾病功能恢复的有趣的实例。功能恢复是如何发生的？现在很清楚,脱髓鞘的轴突膜具有分子可塑性,在以往被髓鞘覆盖的区域形成了更多的钠离子通道。在原来被髓鞘覆盖的区域发展出更多的数量的 Na^+ 通道。这使得脉冲沿着一些轴突的脱髓鞘区以连续、缓慢的方式(类似于无髓鞘的轴突)传播。这种缓慢传导的脉冲携带足够的信息支持某些功能的临床恢复,如视力,即使轴突仍然有脱髓鞘。

突触

　　突触是神经元之间的连接,它使得神经元之间相互交流。一些突触是兴奋性的(excitatory)(增加突触后神经元放电的概率),而另一些是抑制性的(inhibitory)(减少突触后神经元放电的概率)。

　　在一般的意义上,突触在解剖学上有两大类(表 3-4)。电(或电子的)突触以缝隙连接(gap junctions)为特征,缝隙连接是突触前膜与突触后膜紧密结合的特殊结构。缝隙连接起传导通路的作用,因此电流可以直接从突触前的轴突流向突触后神经元。电突触的传递不涉及神经递质。电突触的突触延迟比化学突触短。电突触在哺乳动物以下物种的 CNS 中普遍存在,但在哺乳动物的 CNS 中却很少出现。

表 3-4　突触的传递方式

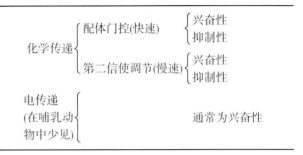

　　第二大类突触是化学突触(chemical synapse),它占了哺乳动物脑和脊髓中绝大多数的突触。在化学突触处,有一个明显的裂缝(约 30nm 宽),代表了细胞外间隙的延伸,将突触前膜与突触后膜分开。化学突触的突触前和突触后成分通过神经递质(neurotransmitter)分子的扩散进行交流,表 3-5 列出了一些由相对较小分子组成的常见递质在神经系统中的主要集中区域。由于动作电位使突触前末端去极化的结果,神经递质分子从突触前末端释放,扩散到突触间隙。并与突触后受体(receptors)结合。后膜受体被触发后打开或(在某些情况下关闭)配体门控离子通道(ligand-gated ion channel)。这些通道的打开(或关闭)产生突触后电位。这些去极化和超极化被神经元整合,并决定它是否放电(参见:兴奋性和抑制性突触作用)。

表 3-5　常见神经递质的集中区域

神经递质	集中区域
乙酰胆碱(ACh)	神经肌肉接头、自主神经节、副交感神经元、脑运动神经、尾状核和壳核、迈纳特基底核边缘系统的一部分
去甲肾上腺素(NE)	交感神经系统、蓝斑、外侧背盖
多巴胺(DA)	下丘脑、中脑黑质纹状体系统
5-羟色胺(5-HT)	肠道、松果体、脑桥中缝核的副交感神经元
γ-氨基丁酸(GABA)	小脑、下丘脑、大脑皮质、纹状体黑质系统
甘氨酸	脊髓
谷氨酸	脊髓、脑干、小脑、海马体、大脑皮质

　　突触前终末的神经递质包含在膜结合的突触前囊泡(presynaptic vesicles)中。神经递质的释放发生在突触前囊泡与突触前膜融合时,使得通过胞吐

（exocytosis）作用释放其内容物。泡状递质的释放是由 Ca^{2+} 内流到突触前末端触发的，是一种由入侵动作电位激活突触前 Ca^{2+} 通道介导的事件。这种活性导致突触前末端 Ca^{2+} 的增加，SNARE 蛋白促进突触囊泡与突触前膜的融合。在化学突触中，释放过程和通过突触间隙的扩散导致了 0.5～1.0ms 的突触延迟。

突触传递

配体门控（快通道）

递质分子通过与两种突触后膜受体中的任何一种结合在突触后膜上，将信息从突触前神经元传递到突触后神经元。第一种类型只存在于神经系统中，与离子通道（配体门控通道）直接相连。通过与突触后受体结合，递质分子直接作用于突触后离子通道。而且，递质分子被迅速移除。这种突触传递模式只需要几毫秒，传递过后很快终止，因此，它被称为"快通道"。根据离子通道打开或关闭的类型，快速突触传递可以是兴奋性或抑制性的（表3-4）。

第二信使中介的（慢通道）

第二种化学突触传递方式，类似于非神经元细胞的内分泌通讯，它使用的受体不直接连接离子通道，这些受体是通过激活 G 蛋白（G-protein）和产生第二信使（second messenger）来打开或关闭离子通道或改变细胞内第二信使的水平。当递质与受体结合时，受体与 G 蛋白分子相互作用，G 蛋白分子与三磷酸鸟苷（GTP）结合并激活。G 蛋白的激活导致产生环腺苷酸（cAMP）、二酰甘油（DAG）或肌醇磷脂（IP3）。cAMP、DAG 和 IP3 参与离子通道的磷酸化，从而打开在静息电位下已被关闭的通道，或者关闭在静息电位下打开的通道。从这些受体上的递质结合到通道的打开或关闭，"缓慢"级联反应需要数百毫秒到几秒，而且对通道的影响相对持久的（几秒到几分钟）。G 蛋白偶联受体（有时缩写为 GPCR）已被鉴定为一种广泛存在的神经递质，包括多巴胺、乙酰胆碱（毒蕈碱乙酰胆碱受体）和神经肽等（表3-6，表3-7）。

与具有高度的针对性和只作用于单一的突触后膜成分的快速突触传递相比，第二信使连接的传递速度较慢，会影响更多的突触后神经元。因此，这种突触传递方式起着重要的调节作用。

表 3-6　常见神经递质及其作用

递质	受体	第二信使*	对通道的影响	作用
乙酰胆碱（ACh）	N	—	开放钠离子及其他小离子通道	兴奋性
	M	cAMP 或 IP3、DAG	开放或关闭钙离子通道	兴奋性或抑制性
谷氨酸盐	NMDA	—	如果膜去极化则开放通道，允许钙离子内流	感知两个突触输入的同步活动，可触发增加突触（LTP）的分子改变
	红藻胺酸盐	—	开放钠离子通道	兴奋性
	AMPA	—	开放钠离子通道	兴奋性
	代谢型	IP3、DAG	—	兴奋性升高细胞内钙
多巴胺	D1	cAMP	开放钾离子通道、关闭钙离子通道	抑制性
	D2	cAMP	开放钾离子通道、关闭钙离子通道	抑制性
γ-氨基丁酸（GABA）	GABAa	—	开放氯离子通道	抑制性（突触后）
	GABAb	IP3、DAG	关闭钙离子通道、开放钾离子通道	抑制性（突触前）
甘氨酸	—	—	开放氯离子通道	抑制性

* 直接连接受体不使用第二信使。
摘自 Ganong MF. Review of Medical Physiology, 22nd ed. New York, NY: McGraw-Hill Education, 2005。

表 3-7　哺乳动物中的神经肽

下丘脑释放激素

促甲状腺激素释放激素

促性腺激素释放激素

生长激素抑制素

促肾上腺皮质激素释放激素

生长激素释放激素

促黄体生成素释放激素

垂体多肽

促肾上腺皮质激素

生长激素

促脂素

α-黑素细胞刺激素

催乳素

黄体生成素

促甲状腺素

神经垂体激素

抗利尿激素

催产素

(垂体)后叶激素运载蛋白

循环激素

血管紧张素

降钙素

胰高血糖素

胰岛素

脑-肠肽

VIP

缩胆囊素

胃泌素

胃动素

胰多肽

肠促胰液素

P 物质

蛙皮素

神经降压素

阿片肽

强啡肽

β-内啡肽

甲硫脑啡肽

亮氨酸脑啡肽

京都啡肽

其他

缓激肽

肌肽

神经肽 Y

原肠肽

K 物质

表皮生长因子

兴奋性和抑制性突触作用

兴奋性突触后电位(excitatory postsynaptic potential,EPSP)是通过神经递质分子与受体结合产生的,导致通道开放(如 Na+ 或 Ca2+ 通道)或通道关闭(如 K+ 通道),从而产生去极化作用。一般来说。兴奋性突触往往是轴-树突触的。相反,抑制性突触后电位(inhibitory postsynaptic potential,IPSP)在许多情况下是膜对 Cl- 或 K+ 通透性局部增加引起的。这往往引起超极化,最常发生在轴-体(axosomatic)突触中,称为突触后抑制(postsynaptic inhibition)(图 3-10)。

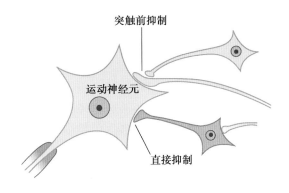

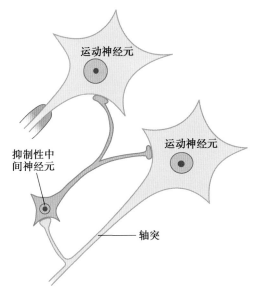

图 3-10　抑制性突触。**顶部**:脊髓内两种抑制的示意图。在直接抑制(也称为突触后抑制)中,抑制性神经元释放的化学介质会引起运动神经元的超极化(抑制性突触后电位)。在突触前抑制中,第二种化学介质释放到兴奋性神经元的末端(轴突)上,导致突触后兴奋性电位的减小。**底部**:涉及抑制性中间神经元(闰绍细胞)的特定抑制性系统示意图

神经元的信息处理涉及许多其他神经元的突触输入的整合(integration)。如果它们在足够短

的时间内发生,则 EPSP(去极化)和 IPSP(超极化)作用往往会叠加。神经元在整合传入的突触信息的同时,权衡了兴奋性和抑制性信号。取决于在脉冲起始区(通常是轴突起始段)是否达到阈值,动作电位或者产生,或者不产生。如果一个动作电位被触发,它会沿着轴突传播,通过突触冲击其他神经元。动作电位的速率和模式即携带着信息。

突触的可塑性和长时程增强效应

神经系统可以学习并以记忆的形式储存信息。长期以来人们一直假设记忆的基础是特殊突触连接的加强。长时程增强效应(long-term potentiation)的特征是高频刺激后突触的传递增强,最初在海马(脑对记忆中起重要作用的部分)的突触中被观察到,可能在联想学习中起作用。长时程增强效应有赖于突触后膜中氮甲基-D-天冬氨酸(NMDA)受体的存在。这些专门的谷氨酸受体打开突触后 Ca^{2+} 通道,以应答与谷氨酸递质结合,但只有突触后膜去极化。突触后元件的去极化需要其他突触的激活,而 NMDA 受体连接的 Ca^{2+} 通道只有在两组突触都被激活时才会打开。因此,这些突触检测两个突触输入的"配对"方式类似于对行为刺激的条件反射。最近的研究表明,由于通过这种机制进入突触后细胞的 Ca^{2+} 增加,蛋白激酶被激活,通过某些尚未完全了解的机制改变并加强突触。这些由特定的突触活动模式触发的结构变化可能为记忆提供了基础。

通过突触活动产生的第二信使也可能在突触后细胞的基因表达调控中发挥作用。因此,第二信使可以通过激活酶来修饰预先存在的蛋白质(preexisting protein)或诱导新蛋白(new protein)的表达。这种激活提供了一种机制,通过细胞的突触激活可以诱导该细胞的长期变化。这是神经系统可塑性(plasticity)的一个例子。

突触前抑制

突触前抑制(presynaptic inhibition)提供了一种控制单个突触传递效果的机制。它是由轴-轴突触(axoaxonal synapse)介导的(图 3-10)。神经递质与

介导突触前抑制的受体结合,导致突触后轴突分泌的神经递质数量减少。这种减少或由于 K^+ 或 Cl^- 通道的激活导致突触前终末动作电位大小的减小,或由于突触前终末 Ca^{2+} 通道开放的减少而引起的,从而减少了递质的释放量。因此,突触前抑制提供了一种机制,使神经元在特定突触输入处的"增益"可以减少,而不降低其他突触对该神经元的影响。

神经肌肉接头和终板电位

下运动神经元的轴突通过周围神经投射到肌细胞。这些运动神经轴突终止于肌膜的一个称为运动终板(motor end-plate)的特定部分,它代表围绕横纹肌纤维周围的膜,即肌膜(sarcolemma)的局部特化(图 3-11)。神经冲动通过神经肌肉突触(neuromuscular synapse),也称为神经肌肉接头(neuromuscular junction)传递到肌肉。终板电位(end-plate potential)是应答运动轴突的动作电位活动而发生在终板上的延长去极化电位。在神经肌肉突触处的递质是 ACh。在静息时,从神经细胞膜上随机释放少量的 ACh,每次释放都会产生微小的去极化,即一个极小的终板电位,振幅约为 0.5mV。这些极小的终板电位称为量子(quanta)。反映从单个突触小泡中随机释放的 ACh。当神经冲动到达肌神经接头时,由于大量的突触小泡同步放电,释放出更多的递质。这将导致一个超过肌纤维的放电水平的完全终板电位。

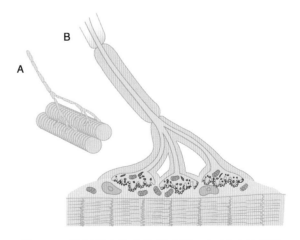

图 3-11　神经肌肉接头的示意图。A:运动性纤维供应多种肌纤维。B:电子显微镜照片中看到的横截面

A. 重症肌无力和肌无力综合征

重症肌无力(myasthenia gravis)是一种自身免疫性疾病,产生针对 ACh 受体(即在神经肌肉接头的突触后受体)的抗体。因此,肌肉对运动神经活动和突触激活的反应性降低。患者典型主诉为四肢肌肉疲劳和乏力,在一些患者中,还影响控制眼球运动和吞咽的球部肌肉。在重复的电刺激下,受累的肌肉迅速表现出疲劳,最后完全没有反应,通常在休息一段时间后兴奋性恢复。

相比之下,肌无力综合征(myasthenic syndrome)也称为兰伯特-伊顿综合征(Lambert-Eaton syndrome),影响神经肌肉接头的突触前膜成分。肌无力综合征是一种副肿瘤性疾病,常发生在全身肿瘤的背景下,特别是累及肺和乳腺的肿瘤。针对 Ca^{2+} 通道的抗体位于神经肌肉接点的突触前终端干扰递质释放,造成无力。

B. 肌强直

在肌强直(myotonia)这类疾病中,受影响的肌肉对单一的刺激表现出长时间的反应。这其中的一些紊乱涉及对电压敏感的 Na^+ 通道异常,在动作电位发生后无法关闭。因此,可能发生不适当的、持续的肌肉收缩。

神经递质

在化学突触上,大量的分子起着神经递质的作用。这些神经递质存在于突触末端,它们的作用可能被药物阻断。其他的药理学制剂会阻止递质重新进入突触末端,从而延长递质的作用。一些突触前神经可以释放不止一个递质,神经刺激频率的差异可能控制着释放哪一种递质。常用的一些递质如表 3-5 所示。

中枢神经系统中的一些神经元也会积累肽类。其中一些肽类起到很像常规递质的作用。其他的肽类似乎与激素相似。接下来讨论一些相对了解较好的神经递质。

乙酰胆碱

ACh 是由胆碱乙酰转移酶合成,释放到突触间隙后由乙酰胆碱酯酶(AChase)分解。这些酶在神经元内合成,通过轴突运输到突触前末端,ACh 的合成发生在突触前膜。

ACh 在周围神经系统和中枢神经系统的各个部位起着递质的作用。乙酰胆碱负责神经肌肉接头的兴奋性传递(N 型烟碱型 ACh 受体)。它是自主神经节的递质,由节前交感神经和副交感神经元释放。乙酰胆碱(M 型毒蕈碱受体)是节后副交感神经元,以及一种特定类型的节后交感神经轴突(即支配汗腺的纤维)的递质。

在中枢神经系统内,一些定义明确的神经元使用 ACh 作为递质。这些包括从迈纳特基底前脑核(basal forebrain nucleus of Meynert)广泛投射到大脑皮质神经元,以及从中隔核(septal nucleus)投射到海马体的神经元。位于脑干被盖的胆碱能神经元投射到下丘脑和丘脑,在那里它们使用 ACh 作为递质。

谷氨酸盐

谷氨酸被认为是哺乳动物脑和脊髓中主要的兴奋性递质。已经鉴定出四种类型的突触后谷氨酸受体。其中三个是亲离子型,并与离子通道相连。这些受体以与它们特异性结合的药物命名。红藻酸盐和 AMPA 型谷氨酸受体与 Na^+ 通道相连,当谷氨酸与这些受体结合时,它们会产生 EPSP(去极化)。NMDA 受体与 Ca^{2+} 和 Na^+ 两种可渗透的通道相连。然而,除非突触后膜去极化,否则 NMDA 激活的通道会被阻止(所以这些离子不能发生内流)。因此,NMDA 型突触介导 Ca^{2+} 内流,但只有当这些突触的活动与通过突触后神经元去极化的其他突触输入的兴奋相结合时才会起作用。这些由突触介导 Ca^{2+} 内流可能导致突触结构变化,从而增强突触。有推测认为这种改变可能为记忆提供了基础。

还发现了亲代谢型(metabotropic)谷氨酸受体。当神经递质谷氨酸与受体结合时,第二信使 IP3 和二酰甘油(DAG)就被释放。这种释放会导致细胞内 Ca^{2+} 水平的增加。这可能会激活一系列改变神经元功能和结构的酶。

有研究表明,过度激活谷氨酸能突触可导致大量 Ca^{2+} 流入神经元,从而导致神经元死亡。由于谷氨酸是一种兴奋性递质,过量的谷氨酸释放可能会通过正反馈进一步激发神经元回路,导致去极化的破坏性崩溃和 Ca^{2+} 流入神经元。这种神经元损伤的兴奋性毒性(excitotoxic)机制在急性神经系统疾病中可能很重要,如卒中和中枢神经系统创伤,也可能在一些慢性神经退行性疾病中,如阿尔茨海默病。

6 个月前来诊。一位 35 岁单身女性开始抱怨说,她看电视时偶尔会看到双影。她卧床休息后复视常常消失。后来,她看书时觉得眼皮有点下垂,但好好休息了一夜之后,她又觉得正常了。她的医生把她转到专科门诊。

在专科门诊,这位女士说她很易疲劳,吃完饭后,她下巴的肌肉变得很疲劳。没有发现感觉障碍。作了初步诊断,并进行了一些试验以确认诊断。

鉴别诊断是什么?哪些诊断程序,如果有的话,是有用的?最可能的诊断是什么?

案例在第 25 章中进一步讨论。与第一部分(第 1~3 章)有关的问题和答案可以在附录 D 中找到。

儿茶酚胺

儿茶酚胺类去甲肾上腺素(noradrenaline)、肾上腺素(adrenaline)和多巴胺(dopamine)是由必需氨基酸苯丙氨酸(phenylalanine)的羟基化和脱羧化形成的。苯酒精胺-氮甲基转移酶,是负责将去甲肾上腺素转化为肾上腺素的酶,主要高浓度集中于肾上腺髓质。肾上腺素仅存在于中枢神经系统的少数部位。

多巴胺通过羟基化作用合成去甲肾上腺素。和去甲肾上腺素一样,多巴胺被单胺氧化酶(MAO)和儿茶酚-O-甲基转移酶(COMT)灭活。

多巴胺是由氨基酸酪氨酸,经过酪氨酸羟化酶和 DOPA 脱羧酶合成中间分子二羟基苯丙氨酸(DOPA)。去甲肾上腺素则是通过多巴胺的羟化作用产生的。多巴胺和去甲肾上腺素一样,被 MAO 和 COMT 灭活。

多巴胺

多巴胺能神经元通常具有抑制作用。生成-多巴胺神经元从黑质(substantia nigra)投射到尾状核和壳核[通过黑质纹状体系统(nigrostriatal system)],并从腹侧被盖区(ventral tegmental area)投射到边缘系统和皮质[经由中脑边缘(mesolimbic)和中脑皮质(mesocortical)投射]。在帕金森病(Parkinson disease)有多巴胺能神经元和黑质变性。因此,从黑质到尾状核和壳核的多巴胺能投射被破坏,对尾状核和壳核神经元的抑制被破坏。从腹侧被盖区到边缘系统和皮质的多巴胺能投射可能与精神分裂症有关。

在视网膜(retina)和嗅觉系统(olfactory system)中也发现了含多巴胺的神经元。在这些区域,它们似乎调解过滤感觉输入的抑制。

去甲肾上腺素

周围神经系统中含有去甲肾上腺素的神经元位于交感神经节(sympathetic ganglion)内,投射到除支配汗腺以外的所有节后交感神经元,汗腺的神经元是被用乙酰胆碱作为递质的轴突支配的。中枢神经系统内含去甲肾上腺素的胞体位于两个区域,即蓝斑(locus ceruleus)和被盖外侧核(lateral tegmental nucleus)。蓝斑是一个相对较小的核,只有几百个神经元。广泛投射到大脑皮质、海马、丘脑、中脑、小脑、脑桥、延髓和脊髓等。从这些细胞的去甲肾上腺素能投射的分支广泛,分布广泛。一些轴突分支和同时投射到大脑皮质和小脑。脑干外侧被盖区的去甲肾上腺素能神经元似乎有一个互补的投射,将轴突投射到中枢神经系统中不受蓝斑支配的区域。

蓝斑和外侧背盖区的去甲肾上腺素能投射似乎在睡眠-觉醒周期和皮质激活中起调节作用,也可能调节感觉神经元的敏感性。一些证据表明,蓝斑异常的突发性活动可导致惊恐发作。

5-羟色胺

血清素(5-羟色胺)是中枢神经系统中一种重要的调节胺。脑桥和延髓的中缝核(raphe nucleus)中存在含 5-羟色胺的神经元。这些细胞是网状结构(reticular formation)的一部分,它们广泛投射到皮质、海马、基底核、丘脑、小脑和脊髓等。在哺乳动物的胃肠道中也可以找到含有 5-羟色胺的神经元。

含有 5-羟色胺的神经元和含有去甲肾上腺素的神经元似乎在决定中缝核神经元的唤醒水平方面起着重要作用,例如,中缝核神经元与睡眠水平相关,在快速眼动睡眠期间活动明显停止。含 5-羟色胺的神经元也可能参与感觉输入的调节,特别是对疼痛输入调节。选择性 5-羟色胺再摄取抑制剂,可增加突触后膜上的 5-羟色胺可获得量,临床上用作抗抑郁药物。

γ-氨基丁酸

γ-氨基丁酸(γ-aminobutyric acid, GABA)在脑和脊髓的灰质中含量较高。它是一种抑制物质,可能是负责突触前抑制的介质。GABA 和谷氨酸脱羧酶(GAD)是由 L-谷氨酸中形 GABA 的酶,存在于中枢神经系统和视网膜中。两种形式的 GABA 受体,$GABA_A$ 和 $GABA_B$ 已被确认。两者都通过不同的离子途径介导抑制(表 3-6)。含有 GABA 的抑制性中间神经元存在于大脑皮质和小脑,并遍布整个脑和脊髓的许多核中。药物巴氯芬(baclofen)是 GABA 受体的激动剂,它的抑制作用可能有助于其作为一种抗痉挛剂的功效。

内啡肽

总体上,内啡肽(endorphin)是指一些内源性的类似吗啡的物质,它们与脑中的阿片受体结合。内啡肽是具有阿片类作用的脑多肽,可能作为突触递质或调节剂。参与调节疼痛信号在感觉通路中的传递。

脑啡肽

大脑中发现的两种与阿片受体密切相关的多肽(五肽)是蛋氨酸脑啡肽(met-enkephalin)和亮氨酸脑啡肽(leu-enkephalin)。在 β-内啡肽和 α-内啡肽中发现了蛋氨酸-脑啡肽的氨基酸序列,在 β-促脂解素(lipotropin)中发现了 β-内啡肽的氨基酸序列,是一种由垂体前叶分泌的多肽。

框 3-1　临床神经解剖学要点

阅读和领会这一章,你应该懂得和理解:

- 膜电位(静息电位及其在选择性离子渗透性和神经元内外离子浓度梯度的基础)
- 动作电位:全或无的特征,离子基
- 离子通道(钠离子、钾离子通道)及其在神经细胞膜中的作用
- 钠钾泵(Na-K-ATP 酶)在维持静息电位时的作用(图 3-1)
- 髓鞘及其功能作用
- 有髓轴突与无髓鞘轴突的电脉冲传导
- 突触:兴奋性与抑制性
- 突触囊泡和 LTP
- 神经肌肉接头
- 神经递质(表 3-6)

（李炎章　王小姗　译　王维治　校）

参考文献

Abraham W, Williams J: Properties and mechanisms of LTP maintenance. *Neuroscientist* 2003;9:463–474.

Cooper JR, Bloom FE, Roth RH: *The Biochemical Basis of Neuropharmacology.* 8th ed. Oxford University Press, 2002.

Ganong WF: *Review of Medical Physiology.* 19th ed. Appleton & Lange, 1999.

Hille B: *Ionic Channels of Excitable Membranes.* 3rd ed. Sinauer, 2001.

Hoeijmakers JG, Faber CG, Lauria G, Merkies IS, Waxman SG: Small fiber neuropathies: advances in diagnosis, pathophysiology and management. *Nat Rev Neurol* 2012;8:369–379.

Kandel ER: The molecular biology of memory storage. *Biosci Rep* 2004;24:475–522.

Kandel ER, Schwartz JN, Jessell TM, Siegelbaum SA, Hudspeth AJ: *Principles of Neural Science.* 5th ed. Appleton & Lange, 2012.

Levitan IB, Kaczmarek LK: *The Neuron: Cell and Molecular Biology.* 3rd ed. Oxford University Press, 2001.

Malenka RC: LTP and LTD: Dynamic and interactive processes of synaptic plasticity. *Neuroscientist* 1995;1:35.

Nestler EJ, Hyman SE, Malenka RC: *Molecular Neuropharmacology: A Foundation for Clinical Neuroscience.* McGraw-Hill, 2001.

Shepherd GM: *The Synaptic Organization of the Brain.* 5th ed. Oxford University Press, 2004.

Siegel GJ, Albers RW, Brady S, Price DL: *Basic Neurochemistry.* Lippincott Williams & Wilkins, 2005.

Südhof TC, Rothman JE: Membrane fusion: grappling with SNARE and SM proteins. *Science* 2009;323:474–477.

Waxman SG: *Molecular Neurology.* Elsevier, 2007.

Waxman SG, Kocsis JD, Stys PK (editors): *The Axon: Structure, Function, and Pathophysiology.* Oxford University Press, 1995.

第 4 章 神经解剖学与神经病学的关系
The Relationship Between Neuroanatomy and Neurology

　　神经解剖学知识对于神经科临床医生来说是必不可少的。神经病学比其他任何专业都更依赖于临床解剖学的关联。患者来到神经科医生的诊室时不会说"我右侧半球的运动皮质因卒中而受损",但他们确实告诉医生,或出示左侧面部和手臂无力。由于神经系统是以模块化的方式构建的,不同的神经,以及脑和脊髓的不同部位行使不同的功能,它通常可以通过仔细的体格检查和病史,连同神经解剖学知识来推断神经系统的哪个部分受到了影响,甚至在预约或看到影像学检查之前。而且,通常可以推测出原因。因此,神经科临床医生试图对每个患者回答两个问题:①病变在哪里? ②病灶是什么?

　　中枢神经系统的病变可以是解剖性的,由结构性损伤导致功能障碍(如卒中、创伤和脑肿瘤等)。病变也可以是生理性的,在没有明显解剖异常的情况下反映生理性功能障碍。短暂性缺血发作就是一个例子,在这种情况下,由于血管功能不足引起的代谢变化,导致部分脑部发生可逆性功能丧失,而不会对神经元或胶质细胞造成结构损害。

　　对神经疾病感兴趣的临床医生来说,神经支配的外周模式和肌肉活动的知识也是非常重要的。每个脊髓前根和每个周围神经支配一组特定的肌肉,这些肌肉有非常特定的活动(附录 B)。同样,每个脊髓后根和每个周围神经都为身体的特定部位提供感觉神经支配(附录 C)。通过评估运动和感觉功能,通常可以定位损害神经根功能或特定的神经功

能的疾病过程,并且具有很高的精确度。

　　本章简要概述了神经病学的临床思维,并强调了神经解剖学和神经病学之间的关系。它可以帮助读者开始像临床医生那样思考,并将神经解剖学放在一个以患者为导向的框架中,如后续章节所概述的。连同贯穿本书的临床实例以及病例和附录,本章提供了神经解剖学的临床视角。

神经疾病的症状和体征

　　在采集病史和检查患者时,神经科临床医生会归纳出症状和体征。症状是由疾病引起的主观体验(如"我头痛""一个月前我的右眼视力变得模糊")。体征是检查时发现的客观异常(如过度活跃的反射或眼球运动异常)。

　　病史可以为诊断提供至关重要的信息。例如,一个患者被送进医院时处于昏迷。他的妻子告诉主治医生:"我丈夫患有高血压,但不喜欢吃药。今天早上他说这是他有生以来最严重的头痛,然后他就昏过去了。"根据这段病史和简短(但仔细)的检查,医生很快得出了蛛网膜下腔出血的初步诊断(动脉瘤,即脑动脉缺损出血进入蛛网膜下腔)。他通过适当的(但有重点的)影像学和实验室检查证实了这种印象诊断,并制订了适当的治疗方案。

　　当患者走进诊室并讲述自己的情况时,敏锐的临床观察者可以通过仔细观察患者的自发行为来发

现神经疾病的征象。甚至在接触患者之前,临床医生就可能观察到帕金森病的"慌张"(曳行、小步)步态,半球病变诸如卒中引起的轻偏瘫(身体一侧无力),或提示颅内占位的动眼神经麻痹等。患者讲述故事的方式也可能提供信息,例如,它可能提示失语症(语言困难)、意识模糊或记忆受损。病史记录和神经系统检查的细节包含在附录 A 中。

在综合从病史和检查中获得的信息时,临床医生通常会不断地问这样的问题:"病变在哪里? 病变是什么?"这种思考的过程通常会指向正确的诊断。在进行诊断过程中,有几点需要牢记。

神经体征和症状通常反映神经系统的局部病变

神经系统的不同部位具有不同的功能。反过来,在脑或脊髓的许多部位,即使是相对较小的界限分明的病变也会导致特定功能的丧失或严重损害。这反映了神经系统内功能定位的原理。

有许多定位功能的例子:①失语症(生成或理解语言困难)通常是由于左侧大脑半球内定位明确的语言区受损所致;②对每只手精细运动的控制依赖于对侧大脑半球运动皮质的手区域发出的信号。运动皮质是以一种功能定位或"小矮人"的形式有序安排的,反映了运动皮质的不同部分对身体不同部位的控制(参见第 10 章,特别是图 10-14)。影响手区或从手区下行到脊髓通路的病变可导致熟练动作丧失,甚至手部瘫痪;③在更基础的层面上,作为神经系统检查的一部分的许多反射,都依赖于贯穿神经系统特定部分的回路。例如,髌骨反射(膝反射)依赖于股神经、L3 和 L4 脊神经根以及 L3 和 L4 脊髓节段的传入和传出神经纤维,在这些神经纤维中,传入的 la 轴突与参与反射的运动神经元形成突触。对该回路的任何部分(神经、脊神经根、L3 或 IA 脊髓节段)的损伤都可能干扰反射。

作为功能定位原理的一个推论,通常可以从神经系统的体征和症状预测神经系统的哪些部分受到了影响。准确的病史和仔细的检查可以提供关于神经系统功能障碍定位的重要线索。

神经疾病的表现可以是负性或正性的

负性表现是由功能丧失引起(如轻偏瘫、一个眼肌无力、感觉受损或记忆丧失等)。神经系统疾病的负性表现可能反映对神经元的损伤(如在卒中,经常有位于特定血管供血区内的神经元丢失;在帕金森病,有黑质神经元的变性),或者对神经胶质细胞或髓磷脂损伤(如多发性硬化有对髓磷脂的炎性损伤)。正性异常是由不适当的刺激引起的。这些包括如癫痫发作(由异常皮质放电引起)和痉挛状态(由运动神经元抑制的丧失引起)。

脊神经根和周围神经病变可引起神经功能障碍

脊神经根或周围神经损伤可产生特征性临床异常模式。每个脊神经后根,以及每个周围神经为身体的特定部位提供感觉神经支配(附录 C)。刺激性病变,如压迫脊神经后根或周围神经可在身体的特定区域产生疼痛。同样,每个前根和每个周围神经支配一组特定的肌肉,这些肌肉有明确的作用,可以在门诊或床边进行评估(附录 B)。脊神经根的局部病变(可发生在椎间盘疾病)或周围神经的局部病变(可发生由于外伤的局灶性贯通伤,或由于局部受压的诸如腕管综合征的障碍]可以产生非常特征性的疼痛、感觉缺失或无力的表现。

白质和灰质功能紊乱可引起神经功能障碍

灰质(gray matter)或白质(white matter)(或两者)损伤会干扰正常的神经功能。灰质病变干扰神经元胞体和突触的功能,从而导致如前所述的负性或正性异常。另一方面,白质病变干扰轴突传导并产生失连接综合征(disconnection syndrome),通常导致负性的症状。这些综合征的例子包括影响视力的视神经炎(视神经的脱髓鞘),以及影响从运动皮质下行的锥体束轴突的梗死,诸如在内囊区,可导致"纯运动性卒中"(pure motor stroke)(图 4-1)。

一些神经系统疾病主要影响灰质[如肌萎缩侧索硬化(amyotrophic lateral sclerosis),一种导致大脑皮质和脊髓灰质运动神经元死亡的退行性疾病]。其他的主要影响白质(如多发性硬化)。还有一些疾病同时影响灰质和白质(如大的卒中,导致大脑皮质和下面的白质坏死)。

神经疾病可导致综合征

综合征是一组经常相互关联的体征和症状,提示这些体征和症状有共同的起源。瓦伦贝格综合征就是一个例子,它的特征是眩晕、恶心、声音嘶哑和吞咽困难。其他体征和症状包括同侧共济失调,上睑下垂和瞳孔缩小,同侧面部所有感觉形式受损,对侧躯干和四肢疼痛和温度敏感性缺失。该综合征由

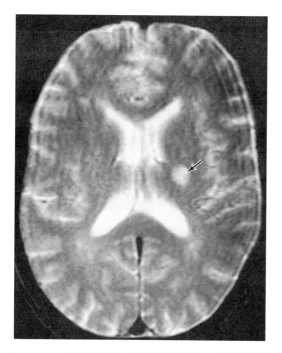

图 4-1　一例 51 岁高血压患者的 MRI。患者主诉右侧面部、右臂和右腿无力，症状已持续 5 个小时。没有感觉丧失，也没有语言或认知方面的问题。MRI 显示在内囊有一小的梗死（箭头），它破坏了从运动皮质下行的轴突，因此导致这一患者"纯运动性卒中"

延髓外侧的一组核团和传导束的功能障碍引起，通常是由灌注这些邻近结构的小脑后下动脉闭塞导致的梗死所致。

可帮助定位病灶的邻近体征

脑和脊髓包含许多传导束和神经核，它们彼此密切相关或在解剖学上彼此相邻。特别是在脑干和脊髓，这里没有太多的空间，挤满了神经核和纤维束。许多病理过程导致病变大于任何单个的神经核

或传导束。体征和症状的结合可能有助于病灶定位。图 4-2 所示为多发性硬化患者的延髓切片。患者出现腿部感觉丧失（触压觉和位置觉受损）、舌部无力。作为另一种选择，假设存在两个单独的病灶，以解释这两种异常，临床医生应该提出这个问题。"一处损伤会导致两种异常吗？"对脑干神经解剖学的了解使临床医生能够将病变定位在延髓的内侧部分。

神经功能障碍的病理：神经组织破坏或受压，脑室或血管结构受损

几种类型的病理情况可能导致神经系统功能障碍（表 4-1）。神经元（或相关的胶质细胞）的破坏会发生在卒中（神经元因缺血而受损）和帕金森病（在脑干的一个区域，即黑质神经元发生变性）等疾病中。继发于创伤的轴突破坏导致脊髓损伤的大部分功能障碍，而炎症过程引起髓鞘破坏导致多发性硬化的功能异常。

压迫也可导致功能障碍，而不侵犯脑和脊髓本身。例如，这种情况可发生在硬膜下血肿中。包含在颅部穹顶的血肿逐渐扩大，压迫邻近的脑组织，最初引起可逆性功能障碍，而后触发神经组织死亡。早期识别和手术引流血凝块可达到完全恢复。

最后，脑室通路或血管系统受损可导致神经系统体征和症状。例如，一个小的小脑星形细胞瘤，恰位于第四脑室上方，可能压迫脑室和阻碍 CSF 的流出。肿瘤可能导致梗阻性脑积水，对两侧大脑半球有广泛的破坏性影响。在这种情况下，一个小的位于相邻部位的肿块会由于影响了 CSF 流出道而产生广泛的神经功能障碍。

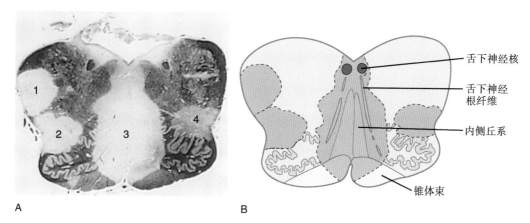

图 4-2　单一的临界位置的病变可产生多种临床异常。A：来自一例多发性硬化患者的延髓切片，髓鞘染色。注意多个脱髓鞘斑块（标记为 1~4）被播散到整个中枢神经系统。B：即使是单一的病变也会干扰 CNS 多个相邻部位的功能。注意斑块 3 累及舌下神经根（导致舌肌无力）和内侧丘系（导致震动觉和触压觉受损）。图 7-7B 所示为该水平正常延髓的对比图

表 4-1　导致典型神经系统疾病功能障碍的机制

机制	病例	靶向目标	注解
破坏	卒中	神经元(通常是皮质)	急性破坏,在血流消失数小时
破坏	帕金森病	神经元(皮质下)	黑质神经元的慢性退行性变
破坏	脊髓损伤	上行及下行轴突	创伤对纤维传导束的损伤
破坏	多发性硬化	髓磷脂	对 CNS 髓鞘的炎性损伤
压迫	硬膜下血肿	大脑半球	扩大的血凝块损伤下面的脑组织
脑室通路损害	小脑肿瘤	第四脑室	扩张的占位病变压迫脑室,阻碍 CSF 流出

CNS,中枢神经系统;CSF,脑脊液。

　　关键部位的血管病变也会对神经系统产生毁灭性的影响。因为某些大脑的动脉滋养着所有人脑部的相同部位,这些动脉闭塞会产生特征性的临床综合征。例如,由于颈动脉粥样硬化导致的颈动脉闭塞,可能导致其供血的大脑半球的大部分梗死。大脑后动脉闭塞导致枕叶梗死,而枕叶的营养来源是依靠大脑后动脉。

病变在哪里?

引起神经疾病的病变

　　脑和脊髓的模块化组织方式,由于不同的神经元群组和轴突(传导束)履行不同的功能,这使得根据病史和神经系统检查来诊断神经系统疾病相对简单。

　　局灶性病变是基于一个单一的、分布上相邻的病变引起体征和症状。最常见的例子是卒中,特定动脉供血区内的缺血导致界限清楚的区域神经组织梗死(图 4-3)。另一个例子是孤立的脑肿瘤。

　　在考虑患者时,医生应该问:"是否有一种单一的病变可以解释这些症状和体征?"在某些情况下,一个单一的、临界部位的病变可以损伤几个纤维传导束和/或核团。通过仔细评估患者的体征和症状,思考神经系统中是否有单一部位的病变可以产生所有这些异常。临床医生可以帮助放射科医生将神经成像检查集中在有较大可能性受累的区域。

　　多灶性病变导致神经系统多个不同部位的损伤。例如,在多发性硬化中,病变在整个神经系统的空间范围内播散,并在不同的时间点发生。图 4-2 显示多发性硬化患者病变的多灶性特征。另一个例子是肿瘤的软脑膜播散。由于肿瘤沉积物遍布于整个蛛网膜下腔,可影响沿整个神经轴分布的众多脊神经根和脑神经根,也可阻断脑脊液流出,因而产生脑积水。

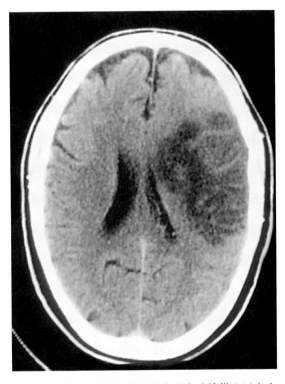

图 4-3　计算机断层扫描显示大脑中动脉供血区卒中(深色的病灶)

　　弥漫性病变:神经系统弥漫性功能障碍可由多种毒素和代谢异常引起。在做出诊断时,临床医生必须要问:"是否存在可以解释患者体征和症状的系统性疾病?"例如,代谢性或中毒性昏迷会导致整个神经系统的神经元功能异常。

喙尾定位

　　在决定病变的喙尾定位(rostrocaudal localization)时,对于临床医生来说,确定受影响的核和纤维传导束,并考虑所涉及的各种结构是很重要的。在此,临床医生得到了人类神经系统结构特征的帮助:每条主要的运动(下行)和感觉(上行)通路在特定的水平交叉(即从神经轴的一侧交叉到另一次侧)。图 4-4 总

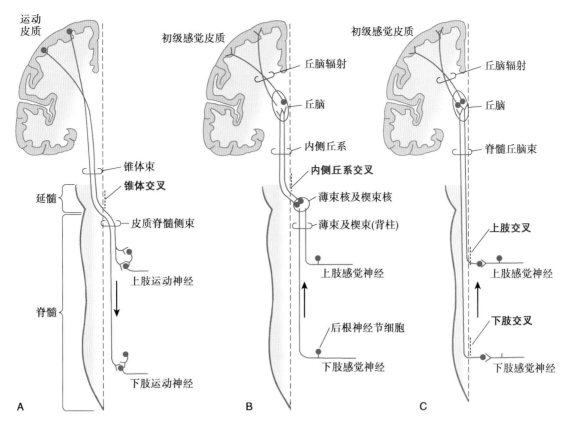

图 4-4 不同水平的不同交叉。A：锥体束。B：后柱系统。C：脊髓丘脑系统

结了三个主要通路的交叉层面，并在第 5 章中讨论。通过检查特定患者的功能缺失的组成分布，并将其与相应的传导束和神经核联系起来，临床医生通常可以将病变沿喙尾轴定位在适当的水平。

　　例如，考虑一个左下肢无力的患者。这种情况可能由支配下肢神经的病变引起，或病变影响从皮质经过中脑向下到腰髓的任一水平的皮质脊髓通路所致。如果患者还有左下肢震动觉和位置觉缺失（表明后柱通路功能障碍），以及右下肢痛温觉缺失（提示脊髓丘脑通路功能受损），临床医生会考虑脊髓左侧半的功能障碍，在脊髓丘脑纤维交叉的上方。这些纤维在脊髓内交叉，接近与它们进入脊髓的水平，但在延髓-颈髓交界以下，皮质脊髓束交叉。此外，如手臂和躯干功能正常，表明脊髓的颈段和胸段（传递手臂和躯干的纤维）功能正常。事实上，这些功能缺失的组合可以简单地用居于脊髓左侧的单一病变来解释。

横向定位

　　在定位病变时，临床医生还必须考虑它在横断面，即在脑或脊髓的横断面的位置。这里，相邻的体征也很重要。在先前描述的脊髓病变患者中，脊髓后侧和外侧白质柱必定受累，因为后柱通路和皮质脊髓束受到影响。此外，由于没有证据表明患者右侧的皮质脊髓束、后柱系统或脊髓丘脑束功能障碍，临床医生就可以预测病变集中在脊髓的左半部分。

是什么病变?

　　作为一个临床医生，除了确定病灶部位外，你还要评估病因。好用的神经解剖学知识会对你有帮助，因为病变的病理性质可以从检查和病史中推断出来。患者的年龄必须考虑在内。例如，脑血管疾病在 50 岁以上人群中较为常见；相比之下，多发性硬化往往是发生在 10 到 20 多岁患者的疾病。

　　患者的性别可能提供重要的信息，例如，进行性假肥大性肌营养不良（Duchenne muscular dystrophy，DMD）是一种只发生在男性身上的与性别相关的疾病。前列腺癌（一种男性疾病）和乳腺癌（主要是女性疾病）通常转移到脊柱，这些转移可导致脊髓受压。

　　一般的医学背景也可以提供重要信息：患者吸烟吗？例如，肺癌和乳腺癌通常转移至神经系统。一个其他方面都健康、不吸烟的 75 岁轻偏瘫老人最有可能是罹患脑血管疾病。另一方面,在吸烟者胸部 X 线片上看到的病变,轻偏瘫可能是由脑转移引起的。

疾病的时间进程

患者的病史经常会包括有关疾病的时间进程的信息,可能提供疾病性质的线索。持续数分钟至数小时的短暂功能障碍发作,贯穿于患者的整个生活期发生,可能是癫痫发作或偏头痛发作(图 4-5A)。另一方面,近期起病的群集性短暂发作或增强模式的神经功能障碍可能代表不稳定的进展性疾病。例如,短暂性缺血发作(transient ischemic attack,TIA)

(短暂的神经功能紊乱发作,继而完全恢复,由可逆性缺血引起)是一些患者卒中的先兆。一种近期起病醒来后就头痛的模式,强度逐渐增加,可能因存在扩张的脑肿瘤引起(图 4-5B)。复发-缓解的病程,患者经历一次又一次的功能障碍,持续数天到数周后功能恢复,是多发性硬化的特点(图 4-5C)。突然起病的固定的功能缺失(持续数分钟到数小时)是缺血性卒中和脑出血的特征(图 4-5D)。缓慢进行性功能障碍会在多年中进展,提示神经退行性疾病,如阿尔茨海默病或帕金森病(图 4-5E)。亚急性进展性功能障碍,可进展数周至数月,常见于脑肿瘤(图 4-5F)。时间进程可能提供有用的信息,如临床实例 4-

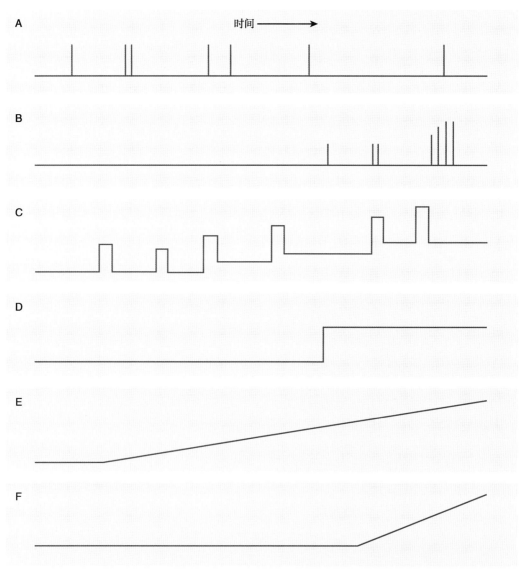

图 4-5   各种神经疾病的特征性时间历程。A:短暂的功能障碍发作可能代表癫痫发作或偏头痛发作。B:觉醒时新发头痛的表现,可能是由进行性扩大的脑肿瘤引起的。C:多发性硬化的特征是复发-缓解的病程。D:突然起病的固定的功能缺失是脑血管疾病的特征。E:缓慢进展的功能障碍提示神经退行性疾病,如阿尔茨海默病或帕金森病。F:亚急性进展的功能障碍,可进展数周至数月,常见于脑肿瘤

1 和临床实例 4-2 所呈现的那样,强调了良好的病史的重要性,疾病的起病速度如何可以为病变的过程提供线索。

　　一位女性带她的丈夫到了急诊室,患者右侧面部、手臂和腿无力,说话也很困难。她告诉急诊室的医生,她丈夫近几个月一直主诉头疼,并且在过去的一周里加重。她还说无力已经持续了两周。MRI 显示患者的左侧半球有一个大的肿瘤,具有胶质瘤的特征。

　　一位女性带她的丈夫到了急诊室,他的右侧面部、手臂和腿无力,说话也很困难。她告诉急诊室的医生,他一直很好,直到那天早上,他抱着头,咕哝着,突然出现右侧无力。MRI 显示左侧大脑半球的梗死,在大脑中动脉的供血区。

影像和实验室检查的作用

　　仔细的综合临床资料使得临床医生能够做出鉴别诊断,亦即提出一份符合患者临床情况的诊断可能性的列表。凭借着相关的神经解剖学知识,临床医生不应盲目地"排除"许多疾病。相反,如果专注于"病灶在哪里?""病灶是什么?"等问题,临床医生通常可以确定一个合理且有限的诊断选择,很有可能解释患者的临床表现。这一可能的诊断范围可以通过神经影像学进一步界定,并使诊断更加准确。

　　神经影像学检查包括 X 线片,染色检查,诸如血管造影(显示脑血管)、计算机断层扫描,以及 MRI 等。在获取神经影像学检查时,放射科医生通常以临床信息为指导。对于临床医生来说,明确正在检查的功能障碍的性质,以及被认为病理损伤的神经系统部位都是很重要的。这种方法有助于选择最合适的成像程序,并在正确的神经系统部位进行成像检查。

　　虽然神经影像学提供了一套极其强大的工具,但它们本身并不总是能提供正确的诊断。神经成像的结果必须根据病史、临床检查并按照神经解剖学来解释。这在临床实例 4-3 和临床实例 4-4 的理想化病例的病史中(结合了许多患者大量的临床经验)得到了说明。

　　一名 52 岁的会计,体重 145kg(320lb),主诉背痛和双下肢无力。一名神经科会诊医生发现,他的双腿无力、反射亢进、巴宾斯基征阳性以及脐以下感觉缺失等。在 T5 水平的脊柱上有局灶性压痛。

　　两下肢无力,伴有上运动神经元功能障碍的体征(深反射亢进和巴宾斯基征),表明病变可能影响脊髓。感觉缺失延伸到 T10 水平,提示病变位于这一水平之上。由于患者的局灶性背痛,神经科医生怀疑有肿块压迫脊髓,接近脊柱的 T5 水平。因为该患者在医院的磁共振扫描仪里装不进去,他被送到了 96.5km(60mi)外的另一家诊所,那里有一个口径更宽的磁共振扫描仪可以容纳他。神经科医生的报告概述了他的发现,并要求对包括胸段在内的整个脊柱进行 MRI 扫描。报告在运输途中丢失了。放射科医师没有对患者进行查体,他注意到患者下肢无力的病史,获得了腰椎 MRI 扫描,没有发现病变。

　　尽管报告为 MRI 扫描"正常",但神经科医生推断在中胸段区有一病变压迫脊髓。他要求进行第二次成像检查,显示 T4 水平的脊膜瘤。这种可治疗的病变在第一次 MRI 检查的基础上不会被发现。

　　这个实例说明了几点。首先,仔细的病史和检查,连同神经解剖学知识,为指导神经放射科医生检查神经系统的适当区域提供了重要信息。在这种情况下,神经科医生的指导可能会让放射科医生注意到脊柱的适当部位。第二,临床直觉可以与成像一样好,在某些情况下甚至比成像更好。"正常"的放射学结果通常反映解剖结构正常,但也可能由于技术困难、患者姿势不当或成像方法造成的。当成像结果与病史和查体不一致时,应反复进行检查,并重新考虑"病变在哪里? 病变是什么?"可能会有所帮助。

　　一名 45 岁的拉丁语教师在主诉左臂疼痛后,接受了家庭医生的评估。由于无力,医生怀疑椎间盘突出,并预约了颈椎 X 线检查,结果显示 C6-7 节段椎间盘突出,并经计算机断层扫描(computed tomography,CT)扫描证实。疼痛持续了数周,并考虑手术(切除突出的椎间盘)。

　　作为检查的一部分,这位患者去看了神经科医生。仔细检查发现在 C6、C7 和 C8 皮节的分布区有感觉缺失。这是一种不符合任何单一神经根的无力模式,而是提示下臂丛受累。神经科医生得出结论,突出的椎间盘不是患者症状的原因,并开始检查可能损伤臂丛的病变。胸部 X 线检查显示一个位于肺尖的小细胞癌,已经侵犯了臂丛。该患者被转诊接受化疗,结果病情有所好转。

　　这一病例说明,在一些患者中,X 线检查可以显示与患者疾病无关的结构异常。在这个病例中,患者突出的颈椎间盘没有引起症状。家庭医生将患者的疼痛归因于错误的病变(无症状的椎间盘突出),被一种虚假的安全感所

临床实例 4-4（续）

欺骗，因此他错过了相关的病理性病变，即患者的肿瘤。

一个更全面的查体，加上"病变在哪里？"的问题会导致臂丛神经受累的结论。一旦确认了这一定位，放射科医生就获得了肺尖视图，才检查肿瘤已扩散到臂丛的可能性。如这一病例所示，神经影像学检查的异常结果不一定导致明确的诊断。对患者进行仔细查体，并适当强调神经解剖学，必须与神经影像学检查相关联。

神经疾病患者的治疗

在收集病史、进行检查和实施治疗时，临床医生"扮演"的不仅是患者的医生，也是照护者。倾听是非常重要的。神经科临床医生不只是治疗病例或疾病；他们治疗的是人。临床实例 4-5 提供了一个实例。

临床实例 4-5

一位神经科会诊医生被要求对一例已知罹患恶性黑色素瘤的患者进行评估。患者已经住院 10 天，护理人员注意到他穿着不得体，在病房行走时容易迷路，还会撞到东西。

尽管患者没有任何主诉，但他的妻子回忆说，几个月前开始，他就难以正常穿衣服。他一直当了 30 年的卡车司机被解雇了，因为他开始看不懂地图了。

查体发现了偏侧忽视综合征（hemi-inattention syndrome）。患者往往忽视了左半个视野。当被要求画一个时钟时，他把所有的数字都挤在右半边。他只画了一朵花的右半部分，并且倾向于只吃盘子右半部分的食物。此外，患者有左侧的轻偏瘫。

偏侧忽视综合征通常是由于非优势（右侧）大脑半球（最常见的是顶叶）的病变引起的。这个区域的病变也会引起穿衣困难，即"穿衣失用"（dressing apraxia）。存在偏侧忽视综合征，连同左侧轻偏瘫表明右侧大脑半球病变，病史提示转移性黑色素瘤。随后的影像学检查证实了这一诊断。

检查结束后，神经科会诊医生问患者和他的妻子是否有什么问题。他的妻子回答说："我们知道我丈夫得了转移性癌症，他会死的。他已经在医院里住了 10 天了，但是没有人解释过会发生什么。我丈夫会疼痛吗？他需要镇静剂？他能立一份遗嘱吗？当病情恶化时，他还能认出孩子们吗？"

在这个实例中，患者的医生已经正确诊断并处理了原发性黑色素瘤。然而，他没有很强的神经解剖学知识，在神经系统查体中，他没有发现脑部有转移灶。同样重要的是，治疗医生只关注患者的疾病，而没有满足他作为一个人的需要。一个开放、轻松的讨论（"你对自己的病有什么感受？你最害怕什么？你有什么问题吗？"）是医生的角色之重要组成部分。

框 4-1　临床神经解剖学要点

阅读和领会这一章，你应该懂得和理解：

- 临床症状与体征的区别
- 神经疾病的阴性与阳性表现之间的差异
- 综合征的重要性
- 相邻体征的重要性
- 可引起神经系统功能障碍的多种病理状况
- 诊断过程：病变在哪里？病变是什么？
- 诊断疾病的时间进程的重要性
- 神经影像和实验室检查的作用

（朱延梅　刘丽萍　译　王维治　校）

参考文献

Brazis PW, Masdeu JC, Biller J: *Localization in Clinical Neurology.* 6th ed. Wolters Kluwer, 2012.

Gilman S (editor): *Clinical Examination of the Nervous System.* McGraw-Hill, 2000.

Jankovic J, Mazziotta JC, Pomeroy SL, Daroff RB (editors): *Bradley's Neurology in Clinical Practice.* 7th ed. Elsevier, 2015.

Menkes JH, Sarnat H, Moria BL: *Textbook of Child Neurology.* 7th ed. Williams & Wilkins, 2005.

Posner JB, Saper C, Schiff N, Plum F: *Plum and Posner's Diagnosis of Stupor and Coma.* 5th ed. FA Davis, 2007.

Ropper AH, Samuels MA, Klein JP (editors): *Adams and Victor's Principles of Neurology.* 10th ed. McGraw-Hill, 2012.

Rowland LP, Pedley T (editors): *Merritt's Textbook of Neurology.* 12th ed. Wolters Kluwer, 2012.

Simon RP, Aminoff MF, Greenberg DA: *Clinical Neurology.* 10th ed. Appleton & Lange, 2010.

Waxman SG (editor): From *Neuroscience to Neurology.* Elsevier, 2005.

第三部分 脊髓和脊柱
SPINAL CORD AND SPINE

第5章 脊髓
The Spinal Cord

脊髓(spinal cord)是一条极其重要的"信息高速公路"。它连接脑与身体的大部分。它是许多疾病进程的靶点,其中一些(如脊髓压迫症)是可治疗的,但如果不治疗就会迅速进展。未能诊断出某些脊髓疾病,如脊髓压迫症,可能导致灾难性后果,并可能使患者终身瘫痪。因此,了解脊髓及其覆盖物的结构,以及组成脊髓的纤维束和细胞群是必要的。

发育

分化

在胎儿期发育的第3周,胎盘的外胚层形成神经板,神经板(neural plate)的边缘折叠成为神经管(neural tube)[神经轴(neuraxis)]。一组细胞迁移形成神经嵴(neural crest),产生背神经节和自主神经节、肾上腺髓质和其他结构(图5-1)。神经管的中间部分首先闭合;两端的开口随后关闭。

在发育过程中,神经管壁的细胞分裂和分化,形成一个环绕中央管的室管膜层,被原始神经元和胶质细胞的中间[套(mantle)]区和边缘区包围(图5-1,图5-2)。套区分化为翼板(alar plat)和基板(basal plate),翼板主要包含感觉神经元,基板主要由运动神经元组成。这两个区域的分界线是界沟(sulcus limitans),界沟是一条位于中央管壁上的凹槽(图5-1D)。翼板分化为灰质后柱,基板变成了灰质前柱。套区和包含在边缘层的其他细胞的突起,成为脊髓的白质(图5-2A)。

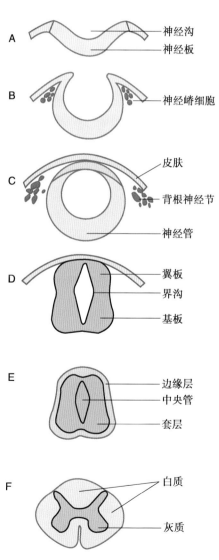

图 5-1 图示的横切面(A-F)显示脊髓的发育

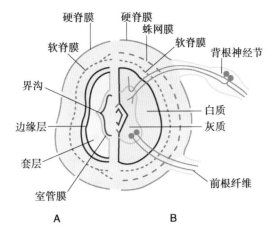

图 5-2　横切面显示脊髓发育的两个阶段(每一半显示一个阶段)。A:早期阶段。B:有中央腔的晚期阶段

原始脊髓周围的一层覆盖的外胚层细胞形成了两个内脑膜:蛛网膜和软脊膜(图 5-2B)。较厚的外覆层,硬脊膜(硬膜),是由间质形成的。

脊髓的大体解剖

脊髓并不贯穿成人脊柱的整个长度。它占据脊柱内成人椎管的上 2/3(图 5-3)。成人的脊髓通常 42~45cm 长,在其上端与延髓相连。脊髓圆锥(conus medullaris)是脊髓的圆锥形末端(下端)。在成人,脊髓圆锥末端位于脊柱的 L1 或 L2 水平。终丝(filum terminale)由软脊膜和神经胶质纤维组成,从圆锥顶端延伸并附着在远端的硬膜囊上。

中央管(central canal)内衬有室管膜细胞,并充满 CSF。它向上开口并进入第四脑室下部。

膨大

脊髓在颈膨大(cervical enlargement)和腰骶膨大(lumbosacral enlargement)处向外侧扩张(图 5-3)。后者逐渐变细形成脊髓圆锥。膨大的脊髓包含更多数量的下运动神经元(lower motor neu-ron,LMN),并形成了上肢和下肢神经的起源。臂丛神经起源于颈膨大处,腰骶丛神经起源于腰骶膨大。

节段

脊髓由大约 30 个节段构成(图 5-3 和附录 C),即 8 节颈髓(cervical,C)节段,12 节胸髓(thoracic,T)节段(在某些文章中被称为背髓),5 节腰髓(lum-

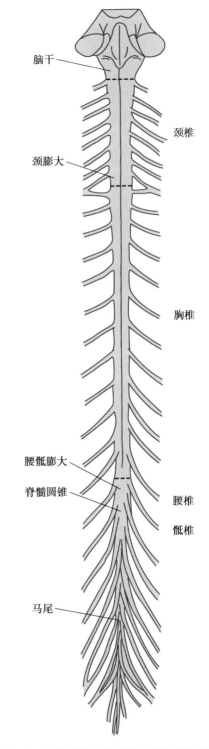

图 5-3　离体脊髓和脊神经的背侧观示意图

bar,L)节段,5 节骶髓(sacra,S)节段,以及一些小的尾髓(coccygeal,Co)节段,与附着的神经根组相对应(图 5-3,图 5-4)。在脊髓内,各节段之间没有明显的界限。

由于脊髓比脊柱短,较下部水平的每个脊髓节段都位于相同编号的椎体上方。脊髓节段与椎体的关系如表 5-1,图 5-4 所示。

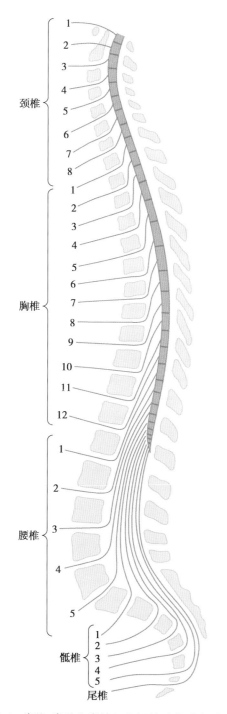

图 5-4 脊柱、脊髓和脊神经之间关系的示意图。注意脊髓节段的位置与神经根走出脊柱的椎体节段位置不匹配。还要注意脊髓终止于 L1 或 L2 椎体水平

表 5-1 成人脊髓与骨性脊柱的解剖关系

脊髓节段	椎体	棘突
C8	低位 C6 和高位 C7	C6
T6	低位 T3 和高位 T4	T3
T12	T9	T8
L5	T11	T10
S	T12 和 L1	T12 和 L1

纵向分区

脊髓的纵向分区(longitudinal divisions),在横切面可见一个深的前正中裂(median fissure)和一个浅的后(或背)正中沟[posterior(or dorsal)median sulcus],它们将脊髓分成对称的左右两半,并在中间部分相连(图 5-5)。前正中裂内包含一层软脊膜和血管,它的底部是白质前(或腹侧)连合[anterior(or ventral)white commissure]。脊神经后根沿着浅的垂直沟即后外侧沟(posterolateral sulcus)与脊髓相连,后外侧沟位于后正中沟前部不远处。脊神经前根在前外侧沟(anterolateral sulcus)走出脊髓。

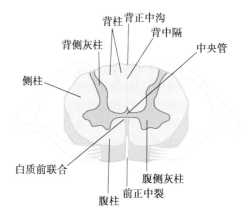

图 5-5 横断面显示脊髓解剖。注意描述脊髓时,术语"背侧"和"后"可以互换使用,"腹侧"和"前"也可以互换使用

术语注释:在描述脊髓时,术语"腹侧"和"前"是可交替使用的。同样,指脊髓及其传导束时,"背侧"和"后"具有相同的含义;例如,背柱有时也被称为后柱。

脊神经根和脊神经

脊髓的每一节段发出四条神经根:左侧的一个前根和一个后根;以及右侧的一对类似的根(图 5-5)。颈部第一节段通常没有后根。

31 对脊神经各有一个前根和一个后根,每条根由 1~8 条小根组成(图 5-6)。每条根由成束的神经纤维组成。在一个典型的脊神经后根中,与前根的连接处附近有一个后根(脊)神经节[dorsal root(spinal)ganglion],是一个包含发出感觉轴突的神经胞体的膨出。脊柱外的脊神经部分有时被称为周围神经(peripheral nerve)。脊神经被分成与脊髓节段相对应的组(图 5-4)。

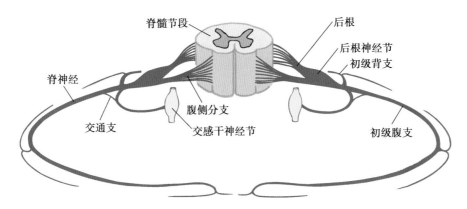

图 5-6　脊髓节段及其神经根、神经节和分支的示意图

脊柱(vertebral column)包围并保护脊髓,通常由 7 个颈椎、12 个胸椎、5 个腰椎,以及通常由 5 个椎体融合而成的骶骨,还有尾骨构成。神经根经椎间孔(intervertebral foramen)从脊柱发出。在颈椎中,编号的神经根从相应的椎体上方走出脊柱。C8 神经根从 C7 与 T1 椎体之间发出。在脊柱的下部,编号的神经根从相应编号的椎体下方发出。

脊髓本身比脊柱短,通常止于 L1-2。脊柱的解剖结构在第 6 章中进一步讨论。

神经根的方向

直到胎儿期的第 3 个月,脊髓与椎管的长度是一样的。之后,脊柱比脊髓延长得快,所以出生时脊髓延伸到大约第 3 腰椎的水平。在成人,脊髓的尖端通常位于第 1 或第 2 腰椎水平。由于脊髓和脊柱的生长速度不同,脊髓节段从对应的椎骨向上移位,最低的节段相差最大(图 5-4)。在腰骶区,神经根

几乎垂直于下部的脊髓,形成马尾(cauda equina, horse tail)(图 5-3,图 5-4)。

前根

腹根(ventral root)[或前根(anterior root)]构成脊髓的运动传出传导束。前根承载大直径的 α 运动神经元轴突至梭外的横纹肌纤维,较小的 γ 运动神经元轴突支配肌梭的梭内肌(图 5-7),节前自主神经纤维位于胸段、上腰段和骶髓中段(参见第 20 章),还有少数来自后根神经节细胞的传入的小直径轴突,传递来自胸腹脏器的感觉信息。

后根

背根(dorsal root)或后根(posterior root)主要是传递感觉的。每个脊神经根(通常 C1 除外)都含有来自其神经节的神经细胞传入纤维。后根包含来自皮肤和深层结构的纤维(表 3-2)。最大的纤维(Ⅰα)来自肌梭,并参与脊髓反射;中等大小的纤维

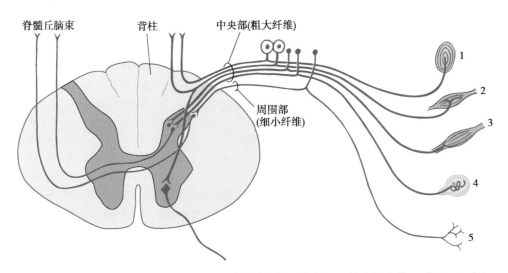

图 5-7　脊髓节段及其后根、神经节细胞和感觉器官的示意图。1. 帕奇尼小体;2. 肌梭;3. 高尔基腱器官;4. 被包裹的神经末梢;5. 游离神经末梢

（A-β）传递来自皮肤和关节的机械性感受器的冲动。后根的大多数轴突是细小的（C 为无髓鞘纤维；A-δ 为有髓鞘的），并传导有害的（如疼痛）刺激和热刺激等信息。

典型脊神经分支

A. 后初级分支（posterior primary division），包括一个内侧分支，在大多数情况下主要是感觉分支，以及一个外侧分支，主要是运动分支。

B. 前初级分支（anterior primary division），比后初级分支大，前初级分支形成颈神经丛、臂神经丛和腰骶神经丛。在胸部，它们仍然是节段性的，如肋间神经。

C. 交通支（rami communicantes），连接脊神经加入交感神经干，只有胸部和上腰部神经包含白色交通支（white ramus communican），但所有的脊神经都存在灰色交通支（图 5-6）。

D. 脊膜支（meningeal branch）或脊膜返支（recurrent meningeal branch），这些神经也被称为窦椎神经（sinuvertebral nerve），是非常小的；它们把支配感觉的神经和血管舒缩的神经传递到脑膜。

神经纤维类型

神经纤维可以根据其直径和传导速度（表 3-2，表 3-3）或生理解剖学基础进行分类。

A. 躯体传出纤维（somatic efferent fiber），这些运动纤维支配骨骼肌。它们起源于脊髓灰质前柱的大细胞，形成脊神经的前根。

B. 躯体传入纤维（somatic afferent fiber），这些纤维将感觉信息从皮肤、关节和肌肉传递到中枢神经系统。它们的胞体是脊神经节中的单极细胞，插入到后根的走行中［后根神经节（dorsal root ganglion）］。这些神经节细胞的周围分支分布在躯体结构，中央分支通过后根向灰质后柱和脊髓上行传导束传递感觉冲动。

C. 内脏传出纤维（visceral efferent fiber），这些自主神经纤维（autonomic fiber）是到内脏的运动纤维。来自胸段和 L1 和 L2 的交感神经纤维（sympathetic fiber）分布于全身各脏器、腺体和平滑肌。副交感神经纤维（parasympathetic fiber），位于中间的三条骶神经，通向盆腔和下腹部脏器。（其他副交感纤维由第 Ⅲ、Ⅶ、Ⅸ 和 Ⅹ 脑神经传递。）

D. 内脏传入纤维（visceral afferent fiber），这些纤维传递来自内脏的感觉信息。它们的胞体位于后根神经节中。

皮节

每条脊神经的感觉组成成分分布在一个皮节（dermatome），即一个界限分明的皮肤节段部分（图 5-8）。

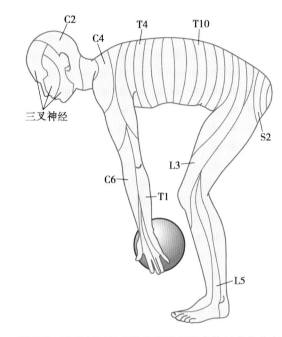

图 5-8　以近似四足动物的姿势观察身体的节段分布

了解皮节对于感觉的查体是必要的。记住以下要点对所有临床医生来说都是重要的：

- 由于许多患者没有 C1 后根，因此不存在 C1 皮节（当 C1 皮节作为一种解剖变异确实存在时，它覆盖于颈中部靠近枕部的一小块区域）
- C5、C6、C7、C8 和 T1 的皮节局限于上臂，而 C4 和 T2 皮节在躯干前面是相邻的
- 拇指、中指、小指分别位于 C6、C7、C8 皮节内
- 乳头是在 T4 水平
- 脐部是在 T10 水平

皮节的区域往往是重叠的，这使得很难根据感觉测试确定单一节段神经支配的缺失（图 5-9）。

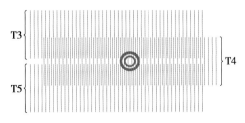

图 5-9　图示乳头皮肤感觉区在第 3、第 4 和第 5 胸神经根的位置，显示皮肤区的重叠

肌节

肌节(myotome)一词是指在某一给定的脊神经根中由运动轴突支配的骨骼肌组织。每个人肌节的构成都是相同的,运动功能测试(参见附录 B)对于确定神经、脊髓节段或传导束病变的范围可能是非常有用的,特别是结合仔细的感觉检查。如附录 B 所述,大多数肌肉受起源于几个相邻脊神经根的运动轴突支配。然而,在许多病例中,单个脊神经根的病变可导致肌无力和萎缩。

表 5-2 列出的节段标志肌肉(segment-pointer muscle)对临床医生尤其有用,其无力或萎缩可能表明病变累及单个神经根或相邻的一对神经根。

表 5-2　节段标志的肌肉

肌肉	脊神经根	肌肉功能
膈肌	C3,C4	呼吸
三角肌	C5	上肢外展
肱二头肌	C5	前臂屈曲
肱桡肌	C6	前臂屈曲
肱三头肌	C7	前臂伸展
股四头肌	L3,L4	膝盖伸展
胫骨前肌	L4	足背屈
踇长伸肌	L5	踇趾背屈
腓肠肌	S1	足跖屈

脊髓的内部分区

灰质

A. 柱

脊髓横切面显示内部的 H 型灰质团被白质所包围(图 5-5)。灰质由两个对称的半个部分组成,它们被包含了微小的中央管或其残余物的灰质的横向连接(连合)通过中线连接在一起。这一灰质延伸脊髓全长,被认为是由柱状组成的。腹侧(或前)灰质柱(也称为腹侧角,或前角)在中央管的前面。它包含了起源自腹侧神经根纤维的细胞,包括 α 和 γ 运动神经元("下"运动神经元)。

中间外侧灰质柱(intermediolateral gray column)[或角(horn)]位于背侧和腹侧灰质柱之间,它是一个明显的侧部三角形突出,位于胸部和上腰椎区,但不位于骶中部区。它包含自主神经系统的神经节前细胞。在 T1 至 L2 脊髓节段,中间外侧灰质柱内节前交感神经元(preganglionic sympathetic neuron)发出交感性轴突,这些轴突在前根内走出脊髓,然后经由白交通支到达交感神经节。在 S2、S3 和 S4 脊髓节段,中间外侧灰质柱内有骶副交感神经元(acral parasympathetic neuron)。这些神经元发出节前副交感神经轴突,在骶神经前根内离开脊髓。副交感神经轴突在盆神经之内投射到盆腔脏器后,与投射盆腔脏器的神经节后副交感神经元发生突触。

后灰质柱(dorsal gray column)[也称为后角(posterior horn)或背侧角(dorsal horn)]几乎延伸到后外侧(背外侧)沟。后外侧束(dorsolateral fasciculus,利绍尔束)是一束紧密的小纤维,是疼痛通路的一部分,位于脊髓的外周。

在脊髓的不同水平,灰质的形式和数量各不相同(图 5-10)。在腰骶膨大和颈膨大中,灰质与白质的占比是最大的。在颈部区域,后灰质柱相对窄,前

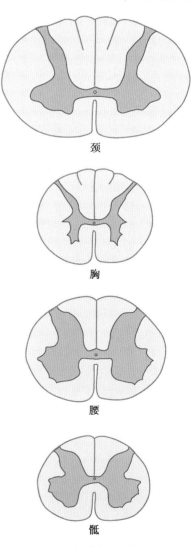

颈

胸

腰

骶

图 5-10　脊髓各节段横切面

柱宽且扩张,特别是在 4 个下部颈段。在胸部区,后柱和前柱都很窄,并有一个侧柱。在腰部区,后柱和前柱宽而扩张。

B. 板层

脊髓灰质的横切面显示大量的板层(神经细胞层),以描述了它的神经解剖学家命名,被称为雷克塞德板层(Rexed laminae)(图 5-11)。作为一个普遍的原则,浅表的板层往往参与疼痛信号,而较深部的板层既参与非痛性感觉,也参与疼痛感觉。

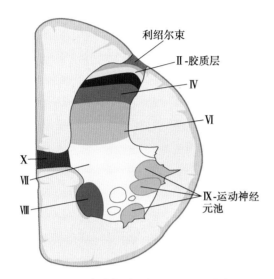

图 5-11 脊髓灰质的板层(只显示半侧)

1. **板层Ⅰ**,这一薄的边缘层,包含对伤害刺激反应的神经元,并发出轴突到对侧的脊髓丘脑束。

2. **板层Ⅱ**,也被称为胶状质(substantia gelatinosa),这一板层由小神经元构成的,其中一些对有害刺激做出反应。P 物质(substance P)是一种参与了介导痛觉途径的神经肽,在板层Ⅰ和板层Ⅱ中发现了高浓度的 P 物质。

3. **板层Ⅲ和Ⅳ**,它们被合称为后角固有核(nucleus proprius)。它们的主要输入来自传递位置觉和轻触觉的纤维。

4. **板层Ⅴ**,这一层包含对有害刺激和内脏传入刺激都有反应的细胞。

5. **板层Ⅵ**,是后角最深的一层,包含对来自关节和皮肤的机械信号作出反应的神经元。

6. **板层Ⅶ**,这是一个大区域,包含中间的背核(dorsal nucleus)即克拉克柱(Clarke column)的细胞,以及前灰质柱的大部分。克拉克柱包含发出脊髓小脑后束(dorsal spinocerebellar tract)的细胞。板层Ⅶ还包含胸和上腰区的中间-外侧核(或中间-外侧细胞柱)。节前交感神经纤维从这个核

团内的细胞通过前根和白交通支,投射到交感神经节。

7. **板层Ⅷ和Ⅸ**,这两层代表前灰质柱的内侧和外侧部的运动神经元群。内侧部[也称为内侧运动神经元柱(medial motor neuron column)]包含支配中轴肌肉组织(即躯干肌和四肢肌的近端部分)的下运动神经元。外侧运动神经元柱(lateral motor neuron column)包含支配手臂和腿的远端肌肉的下运动神经元。一般来说,屈肌由位于靠近中央管的运动神经元支配,而伸肌则由更靠近外周的运动神经元支配(图 5-12)。

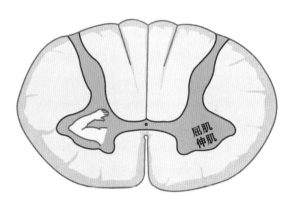

图 5-12 图示脊髓下颈段腹侧灰质运动神经元群的功能定位

8. **板层Ⅹ**,代表中央管周围或其残余物的小神经元。

白质

A. 柱

脊髓灰质柱周围有白质柱[索(funiculi)],即背索(也称后索)、侧索和腹索(也称前索)(图 5-5)。后柱位于后正中沟与后外侧沟之间。在颈和上胸区,后柱(dorsal column)被分为内侧部[薄束(fasciculus gracilis or gracile fasciculus)]和外侧部[楔束(asciculus cuneatus or cuneate fasciculus)]。侧柱(lateral column)位于后外侧沟与前外侧沟之间。前柱(ventral column)位于前外侧沟与前正中裂之间。

B. 传导束

脊髓白质是由有髓神经纤维和无髓神经纤维组成的。快速传导的有髓纤维形成上升或下降不同距离的束[纤维束(fasciculus)]。胶质细胞(形成髓鞘的少突胶质细胞,以及星形胶质细胞)位于纤维之间。具有共同功能的纤维束称为传导束。有些传导束是从脊髓或脑的一侧交叉或穿过中线。

白质中的通路

下行纤维系统

A. 皮质脊髓束

起自大脑皮质（主要在前中央运动皮质或 4 区，以及前运动区或 6 区）是一大束有髓鞘的轴突通过脑干下降，经由一个称为延髓锥体（medullary pyramid）的传导束，然后主要横穿到对侧（交叉），下降进入白质侧柱。这些传导束包含超过 100 万个轴突，大多数是有髓鞘的。

皮质脊髓束包含上运动神经元的轴突（即大脑和皮质下脑干的神经元，下行并向脊髓前角细胞提供输入）。这些直接投射到肌肉并控制肌肉收缩的前角细胞被称为下运动神经元（lower motor neuron，LMN）。

皮质-脊髓系统的绝大多数轴突在延髓内锥体交叉（pyramidal decussation）中交叉，并在皮质脊髓侧束（lateral corticospinal trac）下行（图 5-13，表 5-3）。这些纤维贯穿整个前灰质柱，终止于后柱的基部。部分支配远端肢体肌肉的下运动神经元直接接受来自皮质脊髓侧束的单突触输入，其他下运动神经元由中间神经元（通过多突触连接）支配。

从系统发育的角度来看，皮质脊髓侧束是相对较新的，仅存在于哺乳动物中，在灵长类动物中发育的最为发达。它提供了控制随意的、高度熟练的和分步动作的下行性通路。

脊髓中除了交叉的最大的下行性运动通路，即皮质脊髓侧束外，还有两条较小的下行性运动通路。这些通路是不交叉的。

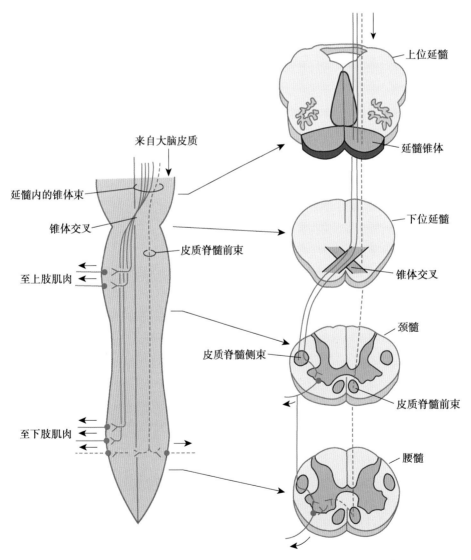

图 5-13　图示脊髓皮质脊髓束纤维的走行连同代表性水平的横切面。此示意图和下图显示了直立位的脊髓

表 5-3 脊髓内的下行纤维系统

系统	功能	起源	终点	脊髓内定位
皮质脊髓侧(锥体)束	精细运动功能(控制远端肌肉组织) 调节感觉功能	运动和运动前皮质	前角细胞(中间神经元和下运动神经元)	侧柱(在延髓锥体交叉处交叉)
皮质脊髓前束	总体和姿势的运动功能(近端和中轴肌肉)	运动和运动前皮质	前角细胞(中间神经元和下运动神经元)	前柱(下行之后才交叉,一些纤维交叉到对侧)
前庭脊髓束	体位反射	前庭外侧核和内侧核	前角中间神经元和运动神经元(支配伸肌)	前柱
红核脊髓束	运动功能	红核	前角中间神经元	侧柱
网状脊髓系统	调节感觉传递(特别是痛觉)	脑干网状结构	后角和前角	前柱
下行自主神经系统	调节自主神经功能	下丘脑、脑干核团	节前自主神经元	侧角
顶盖脊髓束	转头反射	中脑	前角中间神经元	前柱
内侧纵束	协调头眼运动	前庭核	颈段灰质	前柱

约 10% 的皮质脊髓纤维从半球下行,在延髓内不交叉,而在位于脊髓的前白质柱中的皮质脊髓前(或腹侧)束[anterior(或 ventral)corticospinal tract]中也不交叉地下行。这些纤维在脊髓内下行后,多数经白质前连合交叉,然后投射到中间神经元(中间神经元再投射到下运动神经元),但是直接连接到对侧的下运动神经元。

小部分(0%~3%)皮质脊髓轴突下行,不交叉,在皮质脊髓侧束内形成未交叉的纤维。这些轴突终止于脊髓的后角和中间内侧灰质的基部。它们为下运动神经元提供突触输入(可能通过多突触回路),以控制与保持身体姿势有关的轴向(即躯干和近端肢体)肌肉组织。

B. 前庭脊髓束

前庭脊髓束有两个主要组成部分。外侧前庭脊髓束(lateral vestibulospinal tract)的纤维起源于脑干的外侧前庭核,并在脊髓的前白质柱中不交叉地下行。内侧前庭脊髓束(medial vestibulospinal tract)纤维起源于脑干的内侧前庭核,并在颈髓内下行,包括交叉和不交叉的部分,在颈段水平终止。两种前庭脊髓束的纤维都向雷克塞德板层Ⅶ和Ⅷ板层的中间神经元提供突触输入,这些突触都投射到 α 和 γ 下运动神经元。前庭脊髓束的纤维向下运动神经元提供伸肌的兴奋性输入。前庭脊髓系统在身体位置的突然变化(如跌倒)时,可以促使快速的动作反应,并提供对反重力肌肉的控制。

C. 红核脊髓束

红核脊髓束(rubrospinal tract),这一纤维系统起源于脑干对侧的红核,行经白质侧柱。这一传导束投射到脊髓灰质柱的中间神经元,并在运动功能中发挥作用(参见第 13 章)。

D. 网状脊髓系统

网状脊髓系统(reticulospinal system),这一传导束起源于脑干的网状结构,并在前白质柱和侧白质柱中下降。交叉和未交叉的下行纤维都存在。终止于后灰质柱神经元的纤维可以调节来自身体的感觉,特别是疼痛的传递。终止于前部灰质神经元影响 γ 运动神经元,从而影响各种脊髓反射。

E. 下行自主神经系统

这个定义不明确的纤维系统起源于下丘脑和脑干,投射到胸腰段脊髓(侧柱)的节前交感神经元和骶段的节前副交感神经元(参见第 20 章)。这个系统中的下行纤维调节自主神经功能,如血压、脉搏和呼吸频率,以及出汗等。

F. 顶盖脊髓束

顶盖脊髓束(tectospinal tract),这一传导束起源于中脑顶部(顶盖)的上丘,然后走行在对侧的前白质柱中,向腹侧灰质中间神经元提供突触输入。它会导致头部由于对突然的视觉或听觉刺激的反应而转动。

G. 内侧纵束

内侧纵束(medial longitudinal fasciculus, MLF)

起源于脑干的前庭核。当它下降时,它靠近并与顶盖脊髓束交织在一起。它的一些纤维下行到颈髓,终止于腹侧灰质中间神经元。它协调头部与眼部运动。最后这两个下行纤维系统只下降到脊髓的颈段。

上行纤维系统

后根的所有传入轴突的细胞体都位于后根神经节中(表 5-4)。不同的上行性系统在不同的水平交叉。一般来说,上行轴突在交叉之前在脊髓内发生突触。

表 5-4　脊髓的上行纤维系统

	功能	起源	终点	脊髓内定位
后柱传导束	精细触感,本体感觉,两点辨别觉	皮肤、关节、肌腱	后柱核团。二级神经元投射到对侧丘脑(在延髓丘系交叉处交叉)	背柱
脊髓丘脑束	锐痛、温度觉、粗触觉	皮肤	后角。投射到对侧丘脑的二级神经元(在脊髓接近进入水平交叉)	腹外侧柱
脊髓小脑后束	运动和位置觉	肌梭,高尔基腱器官,触觉和压力感受器[通过背核(克拉克柱)]	小脑旧皮质(通过同侧小脑下脚)	侧柱
脊髓小脑前束	运动和位置觉	肌梭,高尔基腱器官,触觉和压力感受器	小脑旧皮质(通过对侧和同侧小脑上脚)	侧柱
脊髓网状通路	深部和慢性疼痛	深部躯体结构	脑干网状结构	腹外侧柱内多突触弥散通路

A. 后柱传导束

后柱传导束(dorsal column tract)是内侧丘系系统(medial lemniscal system)的一部分,传递来自皮肤和关节定位良好的精细触觉、振动觉、两点辨别觉和本体觉(位置觉);它们在脊髓的后白质柱中上行,但不交叉,到达下位脑干(图 5-14)。薄束传输来自身体的下半部分的输入,来自最下部的纤维位于最内侧段。楔束位于薄束与后灰质柱之间,它传输来自身体的上半部分的输入,来自较低(胸)段的纤维比来自较高(颈)段的纤维更靠内侧。因此,一个后柱包含来自同半侧身体的所有节段的纤维,从内到外侧以躯体定位的方式有序地排列(图 5-15)。

薄束和楔束的上行纤维终止于下位延髓的薄束核(gracile nucleus)和楔束核(cuneate nucleus)[后柱核(dorsal column nucleus)]中的神经元。这些二级神经元依次经由丘系交叉(lemniscal decussation)[也称为内弓状束(internal arcuate tract)]和内侧丘系(medial lemniscus)越过中线,向丘脑发出其轴突。感觉信息从丘脑腹后外侧核(ventral posterolateral thalamic nucleus)向上传递到躯体感觉皮质(somatosensory cortex)。

B. 脊髓丘脑束

小直径的感觉轴突,经后根进入脊髓后在后角周围向上走行一或两个节段,传递锐的(有害的)痛、温度觉和粗略定位的触觉。这些短的向上延伸的传入纤维被称为背外侧束(dorsolateral fasciculus),或利绍尔束(Lissauer tract),然后与后柱神经元,特别是在板层Ⅰ、Ⅱ和Ⅴ发生突触(图 5-11,图 5-16)。在一个或多个突触之后,其后的纤维交叉到脊髓的对侧,然后在脊髓丘脑束内上行,也被称为腹外侧(或前)系统。这些脊髓丘脑束实际上由两条相邻的通路组成:脊髓丘脑前束(anterior spinothalamic tract)传递关于轻触觉的信息,而脊髓丘脑侧束(lateral spinothalamic tract)向上传递疼痛和温度觉。

脊髓丘脑束,与后柱系统相似,表现出躯体定位的特定结构(图 5-15)。来自身体骶部的感觉是由脊髓丘脑束的外侧部传导的,而源自颈部的冲动则是由脊髓丘脑束内侧的纤维传导的。脊髓丘脑束的轴突在向脑干网状结构发出分支后,向吻侧投射至丘脑(丘脑 VPL、丘脑髓板内核)。

C. 临床关联

后柱系统和脊髓丘脑束的二级神经元的轴突都是交叉的。然而,交叉的模式不同。后柱系统的二级神经元轴突在延髓的丘系交叉处交叉,这些二级感觉轴突的交叉处被称为内弓状纤维(internal arcuate fiber)。

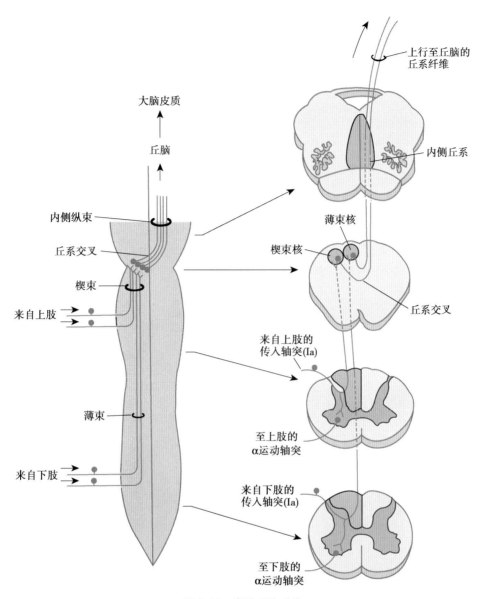

图 5-14 脊髓后柱系统

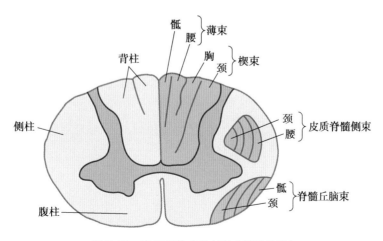

图 5-15 脊髓躯体定位结构（节段排列）

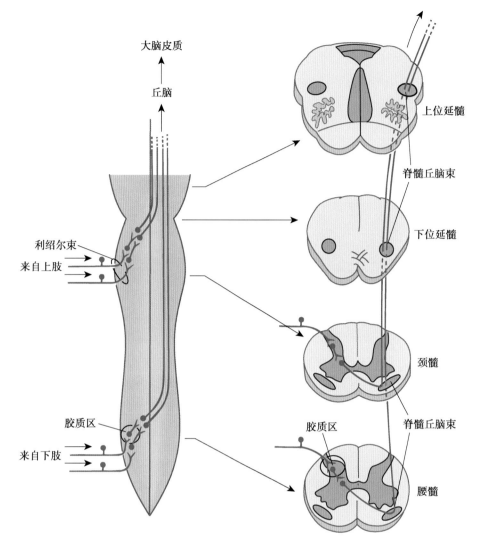

大脑皮质

丘脑

利绍尔束
来自上肢

胶质区

来自下肢

上位延髓

脊髓丘脑束

下位延髓

颈髓

胶质区

脊髓丘脑束

腰髓

图 5-16　脊髓中的脊髓丘脑（腹外侧）系统

相反，脊髓丘脑束的二级神经元轴突在脊髓的每个节段水平交叉。这一事实有助于确定损伤是在大脑还是脊髓。当病变位于脑干或以上部位时，痛觉、触觉和本体感觉的缺失都在病变对侧。然而，对于脊髓损伤，疼痛感知的缺失是在病变的对侧，而其他感觉缺失是在同侧。临床实例 5-1 提供了示例。

D. 脊髓网状通路

不明确的脊髓网状束（spinoreticular tract）在脊髓的腹外侧部分走行，起自脊髓神经元，终止（不交叉）于脑干的网状结构。这一传导束在疼痛的感觉中起着重要的作用，尤其是深部的慢性疼痛（参见第 14 章）。

E. 脊髓小脑束

脊髓小脑束（spinocerebellar tract），有两条上行通路（在人类神经学中重要性较低）从脊髓向小脑提供输入（图 5-17，表 5-4）。

1. **脊髓小脑后束**（dorsal spinocerebellar tract），来自肌肉和皮肤的传入纤维（传递来自肌梭、高尔基腱器官、触觉和压力感受器的信息）在 T1 到 L2 水平经由后根进入脊髓，并且与背核（克拉克柱）的二级神经元发生突触。起源于骶部和下部腰椎水平的传入纤维在脊髓（后柱内）上行，到达背核的下部。

克拉克背核在 C8 以上不存在，对于上肢，它被一个叫作副楔束核的类似核所取代。起源于颈部水平的后根纤维与副楔束核的二级神经元突触。

克拉克背核的二级神经元形成脊髓小脑后束；侧楔束核的二级神经元形成楔小脑束（cuneocerebellar tract）。两者的传导束均位于脊髓同侧，经小脑下脚上行终止于古小脑皮质。

2. **脊髓小脑前束**（ventral spinocerebellar tract），这一系统与运动控制有关。二级神经元位于脊髓腰和骶节段的雷克塞德板层 V、VI 和 VII 层，发送轴突通

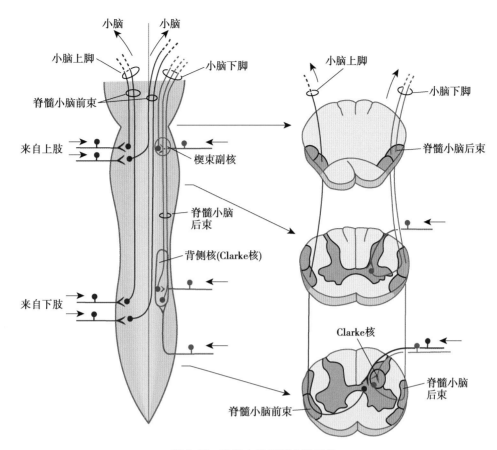

图 5-17　脊髓中的脊髓小脑系统

过小脑上脚上行到达古小脑皮质。二级神经元轴突的大部分，但不是全部的，是交叉的。

反射

反射（reflex）是潜意识的刺激-反应机制。反射对神经病变的诊断和定位是极为重要的（参见附录 B）。

简单的反射弧

反射弧（reflex arc）（图 5-18）包括感受器（receptor）（如一个特殊感觉器官，皮肤终末器官，或肌梭，其刺激产生脉冲）；传入神经元（afferent neuron），通过外周神经将脉冲传递到中枢神经系统，并在此处与下运动神经元或插入神经元形成突触；一个或多个插入神经元/中间神经元（intercalated neuron/interneuron），在某些反射中将脉冲传递给传出神经元；传出神经元（efferent neuron）（通常为下运动神经元），在神经中向外传递并将脉冲传递给效应器（如产生反应的肌肉或腺体）。这个简单的反射弧在任何一点的中断都使反射消失。

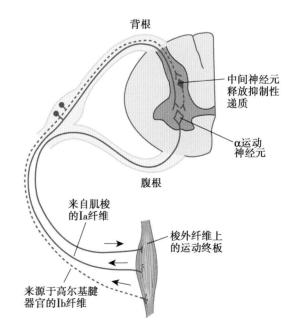

图 5-18　对牵张反射和反牵张反射发生反应的通路。刺激肌梭牵拉反应，冲动通过 I a 纤维刺激下（α）运动神经元。牵拉还刺激与肌肉串联排列的高尔基肌腱器官，冲动通过 I b 纤维激活抑制性神经元。在强烈牵拉的情况下，所导致的运动神经元超极化程度会非常大，以至于停止放电（摘自 Ganong WF. Review of Medical Physiology. 22nd ed. New York：McGraw-Hill Education；2005）

反射的类型

对临床神经科医生来说,重要的反射可分为四组:浅(皮肤和黏膜)反射、深腱(肌牵张)反射、内脏(器官)反射以及病理(异常)反射等(表 5-5)。反射也可以根据其中枢代表的水平进行分类,例如,脊髓反射、球反射(姿势反射和翻正反射)或中脑反射。

表 5-5　反射的总结

反射	传入神经	中枢	传出神经
浅反射			
角膜反射	第Ⅴ脑神经	脑桥	第Ⅶ脑神经
鼻反射(喷嚏反射)	第Ⅴ脑神经	脑干和高位脊髓	第Ⅴ、Ⅶ、Ⅸ、Ⅹ脑神经及司呼气的脊神经
咽和悬雍垂反射	第Ⅸ脑神经	延髓	第Ⅹ脑神经
上腹壁反射	T7~T10	T7~T10	T7~T10
下腹壁反射	T10~T12	T10~T12	生殖股神经
提睾反射	股神经	L1	T10~T12
跖反射	胫神经	S1,S2	胫神经
肛门反射	会阴神经	S4,S5	会阴神经
深腱反射			
下颌反射	第Ⅴ脑神经	脑桥	第Ⅴ脑神经
二头肌反射	肌皮神经	C5,C6	肌皮神经
三头肌反射	桡神经	C7,C8	桡神经
肱桡肌反射	桡神经	C5,C6	桡神经
膝腱反射	股神经	L3,L4	股神经
跟腱反射	胫神经	S1,S2	Tibial 胫神经
内脏反射			
光反射	第Ⅱ脑神经	中脑	第Ⅲ脑神经
调节反射	第Ⅱ脑神经	枕叶皮质	第Ⅲ脑神经
睫脊反射	一条感觉神经	T1,T2	颈交感神经
眼心反射	第Ⅴ脑神经	延髓	第Ⅹ脑神经
颈动脉窦反射	第Ⅸ脑神经	延髓	第Ⅹ脑神经
球海绵体反射	会阴神经	S2~S4	盆腔自主神经
膀胱和直肠反射	会阴神经	S2~S4	会阴神经和自主神经
病理反射			
伸跖反射(巴宾斯基征)	足底神经	L3~L5,S1	踇长伸肌

脊髓反射

节段性脊髓反射(segmental spinal reflex)涉及周围神经和后根内传入神经元及其轴突,以及同一水平的运动单元(图 5-18)。简单的反射反应包括特定模式的肌肉收缩。刺激与 4 之间的延迟是由于脉冲沿着相关神经纤维传递所需的时间和突触延迟(每个突触 1ms)造成的。为了实现一个特定的反射,反射弧(肌肉感受器、周围神经和后根内的感觉轴突、下运动神经元及其轴突、肌肉)必须是完整的;因此,对脊髓反射的评估可以对病灶定位提供非常有用的信息。

A. 牵张反射及其解剖基础

牵张反射(stretch reflex)[也称为腱反射(tendon reflex)或深腱反射(deep tendon reflex)]是神经学检查常规评估的一部分。牵张反射在功能上很重要,因为它提供了一种维持适当的肌张力的反馈机制（图5-18）。牵张反射所依赖的包括，特殊的感觉感受器（肌梭），从这些感受器经由后根延伸到脊髓的传入神经纤维（主要是Ⅰa纤维），投射回到肌肉的两种类型的下运动神经元（α和γ运动神经元），以及特化抑制性中间神经元［闰绍细胞（Renshaw cell）］等。

B. 肌梭

肌梭（muscle spindles），这些特化的机械性感受器位于肌肉内，并提供有关肌肉长度和变化速度的信息。肌梭包含特殊的，被结缔组织包膜所包绕的梭内肌纤维。（不应将梭内肌纤维与梭外肌纤维或初级肌细胞混淆，后者是提供潜在肌肉收缩力的常规收缩单元。）

两种类型的梭内纤维［核袋纤维（nuclear bag fiber）和核链纤维（nuclear chain fiber）］被固定在结缔组织隔上，这些纤维在肌肉内纵向走行，并与梭外肌纤维平行排列。两种类型的传入轴突，Ⅰa和Ⅱ纤维，从肌梭的梭内纤维上的初级（或环肌梭）末梢和二级（花枝状）末梢发出。这些传入轴突将冲动从肌梭经过后根传到脊髓。肌梭及其传入纤维提供有关肌肉长度（静态反应）和肌肉长度变化速率（动态反应）的信息。静态反应由核链纤维产生；动态反应由核袋纤维产生。在进入脊髓灰质后，从肌梭传入的Ⅰa与α运动神经元形成单突触的兴奋性连接。

肌梭与梭外的肌纤维呈平行分布。肌肉的延长或牵拉使肌梭的感觉末梢扭曲，并产生了感受器电位。这导致来自肌梭的传入轴突（Ⅰa传入纤维）放电，其频率与牵拉的程度成比例（图5-19）。相反，肌肉收缩使肌梭变短，导致他们的放电率下降。

腱反射与抵抗对肌肉的不适当牵拉有关，因此，有助于保持身体姿势。来自肌梭的Ⅰa纤维单突触地终于运动神经元，并在运动神经元中产生兴奋性突触后电位，给予同一肌肉的梭外肌纤维。肌肉的伸长牵拉肌梭，从而引起后根内的传入Ⅰa纤维放电。反过来，这又会激活向肌肉走行的α运动神经元，导致梭外肌纤维收缩，从而导致肌肉缩短。

除了单突触激活参与牵张反射的α运动神经元外，Ⅰa传入纤维通过抑制性中间神经元投射到拮抗肌群。这个行为提供了相互抑制（reciprocal inhibition），即以协调的方式刺激屈肌和抑制伸肌，或反之亦然。

C. α运动神经元

负责肌肉收缩的梭外肌纤维（extrafusal mus-

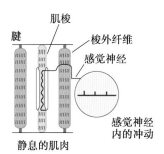

静息的肌肉

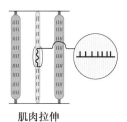

肌肉拉伸

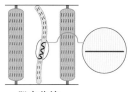

肌肉收缩

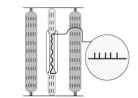

γ传出神经纤维放电增加

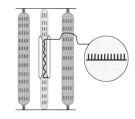

γ传出神经纤维放电增加，使肌肉拉伸

图5-19 不同条件对肌梭放电的影响（摘自Ganong WF. Review of Medical Physiology. 22nd ed. New York：McGraw-Hill Education；2005）

cle），是由称为α运动神经元的大的前角神经元支配。当α运动神经元放电时，动作电位通过前根和周围神经的轴突传播到运动终板，在那里它们引起兴奋效应并产生肌肉收缩。α运动神经元的轴突直径12~20μm，以70~120m/s的速度迅速传输动作电位，所以动作电位可以迅速地达到它们的目标肌肉。

D. γ运动神经元

每个肌梭在其包膜内包含2~10条细小的梭内

肌纤维。梭内肌纤维(intrafusal muscle)接受来自 γ 运动神经元的神经支配,γ 运动神经元是一种小而特化的运动神经元,其胞体位于前角(图 5-20)。γ 运动神经元在结构上与 α 运动神经元不同,它们有不同的功能。γ 运动神经元有相对较小的轴突(在 A γ 群内,直径 3~6μm),约占脊神经前根的纤维的 25%~30%。γ 运动神经元放电会使梭内肌纤维兴奋并使其收缩。这一动作并不会直接导致可检测到的肌肉收缩,因为梭内肌纤维很细小。然而,激活 γ 运动神经元确实会增加肌梭的张力,从而增加它对整体肌肉牵拉的敏感性。因此,γ 运动神经元/梭内肌纤维系统在肌梭上设置"增益"。γ 运动神经元的放电速率由来自脑部的下行活动调节。通过调节牵张反射的阈值,下行影响调节姿势性张力。

E. 闰绍细胞

这些位于前角的中间神经元,投射到 α 运动神经元并加以抑制。闰绍细胞(Renshaw cell)通过来自 α 运动神经元的分支来接收兴奋性突触输入。这些细胞是局部反馈回路的一部分,防止 α 运动神经元过度活跃。

F. 高尔基腱器官

第二组感受器,高尔基腱器官(Golgi tendon organ)存在于肌腱内。这些牵张感受器与梭外肌纤维串联排列,通过度牵引拉或收缩肌肉来激活。Ⅰb 组传入纤维从高尔基腱器官经后根至脊髓灰质。在这里,它们终止于中间神经元上,抑制支配激动肌的 α 运动神经元,从而调节反向牵张反射(inverse stretch reflex)(图 5-18)。这种反馈方式可以防止 α 运动神经元的过度活动。

G. 临床关联

如果前根内 α 运动神经元纤维或周围神经被切断或损伤,肌肉对牵拉的抵抗就会减少。肌肉变得软弱无力,没有张力。

检查腱反射可以提供有价值的诊断信息。例如,所有的腱反射消失,可提示多发性神经病(如吉兰-巴雷综合征),而一个特定的腱反射消失或减弱(如一侧膝反射消失)表明支配这一反射的神经或神经根的传入或传出神经纤维损伤。

支撑身体的大的伸肌通过 α 和 γ 运动神经元的共同激活而持续活跃。脊髓横断急性地使病变水平以下的肌张力降低,表明上部脊髓的下行轴突调节 α 和 γ 运动神经元。在脊髓横断后的慢性期,病变水平以下的牵张反射过度活跃,导致强直状态(spasticity)。这种情况是由于下行性调节的影响消失的结果。强直状态可致残疾,常用巴氯芬(baclofen),一种 GABA 激动剂治疗。然而,在一些患者中,增强痉挛性下肢的伸展张力是有用的,至少可以在皮质脊髓系统损伤后(如卒中后)提供一种僵直腿痉挛步

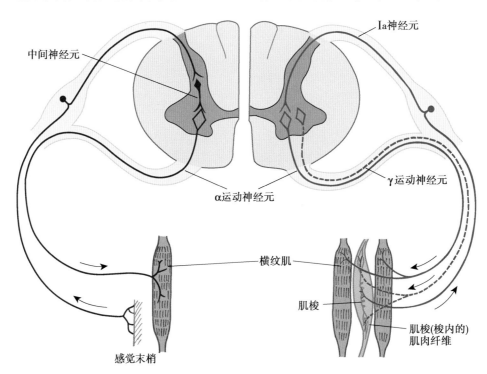

图 5-20　参与牵张反射的神经元示意图(右半部分)显示 α 运动神经元支配的梭外(横纹肌)纤维,以及 γ 运动神经元支配的梭内(在肌梭内)纤维。左半图显示一个抑制性反射弧,它包括一个插入的抑制性中间神经元

态(stiff-legged spastic gait)。

H. 多突触反射

多突触反射(polysynaptic reflex)与伸肌牵张反射(如膝腱、跟腱)不同,多突触的、交叉的伸肌反射不局限于一块肌肉;它们通常涉及身体同侧或对侧的许多肌肉(图5-21)。这些反射具有以下几个生理特征:

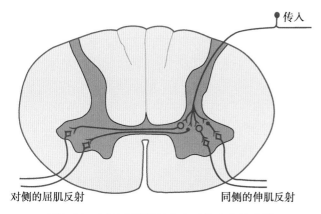

图 5-21　图示为同侧的和交叉的多突触反射

1. **拮抗肌的相互作用**:在身体的一侧,屈肌被激活和抑制伸肌;而在身体的另一侧则发生相反情况。

2. **分散**:来源于少数感受器的刺激分布到脊髓的许多运动神经元。

3. **总和**:连续的或同时的阈下刺激可结合在一起触发反射。

位于脊髓灰质周围的脊髓固有的轴突(propriospinal axon)是局部回路神经元的轴突,它向数个节段传递向上或向下的冲动,以协调涉及多个节段的反射。一些研究者把这些轴突称为固有脊髓束。

运动通路的病变

运动通路、肌肉或其神经肌肉接头或周围神经病变均可导致运动功能紊乱(图 5-20,参见第 13章)。两种主要类型的病变,即上和下运动神经元病变在脊髓疾病中是有所区别的(表5-6)。对于临床医生来说,区分上运动神经元病变与下运动神经元病变是非常重要的。

下运动神经元病变

下运动神经元(lower motor neuron,LMN),与横纹骨骼肌活动相关的运动细胞是由胞体(位于脊髓或脑干的灰质前柱)及其轴突组成的,轴突是通过周围神经或脑神经传到肌肉的运动终板(图 5-22)。

下运动神经元被认为是最后的共同通路,因为许多神经冲动通过它们到达肌肉;也就是说,它们受到皮质脊髓束、红核脊髓束、橄榄脊髓束、前庭脊髓束、网状脊髓束和顶盖脊髓束的作用以及节段间和节段内反射神经元的作用。

表 5-6　下与上运动神经元病变

异常	下运动神经元病变	上运动神经元病变
肌无力	弛缓性瘫痪	痉挛性瘫痪
深腱反射	减弱或消失	增强
巴宾斯基反射	无	存在
肌萎缩	可能很明显	无或失用性萎缩
肌束颤动或肌纤维颤动	可能存在	无

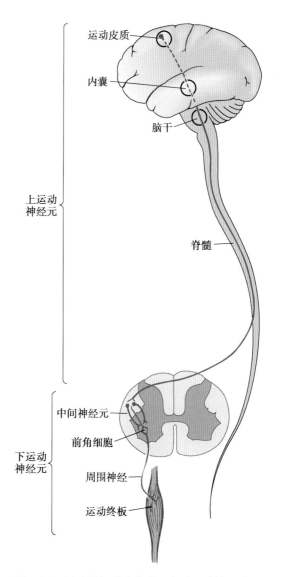

图 5-22　运动神经通路分为上和下运动神经元区

下运动神经元的病变可能是在脊髓或脑干前灰质柱细胞或构成脊髓前根或脑神经的轴突。损伤可由创伤、毒素、感染(如脊髓灰质炎可单纯影响下运动神经元)、血管性疾病、退行性疾病、肿瘤或影响脑干或脊髓下运动神经元的先天性畸形引起。椎间盘突出压迫前根轴突(即脊髓下运动神经元的轴突)是引起下运动神经元功能障碍的常见原因。下运动神经元病变的体征包括受累肌肉的弛缓性麻痹(flaccid paralysis)(表5-6);肌纤维变性过后的一段时间出现肌萎缩;受累肌肉的腱反射减弱或消失;以及不出现病理反射(下文讨论)。可能存在肌束震颤和肌纤维震颤。

上运动神经元病变

大脑半球或脊髓白质侧柱的损伤可产生上运动神经元病变的体征(图5-22)。这些体征包括受累肌肉的痉挛性麻痹(spastic paralysis)或轻瘫(paresis)(无力)(表5-6),肌萎缩很轻或不出现(仅为失用性萎缩),腱反射亢进,浅反射减弱或消失,以及病理反射和体征,特别是跖伸反射[巴宾斯基征(Babinski sign)](图5-23)。

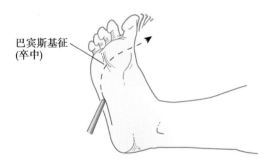

巴宾斯基征
(卒中)

图5-23　跖伸反射试验也称为巴宾斯基反射

上运动神经元损伤通常是由卒中和感染或肿瘤引起,卒中会损伤皮质的上运动神经元,感染或肿瘤可损伤脑部的上运动神经元或其轴突,或当其在脊髓中下降时的轴突。皮质脊髓束、红脊髓束和网状脊髓束紧密排列或在侧索的白质柱内重叠。皮质脊髓束中断通常伴有痉挛状态和反射亢进。孤立的皮质脊髓束病变是罕见的,当这些病变发生时,它们会导致精细运动控制丧失(如单个手指的灵巧性丧失),但往往保留控制粗大的躯干和肢体运动的轴向肌群(即位于四肢近端的肌群)。

肌肉或神经肌肉末梢疾病

异常的肌肉可能无法对下运动神经元传递给它的刺激做出正常反应。这可能表现为肌肉本身或神经肌肉接头受到干扰而引起的无力、瘫痪或强直性收缩。重症肌无力(myasthenia gravis)和肌无力综合征(兰伯特-伊顿综合征)是神经肌肉接头疾病,表现为肌无力。肌营养不良(muscular dystrophy)和炎症性肌病(inflammatory myopathy)(如多发性肌炎)是典型的肌肉疾病,其特征是肌肉功能障碍(在明显正常的神经组织中出现无力)。感觉功能在这些疾病中是正常的。

脊髓病变的定位

在定位脊髓损伤时,询问以下问题是很重要的:

(1) 临床异常在哪个水平开始(即是否有一个感觉平面以下的感觉受损)? 运动功能是否在一个特定的肌细胞水平以下受损?

(2) 涉及哪些神经束?

(3) 它们位于哪一侧?

(4) 哪些感觉形式受累(所有形式,提示累及侧后柱;振动觉和位置觉,提示后柱功能障碍;或者分离性痛温觉缺失,表明脊髓丘脑纤维受损,可能位于它们所交叉的脊髓中央部分)?

节段性病变(segmental lesion)(病变只累及脊髓的某些节段)导致受损部位的运动神经元损伤(引起该水平下运动神经元功能障碍),也损伤下行传导束(导致损伤部位以下的上运动神经元功能障碍和感觉丧失)。

脊髓病变的类型

脊髓病理性损伤的几个典型部位产生特征性综合征:

(1) 中央的小病变可影响来自两侧的脊髓丘脑束的交叉纤维,而不影响其他的上行或下行传导束。因此,这些病变可产生分离性感觉异常,表现为相应的皮节痛觉和温度觉丧失,但振动觉和位置觉保留。例如,脊髓空洞症(见下节)(图5-24A)。

(2) 中央的大病变除了累及痛觉和温度觉通路外,还累及相邻的传导束、相邻的灰质,或两者都受累。因此,受累的节段可能出现下运动神经源性无力,连同有上运动神经元功能障碍,以及在某些病例中,病变以下水平的振动觉和位置觉消失(图5-24B)。

(3) 后柱病变影响后柱,而脊髓其他部分未受损。因此,本体觉和振动觉受累,但其他功能正常。单独的后柱受累发生在脊髓痨(tabes dorsalis),是三期梅毒的一种形式(见下节),目前由于抗生素治疗有效,这种疾病很少见(图5-24C)。

(4) 不规则的周围病变(如脊髓刺伤或受压)

械损伤或者血管结构的损害或血管痉挛引起继发性缺血性损伤,从而影响脊髓本身的功能。

（6）后根的肿瘤（如神经纤维瘤或神经鞘瘤）影响一个节段的一级感觉神经元,可导致疼痛以及感觉丧失。由于Ⅰa纤维的损伤,相应水平的腱反射可能消失(图5-24F)。

（7）脑膜或骨肿瘤（髓外肿物）可将脊髓压迫在椎体上,导致上行和下行纤维系统功能障碍(图5-24G)。肿瘤可转移至硬膜外腔,造成脊髓受压。椎间盘突出也会压迫脊髓。如果早期诊断,脊髓压迫症是可以治疗的。因此,怀疑脊髓受压需要紧急地进行积极的诊断。

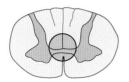

A. 小的中央病变

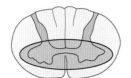

B. 大的中央病变

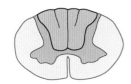

C. 后柱病变

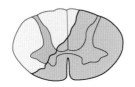

D. 不规则病变

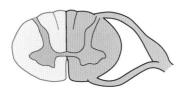

E. 完全性半切

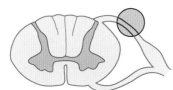

F. 后根肿瘤

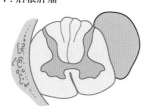

G. 脊髓在椎体内被髓外肿物压迫

图 5-24　不同类型脊髓病变示意图（A-G）

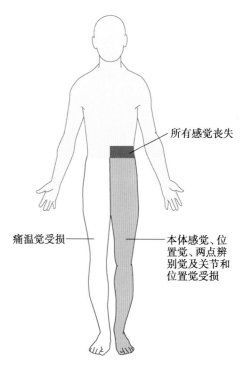

图 5-25　左侧 T10 水平的 Brown-Séquard（脊髓半切）综合征（未显示运动障碍）

特定脊髓疾病的实例

脊髓压迫症

脊髓压迫症（spinal cord compression），例如,由髓外肿瘤,诸如脑膜瘤、神经纤维瘤或转移癌,硬膜外脓肿,或椎间盘破裂,可损伤脊髓,如果不及时诊断和治疗,可迅速进展为不可逆的截瘫或四肢瘫。

任何出现下肢无力、麻木或感觉丧失的患者都应怀疑脊髓压迫症(表 5-7)。"感觉平面",即特定皮节水平以下的感觉受损,或存在巴宾斯基反射和

影响到长传导束和灰质,病变水平以下的功能消失。在实践中,许多脊髓贯通伤（刺伤、枪伤）引起不规则的损伤(图5-24D)。

（5）完全性脊髓半切导致脊髓半切综合征（Brown-Séquard syndrome）（见下节,图5-24E和图5-25）。脊髓外部病变（髓外病变）可能由于直接的机

图 5-25 中的标注：
所有感觉丧失
痛温觉受损
本体感觉、位置觉、两点辨别觉及关节和位置觉受损

下肢反射亢进都支持这一诊断（尽管在脊髓受压的急性期，脊髓休克可导致病灶以下暂时的反射减弱）。可能存在肠或膀胱功能障碍。脊柱疼痛，或轻叩时出现叩痛，为诊断提供了进一步支持。如果病灶压迫脊髓圆锥或马尾，可能呈出现鞍区分布的感觉丧失和反射减弱。脊髓压迫可手术治疗，但如不及时治疗，可迅速发展为不可逆截瘫。任何怀疑有脊髓压迫的患者，都需要紧急进行脊柱影像学检查。

表 5-7　脊髓压迫症常见的症状和体征

下肢无力或感觉丧失
巴宾斯基反射
下肢反射亢进（尽管在压迫的急性期或脊髓圆锥或马尾病变时，反射可减弱）
有感觉平面
叩诊脊柱时有疼痛或压痛

脊髓空洞症

脊髓空洞症（syringomyelia）出现典型的临床表现，其特征是几个节段的疼痛感和温度感消失，尽管患者通常保留触觉、压力觉以及振动和位置觉［分离性感觉缺失（dissociated anesthesia）］（图 5-26）。由于病变通常累及脊髓的中央部分，而局限于有限的节段，它只影响这些节段交叉的脊髓丘脑束，并导致一种节段性痛温觉丧失的模式。当这种类型的损伤

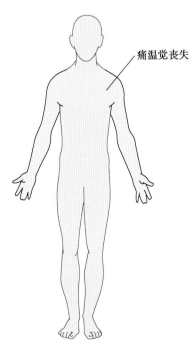

痛温觉丧失

图 5-26　脊髓空洞症累及颈胸段脊髓

发生在颈部时，就会有一种类似斗篷状的感觉丧失。如果病变也累及腹侧灰质，则可能有下运动神经元病变和失神经支配的肌萎缩。

脊髓痨

脊髓痨（tabes dorsalis）是三期神经梅毒的一种形式，现在很少见，但在抗生素时代之前很常见，其特征是后根和后柱受损。这种损伤的后果是出现本体感觉和振动感受损，并伴有深腱反射消失，这是由于 I a 传入通路已受损而无法被诱发反射。患者表现为"感觉性共济失调"。通常出现"龙贝格征（Romberg sign）"（由于丧失了本体感觉输入，闭上眼睛后，双脚靠拢时无法保持稳定的姿势）。有时会出现沙尔科关节（Charcot joint），由于麻木的关节反复损伤导致关节面破坏。被称为脊髓痨危象（tabetic crises）的主观感觉障碍包括胃、喉或其他脏器的严重痉挛性疼痛。

脊髓半切综合征

脊髓半切综合征（Brown-Séquard syndrome）是由诸如枪伤或刺伤、脊髓空洞症、脊髓肿瘤或脊髓血肿等引起的脊髓半切所致。体征和症状包括病变节段同侧的下运动神经元瘫痪（由下运动神经元损伤引起）（图 5-25）；病变水平以下的同侧上运动神经元麻痹（由外侧皮质脊髓束损伤引起）；病变节段的同侧区域皮肤感觉缺失（由已进入脊髓但尚未交叉的传入纤维损伤造成）；以及病变水平以下同侧本体感觉、振动觉和两点辨别觉丧失（由后柱损伤引起）。病灶下方对侧也有痛觉和温度觉丧失（这是由于在病灶下方已交叉的脊髓丘脑束损伤所致）。感觉过敏可能出现在病变节段或病变水平以下，可在同侧或两侧。在临床实践中，"纯"脊髓半切综合征是罕见的，因为大多数脊髓病变是不规则的。

亚急性联合变性（后侧索硬化）

亚急性联合变性（subacute combined degeneration）也称为后侧索硬化（posterolateral sclerosis），是维生素 B_{12}（钴胺素）的摄入（或代谢）不足可能导致白质后柱和侧柱的变性。出现位置觉、两点辨别和振动感丧失。可见共济失调性步态、肌无力、深肌反射亢进、四肢的痉挛状态，以及巴宾斯基征阳性等。

脊髓休克

脊髓休克综合征（spinal shock syndrome）是由于

脊髓突然失去较高水平的刺激或由于脊髓麻醉过量造成的急性横贯性或严重的损伤。所有损伤水平以下的身体节段都变得瘫痪,并且没有感觉;病灶以下的所有反射,包括自主神经反射均被抑制。脊髓休克通常是短暂的;它可能会在 3～6 周内消失,随后是一段反射反应增强期。

临床实例 5-1

一名 27 岁的电工在中胸部水平被刺伤背部。查体发现,患者右腿无法活动,右侧手指屈曲、外展和内收中度无力。右腿位置觉丧失,当音叉放在他的右侧足趾或脚踝、膝盖或髂嵴的骨突处时,患者不能感受到振动。左侧 T2 以下的疼痛和温度觉消失。

磁共振成像显示在 C8-T1 水平累及脊髓的出血病变,患者被送往手术室。移除了压迫脊髓的部分血凝块,并从椎管中取出了骨碎片。术者观察到脊髓在右侧 C8 水平被部分地切断了。患者的功能缺失没有改善。

这一病例提供了一个脊髓单侧病变或横断引起的脊髓半切综合征的实例,此综合征最常发生于刺伤或枪伤时。外侧皮质脊髓束和后柱横断导致病变以下同侧肌无力、位置觉和振动觉丧失。创伤以下几个节段的痛温觉丧失,这是因为进入脊髓丘脑束的交叉纤维进入神经根的水平是在其吻端数个节段。

在外侧的脊髓丘脑侧内分离携带痛觉的二级感觉轴突具有相当重要的临床意义。可以预料的是,一侧的脊髓丘脑束中断会导致身体对侧疼痛和温度觉丧失,始于相应病变水平以下的一个节段。神经外科医生在对顽固性疼痛综合征患者进行脊髓前外侧柱切断术(anterolateral cordotomy)时,偶尔会依据这一事实。

病例 2

一个 15 岁的女孩被转诊来评估已持续进展了 2 周的腿部无力。2 年前,她开始出现肩胛骨间的疼痛。疼痛放射至左臂和左手的中指,在咳嗽、打喷嚏或大笑时会加重。一名脊椎按摩师指压了脊柱,但高位背部持续有轻微疼痛。左腿,以及最近右腿变得无力和麻木。在过去的几天里,患者发现开始排尿有困难。

神经学查体显示左上肢和腕部轻度无力。左腿的随意运动明显减少,右腿则较轻。左腿关节对被动运动的抵抗增强并呈强直状态。左侧肱二头肌和桡骨反射减弱,但右侧正常;双侧的膝反射和踝反射增强。两侧足底反射均为伸性。双侧腹壁反射消失。痛觉在双侧 C8 水平以下减退,C7 水平以下轻触觉减退。

病变在哪里? 鉴别诊断是什么? 哪一种成像程序最能提供信息? 最可能的诊断是什么?

病例 3

一位 66 岁的摄影师被转诊来评估大约 9 个月前开始的进展性双腿无力。2 个月前,他的手臂出现无力,但程度较轻。患者最近开始对固体食物吞咽困难,他说话也变得"沙哑"。他瘦了将近 13.6kg(30lb)。

神经学检查可见面部表情肌功能丧失,悬雍垂抬举差,声音嘶哑,舌头丧失活动能力。肩部、手固有肌和近端腿部肌肉均可见肌萎缩,左侧比右侧肌萎缩更明显。四肢静止时均有肌束震颤。所有四肢力量差。小脑的检查正常。所有的反射减弱,有些则消失;双侧跖反射均为伸性。所有形式的感觉都完好。

肌肉活检显示不同阶段的去神经萎缩。最可能的诊断是什么?

病例在第 25 章中进一步讨论。

框 5-1　临床神经解剖学要点

阅读和领会这一章,你应该懂得和理解:
- 脊髓的大体解剖
- 脊髓节段与骨性脊柱的解剖相互关系(表 5-1)
- 术语:"背侧"与"腹侧";"后"与"前"(图 5-5)
- 后根和前根的作用和解剖
- 皮节(图 5-8)
- 节段-指示的肌肉(表 5-2)
- 脊髓下行纤维系统,特别是皮质脊髓束
- 脊髓上行系统,特别是后柱和脊髓丘脑束
- 反射弧的构成
- 反射的类型(表 5-5)
- 上与下运动神经元病变的区别
- 皮质脊髓束(图 5-13)、后柱(图 5-14)和脊髓丘脑束(图 5-16)越过中线的脊髓水平,以及这些传导束的功能
- 脊髓病变的类型及其临床表现

（所芮　刘卫彬　译　王维治　校）

参考文献

Binder MD (editor): *Peripheral and Spinal Mechanisms in the Neural Control of Movement.* Elsevier, 1999.

Brown AG: *Organization in the Spinal Cord.* Springer-Verlag, 1981.

Byrne TN, Benzel E, Waxman SG: *Diseases of the Spine and Spinal Cord.* Oxford University Press, 2000.

Fehlings MG, Vaccaro AR, Boakye M, Rossignol S, Dituno JF, Buras AS (editors): *Essentials of Spinal Cord Injury: Basic Research to Clinical Practice.* Thieme, 2013.

Institute of Medicine : *Spinal Cord Injury: Progress, Promise and Priorities.* National Academics Press, 2005.

Kuypers HGJM: The anatomical and functional organization of the motor system. In: *Scientific Basis of Clinical Neurology.* Swash M, Kennard C (editors). Churchill Livingstone, 1985.

Rexed BA: Cytoarchitectonic atlas of the spinal cord. *J Comp Neurol.* 1954;100:297.

Watson C, Paxinos G, Kalaycioglu (editors): *The Spinal Cord: A Christopher and Dana Reeve Foundation Text and Atlas.* Elsevier, 2005.

Willis WD, Coggeshall RE: *Sensory Mechanisms of the Spinal Cord.* 2nd ed. Plenum, 1992.

第6章 脊柱和脊髓周围的脊膜
The Vertebral Column and Meninges Surrounding the Spinal Cord

脊髓容易受到周围结构引起的损伤。与神经系统的其他部位相比,侵犯脊髓的病理性病变往往起源于脊髓周围的膜或脊柱。因此,神经科临床医生必须非常熟悉这些结构以及它们与脊髓的关系。

包膜(脊膜)

脊髓周围有三层膜:最外层为硬脊膜(硬膜),第二层为蛛网膜,最内层为软脊膜(软膜)(图6-1,图6-2)。硬膜也称为厚脊膜(pachymeninx),而蛛网膜和软脊膜被称为柔脊膜(leptomeninge)。

硬脊膜

硬脊膜(dura mater)是一种坚硬的纤维鞘,从枕骨大孔延伸至第二骶椎水平,在此它最终止为一个盲囊(图6-1)。脊髓的硬脊膜与颅脑的硬脊膜是相连的。硬膜外(epidural,extradural)间隙将硬脊膜与骨性脊柱分离,硬膜外包含松散的结缔组织和静脉丛。硬膜下间隙(subdural space)是硬脊膜与蛛网膜之间的一个狭窄空间。

蛛网膜

蛛网膜(arachnoid mater)是一层薄而透明的鞘,由包含脑脊液的蛛网膜下腔与下面的软脊膜分开。

软脊膜

软脊膜(pia mater)紧密地包绕着脊髓,并将隔膜送入脊髓实质。软脊膜也参与形成内终丝(filum terminale internum),是一种白色的纤维丝,从脊髓圆锥延伸到硬膜囊的尖端。丝状组织被马尾包绕,两者都浸于脑脊液中。它的硬膜外延续,即外终丝(filum terminale externum),附着在硬膜囊尖端并延伸至尾骨。终丝纵向地稳定脊髓和硬脊膜。

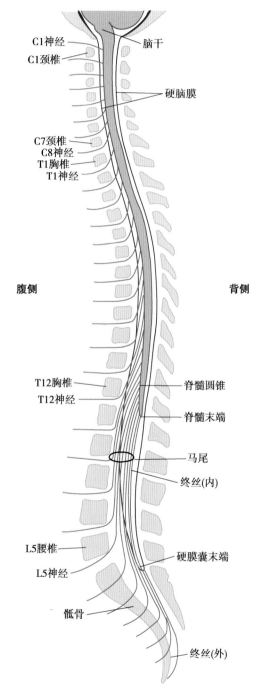

图6-1 脊髓、脊神经和脊柱之间关系示意图(侧面观),显示硬脊膜的终止(硬脊膜棘肌)及其作为外终丝的延续(图5-4)

61

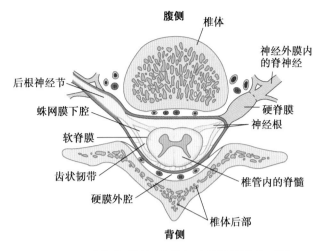

图6-2　经过椎骨、脊髓、脊膜和神经根的横截面图。在横截面上显示静脉(未标记)。在 CT 和 MR 成像检查时,椎体及其内容物按照它们通常的位置排列

齿状韧带

齿状韧带(dentate ligament)是一条白色长齿轮边缘的,主要是沿脊髓后根与前根之间的两侧边缘分布的软脑膜组织(图6-2)。它的内侧缘与脊髓一侧的软脑膜相连续,它的外侧缘间或刺穿蛛网膜(每侧21处),并附着于硬脑膜内部。齿状韧带帮助左右两侧的脊髓稳定。

脊神经

颈神经共有 8 对。前 7 对在对应的颈椎上方发出,第 8 对(C8)位于第 7 颈椎下方和第 1 胸椎上方(图6-1)。其他每条脊神经(T1~T12、L1~L5、S1~S5 和大多数情况下的两对尾神经 Co1 及 Co2)均由相应各自椎体下方的椎间孔中发出。马尾是由起源于脊髓腰段和骶段的后根和前根组成。这些神经根向下延伸至脊髓末端以下的硬膜囊内,形成马尾的外观。

脊神经构成

由于每个节段水平的前根和后根(每一侧)会聚成为脊神经,它们被包裹在蛛网膜和硬脊膜组织的袖套中(图6-2)。后根袖包含后根神经节,在两个袖套合并为脊神经的结缔组织鞘,即神经束膜(perineurium)附近。后根(与它的神经节)和脊神经前根(被脂肪和血管包绕)穿过椎间孔,但骶段除外,其后根神经节位于骶骨内。

异常肿块(肿瘤、感染、血肿)可发生在脊髓内或脊髓周围任何部位。肿瘤(如脊膜瘤、神经纤维瘤)通常位于髓外硬膜内腔。硬膜外肿块,包括骨肿瘤或转移瘤,可使硬脊膜局部移位并压迫脊髓(图6-3)。脊髓压迫可迅速进展,并可能导致截瘫或四肢瘫。然而,如果早期诊断,它可能很容易治疗。因此,疑似脊髓压迫需要紧急的病情检查。硬膜内髓外肿块多见于蛛网膜下腔,可将脊髓推离病灶,甚至把脊髓压向硬膜、硬膜外间隙和椎体。髓内的,因此硬膜内肿块会使脊髓本身扩张(图5-24)。硬膜外肿块通常是最难用神经外科手术切除的。临床实例6-1描述了一例硬膜外脓肿患者。

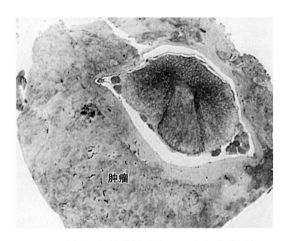

图6-3　霍奇金病硬膜外肿瘤,显示胸髓受压(Weil 染色)。图中所示位置用常规的 CT 及 MRI 成像证实

脊髓循环

动脉

A. 脊髓前动脉

脊髓前动脉(anterior spinal artery)由椎动脉的成对分支在中线结合形成(图6-4,图6-5)。它沿颈髓的腹侧面下降,在第 4 胸椎(T4)附近稍狭窄。

B. 脊髓前内侧动脉

脊髓前内侧动脉(anterior medial spinal artery)是脊髓前动脉在 T4 下方的延伸。

C. 脊髓后外侧动脉

脊髓后外侧动脉(posterolateral spinal artery)起源于椎动脉,向下延伸至下段颈髓和上段胸髓。

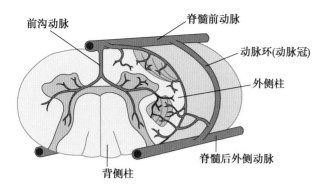

图 6-4　颈髓的横切面。图示脊髓前动脉和后动脉及其分支和供血区。血管供应有多种变化

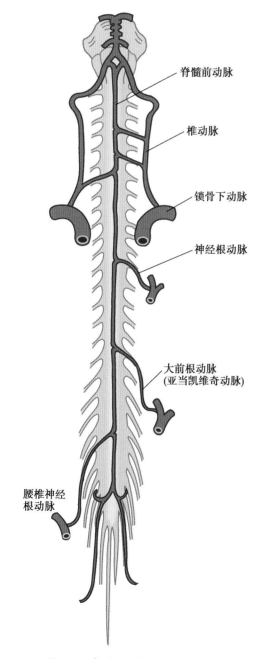

图 6-5　脊髓的血管构成(腹面观)

D. 根动脉

根动脉(radicular artery),是部分(但不是全部)来自主动脉的肋间动脉从 T1 到 L1 供给脊髓节段(根)的分支。其中最大的分支,即大前根动脉(great ventral radicular artery),也称为亚当凯维奇动脉(artery of Adamkiewicz),在 T8~L4 节段之间进入脊髓(图 6-5)。这条动脉通常起源于左侧,在大多数个体中,它为脊髓下半部分提供了大部分的动脉血液供应。虽然该动脉闭塞很少见,但一旦闭塞就会导致严重的神经功能缺失(如截瘫、腿部感觉丧失、尿失禁等)。

E. 脊髓后动脉

脊髓后动脉(posterior spinal artery),这些成对的动脉比单个的大的脊髓前动脉要小得多;它们在不同水平上分支形成后外侧动脉丛。脊髓后动脉供应白色后柱和灰色后柱的后部。

F. 沟动脉

在每个节段,进入椎间孔的根动脉分支都伴随脊神经后根和前根。这些分支与脊髓后动脉和前动脉直接相连,形成具有垂直连接的不规则的动脉环(动脉冠)。在大多数水平上,沟动脉(sulcal artery)是由动脉冠分支而来。前沟动脉出现在不同水平的沿颈髓和胸髓腹沟内(图 6-4),它们供应脊髓两侧的前柱和外侧柱的血液。

静脉

在硬膜外腔存在一个不规则的外静脉丛,它与节段静脉、来自脊柱的椎体静脉、头部的基底丛相连,还通过椎弓根静脉(pedicular vein),一个位于蛛网膜下腔的较小的内静脉丛相通。所有的静脉引流最终进入腔静脉。

临床实例 6-1

一例 61 岁有酗酒史的患者,之前是房屋油漆工,在酒店房间里被发现由于酒精戒断综合征而处于混乱状态,后被送进了医疗服务中心。患者没有抱怨疼痛,只是说他很虚弱,下不了床。他发烧了。实习医生初步的神经学检查没有发现任何局灶性神经体征。腰椎穿刺得到的 CSF 中含中等数量的白细胞和蛋白,约为 100mg/dl(升高),CSF 糖含量正常。尽管使用了抗生素治疗,但患者无明显好转,进行了神经科会诊。

　　在检查时,患者意识混乱和不合作。他说自己很虚弱,不能行走。运动检查发现弛缓性下肢轻瘫。下肢深部腱反射消失,足底反应为伸肌反射。患者不配合振动觉及位置觉测试。他否认身体的任何部位有针刺样疼痛,然而,检查者观察到当针刺面部时抽搐,在 T5-6 可检出感觉平面。轻叩脊柱时,T9-10 节段有压痛。

　　脊柱成像显示有一个硬膜外肿块。患者被送往手术,发现一个硬膜外脓肿,延伸超过 5 个椎体节段。脓肿下方脊髓受压且苍白,可能由于缺血所致(血管痉挛导致血液灌注不足)。

　　该患者的运动状态提示脊髓病变,这在感觉检查时确认。脊柱的叩诊痛常见于硬膜外脓肿或肿瘤,这为脊柱疾病提供了进一步证据。硬膜外脊髓压迫症在转移至脊柱的肿瘤(如乳腺、前列腺)中尤其常见。对任何已知的恶性肿瘤或近期发生背痛及背痛加重的患者,都应考虑脊髓受压的可能性,并轻叩脊柱。如前所述,如在病程早期发现硬膜外脊髓压迫,许多患者都能得到有效的治疗。但是,如果未及时诊断和治疗,就可能进展为不可逆的截瘫或四肢瘫。任何怀疑脊髓受压的患者都必须进行紧急评估。

脊柱

　　脊柱由 33 块椎骨组成,由韧带和软骨连接。上 24 节椎骨是分离的、可移动的,但下 9 节椎骨是固定的:5 节椎骨融合形成骶骨,最后 4 节椎骨融合形成尾骨。脊柱由 7 个颈椎(C1～C7)、12 个胸椎(T1～T12)、5 个腰椎(L1～L5)、5 个骶椎(S1～S5)和 4 个尾椎(Co1～Co4)组成。在某些个体中,L5 椎体部分或完全与骶骨融合。

　　图 6-1 显示了脊髓本身与周围椎骨的关系。我们记得,脊髓向下逐渐变细并终止在 L1 或 L2 水平。在这一水平之下,脊柱内的硬膜囊包含有马尾。

　　从侧面观,椎体略呈 S 形(图 6-6)。颈椎呈前凸状。胸椎前凹,而腰椎前凸,其弯曲终于腰骶角。前凸有时被称为正常脊柱前凸(normal lordosis),而后凸有时被称为正常脊柱后凸(normal kyphosis)。骨盆曲线(骶骨加尾骨)从腰骶角到尾骨尖是向下向前凹的曲线。成人脊柱通常沿其长轴略微扭曲,这被称为正常脊柱侧凸(normal scoliosis)。

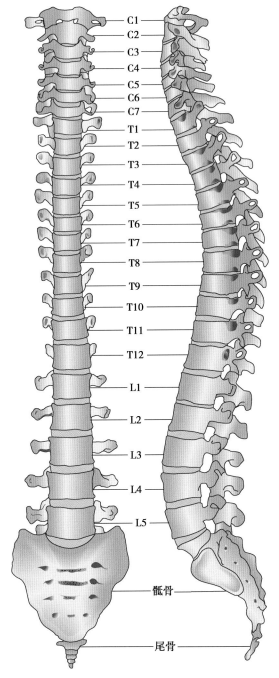

图 6-6　脊柱

脊椎骨

　　大多数椎骨都具有一个共同的结构特征。典型椎体(但不是 C1)有一个椎体和一个椎(神经)弓共同环绕成椎(脊髓)管(图 6-7)神经弓由两侧的椎弓根(pedicle)组成,支撑向后延至棘突(脊柱)的椎板(lamina)。椎弓根有形成椎间孔(intervertebral foramen)的上、下切迹。每个椎体都有外侧的横突(transverse process)和带有关节面的上、下关节突(articular process)。神经弓的腹侧部分由腹侧椎

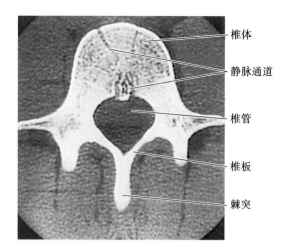

图 6-7　第 4 腰椎椎体中部水平的计算机断层图像

体（ventral body）构成。

　　一对椎骨的关节是椎体与椎体之间的关节，其间有椎间盘，以及两侧的上、下关节面。椎间盘有助于吸收脊柱内的应力和应变。

　　每个椎间盘（图 6-8）包含一个由原始的胶状大细胞组成的核心，一对椎骨的关节是椎体与椎体之间的关节，其间有椎间盘，以及两侧的上、下关节面。椎间盘有助于吸收脊柱内的应力和应变。

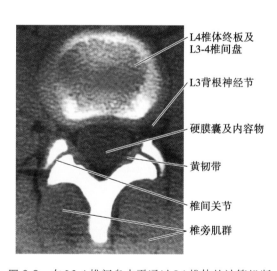

图 6-8　在 L3-4 椎间盘水平通过 L4 椎体的计算机断层扫描图像（摘自 deGroot J. Correlative Neuroanatomy of Computed Tomography and Magnetic Resonance Imagery. 21st ed. New York, NY：Appleton & Lange；1991）

　　每个椎间盘（图 6-8）包含一个由原始的胶状大细胞组织的核心，即被厚纤维环（annulus fibrosus）包绕的髓核（nucleus pulposus）。椎间盘附着在覆盖椎体上下表面的透明软骨上。椎间盘的含水量随着年龄的增长而减少，导致老年人身高下降。

　　一名 74 岁男性，有前列腺癌病史，主诉腰痛 3 周。他注意到感觉他的双脚和小腿有刺痛，一直延伸到腰部。他没有抱怨无力，但承认自己下楼梯时摔了好几次。

　　体格检查发现，两小腿感觉平面（针刺感和轻触觉丧失）一直延伸到脐下。振动觉和位置觉存在，但双小腿受损。双小腿有轻度无力（4+/5）。双下肢深反射（膝腱反射、跟腱反射）亢进，跖反应为双侧伸性。

　　影像学检查显示一个肿瘤，很可能是患者前列腺癌的转移，在 T1 椎体已有浸润，现在正压迫脊髓。患者立即转院接受治疗。

　　这一病例说明了几个要点：首先，背部疼痛和腿部神经系统主诉必须始终引起脊髓受压的考虑。其次，虽然感觉症状（如麻木、刺痛或疼痛）经常出现在早期，患者可能不会在病程早期抱怨运动功能丧失，这名患者没有明确抱怨无力，尽管他承认自己摔倒了，检查时发现他的双腿有轻微无力。第三，由于脊髓比脊柱短，受累的骨性脊柱节段与脊髓受影响节段之间没有完全对齐。在这一病例中，T1 椎体病变压迫 T4 脊髓。图 5-3、表 5-1 显示了骨性脊柱节段与其中的脊髓之间的解剖关系。

腰椎穿刺

部位

　　成人的脊髓末端是在 L1-2 水平。因此，脊椎（腰椎）穿刺可以在该水平以下和骶骨以上进行，而不会损伤脊髓。腰椎穿刺的适应证和禁忌证在第 24 章中讨论。在任何可疑患脑膜炎的患者中，应尽快进行腰椎穿刺和仔细的 CSF 分析（虽然应首先排除颅内压增高或颅内肿物，参见第 24 章），因为延迟治疗可能带来预后不佳。

方法

　　腰椎穿刺时，患者通常取侧卧位，双腿向上蜷曲（图 6-9）；在这个位置，CSF 压力通常为 70～200mmH$_2$O

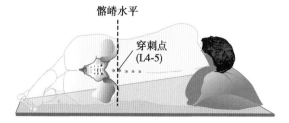

图 6-9　卧位腰椎穿刺（摘自 Krupp MA. Physiclan Handbook. 21st ed. New York：Appleton & Lange；1985）

（平均值 125mmH₂O）。如果在患者直立坐位时进行穿刺,压力计中的液面通常会升至大约颈椎中段水平（图 6-10）。咳嗽、打喷嚏或用力通常会引起脊髓静脉充血,导致压力迅速升高,进而导致蛛网膜下腔和硬膜外腔内容物压力增加。压力随后降至之前水平。

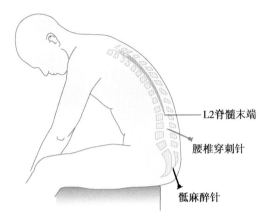

L2脊髓末端

腰椎穿刺针

骶麻醉针

图 6-10　腰椎穿刺部位以患者坐位为宜。同时显示用于鞍背麻醉的骶管裂孔入路

在确定初始压力后,留取 3 或 4 份样品到无菌试管中,每份 2~3ml,进行实验室检查。常规检查通常包括细胞计数和总蛋白测定。如有指征,应进行 CSF 培养和特殊试验,如糖和氯化物。采集脑脊液后,还要常规测量 CSF 压力。

并发症

一些患者术后可能会有轻微或严重的头痛。头痛可能由液体丢失或液体通过穿刺部位渗漏,典型症状是躺下时缓解,抬起头时加重。在穿刺部位的硬膜外腔内注射患者自体的血液［血贴（blood patch）］,可能部分或完全缓解疼痛。严重的并发症,如感染、硬膜外血肿、钩回疝或小脑扁桃体脱垂等是罕见的。

脑脊液分析

脑脊液检查在第 24 章中讨论。

临床关联

髓核突出,也称为椎间盘破裂或突出,可以是无症状的,或可压迫邻近的脊髓神经根（少数情况下可能压迫脊髓）。这些影响往往最常发生在下部颈椎、腰椎或上骶椎水平。当神经根受压发生在腰骶椎水平时,可引起坐骨神经痛（sciatica）。需注意,由于脊椎神经根和脊柱之间的解剖关系（图 6-1）,L4-5 椎间盘突出往往会压迫 L5 神经根。神经根受压迫的症状可能包括疼痛、感觉缺失（在适当的皮节区）、无力（由该神经根支配的肌肉的下运动神经元型）,以及受压迫的神经根调节的腱反射减弱或消失。椎间盘突出引起的神经根受压通常对保守治疗有效。在某些情况下,可能需要手术。

脊柱裂（spina bifida）是由于椎体发育缺陷导致椎管不能正常闭合造成的。相关的异常可能由脊髓、脑干、大脑或小脑发育缺陷引起。其他的发育缺陷,如脑膜膨出、脊膜脊髓膨出、先天性肿瘤或脑积水等,也可能发生。

脊柱裂有两种主要类型:隐性脊柱裂,表现为单纯的椎体闭合缺损;而脊柱裂伴脑膜膨出或脊膜脊髓膨出,表现为覆盖的脊膜和可能包含部分脊髓或神经根的皮肤的囊状突出。

脊膜膨出（meningocele）是指脊膜通过椎体缺损疝出。它通常导致一种出现在背部中线下部的软性、囊性、半透明的肿瘤。

脊膜脊髓膨出（meningomyelocele）时,神经根和脊髓通过椎体缺损突出,通常附着在脊膜囊内壁。如果脊膜脊髓膨出位于脊柱的高位,临床表现可能类似于脊髓完全或不完全横贯损伤。

病例 4

一名 49 岁的码头工人,平素身体相当健康,直到一件沉重的设备砸到他的背上。把他打倒在地,但没让他失去知觉。他四肢不能活动,诉说双手刺痛,右侧腋下有刺痛感。

在急诊室,发现有左侧弛缓性偏瘫、右侧肱三头肌无力,左侧跖反应呈伸性。右侧肩部以下无疼痛感,包括腋部和手,但不包括拇指。

初步诊断是什么?根据病史和体格检查,能定位病变吗?你能说明它的病因和病理性质吗?需要什么样的影像学检查来确定病灶的位置?

患者接受了颈部手术。术后几天,他的右臂和左腿恢复了力量,但左臂依然无力。此时没有检查痛觉。

3 周后,神经系统检查发现左三角肌有肌束震颤,左上肢明显无力（远端更明显）,被动运动时左肘轻度痉挛状态,左膝轻度痉挛状态。一些深部腱反射,所有左侧肱二头肌、肱三头肌、股四头肌,以及跟腱反射均增强。左侧呈伸性跖反应。位置觉和振动觉完整,右半身至锁骨处均无痛觉。

病理事件的顺序是怎样的?病变在何处,累及哪些神经结构?哪种综合征在这种情况下是不完全表现出来的?完整综合征的哪些部分不存在?

病例 5

一名 40 岁的夏令营辅导员就诊前两个月在打棒球时受了轻伤,当他一脚滑进三垒时,他的腰部感到一阵断裂感和刺痛。此后不久,他发现同一部位出现隐痛。几周后,他开始感觉到电击样疼痛,从右侧小腿后部向下直至右脚趾。疼痛似乎始于右臀部,并可因咳嗽、打喷嚏、用力或向后仰而诱发。患者发现右小腿偶有刺痛,腰部和右小腿肌肉有痉挛。

神经系统检查未见肌力受损,上肢腱反射正常。右侧跟腱反射缺失,左侧正常,两侧跖反射为屈性。所有感觉形式均完好。右侧椎旁肌有痉挛,在 L5-S1 处触诊脊柱和右臀部坐骨神经有局部压痛。直腿抬高右下肢仅限于 30°,但左腿正常。腰椎 X 线片正常。MRI 显示有病变。给予患者非甾体抗炎药治疗,以及卧床休息。他的疼痛消退了。

最可能的诊断是什么?

病例在第 25 章中进一步讨论。关于第 5 章和第 6 章的问题和答案见附录 D。

脊柱和脊髓的影像学

影像学方法对于确定脊柱及邻近结构病变的确切部位和程度具有重要价值。(影像学方法在第 22 章中详细讨论。)

X 线片

因为 X 线(平片)显示钙的存在,受累区域的各种投影(前后位、侧位和斜位)可显示脊柱和椎间孔的骨骼组成成分(图 6-11,图 6-12)。脊柱的骨性部分发生骨折或侵蚀通常容易看到,但这些影像几乎不能提供关于脊髓或其他软组织的信息。

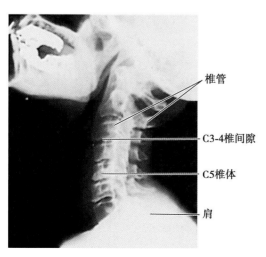

图 6-11 经颈部的 X 线片(侧位观)

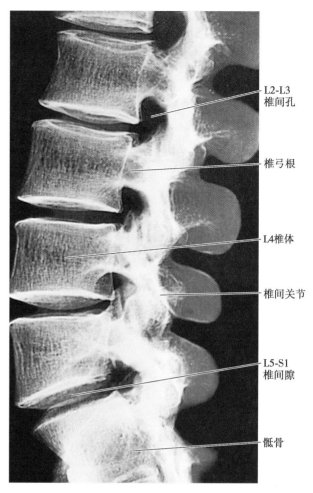

图 6-12 腰椎 X 线片(左侧位观)。(与图 6-6 对比,右侧)

计算机断层扫描

有关脊柱、脊髓、神经根、韧带和周围软组织所有元素的位置、形状和大小的信息,都可以通过一系列横向(轴向)CT 成像(或扫描)获得(图 6-7)。CT 脊髓造影术将造影剂注入蛛网膜下腔后进行的(图 6-13,

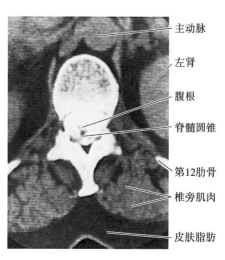

图 6-13 一名 3 岁儿童在椎体 T12 水平的水平切面计算机断层扫描图像。蛛网膜下腔被注入造影剂

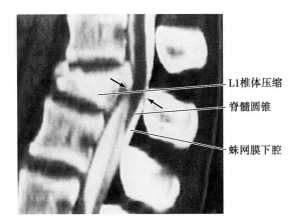

图 6-14 一例从三楼窗口坠楼患者腰椎正中矢状面重建 CT 图像。L1 椎体发生压缩性骨折,下位脊髓在 L1 椎骨间受压(**箭头**)。蛛网膜下腔注入造影剂(摘自 Federie MP,Brant-Zawadski M. Computed tomogtaphy in theevaluation of trauma. 21st ed. Philadelphia,PA:Lippincott Williams & Wilkins;1986)

图 6-14)。

磁共振成像

MRI 可被用于任何平面。特别是,它已被用于

矢状位成像,以显示脊髓及其周围空间和结构的解剖或病理(图 6-15 至图 6-18)。由于骨钙不产生磁共振信号,MRI 在显示脊柱内及周围软组织的可疑病变时特别有用(图 6-16,图 6-19)。

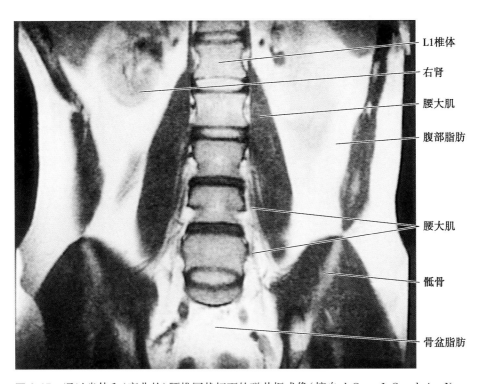

图 6-15 通过身体和(弯曲的)腰椎冠状切面的磁共振成像(摘自 deGroot J. Correlative Neuroanatomy of Computed Tomography and Magnetic Resonance Imagery. 21st ed. New York:NY:Appleton & Lange;1991)

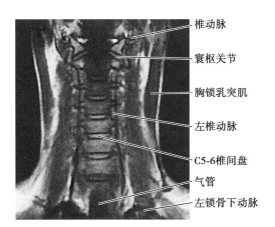

椎动脉

寰枢关节

胸锁乳突肌

左椎动脉

C5-6椎间盘

气管

左锁骨下动脉

图 6-16 颈椎水平颈部冠状切面的磁共振图像。由于颈部弯曲，在此平面仅可见 5 个椎体(摘自 Mills CM,deGroot J,Posin J. Magnetic Resonance Imaging Atlas of the Head,Neck,and Spine. Philadelphia,PA:Iea 8r Febiger;1988)

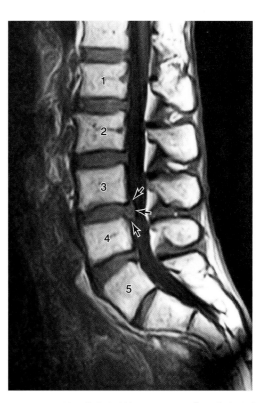

图 6-18 腰骶段脊柱矢状切面 MRI 图像。箭头指向 L3-L4 水平的椎间盘突出(摘自 Aminoff MJ,Greenberg DA,Simon RP. Clinical Neurology. 6th ed. New York：McGraw-Hill Education;2005)

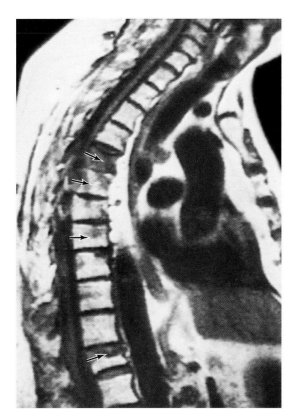

图 6-17 一例艾滋病患者经过下颈部和上胸部的正中矢状切面的 MRI 图像。在几个椎体水平可见多发肿块(箭头):病理检查显示为恶性淋巴瘤

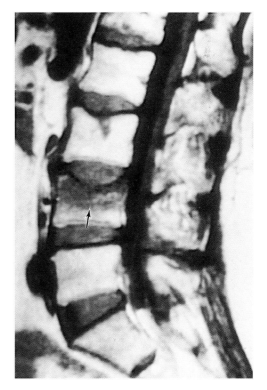

图 6-19 经腰骶椎正中矢状切面的 MRI 图像。L4 椎体处可见的肿块代表结肠癌转移灶(箭头)

框6-1　临床神经解剖学要点

阅读和领会这一章,你应该懂得和理解:

- 脊膜的结构(软脊膜、蛛网膜、硬脊膜)
- 脊髓循环的原理
- 脊柱的解剖,包括脊柱的总体结构(图6-6)和椎骨的结构(图6-7,图6-8)
- 腰椎穿刺术的基本原则
- 脊柱和脊髓的影像学原理

（耿媛　王铭维 译　王维治 校）

参考文献

Atlas SA: *Magnetic Resonance Imaging at the Brain and Spine.* 5th ed. Wolters Kluwer, 2017.

Byrne T, Benzel E, Waxman SG: *Diseases of the Spine and Spinal Cord.* Oxford University Press, 2000.

Cervical Spine Research Society: *The Cervical Spine.* 2nd ed. JB Lippincott, 1989.

Crock HV, Yoshizawa H: *The Blood Supply of the Vertebral Column and Spinal Cord in Man.* Springer-Verlag, 1977.

Naidich TP: *Imaging of the Spine.* Saunders, 2011.

Rothman RH, Simeone FA: *The Spine.* WB Saunders, 1975.

Uhlenbrock D: *MR Imaging of the Spine and Spinal Cord.* Thieme, 2011.

White AA, Paujabi MM: *Clinical Biomechanics of the Spine.* JB Lippincott, 1978.

第四部分　脑的解剖学
ANATOMY OF THE BRAIN

第7章　脑干和小脑
The Brain Stem and Cerebellum

脑干(brain stem)包括延髓和脑桥,位于小脑的腹侧。除了容纳基本的上行和下行传导束外,脑干还包含维持生命所必需的核团。由于在脑干内大量的上行和下行传导束及核团被相对紧密地包裹在一起,即使是脑干内的小病变也会损伤多个传导束和核团,因此会产生非常明显的神经功能缺失。因此,对所有临床医生来说,对脑干解剖有一个很好的了解是很重要的。

小脑恰位于脑干背侧,在运动协调中起主要作用。因为小脑与脑干毗邻,小脑损伤后引发的肿胀会压迫脑干,从而迅速危及生命。

脑干和脑神经的发育

神经管(neural tube)的颅部的下部[又称神经轴(neuraxis)]发育成脑干。脑干分为中脑(mesencephalon)和菱脑(rhombencephalon)(图7-1)。

原始的中央管增宽为一个四边的锥形,有一个菱形的底部(图7-2)。这就成为第四脑室(fourth ventricle),延伸到未来的脑桥和延髓。

神经管局部增大并显示出两个永久性弯曲,即上端的头曲和下端的颈曲。成人脑部的头曲是脑干与脑的水平面之间的夹角(图1-6)。

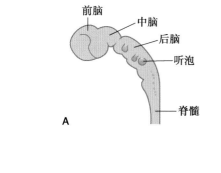

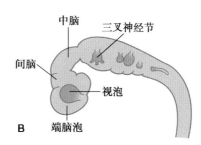

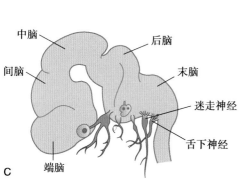

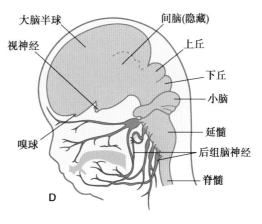

图7-1　脑和脑神经早期发育的四个阶段(大致时间)。A:3周半。B:4周半。C:7周。D:11周

71

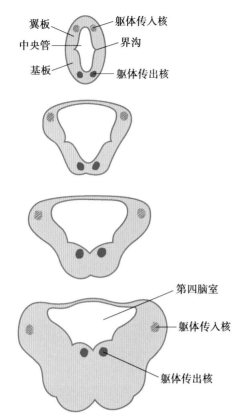

图 7-2   发育过程中,脑干下部中央腔增宽示意图

脑干吻端的中央管成为中脑导水管(cerebral aqueduct)。第四脑室吻端的顶部经历了强烈的细胞增殖,并且这个唇产生了神经元和胶质,这些都将同时存在于小脑和下橄榄核(inferior olivary nucleus)中。

四叠体板、中脑被盖和大脑脚都由中脑发育而来(图 7-1),大脑导水管从中穿过。菱脑(图 7-1A)产生后脑和末脑。后脑(metencephalon)形成小脑和脑桥,它包含了第四脑室的一部分。末脑(myelencephalon)形成延髓,第四脑室的下部位于脑干的这一部分。

与脊髓一样,胚胎脑干有一个中央灰质核心,并有一块翼板(alar plate)(主要由感觉成分组成)和基板(basal plate)(主要由运动成分组成)。然而,脑干的灰色柱并不是连续的,第四脑室的发育导致了翼板在下脑干的广泛侧移。基板呈铰链形状(图 7-2)。另一端的过程相反,导致第四脑室的底部呈菱形。此外,长的传导束、短的神经元连接以及神经核团在脑干中并存。脑神经和脊神经一样,起源于基板细胞(运动神经)或翼板细胞群(感觉神经)。与脊神经不同,大多数脑神经以一束或多束纤维的形式从脑干的基底或基底外侧发出(图 7-1,图 7-3)。

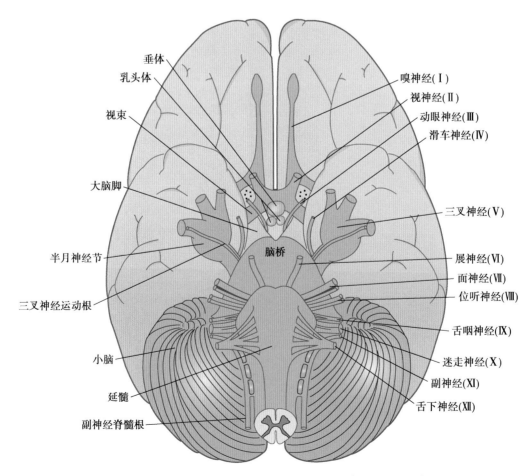

图 7-3   与大脑半球、小脑相关联的脑干腹侧观,显示脑神经

脑干组织的整体观

主要分区和外部标志

脑干外部的三个主要可识别的部分包括：延髓（medulla oblongata）、脑桥连同小脑，以及中脑（图 7-3，图 7-4）。脑干的三个内部纵向分区为：顶盖（主要在中脑）、被盖，以及脑桥基底或基底部（图 7-4）。因此，例如，可以认为脑桥是由背侧的脑桥被盖和腹侧的脑基底组成。从背面看，脑干主要的外部结构如图 7-5 所示。菱形窝的上部（形成第四脑室的底部）在脑桥上方延伸，而下半部分覆盖了延髓的开放部分。闭合的延髓形成向脊髓的过渡。

三对小脑脚（cerebellar peduncles）（下、中、上）与小脑形成连接。中脑背侧显示有四个小丘：两个上丘和两个下丘，统称为四叠体（corpora quadrigemina）或四叠板（quadrigeminal plate）。

内部结构组成

A. 下行和上行传导束

所有终止于脊髓的下行传导束（如皮质脊髓束，参见第 5 章）都穿过脑干。此外，还有几个下行纤维传导系统终止或起源于脑干。同样地，所有到达脑干或大脑皮质的上行传导束（如脊髓丘脑束）都部分或全部地穿过这个区域；其他的上行传导束起源于脑干。因此，脑干是许多纵向通路，下行的和上行的重要通道或中继站（表 7-1）。因此，脑干的病变会损害这些上行和下行神经传导束就不足为奇了。

表 7-1　脑干的主要上行和下行通路

上行通路	下行通路
内侧丘系	皮质脊髓束
脊髓丘脑束	皮质延髓束
三叉丘系	皮质脑桥纤维
外侧丘系	红核脊髓束
网状系统纤维	顶盖脊髓束
内侧纵束	内侧纵束
小脑下脚	前庭脊髓束
小脑上脚	网状脊髓束
次级前庭纤维	中央被盖束
次级味觉纤维	三叉神经下行束

B. 脑神经核

几乎所有的脑神经核都位于脑干中（前两个脑神经核例外，它们是脑部本身的外突的部分）。部分脑神经也穿过脑干。

C. 小脑脚

进出小脑的通路要经过三对小脑脚，在后面的小脑部分描述。

D. 下行自主神经系统通路

这些通路穿过脑干到脊髓（参见第 20 章）。

E. 网状结构

脑干被盖的这些区域中有几个是至关重要的，参与呼吸控制、心血管系统功能，以及意识状态、睡眠和警觉等（参见第 18 章）。

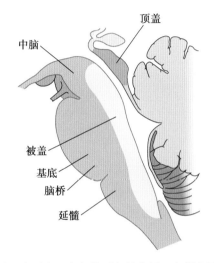

图 7-4　脑干在正中矢状面上的分区。内部主要的纵向划分是顶盖、被盖和基底。主要的外部分区是中脑、脑桥和延髓

标注：顶盖、中脑、被盖、基底、脑桥、延髓

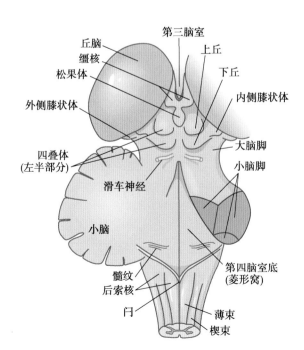

图 7-5　脑干的背外侧面（大部分小脑被移除）

标注：第三脑室、丘脑、缰核、松果体、外侧膝状体、四叠体（左半部分）、滑车神经、小脑、髓纹、后索核、闩、上丘、下丘、内侧膝状体、大脑脚、小脑脚、第四脑室底（菱形窝）、薄束、楔束

F. 单胺能通路

这些通路包括三个重要的系统:来自中缝核的5-羟色胺能通路(serotonergic pathway)(参见第3章);外侧网状结构和蓝斑广泛传出纤维的去甲肾上腺素能通路(noradrenergic pathway);以及从基底中脑到基底核等的多巴胺能通路(dopaminergic pathway)。

脑干中脑神经核

低位的10对脑神经的功能组成可参考其神经核的发育情况进行分析(图7-6)。脑神经通常用名称或罗马数字来命名(表7-2)。临床医生必须两者都知道。

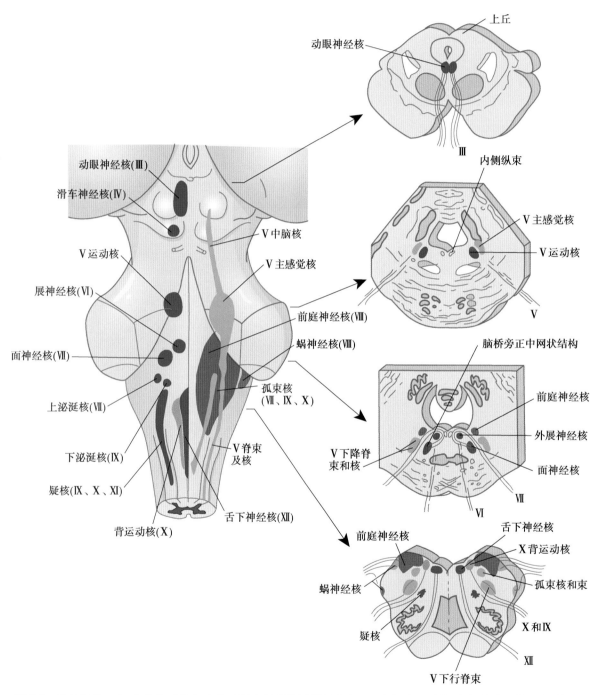

图7-6 脑神经核。左:人类脑干的背面观,脑神经核的位置投射在表面。左侧为运动核;右侧为感觉核。右:箭头所示水平的横切面

表 7-2 脑干的脑神经和核

名称	神经	核
动眼神经	Ⅲ	动眼神经核,动眼神经副核
滑车神经	Ⅳ	滑车神经核
三叉神经	Ⅴ	主感觉核,脊束核(下行),中脑核,运动核(咀嚼)
展神经	Ⅵ	展神经核
面神经	Ⅶ	面神经核,上泌涎核,味觉核(孤束核)*
前庭蜗神经	Ⅷ	蜗神经核(2个),前庭神经核(2个)
舌咽神经	Ⅸ	疑核†,下泌涎核,孤束核*
迷走神经	Ⅹ	背运动核,疑核†,孤束核*
副神经	Ⅺ	脊副神经核(C1~C5),疑核†
舌下神经	Ⅻ	舌下神经核

* 孤束核被第Ⅶ、Ⅸ和Ⅹ脑神经共用。
† 疑核被第Ⅸ、Ⅹ和Ⅺ脑神经共用。

运动传出成分

脑干内有三种类型的基板衍生物(运动神经核)(表 7-2)。

一般躯体传出(SE 或 GSE)成分分布于来源于体节,支配舌和眼运动的横纹肌。如舌下神经(Ⅻ)核、动眼神经(Ⅲ)核、滑车神经(Ⅳ)核及展神经(Ⅵ)核。

鳃弓传出(branchial efferent,BE)成分,有时也被称为特殊内脏传出纤维(special visceral efferent fiber),支配由鳃弓衍化来的肌肉,参与咀嚼、做出面部表情、吞咽、发声和转头等。例子包括第Ⅴ脑神经的咀嚼肌核,面神经(Ⅶ)核,第Ⅸ、Ⅹ脑神经的疑核和第Ⅺ脑神经以及位于脊髓内的脊髓副神经(Ⅺ)核。

一般内脏传出(general visceral efferent,VE 或 GVE)成分是副交感神经节前成分,为头、颈部和躯干的平滑肌和腺体提供自主神经支配。例子包括第Ⅲ脑神经的动眼神经副核、第Ⅶ脑神经的上泌涎核、第Ⅸ脑神经的下泌涎核,以及第Ⅹ脑神经的迷走神经背核等。

感觉传入成分

脑干中有两种类型的翼板(alar plate)衍生物,它们与脊髓中类似的细胞群相似(表 7-2)。

一般躯体传入(SA 或 GSA)成分接收和中继来自头部大部分皮肤和黏膜的感觉刺激:第Ⅴ脑神经的感觉主核、降核和中脑核等。

一般内脏传入(general visceral afferent,VA 或 GVA)成分中继来自内脏的感觉刺激,以及来自舌和会厌的较特殊的味觉刺激:孤束核传递来自第Ⅸ和Ⅹ脑神经的内脏传入,味觉核传递来自第Ⅶ、Ⅸ和Ⅹ脑神经的特殊内脏味觉纤维。

还可区分六个特殊感觉(special sensory,SS)核:四个前庭核和两个耳蜗核,经由前庭耳蜗神经(Ⅷ)接受刺激。这些核团源自菱脑的原始听觉基板(primitive auditory placode)(图 7-7A)。

典型的脊神经与脑神经区别

脊神经的组织形式简单而规则,这在脑神经却不具备。由于没有统一的蓝图,因此,必须一个一个地学习脑神经。单个的脑神经可包含一个或多个功能成分。相反,单个的神经核可能形成一个或多个脑神经。虽然有些脑神经是纯传出的,但是大多数脑神经是混合神经,有些含有许多内脏成分。脑神经在第 8 章中详细描述。

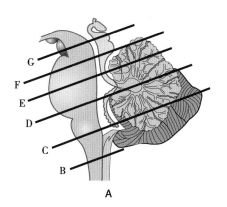

A

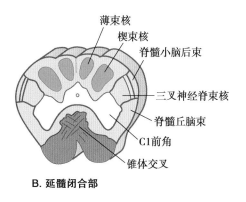

B. 延髓闭合部

图 7-7 A:切面的层次概览。B~G:通过脑干横切面的示意图。皮质脊髓束和后柱核/内侧丘系以彩色显示,这样可跟踪它们穿过脑干的路径

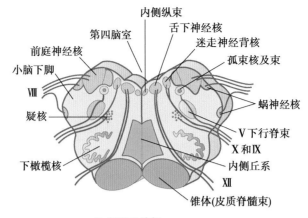

C. 延髓开放部

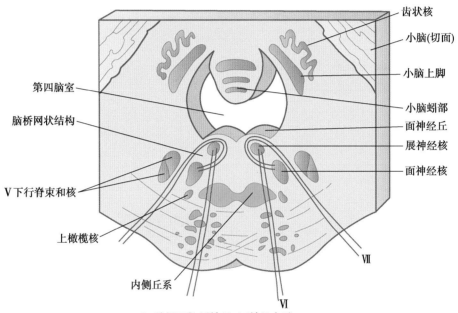

D. 脑桥下段(展神经、面神经水平)

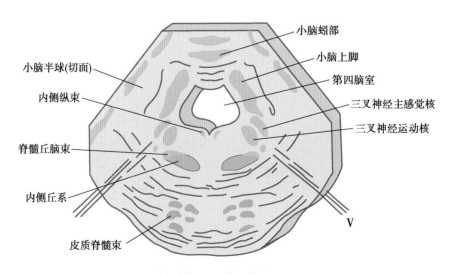

E. 脑桥中段：三叉神经水平

图 7-7(续)

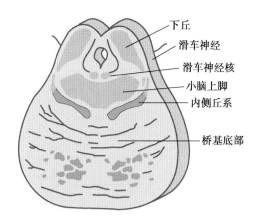

F. 脑桥/中脑：外展神经核水平

下丘
滑车神经
滑车神经核
小脑上脚
内侧丘系
桥基底部

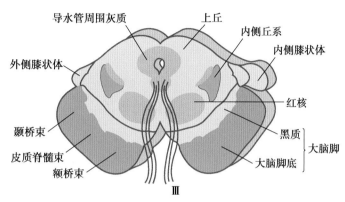

G. 中脑上部：动眼神经水平

导水管周围灰质
上丘
内侧丘系
内侧膝状体
外侧膝状体
红核
颞桥束
黑质
皮质脊髓束
大脑脚
额桥束
大脑脚底
Ⅲ
大脑脚

图 7-7（续）

延髓

延髓（medulla oblongata）可分为尾部（闭合部；图 7-7B）和喙部（开放部；图 7-7C）。这种划分是基于是否在第四脑室的下部。

上行传导束

在延髓的尾侧，它的闭合部，后柱通路的中继核团（薄束核和楔束核），形成交叉纤维束，即内侧丘系（medial lemniscus）。内侧丘系的腹侧代表身体的下半部分，其背侧代表身体的上半部分。脊髓丘脑束（spinothalamic tract）（在脊髓水平交叉）继续向上贯穿延髓，脊髓网状束（spinoreticular tract）和脊髓小脑前束通路也是如此。脊髓小脑后束（dorsal spinocerebellar tract）和楔小脑束（cuneocerebellar tract）继续上行进入小脑下脚。

下行传导束

锥体束中的皮质脊髓束（corticospinal tract）在延髓和脊髓的过渡处开始交叉，这种交叉发生在几毫米范围。这一传导束的大多数轴突起源于运动皮质。来自皮质脊髓束的一些纤维起源于感觉大脑皮质，终止于脊髓后柱核，并可能改变其功能，从而起到过滤传入的感觉信息的作用。

三叉神经下行脊束（descending spinal tract of Ⅴ）的胞体在三叉神经节中，代表脊束的所有的三个分支。脊束的纤维从面部传递痛觉、温度觉和粗略触觉到第一个中继站，三叉神经脊束核（spinal nucleus of Ⅴ），或尾侧部（pars caudalis）。脊束核的背侧代表下颌支，核的腹侧代表眼支。第二级通路从脊束核的细胞中发出，然后交叉，上行并终止于丘脑。

内侧纵束（medial longitudinal fasciculus，MLF）是控制注视和头部运动的相关的重要通路。它向下进入颈髓。内侧纵束起源于前庭神经核，并向下传输前庭神经的影响（图 17-2）。在脑桥的更吻端，内侧纵束携带从前庭神经核到展神经核、滑车神经核和动眼神经核的吻端投射，以及从脑桥侧视中枢到动眼神经核的投射（图 8-7）。

顶盖脊髓束（tectospinal tract）携带从中脑上丘

到颈髓的下行轴突。它中继脉冲来控制颈部和躯干对视觉刺激的反应。

脑神经核

在延髓内可见舌下神经核、迷走神经背侧运动核、孤束及孤束核等，集中在中央管的周围；在延髓的开放部，这些核团位于第四脑室的下方（图 7-7C）。舌下神经核（hypoglossal nucleus）与脊髓前角核同源，其纤维在锥体与下橄榄核之间的腹侧发出，形成第Ⅻ脑神经。该神经支配所有的舌肌。

第Ⅹ脑神经的背侧运动核（迷走神经背核）是一个神经节前的副交感神经核，它发出纤维从侧面进入第Ⅸ和Ⅹ脑神经。它控制心脏、肺和腹部脏器的副交感神经张力。上泌涎核（superior salivatory nucleus）恰位于背侧运动核的吻端，发出副交感神经轴突投射入第Ⅶ脑神经（面神经），然后经由下颌下神经节和翼腭神经节，到下颌下腺、舌下腺体和泪腺。这一神经核控制唾液和泪液分泌。

疑核（ambiguus nucleus）的边界不清，发出鳃弓神经传出轴突进入第Ⅸ和Ⅹ脑神经，控制吞咽和发声。

孤束核（nucleus of solitary tract）是延髓内一个细长的感觉核，接收来自第Ⅶ、Ⅸ、Ⅹ脑神经的轴突。相邻的孤束（solitary tract）包含这些神经的终端轴突。孤束核的喙端有时被称为味觉核（gustatory nucleus）。孤束核传递关于味觉和内脏感觉的信息。从孤束核起源的二级纤维上升到丘脑的腹后内侧核（ventroposteromedial nucleus，VPM），该核再依次投射到皮质味觉区（43 区，位于岛盖附近）。

四个前庭神经核（vestibular nucleus），上核、下核（或脊髓核）、内侧核、外侧核等是在第四脑室底部，部分在延髓开放部，而部分在脑桥。耳蜗神经的腹侧核和背侧核是从耳蜗的螺旋神经节发出纤维的中继核。前庭神经核和耳蜗神经核的通路在第 16 章和第 17 章中讨论。

小脑下脚

脚（peduncle）是包含一个或多个轴突传导束的茎状的神经纤维束。小脑下脚在开放部延髓中由以下几个部分组成：楔小脑束和脊髓小脑背侧束，来自外侧网状核的纤维，来自对侧下橄榄核的橄榄小脑纤维，来自第Ⅷ脑神经前庭分支的纤维，以及起源于前庭神经核的纤维。所有的纤维都传入小脑。

脑桥

在脑桥横断面上，可以辨认出许多往返于延髓的通路和几条脊髓传导束（图 7-7D 和 E）。

桥基底

脑桥的基底或腹侧部，即桥基底（basis pontis）包含三个组成部分：皮质脊髓束的传导束，脑桥核（pontine nucleus）通过皮质脑桥通路接受来自大脑皮质的输入，以及来自脑桥核的脑桥小脑纤维，它经由大的小脑中脚交叉投射到大部分新小脑。中缝核（raphe nucleus）是在沿脑桥的中线和部分延髓。这些核团中含 5-羟色胺的神经元广泛投射到皮质和海马、基底核、丘脑、小脑和脊髓等。这些细胞在控制觉醒水平和调节睡眠-觉醒周期方面起着重要作用。它们还调节感觉输入，特别是对疼痛。

脑桥被盖

脑桥的被盖比基底部更复杂。脑桥下部包括第Ⅵ脑神经核（展神经核）和第Ⅶ脑神经核（面神经核、上泌涎核和味觉核）。面神经的鳃弓运动成分环绕在第Ⅵ脑神经核的内侧。脑桥的上半部承载着第Ⅴ脑神经的主感觉核（图 7-7E 和图 7-8）。内侧丘系处于不同的位置（下半部在内侧，上半部在外侧），而脊髓丘脑束在穿过脑桥时更靠外侧走行。

中央被盖束（central tegmental tract）含有从中脑到下橄榄核的下行纤维和从脑干网状结构到丘脑的上行纤维，并在内侧丘系的背外侧走行。顶盖脊髓束（tectospinal tract）（从中脑到颈髓）和内侧纵束是脑桥被盖的另外的组成部分。

小脑中脚

小脑中脚是三个小脑脚中最大的一个。它含有发自对侧桥基底的纤维，并终止于小脑半球。

听觉通路

来自桥延交界的耳蜗核的听觉系统包括在同侧外侧丘系中上行的纤维（参见第 16 章）。它还包括在对侧外侧丘系上行的交叉纤维（斜方体）。一个小的上橄榄核（superior olivary nucleus）发送纤维至第Ⅷ脑神经的耳蜗支，成为橄榄耳蜗束（图 7-7D）；这一通路改变了来自耳蜗 Corti 器的感觉输入。

三叉神经系统

三叉神经（trigeminal nerve）的三个分支（第Ⅴ

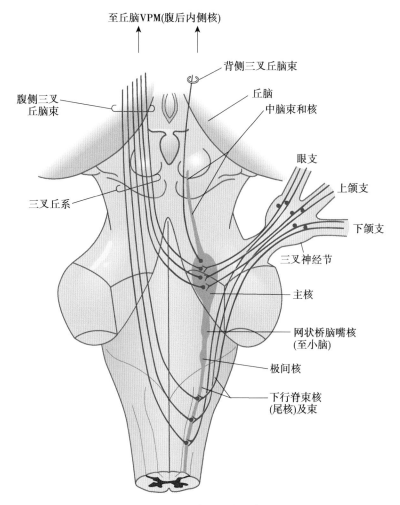

至丘脑VPM(腹后内侧核)

背侧三叉丘脑束

腹侧三叉
丘脑束

丘脑

中脑束和核

三叉丘系

眼支

上颌支

下颌支

三叉神经节

主核

网状桥脑嘴核
(至小脑)

极间核

下行脊束核
(尾核)及束

图 7-8　三叉神经系统示意图

脑神经,图 7-7D、E 和图 7-8)均投射至脑干。精细触觉功能被主感觉核(main sensory nucleus)中继传递,痛觉和温度觉中继到第 V 脑神经的下行脊束(descending spinal tract of Ⅴ),而本体感觉纤维在中脑内形成中脑束和核(mesencephalic tract and nucleus)。来自主感觉核的二级神经元交叉和上行至丘脑。第 V 脑神经的下行脊束向尾侧部(pars caudalis)(延髓内的脊束核)、极间亚核部(pars interpolaris)(三叉神经传入成分与小脑之间的连接)和喙部发出纤维。咀嚼核(masticatory nucleus)位于主感觉核的内侧,发出鳃弓传出纤维至第Ⅴ脑神经的下颌支,支配着大部分咀嚼肌和中耳鼓膜张肌。

中脑

中脑形成了一个到大脑的过渡(和纤维通道)(图 1-2,图 7-9)。它还包含一些重要的细胞群,包括几个脑神经核。

中脑基底

中脑基底包括大脑脚底(crus cerebri),是一个包含皮质脊髓束、皮质延髓束和皮质脑桥通路的巨大纤维束(图 7-7G 和图 7-9)。中脑基底也包含黑质(substantia nigra)。黑质(其细胞含有神经黑色素)接受来自大脑皮质和纹状体的传入纤维;它向纹状体发送多巴胺能传出纤维。黑质在运动控制中起关键作用。帕金森病中出现黑质变性(参见第 13 章)。中脑基底的外部的部分称为大脑脚(cerebral peduncle)。

从运动皮质到脑神经传出核中间神经元的皮质延髓束(corticobulbar fiber)与皮质脊髓纤维是同源的。到达面神经核下部和舌下神经核的皮质延髓束纤维是交叉的(自对侧的大脑皮质)。所有其他的皮质延髓投射都是双侧交叉的(自双侧皮质)。

动眼神经(Ⅲ)纤维在两个大脑脚之间的脚间窝(interpeduncular fossa)之间发出(图 7-6)。滑车神

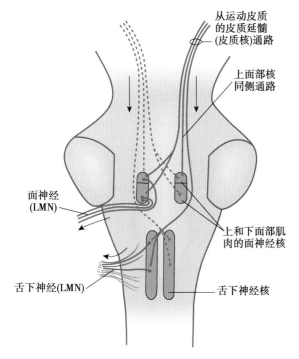

图7-9　通往第Ⅶ和Ⅻ脑神经核的皮质延髓通路。注意上面部肌肉的面神经核接收来自双侧运动皮质的下行输入，而下面部肌肉的面神经核只接收来自对侧皮质的输入。注 LMN，下运动神经元

经（Ⅳ）的纤维在中脑的另一侧，被盖部走出（图7-5）。

中脑被盖

中脑被盖（tegmentum）包括所有来自脊髓和下位脑干的上行传导束和许多下行系统。较大的红核（red nucleus）接受来自小脑的交叉传出纤维，并经由红核脊髓束将纤维发送到丘脑和对侧的脊髓。红核是运动协调的重要组成部分。

两个相邻的躯体传出核群位于上部被盖：滑车神经核（trochlear nucleus）（它形成了对侧第Ⅳ脑神经）和动眼神经核（oculomotor nucleus）（在第Ⅲ脑神经中有传出纤维）。动眼神经支配的每个眼肌都有自己的支配细胞亚群；支配上直肌的亚群是对侧的，而其他亚群与受支配的肌肉是同侧的。通往眼部的神经节前副交感神经系统（在睫状神经节中突触）起源于埃丁格-韦斯特法尔核或它的附近。

双侧的蓝斑（locus ceruleus）核位于脑室周围灰质附近。这些核团中的神经元含有去甲肾上腺素，并广泛投射到皮质、海马体、丘脑、中脑、小脑、脑桥、延髓和脊髓等。这些神经元调节睡眠-觉醒周期并控制觉醒。它们也可能调节感觉核团的敏感性。

顶盖

中脑顶盖（tectum），或顶部，是由两对丘和四叠体（corpora quadrigemina）组成的。上丘（superior colliculus）包含接收视觉和其他输入的神经元，并提供视觉反射；下丘（inferior colliculus）参与听觉反射和确定声音发源的方向。下丘接受双侧耳部的输入，并经由下四叠体臂（inferior quadrigeminal brachium）投射到丘脑的内侧膝状体核。上四叠体臂（superior quadrigeminal brachium）连接外侧膝状体核和上丘。丘有助于交叉的顶盖脊髓束的形成。后者参与突然听到声音或看到图像后的眨眼和转头反射。

导水管周围灰质

导水管周围灰质含有下行的自主神经传导束，以及抑制疼痛的内啡肽生成细胞。这一区域在慢性疼痛患者已被用作脑刺激植入的治疗靶点。

小脑上脚

小脑上脚含有从小脑齿状核到对侧红核（齿状核红核丘脑系统）和脊髓小脑前束的传出纤维。小脑纤维恰在红核的下方交叉。

血管结构

为脑干供血的血管是椎基底动脉系统的分支（图7-10；参见第12章）。旋支血管（circumferential vessel）包括小脑后下动脉、小脑前下动脉、小脑上动脉、大脑后动脉和脑桥动脉等。每条血管都沿着自己路径向它下面的脑干结构发出小的分支。其他血管被归类为正中（旁中线）穿支[median（paramedian）perforators]，因为它们从基底动脉穿入脑干。椎动脉的小延髓支和脊髓支组成第三组血管。

脑干病变

脑干解剖结构紧凑，功能多样，有重要的临床意义。即使一个单一的、相对较小的病变几乎总是损害多个核团、反射中枢、传导束或通路。这类病变通常是血管性的（如梗死或出血），但肿瘤、创伤、退行性变或脱髓鞘病变也会损伤脑干。以下则是脑干固有的（轴内的）病变引起的典型综合征。

延髓内侧综合征（medial medullary syndrome）通

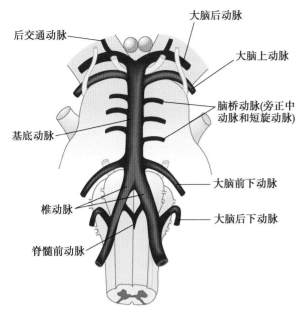

图 7-10　脑干的主要动脉（腹面观）

常累及延髓锥体、部分或全部内侧丘系和第Ⅻ脑神经。如果是一侧的病变，也被称为交叉性舌下神经偏瘫（alternating hypoglossal hemiplegia）（图 7-11）；这一术语指的是发现脑神经无力在病变的同一侧，但身体瘫痪在病变的另一侧。较大的病变可引起双侧功能缺失。受累区域由脊髓前动脉或椎动脉的内侧支供血的。

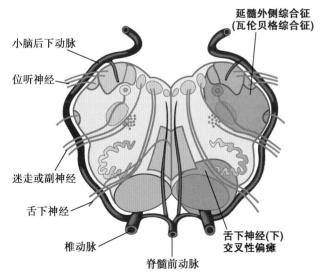

图 7-11　与延髓病变相关的临床综合征（与图 7-7C 比较）

延髓外侧综合征（lateral medullary syndrome），又称为瓦伦贝格综合征（Wallenberg syndrome），在背外侧开放的延髓内涉及以下的部分（或全部）结构（图 7-11）：小脑下脚、前庭神经核、第Ⅸ或第Ⅹ脑神经纤维和核、第Ⅴ脑神经的脊束和核、脊髓丘脑束，以及交感神经通路等［影响交感神经通路可能导致霍纳综合征（Horner syndrome）］。受累区域由椎动脉分支供血，最常见的是小脑后下动脉供血。在临床实例 7-1 中提供了一个例子。

脑干附近病变

　　脑干周围区域的占位性病变（如肿瘤、动脉瘤、脑疝）可能间接影响脑干。下面讨论的几种障碍通常是由外源性（轴外的）病变引起的。

　　脑桥小脑角综合征（cerebellopontine angle syndrome）可能累及第Ⅷ、Ⅶ脑神经或更深层结构。它通常是由肿瘤引起的，肿瘤开始时影响该区域脑神经的施万细胞（如第Ⅷ脑神经的肿瘤，图 7-3）。

　　松果体区（pineal region）肿瘤可压迫上四叠体神经板，引起垂直性凝视麻痹、瞳孔反射消失，以及其他眼部表现。可能伴有梗阻性脑积水。

　　垂直性凝视麻痹（vertical gaze palsy），也称为帕里诺综合征（Parinaud syndrome），表现为不能上下移动眼球。它是由顶盖和邻近区域受压引起的（如由松果体肿瘤引起；图 7-13，图 7-14）。

　　脑干附近的其他肿瘤包括髓母细胞瘤、第四脑室的室管膜瘤、胶质瘤、脑膜瘤和先天性囊肿。髓母细胞瘤（medulloblastoma），一种发生于儿童期的小脑肿瘤（通常发生在蚓部），可填满第四脑室并阻塞 CSF 通路。虽然脑干受压的情况很少见，但肿瘤有向脊髓蛛网膜下腔和脑部播散的趋势。

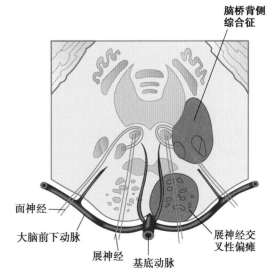

图 7-12　与脑桥病变相关的临床综合征（与图 7-7D 比较）

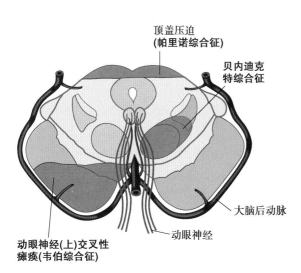

图 7-13　与中脑病变相关的临床综合征（与图 7-7G 比较）

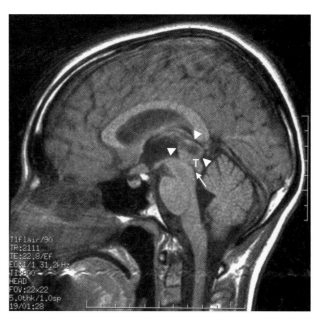

图 7-14　磁共振成像显示，在矢状位，临床实例 7-3 所述患者的占位性病变（箭头）。该占位性病变在活检显示为生殖细胞瘤，压迫四叠体神经板并阻塞大脑导水管（箭）（承蒙 Joachim Baehring 博士提供）

临床实例 7-1

一位 49 岁的风景画家，他曾游历过欧、亚、非的许多国家，因突然出现面部麻木、共济失调、眩晕、恶心和呕吐等症状入院。查体发现左半侧面部的感觉受损。左侧手臂和腿显得笨拙，左侧有意向性震颤。左侧霍纳综合征，表现为瞳孔缩小（收缩的瞳孔），上睑下垂（眼睑无力，没精神），额部出汗减少。虽然查体没有发现异常，但有右臂的主观麻木。在随后的 12 个小时内，患者出现吞咽困难，并抱怨顽固性打嗝。目前左臂的振动觉和位置觉受损，声带麻痹，咽反射减弱。右侧痛觉和温度觉也受损。MRI 显示左侧延髓外侧异常，推测为梗死，并根据小脑后下动脉闭塞，推测诊断为瓦伦贝格综合征（延髓外侧综合征）。

动脉造影显示小脑后下动脉闭塞。腰椎穿刺发现每毫升 CSF 中有 40 个白细胞（主要是淋巴细胞）。梅毒血清学检测呈阳性。患者用青霉素治疗。在接下来的 6 个月里，他的许多功能缺失都消失了，并恢复了他的活动，包括绘画。

这一病例说明了由于小脑后下动脉闭塞导致发生延髓背外侧综合征（瓦伦贝格综合征）。因为在相对较小的脑干中有如此多的结构紧密地堆积在一起，即使是相对较小的动脉，如小脑后下动脉的闭塞也会产生深远的影响。

在这一病例中，血管闭塞是由梅毒动脉炎引起的，这是三级神经梅毒的一种。虽然神经梅毒现在很少见，但脑膜血管梅毒（meningovascular syphilis）是前抗生素时代脑干卒中的一种常见原因。在评估卒中时，必须考虑到可导致脑血管受损的所有疾病。在本例中，青霉素治疗阻止了患者的神经梅毒，并可能防止了进一步的脑血管事件。

脑桥基底综合征（basal pontine syndrome）可累及受累区域的皮质脊髓束和脑神经（Ⅵ、Ⅶ 或 Ⅴ），这取决于病变的程度和水平（图 7-12）。这种综合征称为展神经（Ⅵ）、面神经（Ⅶ）或三叉神经（Ⅴ）交叉瘫。如果病变较大，还可能包括内侧丘系。血管的供应来自小脑前下动脉的穿通支或桥支。

闭锁综合征（locked-in syndrome）是由桥基底的大的病变引起，阻断了双侧皮质延髓束和皮质脊髓束通路，从而干扰了语言、面部表情和激活大部分肌肉的能力。这些脑桥病变通常是由梗死或出血所致。躯体感觉通路和网状系统通常幸免，因此患者保持清醒，并意识到他们的周围环境。眼球运动通常不受影响。因此，在这种悲剧性综合征中，患者有时可通过一种天然的代码进行交流，并可在这种状态下存活数年。在临床实例 7-2 中提供了一个例子。

小脑

总体结构

小脑的名字源自拉丁语"小脑"（little brain），位于脑桥和延髓背侧，即使对脑部进行大体检查也很容易识别。它与枕叶被小脑幕分开，并填满大部分后颅窝。较细的中线部分，蚓部，将两侧脑叶或小脑半球分开（图 7-15）。小脑的外表面显示有窄的被称为叶的脊状褶皱，其大部分是横向的。

小脑由小脑皮质和下面的小脑白质组成（见小脑皮质小节）。四个成对的深部小脑核位于小脑的白质内，在第四脑室的上方（因为它们位于脑室顶，所以有时被称为顶部核）。这些核从内侧到外侧被称为顶核、球状核、栓状核和齿状核等。

由于第四脑室位于小脑腹侧，小脑的占位性病变或肿胀（如由于梗死后水肿）可引起阻塞性脑积水。

分区

小脑分为两个对称的半球，它们通过蚓部相连，

蚓部还可以进一步细分（图 7-15）。系统发生上古老的古小脑（archicerebellum）由绒球、结节（蚓部的结节）和连接部（绒球小结叶系统）组成，它与平衡有关，并与前庭系统相连。旧小脑（paleocerebellum）由半球的前部以及蚓部的前部和后部组成，与诸如行走等推进的、刻板的运动有关。小脑的其余部分被认为是新小脑（neocerebellum），与精细运动的协调有关。

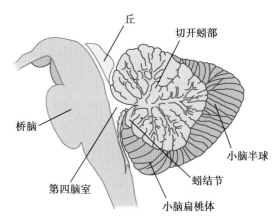

图 7-15　经小脑的正中矢状断面

临床实例 7-2

一位 53 岁的建筑师一直过着丰富多彩的生活，直到几个小时前，他突然出现上下肢无力，伴视物双影和吞咽困难。查体发现四肢无力和反射亢进，双侧巴宾斯基反射，双侧面部无力和吞咽困难。侧视受限并出现眼震。初步诊断为基底动脉血栓形成。动脉造影证实了这一诊断。

在接下来的 2 天，尽管积极的治疗，患者的功能缺失还是进展。四肢完全瘫痪，出现明显的面瘫。由于球部肌肉无力，吞咽受损，患者不能伸舌。眼球向运动受损，但垂直眼球运动仍保留。患者保持清醒，精神活动显然是保留的。他能够通过眨眼和垂直眼球运动进行交流。通过眨眼来回答简单的"是-否"问题来测试感觉，似乎完好无损。MRI 检查显示在脑桥基底有一个大的梗死灶。在接下来的 5 个月里，患者一直保持这种状态，通过眨眼与朋友和家人交流。他死于心肺骤停。

这一病例说明了闭锁综合征。脑桥基底部的梗死破坏皮质脊髓束和皮质延髓束，从而导致四肢和球部肌肉组织瘫痪。动眼神经核和滑车神经核及其神经的保留使得有一些有限的用于交流的眼球运动。感觉得以保留，可能因为梗死没有影响位于脑桥背侧的内侧丘系和脊髓丘

脑束。

这一病例也说明即使脑干有明显的损伤，只要网状系统得以保留，意识仍可以维持。

背侧脑桥综合征（dorsal pons syndrome）累及第 Ⅵ 或第 Ⅶ 脑神经或其各自的神经核，伴或不伴内侧丘系、脊髓丘脑束或外侧丘系受累。"侧视中枢"通常会受累（图 8-7）。在更喙端水平，第 Ⅴ 脑神经及其核可能不再发挥功能。受影响的区域是由旋支动脉的各种穿支（桥支）供血的。

韦伯综合征（Weber syndrome），也称为基底中脑动眼神经交叉瘫（alternating oculomotor hemiplegia）和大脑脚综合征（peduncular syndrome），累及第 Ⅲ 脑神经和大脑脚的部分（图 7-13）。在病变一侧有第 Ⅲ 脑神经麻痹，而对侧为轻偏瘫（因为病变位于锥体交叉上方）。动脉供应是由大脑后动脉的后穿通和分支。

贝内迪克特综合征（Benedikt syndrome）位于中脑的被盖，可损伤内侧丘系、红核、第 Ⅲ 脑神经及其神经核，以及相关的传导束等（图 7-13）。这一区域由旋支动脉的穿支和分支供血。

一名 18 岁的大学生近 3 个月出现餐后恶心。他呕吐了几次,体重减轻了 2.7kg(6lb)。当他开始发现垂直复视时,开始进行医学检查。神经系统查体显示,他的瞳孔直径为 5mm。瞳孔反应有光反射-调节反射分离(尝试会聚时瞳孔收缩,但光照时不收缩)。会聚导致退缩性眼震(retractory nystagmus)。观察到不对称的上视麻痹。检眼镜检查发现视神经乳头水肿。深部腱反射活跃。全身体格检查无异常。脑的 MRI 检查显示垂体区有占位病变(箭头,图 7-14),压迫四叠体神经板和阻塞大脑导水管(箭)。内镜活检显示为生殖细胞瘤。患者用放射疗法治疗很成功。

功能

小脑有几个主要功能:通过影响肌肉活动来协调熟练的随意运动,通过与前庭系统和脊髓及其 γ 运动神经元的连接,来控制平衡和肌肉张力。在小脑皮质内有一个身体部位的躯体定位组织(图 7-16)。此外,小脑还接受来自感觉系统和特殊感觉系统的侧支输入。小脑也与"运动记忆"有关。

从小脑的小矮人可以预测,小脑蚓部往往控制躯干的协调和肌肉张力,而每个小脑半球控制同侧肢体的运动协调和肌肉张力。

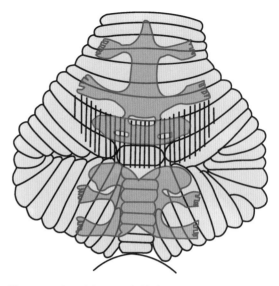

图 7-16　小脑小矮人。本体感觉和触觉刺激被投射至所示的上部(反向的)和下部(分离的)小矮人。条纹状区域代表着观察到的听觉和视觉刺激引起反应的区域(摘自 Snider R. The cerebellum[J]. Sci Am, 1958, 199(2): 84-90)

小脑脚

有三对小脑脚,位于第四脑室上方和周围,连接着小脑和脑干,并包含进出脑干的通路(图 7-5,表 7-3)。

表 7-3　小脑主要传入系统的功能和主要终端*

传入传导束	传输	分布	进入小脑的小脑脚
脊髓小脑后束	来自身体的本体觉和外感受冲动	小叶Ⅰ~Ⅵ,锥体和旁中央小叶	下脚
脊髓小脑前束	来自身体的本感觉和外感受冲动	小叶Ⅰ~Ⅵ,锥体和旁中央小叶	上脚
楔小脑束	本体觉性冲动,特别是来自头和颈部	小叶Ⅰ~Ⅵ,锥体和旁中央小叶	下脚
顶盖小脑束	经由下丘和上丘的听觉和视觉冲动	小叶,小结,襻状小叶	上脚
前庭小脑束	来自迷路的前庭冲动,直接的和经由前庭核	主要是绒球小结叶	下脚
脑桥小脑束	来自运动和大脑皮质其他部分的冲动,经由脑桥核	除绒球小结叶以外的所有小脑皮质	中脚
橄榄小脑束	来自全身经由下橄榄核中继的本体觉输入	所有小脑皮质和深部核团	下脚

小脑下脚(inferior cerebellar peduncle)包含许多来自脊髓的(包括来自脊髓小脑后束和楔小脑束的纤维,图 5-17)和低位脑干的纤维系统(包括来自下橄榄核的橄榄小脑纤维,下橄榄核发出小脑皮质内的攀缘纤维)。小脑下脚也包含来自前庭神经核和前庭神经的输入,并传出到前庭神经核。

小脑中脚(lowers brain stem)由对侧脑桥核的纤维组成。这些核接受来自大脑皮质许多区域的

输入。

小脑上脚(superior cerebellar peduncle),主要由传出纤维组成,包含向丘脑和脊髓发送冲动的轴突,在红核中发生中继(参见第 13 章)。来自脊髓小脑前束的传入纤维也通过这个脚进入小脑。

小脑的传入通路

小脑的传入主要通过小脑下脚和中脚进行,尽

管也有一些传入纤维存在于小脑上脚（见前一小节）。这些传入或者终止于小脑皮质的攀缘纤维，或者是苔藓纤维，两者都是兴奋性的（表7-4）。攀缘纤维起源于下橄榄核和浦肯野细胞树突上的突触。苔藓纤维是由桥核、脊髓、前庭神经核和网状结构的传入轴突形成，它们终止于特殊的小脑小球，在此与颗粒细胞的树突形成突触。

表 7-4　兴奋和抑制作用

兴奋作用	抑制作用
苔藓纤维→颗粒细胞	篮状细胞→浦肯野细胞体
橄榄（通过攀缘纤维）→浦肯野细胞	星状细胞→浦肯野细胞树突 高尔基细胞→颗粒细胞
颗粒细胞→浦肯野细胞	浦肯野细胞→顶核（含齿状核）
颗粒细胞→高尔基细胞	浦肯野细胞→外侧前庭神经核
颗粒细胞→篮状细胞	浦肯野细胞→浦肯野细胞
颗粒细胞→星状细胞	浦肯野细胞→高尔基细胞

小脑也有几种胺能的输入。去甲肾上腺素能输入来自蓝斑，在小脑皮质内广泛投射。5-羟色胺输入来自中缝核，也投射至小脑皮质。大多数传入纤维（包括苔藓和攀缘纤维）向小脑深部核团发送侧支，提供兴奋性输入。

小脑皮质

小脑皮质由三层组成，即软膜下外分子层、浦肯野细胞层和颗粒层，颗粒层主要由小颗粒细胞组成的内层（图7-17，图7-18）。

一个世纪以来，小脑皮质的有序组织一直吸引着神经科学家们。小脑皮质呈高度有序排列，由五种初级细胞类型组成（图7-19，图7-20）：

- 颗粒细胞（granule cell），胞体位于小脑皮质的颗粒层，是小脑皮质内唯一的兴奋性神经元。颗粒细胞向上发出轴突，进入分子层，并以 T 形分叉形成平行纤维。无髓的平行纤维垂直地穿过浦肯野细胞树突（如同电线杆之间的电话线），并在这些树突上形成兴奋性突触。谷氨酸似乎是这些突触的神经递质。
- 浦肯野细胞（Purkinje cell）提供从小脑皮质的主要输出。这些独特的神经元的胞体位于浦肯野细胞层，它们的树突在一个平面上呈扇形展开，就像日本扇子的肋骨或电话线杆上的横杆。浦肯野细胞的轴突在同侧投射至小脑深部核团，特

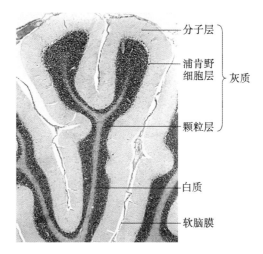

图 7-17　部分小脑的显微照片。每个小叶包含一个白质核心和一个由三层灰质组成的皮质，即颗粒层、浦肯野层和分子层。HE 染色 328（摘自 Junqueira LC，Carneiro J，Kelley RO. Basic Histology. 8th ed. New York：Appleton & Lange；1995）

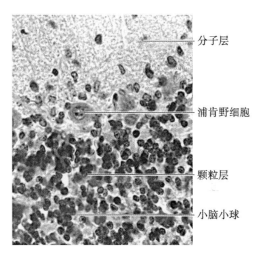

图 7-18　小脑皮质的显微照片。这种染色方法没有显示浦肯野细胞异常大的树突分枝。HE 染色，3250（摘自 Junqueira LC，Carneiro J，Kelley RO. Basic Histology. 8th ed. New York：Appleton & Lange；1995）

别是齿状核，在此形成抑制性突触。

- 篮状细胞（basket cell）位于分子层中。这些细胞接受来自平行纤维的兴奋性输入，并投射回浦肯野细胞，它们抑制浦肯野细胞。
- 高尔基细胞（Golgi cell）也位于颗粒细胞层，但是它们把树突延伸到分子层。它们接受来自平行纤维和苔藓纤维的兴奋性输入。高尔基体细胞将它们的轴突送回颗粒细胞，它们抑制颗粒细胞。
- 星状细胞（stellate cell）位于分子层，主要从平行纤维接收兴奋性输入。像篮状细胞一样，这些细胞在浦肯野细胞上产生抑制性突触。

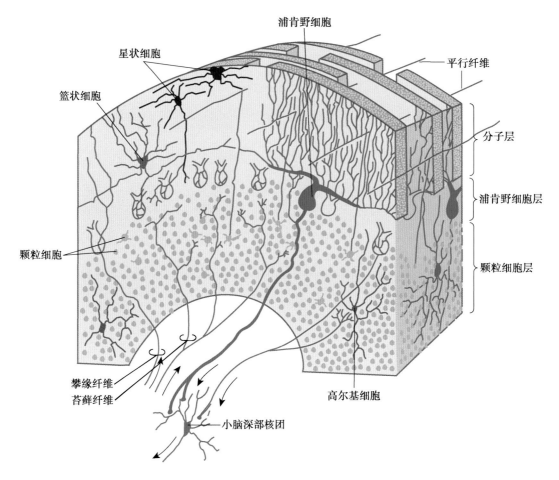

图 7-19 小脑皮质的示意图

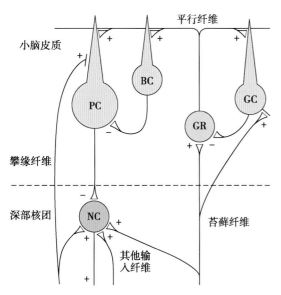

图 7-20 小脑内神经连接示意图。阴影神经元是抑制性。"+"和"-"符号表示终止是兴奋性还是抑制性。BC,篮状细胞;GC,高尔基细胞;GR,颗粒细胞;NC,深部小脑核内细胞;PC,浦肯野细胞。星状细胞的连接类似于篮状细胞的连接,除了它们大部分终止于浦肯野细胞树突(摘自 Ganong WF. Review of Medical Physiology. 22nd ed. New York:McGraw-Hill Education;2005)

深部小脑核团

小脑白质中有四对深部小脑核团:顶核、球状核、栓状核和齿状核等。这些深部小脑核的神经元投射至小脑外,因此代表来自小脑的主要传出通路。小脑深部核的细胞接受来自浦肯野细胞的抑制性输入[GABA 能的]。它们也从小脑以外的部位接收兴奋性输入,包括桥核、下橄榄核、网状结构、蓝斑和中缝核等。发出攀缘纤维和苔藓纤维的输入也将兴奋性侧支投射到深部小脑核团。由于这种排列的结果,小脑深部核团的细胞接受来自浦肯野细胞的抑制性输入和来自其他来源的兴奋性输入。小脑深部核团的细胞以强烈的速度放电,反映了会聚在深部核的对立的兴奋性与抑制性输入之间的平衡。

从小脑的传出

从深部小脑核的传出经由小脑上脚投射到对侧的红核和丘脑核,特别是腹外侧(VL)核、腹后外侧核(ventral posterolateral nucleus,VPL)。从那里,投射被送到运动皮质。这条投射链提供了齿状核红核

丘脑皮质通路（图 7-21）。通过这一通路,齿状核和其他小脑深部核的活动调节对侧运动皮质的活动。这种与对侧运动皮质的交叉连接有助于解释为什么每个小脑半球调节身体同侧的协调性和肌肉张力。

此外,小脑顶核中的神经元经由小脑下脚投射到两侧前庭神经核和对侧的网状结构、脑桥和脊髓。一些浦肯野细胞的轴突位于蚓部和绒球小结叶,也向前庭神经核发出投射。

如图 5-17 所示,来自脊髓小脑束的许多输入是不交叉的,进入它同侧起点的小脑半球。此外,每个小脑半球通过齿状核红核丘脑皮质路径投射到对侧的运动皮质（图 7-21）。

全颅脑切片中的小脑和脑干

磁共振成像显示小脑及其与脑干、脑神经、颅骨和血管的关系（图 7-23）。这些图像有助于确定小脑病变的部位、性质（实体性或囊性）和范围（见后面基亚里畸形的讨论）。

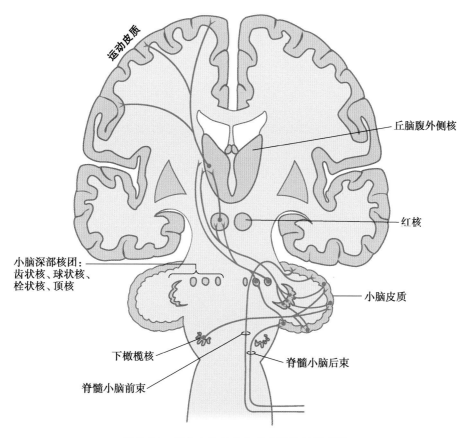

图 7-21　部分小脑传入和传出通路的示意图

临床关联

小脑疾病最典型的体征是张力减低（hypotonia）（肌张力减弱）和共济失调（ataxia）（失去产生平稳运动所需的协调的肌肉收缩）。小脑的单侧病变导致病变同侧的运动障碍。酒精中毒可以模仿小脑性共济失调,尽管其影响是双侧的。

在小脑病变的患者中,可以将运动分解成其组成部分;辨距不良（dysmetria）,其特征是不能将肢体放置在空间的一个精确的点上（如用手指触摸鼻子）;或意向性震颤（intention tremor）,一种在想要做随意运动时出现的震颤。患者也可能表现出轮替运动障碍（diadochokinesis）［轮替运动障碍症（dysdiadochokinesis）］,即不能或难以做出快速交替或连续的动作;步态共济失调,表现为向病灶侧跌倒的倾向。

各种病理过程可以影响小脑。肿瘤［尤其是星形细胞瘤（astrocytomas）］和高血压性出血可引起小脑功能障碍（图 7-22）。在某些病例中,小脑肿瘤可压迫下方的第四脑室,从而产生脑积水,这是一种神经外科急症。小脑梗死也可导致小脑功能障碍,如果梗死很大,可伴有水肿,又会压迫第四脑室,从而产生脑积水。许多代谢性疾病（特别是那些涉及氨基酸、血氨、丙酮酸和乳酸的代谢异常）和退行性疾病,包括橄榄桥小脑萎缩（olivopontocerebellar atrophies）也可能引起小脑变性。

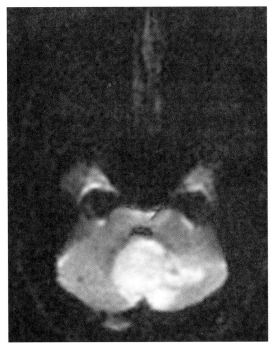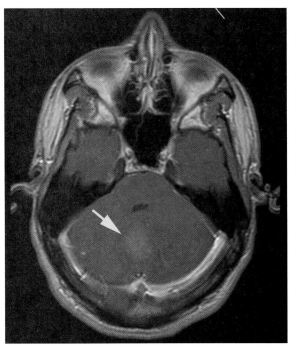

图7-22   MRI显示肿瘤(髓母细胞瘤),白色箭头所示,起源于小脑中线结构,一例29岁男性,在醒后出现头痛已一个月。查体时,由于小脑功能障碍,他无法踵趾行走,他的深反射亢进,可能是由于脑干内的皮质脊髓束受压。由于诊断及时,经颅脑脊髓放化疗后完全恢复(摘自Joachim M,Baehring,MD,DSc,Yale University School of Medicine)

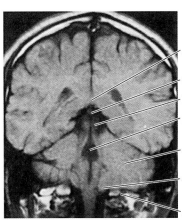

胼胝体压部

松果体

顶盖

第四脑室

小脑半球

小脑扁桃体

颅底

图7-23   MRI显示经头部第四脑室水平的冠状切面

临床实例7-4

一位43岁的女性主诉枕部头痛逐渐加重。她是右利手,不能确定,但她想,她的左手在编织时可能不那么灵巧。她有几次向左边摔倒。

除了小脑功能障碍的体征外,其他查体是正常的。她表现出左侧意向性震颤,左侧上下肢的动作协调性差。患者在尝试左上肢(如当她被要求将手快速旋后,然后旋前和再旋后时)和左下肢(当她试图用左脚快速叩击地板时)快速交替运动时表现不佳。

成像显示左侧小脑半球有一个神经胶质瘤。

该病例说明,与控制身体对侧运动的大脑皮质相反,小脑病变影响身体同侧的运动。

病例 6

一位有高血压病史的 60 岁技术员,突然出现复视和头晕。3 天后(入院前一天),她注意到右眼睑突然下垂。

神经学查体显示,瞳孔不等大(右侧比左侧小,两侧对光和调节反应正常),右眼上睑下垂,轻度眼球内陷,右侧面部出汗减少,以及向左侧凝视出现眼球震颤。右侧角膜反射减弱,但左侧正常。虽然右侧面部痛觉减退,但触觉正常;有右侧轻度周围性面部无力。悬雍垂偏向左侧,有轻微的声音嘶哑。肌力是完好的,但患者不能执行右手指鼻试验或做快速轮替运动。右上肢有意向性震颤,进一步查体显示右下肢共济失调。所有反射都正常。左侧身体痛觉减退,触觉、振动觉和位置感都正常。

鉴别诊断是什么?最可能的诊断是什么?

病例 7

一名 27 岁的研究生因主诉复视 2 周而被转入。早些时候,他发现左手的所有手指都有持续的刺痛。他还觉得好像有蚂蚁在他的左半侧脸和左半侧舌头上爬行,最近感觉双条腿都变得无力。

神经学检查显示,左眼上部视野有一个暗点,左侧内直肌无力,在向左侧凝视时粗大的水平眼震,以及左侧轻度中枢性面肌无力。所有的其他肌肉力量正常。右侧的深反射正常,左侧较活跃,并有左侧伸性跖反射。感觉系统没有特别之处。

患者于 4 个月后入院,因为他发现行走困难,并且他的言语变得粗重。神经系统查体显示以下的额外发现:宽基底共济失调步态,轻微的口齿不清,指鼻试验双侧震颤,快速轮替动作紊乱等。MRI 检查显示有许多病变。腰椎穿刺显示蛋白为 56mg,γ 球蛋白水平相对升高,电泳显示 CSF 中有数条寡克隆带。其他 CSF 检查均正常。开始使用 β-干扰素治疗。

鉴别诊断是什么?
病例在第 25 章中进一步讨论。

框 7-1 临床神经解剖学要点

阅读和领会这一章,你应该懂得和理解:

- 脑干的主要分区:延髓、脑桥和小脑、中脑
- 脑干内主要传导束
- 脑干内脑神经核
- 脑干的血供
- 与延髓(图 7-1)、脑桥(图 7-2)、中脑(图 7-3)病变相关的临床综合征
- 小脑的解剖
- 小脑的功能作用
- 小脑控制身体同侧的运动协调和肌肉张力
- 小脑皮质的细胞组织

（朱延梅　黄越　译　王维治　校）

参考文献

Caplan LR, Hopf HC (editors): *Brain-Stem Localization of Function*. Springer, 2012.

Crucco E, Hallett M: *Brainstem Function and Dysfunction*. Elsevier, 2008.

DeZeeuw C, Cicirata F (editors): *Creating Coordination in the Cerebellum*. Elsevier, 2004.

Ito M: *The Cerebellum and Motor Control*. Raven, 1984.

Manto M, Gruol DL, Schmahmann J: *Handbook of the Cerebellum and Cerebellum Disorders*. Springer, 2012.

Miller FP, Vandome AF, McBrewster J: *Brainstem*. Alphascript, 2009.

Naidich TP, Duvernoy HM, Delman BM: *Duvernoy's Atlas of the Brain Stem and Cerebellum*. Springer, 2009.

Raymond JL, Lisberger SG, Mauk MD: The cerebellum: A neuronal learning machine? *Science*. 1996;272:1126.

Riley HA: *An Atlas of the Basal Ganglia, Brain Stem and Spinal Cord*. Williams & Wilkins, 1943.

第 8 章 脑神经和相关通路
Cranial Nerves and Associated Pathways

脑神经(cranial nerve)共有 12 对。脑神经可以用名称或罗马数字来表示(图 8-1,表 8-1)。一些学者认为,嗅脚(olfactory peduncle)(参见第 19 章)和视神经(参见第 15 章)并不是真正的脑神经,而是脑部的神经纤维束,而第XI脑神经(脊髓副神经)部分是来源于脊髓的上颈段。其余的第IX脑神经均与脑干有关。

每一个临床医生都需要了解每一条脑神经,因为它们可能会受到许多疾病的影响。

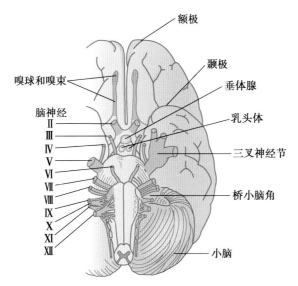

图 8-1 脑干与脑神经的腹面观

表 8-1 脑神经概览

		功能				细胞体的位置		
		功能类型*	运动神经支配	感觉功能	副交感神经功能	感觉器官或感觉神经节内	脑干内	主要连接
特殊感觉	嗅神经（Ⅰ）	SS		嗅觉		嗅黏膜		嗅黏膜投射到嗅球
	视神经（Ⅱ）	SS		眼的视觉输入		视网膜节细胞		投射到外侧膝状体、上丘
	前庭蜗神经(Ⅷ)	SS		内耳听觉和前庭觉输入		蜗神经节		投射到蜗核,然后下丘、内侧膝状体
						前庭神经节		投射到前庭核
眼球系统运动	动眼神经（Ⅲ）	SE	内直肌、上直肌、下直肌、下斜肌				动眼神经核	经内侧纵束接受来自侧视中枢的传入 PPRF
		VE			缩瞳		埃丁格-韦斯特法尔核	投射到睫状神经节,然后到瞳孔

90

续表

		功能				细胞体的位置		
		功能类型*	运动神经支配	感觉功能	副交感神经功能	感觉器官或感觉神经节内	脑干内	主要连接
	滑车神经（Ⅳ）	SE	上斜肌				滑车神经核	
	展神经（Ⅵ）	SE	外直肌				展神经核	接受 PPRF 的传入
其他纯运动神经	副神经（Ⅺ）	BE	胸锁乳突肌、斜方肌				位于 C2~C5 腹侧角	
	舌下神经（Ⅻ）	SE	舌肌、舌骨				舌下神经核	
混合神经	三叉神经（Ⅴ）	SA		面部,角膜,牙,牙龈,以及腭的感觉。舌前 2/3 感觉		半月（或三叉）神经节		投射到感觉核及三叉神经脊束,然后到丘脑 VPM
		BE	咀嚼肌				第 Ⅴ 脑神经运动核	
	面神经（Ⅶ）	BE	面部表情肌、颈阔肌、镫骨肌				面神经核	
		VA		舌前 2/3 味觉（经由鼓索）		膝状神经节		投射到孤束及其核,然后到丘脑 VPM
		VE			下颌下腺,舌下腺、泪腺（经由中间经）		上泌涎核	
	舌咽神经（Ⅸ）	VE			腮腺		下泌涎核	
		VA		舌后 1/3 一般感觉,软腭、咽鼓管的感觉。颈动脉体和颈动脉窦的感觉输入。舌后 1/3 味觉		舌咽下神经节（岩部神经节）和舌咽上神经节		投射到孤束核
		BE	茎突咽肌				疑核	
	迷走神经（Ⅹ）	BE	软腭和咽				疑核	
		VE	内脏		自主控制胸腹脏器		迷走神经背核	

		功能			细胞体的位置		
	功能类型*	运动神经支配	感觉功能	副交感神经功能	感觉器官或感觉神经节内	脑干内	主要连接
	SA		外耳道		上（颈静脉）神经节		投射到丘脑 VPM
	VA		腹部和胸部内脏感觉		迷走伸进下神经节（结状神经节）和上神经节		投射到孤束及其核

* 大多数含躯体传出成分的神经都有少量躯体传入纤维用于本体感觉。

BE,特殊内脏传出;PPRF,脑桥旁中线网状结构;SA,一般躯体传入;SE,一般躯体传出;SS,特殊感觉;VA,特殊内脏传入;VE,一般内脏传出。

脑神经纤维的起源

具有运动（传出）功能的脑神经纤维源自脑干深部的细胞团（运动核），这些细胞与脊髓前角细胞是同源的。具有感觉（传入）功能的脑神经纤维起源于脑干之外的细胞结构（一级神经核），通常是在神经节中，与脊神经后根神经节是同源的。第二级感觉核位于脑干内（参见第 7 章和图 7-6）。

表 8-1 是脑神经的概述。这个表没有用数字列出脑神经;相反,它按照功能对它们进行分组:

- 第 I、II 和 VIII 脑神经负责特殊感觉的输入。
- 第 III、IV 和 VI 脑神经控制眼球运动和瞳孔收缩。
- 第 XI 和 XII 脑神经为纯运动性（XI:支配胸锁乳突肌和斜方肌;XII:支配舌肌）。
- 第 V、VII、IX 和 X 脑神经是混合神经。
- 注意第 III、VII、IX 和 X 脑神经传递副交感神经纤维。

脑神经的功能构成

一个脑神经可以有一种或多种功能（表 8-1）。其功能组成成分是由六种类型的神经纤维从脑干发出或向脑干传递:

（1）躯体传出纤维（somatic efferent fiber）:也称为一般躯体传出纤维,支配源自体节的横纹肌,并参与眼（第 III、IV 和 VI 脑神经）和舌（第 XII 脑神经）的运动。

（2）鳃传出纤维（branchial efferent fiber）:也称为特殊内脏传出纤维（special visceral efferent fiber）,是一种特殊的躯体传出成分。它们支配来自鳃弓的肌肉,并参与咀嚼（第 V 脑神经）、做面部表情（第 VII 脑神经）、吞咽（第 IX 和 X 脑神经）、发声（第 X 脑神经）,以及转头（第 XI 脑神经）等。

（3）内脏传出纤维（visceral efferent fiber）:也称为一般内脏传出纤维,是脑部分支的节前副交感的（preganglionic parasympathetic）成分;它们走行在第 III 脑神经（眼内平滑肌）、第 VII 脑神经（唾液腺和泪腺）、第 IX 脑神经（腮腺）,以及第 X 脑神经（心脏、肺和肠的肌肉,参与运动和分泌;参见第 20 章）中。

（4）内脏传入纤维（visceral afferent fiber）:也称为一般内脏传入纤维,经由第 IX 和 X 脑神经传递来自消化道、心脏、血管和肺的感觉。一种特殊的内脏传入成分与味觉有关,携带味觉冲动的纤维存在于第 VII、IX 和 X 脑神经中。

（5）躯体传入纤维（somatic afferent fiber）:也称为一般躯体传入纤维,传递来自头部的皮肤和黏膜的感觉。它们主要存在于三叉神经（V）中。少量的传入纤维与面神经（VII）、舌咽神经（IX）和迷走神经（X）一起走行;这些纤维终止于脑干的三叉神经核。

（6）特殊感觉纤维（special sensory fiber）:见于第 I（涉及嗅觉）、II（涉及视觉）和 VIII（听觉和平衡觉）脑神经中。

脑神经与脊神经的区别

与脊神经不同,脑神经不是以规律的间隔排列的。它们在其他方面也有不同:例如,脊神经既不包含鳃传出神经,也不包含特殊感觉神经。一些脑神经只含有运动纤维（而大多数运动神经至少还有一些本体感觉纤维）,有些脑神经包含大量内脏成分。其他脑神经是完全的或主要是感觉的,还有一些是混合的,含有两种类型的成分。混合性脑神经的运动和感觉轴突在脑干的同一点进出。该点位于腹侧或腹外侧,但第 IV 脑神经除外,它从脑干背面发出（图 8-1）。

视神经的独特之处在于它连接着视网膜与脑（一些神经科学家认为,视网膜是脑部的一个特化的前哨）。视神经本质上是连接视网膜与脑部的白质传导束。视神经中的轴突由少树突细胞形成髓鞘，相比之下，周围神经中的轴突是由施万细胞形成髓鞘。

与脑神经相关的神经节

有两类神经节与脑神经有关。第一类包含脑神经内传入的（躯体的或内脏的）轴突的细胞体（这些神经节有点类似于后根神经节，后根神经节包含周围神经内的感觉轴突细胞体）。第二类包含内脏传出轴突的突触终末端，以及投射到外周的突触后（副交感神经）神经元（表8-2）。

表 8-2　脑神经相关神经节

神经节	神经	功能类型	突触
睫状神经节	III	VE	+
翼腭神经节	VII	VE	+
颌下神经节	VII	VE	+
耳神经节	IX	VE	+
肌壁间神经节（在内脏中）	X	VE	+
半月形神经节	V	SA	–
膝状神经节	VII	VA	–
下神经节和上神经节	IX	SA,VA	–
下神经节和上神经节	X	SA,VA	–
螺旋神经节	VIII（耳蜗）	SS	–
前庭神经节	VIII（前庭）	SS	–

SA，一般躯体传入；SS，特殊感觉；VA，特殊内脏传入；VE，一般内脏传出。

脑神经的感觉神经节包括半月形（加塞）神经节［semilunar（gasserian）ganglion］（第 V 脑神经），膝状神经节（geniculate ganglion）（第 VII 脑神经），耳蜗和前庭神经节（cochlear and vestibular ganglion）（第 VIII 脑神经），下和上舌咽神经节（inferior and superior glossopharyngeal ganglion）（第 IX 脑神经），上迷走神经节（superior vagal ganglion）（第 X 脑神经），以及下迷走（结状）神经节［inferior vagal（nodose）ganglion］（第 X 脑神经）。

自主神经系统的颅脑副交感神经分支（parasympathetic division）包括睫状神经节（ciliary ganglion）（第 III 脑神经），翼腭和下颌下神经节（pterygopalatine and submandibular ganglion）（第 VII 脑神经）、耳神经节（otic ganglion）（第 IX 脑神经），以及壁间神经节

（intramural ganglion）（第 X 脑神经）。前四种神经节与第 V 脑神经的分支密切相关；三叉神经分支可穿过自主神经节走行。

框 8-1　12 对脑神经的编号（ I ～ XII）和名称指代

几十年来，学生们都使用助记法来记住脑神经的名字。这是许多助记法中的一种：

哦，一旦一个人参加了解剖学期末考试，非常好的假期就像天堂

(Oh Once One Takes The Anatomy Final, Very Good Vacations Are Heavenly)		
	名称	编号
Oh	嗅神经（olfactory）	I
Once	视神经（optic）	II
One	动眼神经（oculomotor）	III
Takes	滑车神经（trochlear）	IV
The	三叉神经（trigeminal）	V
Anatomy	展神经（abducens）	VI
Final	面神经（facial）	VII
Very	前庭蜗神经（vestibulo-cochlear）	VIII
Good	舌咽神经（glossopharyngeal）	IX
Vacations	迷走神经（vagus）	X
Are	副神经（accessory）	XI
Heavenly	舌下神经（hypoglossal）	XII

（译者注：以上是按英文字母记忆的。我们汉语学生用一个口诀就轻松地解决脑神经名称的记忆：一嗅二视三动眼，四滑五叉六外展，七面八听九舌咽，迷副舌下十二全。）

脑神经的解剖关系

第 I 脑神经:嗅神经

真正的嗅神经（olfactory nerve）是短连接，从鼻腔内的嗅黏膜伸出和投射至颅腔中的嗅球（图 8-2；参见第 19 章）。在脑的每一侧有 9～15 条嗅神经。嗅球恰位于筛板上方和额叶下方［紧贴在嗅沟（olfactory sulcus）内］。嗅球的轴突走行在嗅束（olfactory tract）中，在前嗅核（anterior olfactory nucleus）中突触，终止于初级嗅皮质（primary olfactory cortex）［梨

状皮质（pyriform cortex）]以及内嗅皮质（entorhinal cortex）和杏仁核。

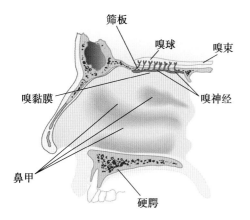

图 8-2　嗅球、嗅束、嗅黏膜和嗅神经的侧面观

临床关联

嗅觉丧失（anosmia）（嗅觉的缺失）可由涉及鼻黏膜的疾病（如病毒感染，普通感冒）引起。微小的嗅神经和嗅球可能会因颅脑创伤而受损。嗅球和嗅束位于额叶下方，容易受到额叶肿瘤和嗅沟脑膜瘤的压迫。

第Ⅱ脑神经：视神经

视神经（optic nerve）包含来自视网膜节细胞的有髓的轴突，并向脑部传递任何视觉信号。如上所述，视神经内的轴突的由少突胶质细胞形成的髓鞘。视神经穿过视神经乳头到达眼眶，在眼眶内视神经包含在脑膜鞘中。当纤维穿过视交叉时，视神经更名为视束（图 8-3）。视束轴突投射到上丘和丘脑内的外侧膝状核，它将视觉信息再传递给皮质（参见第15 章）。

第Ⅲ脑神经：动眼神经

第Ⅲ、Ⅳ和Ⅵ脑神经共同控制眼球运动，因此放在一起讨论。此外，第Ⅲ脑神经还控制瞳孔收缩。

动眼神经（oculomotor nerve）（第Ⅲ脑神经）包含起始于动眼神经核（支配除上斜肌和外直肌以外的所有眼球运动肌肉）的轴突及其邻近的埃丁格-韦斯特法尔核（发出节前的副交感神经轴突到睫状神经节）。动眼神经从大脑脚的内侧出脑，在大脑后动脉后面和小脑上动脉前面。然后它从前面穿过，平行于海绵窦外侧壁的颈内动脉，通过眶上裂离开第

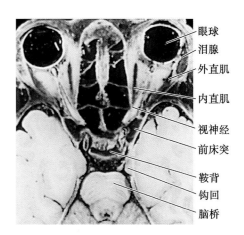

图 8-3　眶部水平的头部轴位切面

颅腔。

动眼神经的躯体传出部分支配提上睑肌（levator palpebrae superioris muscle）、上直肌、内直肌和下直肌（superior, medial, and inferior rectus muscle），以及下斜肌（inferior oblique muscle）（图 8-4）。内脏传出部分支配两条平滑肌，即睫状肌和瞳孔括约肌（the ciliary and the constrictor pupillae）。

第Ⅳ脑神经：滑车神经

滑车神经（trochlear nerve）是唯一交叉走行的脑神经。它起源于滑车神经核，滑车神经核是一组特化的运动神经元，在下部中脑内，恰位于动眼神经核的尾部（实际上构成了动眼神经核的亚核）。滑车神经轴突起源于这些神经元，在中脑内交叉，然后出现在对侧的脑干的背面。然后滑车神经在大脑后动脉与小脑上动脉（动眼神经外侧）之间的腹侧弯曲前行。它继续向前穿入海绵窦的外侧壁，经眶上裂进入眼眶。它支配上斜肌（图 8-4）。

注意，因为第Ⅲ、Ⅳ和Ⅵ脑神经通常在一起讨论，所以第Ⅴ脑神经在第Ⅵ脑神经之后讨论。

第Ⅵ脑神经：展神经

A. 解剖

展神经（abducens nerve）起源于尾端脑桥的位于背盖背内侧的展神经核的神经元。这些神经元轴突通过脑桥投射并使之移行为展神经。该神经是从桥延沟出脑，穿过海绵窦与颈内动脉紧邻，经由眶上裂出颅腔。它在颅内较长的行程使之易受到颅后窝和颅中窝病变的侵袭。展神经支配外直肌（图 8-4）。

一些来自眼肌的感觉（本体感觉）纤维存在于第

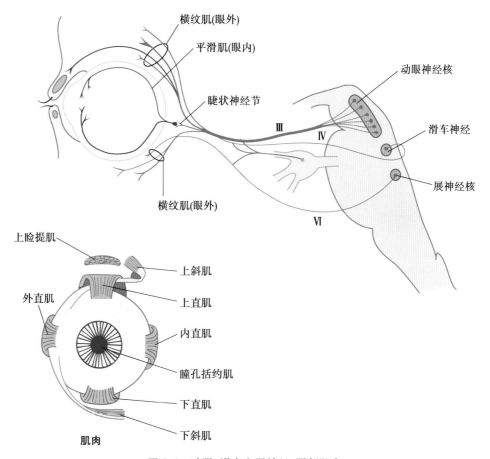

图 8-4　动眼、滑车和展神经,眼部肌肉

Ⅲ、Ⅳ 和 Ⅵ 脑神经及其他一些支配横纹肌的神经中。这些神经纤维的中枢末端位于三叉神经的中脑核内(参见第 7 章,图 7-8)。

B. 眼外肌的活动

表 8-3 和表 8-4 显示了单独的和串联操作的眼肌的动作(图 8-5)。提上睑肌对眼球没有作用,但在收缩时可将上眼睑提起。可抬起上眼睑。闭眼是由眼轮匝肌的收缩来完成的;眼轮匝肌由第 Ⅶ 脑神经支配的。

表 8-3　眼肌的功能

肌肉	主要作用	次要作用
外直肌	外展	无
内直肌	内收	无
上直肌	上提	内收、内旋
下直肌	下拉	内收、外旋
上斜肌	下拉	内旋、外展
下斜肌	上提	外旋、外展

摘自 Vaughan D, Asbury T, Riordan-Eva P. General Ophthalmology. 17th ed. New York NY: Applleton & Lange; 2008。

表 8-4　共轭肌组合

凝视的基本方向	轭肌
眼向上,右侧	右上直肌和左下斜肌
眼向右	右外直肌和左内直肌
眼向下,向右	右下直肌和左上斜肌
眼向下,向左	右上斜肌和左下直肌
眼向左	右内直肌和左外直肌
眼向上,向左	右下斜肌和左上直肌

摘自 Vaughan D, Asbury T, Riordan-Eva P. General Ophthalmology. 17th ed. NewYorK: Appleton & Lang, 2008。

C. 眼肌运动的控制

眼球运动系统以一种高度协调的方式激活各种眼外肌的活动。当眼睛环视周围时,它们的动作如此简捷而快速,称为扫视(saccades)。当目标移动时,就用一种不同的眼球运动形式,平稳追踪(smooth pursuit),用来保持图像清晰对焦。当头部或身体意外地移动时(如当一个人被颠簸时),头部和眼部肌肉的反射性运动补偿运动会补偿并保持对视觉目标的注视。这种代偿功能是通过前庭-眼

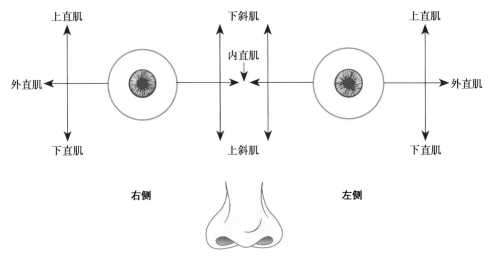

图 8-5　眼肌运动图

反射(vestibulo-ocular reflex)来实现的(参见第17章)。

　　正常情况下,移动一只眼睛的6块单独的肌肉与另一只眼睛的肌肉一起进行受控的运动。两只眼睛在空间中跟随一个物体朝同一个方向移动,但它们移动是通过同时收缩和放松不同的肌肉,这被称为共轭凝视(conjugate gaze)运动。注视在一个点上被称为会聚(vergence),这需要一组不同的肌肉,包括眼内肌。每一块眼外肌都在共轭凝视运动或会聚中发挥作用。

　　1. 凝视和会聚中枢(gaze and vergence centers),共轭凝视和会聚由脑干内的三个区域控制。在左、右展神经核附近的脑桥旁正中网状结构(paramedian pontine reticular formation)有两个侧视中枢(lateral gaze centers),而在上丘上方的顶盖前区有一个会聚中枢(vergence center)。这三个区域都可以在头部运动时由前庭系统经由内侧纵束被激活(参见第17章)。右侧的侧视中枢的激活产生向右的共轭凝视,反之亦然。对侧额叶的一些区域(眼区)通过与侧视中枢的多突触连接影响眼球随意运动,而枕叶的一些区域影响视觉追踪,并与会聚中枢有联系(图8-6)。

　　每侧侧视中枢(位于每侧的脑桥旁正中网状结构,与展神经核毗邻)的活动控制着眼球向同侧运动。因此,右侧侧视中枢通过兴奋性投射与右侧的展神经核相连,它负责激活使右眼外展的外侧直肌。右侧的侧视中枢也发送投射经由内侧纵束到对侧的(左侧)动眼神经核,并形成兴奋性突触,支配内直肌(这块肌肉负责左眼从中线向右移动)。正是这种安排的结果,右侧侧视中枢的激活导致两眼向右

侧移动(图8-6)。

　　这种支配形式也为涉及眼球运动的反射(如前庭-眼反射)提供了解剖学基础。头部突然向左旋转引起半规管中内淋巴的运动,其神经元投射到前庭神经核(图8-6)。这些核依次通过内侧纵束向右侧的侧视中枢发送兴奋性投射(也发送抑制性投射到左侧的侧视中枢)。右侧侧视中枢活动的增加引起眼球向右移动,并稳定视网膜上的图像。

　　2. 控制瞳孔大小,瞳孔的直径受动眼神经的副交感神经传出纤维和颈上神经节交感纤维的影响(图8-7)。瞳孔收缩[缩瞳(miosis)]是由副交感神经纤维的刺激引起的,而瞳孔扩张[扩瞳(mydriasis)]是由交感神经的激活引起的。通常,双侧瞳孔同时受到一个或多个因素的影响,如情绪、疼痛、药物,以及光线强度和适应能力的变化等。

　　3. 反射(reflex),瞳孔光反射(pupillary light reflex)是两眼对强光的反应性收缩。即使光线只照射到一只眼睛,两个瞳孔通常都会收缩,这是一个交感反应(consensual response)。反射的径路包括视神经纤维(或其侧支)到顶盖前区(丘脑与中脑之间的核区)(图8-8)。由顶盖前区到两侧埃丁格-韦斯特法尔核(Edinger-Westphal nucleus)(动眼神经的内脏组成成分)的短纤维,通过后连合经由动眼神经到两侧的睫状神经节。到瞳孔括约肌的副交感节后纤维被激活,而瞳孔扩张肌的交感神经被抑制。

　　调节反射(accommodation reflex)包括从枕叶视皮质到顶盖前区的通路。从这里,连接到所有的第Ⅲ、Ⅳ和Ⅵ脑神经的核的纤维可以引起眼外肌的会聚,以及每只眼内收缩肌和睫状肌的副交感神经的激活。

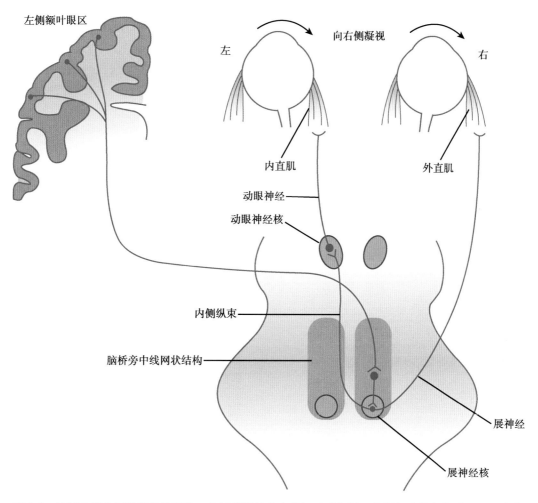

图 8-6　控制右侧共轭凝视的脑回路。右侧凝视的自主共轭运动起源于左侧额叶的额部眼区。这个指令刺激侧视控制中枢，即邻近于展神经核的右侧脑桥旁中线网状结构。这进而激活右侧的展神经核，使右眼向右侧转，并通过内侧纵束投射到左侧的动眼神经核，使左眼向右侧转（摘自 Aminoff MJ, Greenberg DA, Simon RP. Clinical Neurology. 6th ed. New York：McGraw-Hill Education；2005）

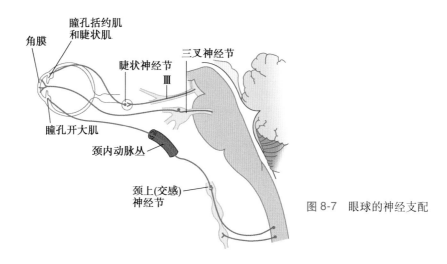

图 8-7　眼球的神经支配

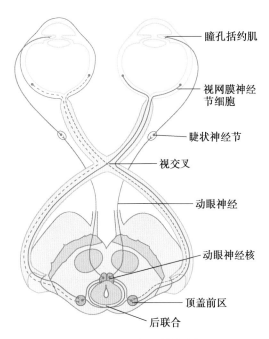

- 瞳孔括约肌
- 视网膜神经节细胞
- 睫状神经节
- 视交叉
- 动眼神经
- 动眼神经核
- 顶盖前区
- 后联合

图 8-8　瞳孔光反射的路径

D. 第Ⅲ、Ⅳ和Ⅵ脑神经及其连接的临床联系

1. 症状和体征，临床表现包括斜视、复视和上睑下垂。斜视（strabismus, squint）是一只或两只眼的偏斜。内斜视时，视轴相互交叉；外斜视时，视轴彼此分开。复视（diplopia, double vision）是一种主观现象，患者述说通常用双眼看东西时出现，它是由视轴的不对齐引起的。上睑下垂（ptosis, lid drop）是由于提上睑肌无力或瘫痪而引起的；也可见于第Ⅲ脑神经病变，有时也可见于重症肌无力患者。

2. 眼肌麻痹的分类，引起眼肌麻痹的第Ⅲ、Ⅳ和Ⅵ脑神经的病变，可以是中枢的，或者是周围的（表 8-5）。

表 8-5　个别眼肌的麻痹*

肌肉	神经	眼球偏差	看时出现复视	图像方向
内直肌	Ⅲ	向外（外斜视）	向鼻侧	垂直
上直肌	Ⅲ	向下和向内	向上和向外	斜方
下直肌	Ⅲ	向上和向内	向下和向外	斜方
下斜肌	Ⅲ	向下和向外	向上和向内	斜方
上斜肌	Ⅳ	向上和向外	向下和向内	斜方
外直肌	Ⅵ	向内（内斜视）	向颞侧	垂直

*复视仅在患侧眼想做这些动作时出现。

a. 动眼神经麻痹（oculomotor paralysis），即第Ⅲ脑神经麻痹，眼外肌麻痹的特征是发散性斜视、复视和上睑下垂。眼睛向下和向外偏斜。眼内肌麻痹的特征是瞳孔散大，以及对光和调节反射消失。可能

有个别的第Ⅲ脑神经的肌肉麻痹，如表 8-5 所示。

第Ⅲ脑神经孤立的受累（通常有瞳孔散大）是沟回疝（uncal herniation）的一个早期征象，因为扩大的大脑半球占位病变把动眼神经压向小脑幕。第Ⅲ脑神经穿过颈内动脉与后交通动脉连接处；因此，后交通动脉瘤可压迫动眼神经。孤立的第Ⅲ脑神经麻痹也发生在糖尿病，可能是由于缺血性损伤，而当由糖尿病引起时，通常瞳孔不受影响（图 8-9）。

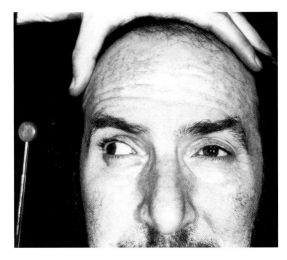

图 8-9　一例糖尿病患者左侧动眼神经（第Ⅲ脑神经）麻痹。左眼不能内收，左眼上睑下垂，瞳孔功能正常（摘自 Riordan-Eva P, Witcher JP. Vaughan & Asbury General Ophthamology. 17th ed. New York. NY: McGraw-Hill Education; 2008）

b. 滑车神经麻痹（trochlear paralysis），即第Ⅳ脑神经麻痹，这种罕见的情况以轻微的内斜视和向下看时出现复视为特征。患者不能向下和向内看，因此下楼梯有困难。患者头部倾斜以作为代偿调节，这可能是滑车病变的第一个指征。

c. 展神经麻痹（abducens paralysis），即第Ⅵ脑神经麻痹，由于第Ⅵ脑神经的行程很长，这种眼麻痹是最常见的。眼睛外展无力。展神经麻痹的特征包括内斜视和复视。

d. 核间性眼肌麻痹（internuclear ophthalmoplegia），内侧纵束（展神经核的吻端）病变影响眼球的共轭运动。例如，左侧内侧纵束的单侧病变可产生一种综合征，当患者试图向右看时，左眼不能内收。这是因为来自右侧凝视中枢的上行性影响，不能再到达左侧动眼神经核（图 8-6）。外展的眼（如看向右侧的眼）通常有眼震（快速的痉挛动作）。左眼内收受损并非由于内直肌无力（因为该肌肉在会聚时可被激活），而是反映动眼神经核与对侧的侧视中枢

的分离。这种综合征被称为核间性眼肌麻痹。单侧的核间性眼肌麻痹常被认为是脑干缺血性疾病的结果,双侧的核间性眼肌麻痹可见于多发性硬化患者。

第V脑神经:三叉神经

A. 解剖

三叉神经(trigeminal nerve),如图8-10所示,有一个大的感觉根(sensory root),它传导来自头部和面部大部分皮肤和黏膜的感觉,还有一个较小的运动根(motor root),它支配大部分咀嚼肌(咬肌、颞肌、翼状肌、下颌舌骨肌),以及中耳的鼓膜张肌等。

该神经的运动纤维(小部分)起源于脑桥的三叉神经运动核;这细胞群接受来自皮质延髓束的双侧输入和来自三叉神经脊束的反射连接,并控制参与咀嚼的肌肉。

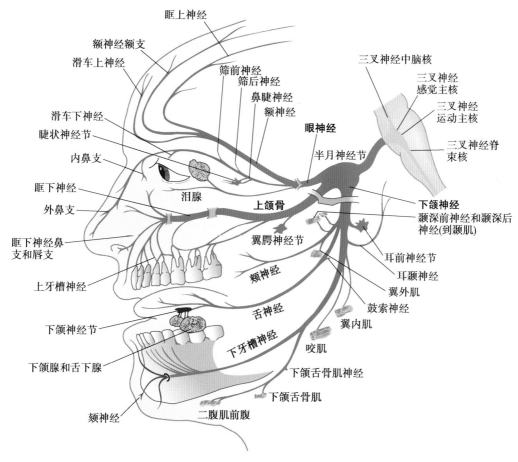

图 8-10 三叉神经及其分支

其感觉根(神经的主要部分)起源于海绵窦外侧的一个小的硬膜囊(梅克尔腔)中的三叉神经节(也称为半月神经节)细胞。它经过在天幕的岩上窦与颅底之间从后方进入脑桥。

眼支(ophthalmic division)纤维经过眶上裂进入颅腔。上颌支(maxillary division)的纤维穿过圆孔。下颌支(mandibular division)的感觉纤维,与参与咀嚼的运动纤维一起穿过卵圆孔。

传导轻触觉三叉神经纤维投射到三叉神经主核[main(principal)trigeminal nucleus](图7-8)。发生突触后,这条通路从三叉神经主核经由三叉丘脑前束的交叉纤维和三叉丘脑后束的未交叉纤维,走行到丘脑腹后内侧核(ventroposteromedial nucleus,VPM)和更高级的中枢。三叉神经的疼痛和温度觉纤维进入脑干后,转向尾端,并在三叉神经脊束(spinal tract)内下降一小段的距离。这些纤维与三叉神经脊束核的二级神经元形成突触,然后从那里,通路经由三叉丘脑前束到达丘脑。三叉神经中的本体感受纤维投射到三叉神经中脑核(mesencephalic trigeminal nucleus),即其细胞体所在的部位。侧支投射到三叉神经运动核,反射连接传递到小脑和第V、VII和IX脑神经的运动核。面部各支的感觉分布如图8-11、表8-6所示。

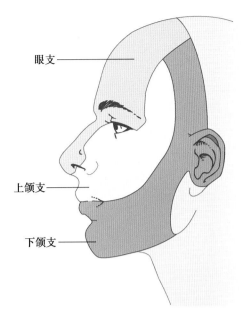

图 8-11　三叉神经的感觉分布

表 8-6　三叉神经的分布

眼支

皮肤区域见图 8-12

角膜、结膜和眼内结构(巩膜由睫状神经丛前支纤维支配)

鼻窦黏膜(额窦、蝶窦和筛窦)

鼻中隔上部和前部黏膜及鼻腔外侧壁黏膜

泪道

上颌支

皮肤区域见图 8-12

上颌窦黏膜

鼻中隔后部黏膜和鼻腔下部黏膜

上牙及上牙龈

硬腭

腭扁桃体(经蝶腭神经节、岩大神经和中间神经)

下颌支

皮肤区域见图 8-12

颊黏膜、下颌、口腔底部、舌

下颌肌本体感觉

下牙和下牙龈

乳突小房

咀嚼肌

改编自 Haymaker W. Bing Local Diagnosis in neurological Disease. 15th ed. Philadeiphia,PA;CV Mosby,1969。

角膜反射(corneal reflex)(刺激角膜引起保护性眨眼反应)的传入轴突在三叉神经的眼支和三叉神经脊束和核中传导。从那里,冲动被中继到面神经(第Ⅶ脑神经)核,投射到眼轮匝肌的运动神经元被激活(因此,角膜反射的传出支由第Ⅶ脑神经传导

的)。下颌反射(jaw jerk reflex)是咬肌的单突触(牵拉)反射。肌肉的快速牵拉(用叩诊锤轻轻引出)引起三叉神经下颌支内的 I α 感觉轴突传入冲动,它向三叉神经中脑核发送侧支,再向三叉神经运动核发送兴奋性投射。因此,下颌反射的传入和传出纤支都在三叉神经内走行。

B. 临床关联

三叉神经受累的症状和体征包括一种或多种神经感觉形态的丧失,因鼓膜张肌麻痹而导致听力受损,咀嚼肌麻痹,下颌骨向患侧偏斜,反射消失(角膜、下颌、喷嚏反射),牙关紧闭,在某些疾病中,会出现咀嚼肌的强直性痉挛。

因为三叉神经脊束位于延髓和下位脑桥,邻近脊髓丘脑侧束,在这些水平外侧的病变会引起交叉性感觉障碍,即同侧面部与对侧面部以下躯体的痛觉和温度觉减退。例如,瓦伦贝格综合征(Wallenberg syndrome)就发生这种情况,通常是由小脑后下动脉闭塞造成延髓外侧损伤。

三叉神经痛(trigeminal neuralgia)以三叉神经一个或多个分支的剧烈疼痛发作为特征。虽然病因不总是很清楚,但一般认为,可能由神经根进入区小血管的压迫引起的。三叉神经痛也见于一些多发性硬化患者。即使是轻微刺激嘴唇、面部或舌头上对寒冷或压力敏感的敏感区,也会产生疼痛。受累通常是单侧的。卡马西平对三叉神经痛有帮助。

第Ⅶ脑神经:面神经

A. 解剖

面神经由固有面神经(facial nerve proper)和中间神经(nervus intermedius)组成(图 8-12)。两部分均穿过内听道,那里有传导味觉的膝状神经节(geniculate ganglion)。固有面神经包含起源于面神经(Ⅶ)核的轴突。神经从茎乳孔出颅,支配面部表情肌、颈阔肌和内耳的镫骨肌。

中间神经发出副交感节前纤维到翼腭神经节(pterygopalatine ganglion),支配泪腺,并经由鼓索神经到口腔中的颌下腺和舌下腺,支配唾液腺。

中间神经的内脏传入成分,连同膝状神经节的胞体,将舌前 2/3 的味觉经由鼓索(chorda tympani)传递到孤束和孤束核。来自外耳皮肤的躯体传入纤维经由面神经传入脑干。这些纤维连接三叉神经

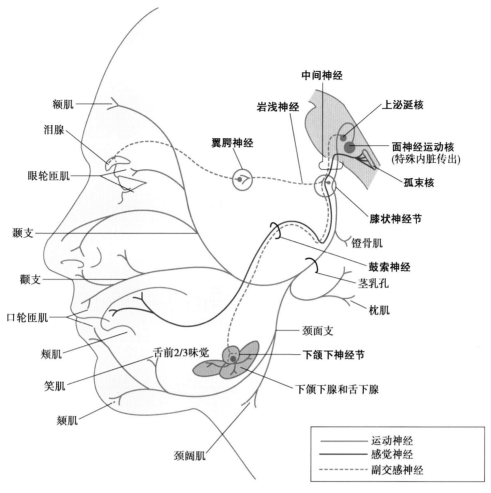

额肌

泪腺

眼轮匝肌

颞支

颧支

口轮匝肌

颊肌

笑肌

颏肌

颈阔肌

翼腭神经

舌前2/3味觉

中间神经

岩浅神经

上泌涎核

面神经运动核
(特殊内脏传出)

孤束核

膝状神经节

镫骨肌

鼓索神经

茎乳孔

枕肌

颈面支

下颌下神经节

下颌下腺和舌下腺

	运动神经
	感觉神经
	副交感神经

图 8-12　面神经

核,实际上是三叉神经感觉系统的一部分。

上泌涎核通过背侧纵束和反射连接,接受来自孤束核的皮质冲动。内脏传出轴突经由第Ⅶ脑神经的上泌涎核至翼腭神经节和下颌神经节。它们在那里与神经节后副交感神经元形成突触,支配颌下腺和舌下唾液腺。

味觉纤维经过鼓索和中间神经到达孤束核,它们通过内侧丘系和丘脑 VPM 与大脑皮质相连,并通过反射神经元与第Ⅶ脑神经的泌涎核和运动核相连接。皮质味觉区位于下中央(面)区,它延伸到顶叶的岛盖面和邻近的岛叶皮质。

B. 临床关联

面神经核通过皮质延髓束(皮质核束)接收交叉和未交叉的纤维(图 7-9)。前额以下的面部肌肉接受对侧皮质的神经支配(仅有交叉的皮质延髓纤维)。因此,面神经核吻端的病变,即中枢性面神经病变导致除了额肌和眼轮匝肌外的对侧面肌瘫痪。

例如,这可能是由于卒中损伤了大脑半球的部分运动皮质造成的。由于额肌和眼轮匝肌接受双侧皮质的神经支配,它们不会因一侧运动皮质或其皮质延髓通路的病变而发生瘫痪。

面神经核本身或其鳃传出纤维(固有面神经)的完全破坏使同侧面肌全部瘫痪,这相当于周围性面部病变。周围性面瘫(peripheral facial paralysis),即贝尔麻痹(Bell palsy)可作为一种特发性疾病发生,但它被视为糖尿病的并发症,也可由肿瘤、结节病、AIDS 和莱姆病引起的。当试图闭上眼睑时,患侧的眼球可能会向上转动。

症状和体征取决于病变部位。茎乳孔内或外面的病变可导致患侧的所有面部表情肌弛缓性麻痹(下运动神经元型);这可由刺伤或腮腺肿胀引起(如见于腮腺炎)。面神经管病变影响鼓索神经,导致同侧唾液分泌减少和舌前 2/3 的味觉丧失。面神经管的上部病变可使镫骨肌瘫痪。中耳的病变累及第Ⅶ脑神经的所有组成成分,而内耳道肿瘤(如神经鞘瘤)可导致第Ⅶ和Ⅷ脑神经功能障碍。

第Ⅷ脑神经:前庭耳蜗神经

第Ⅷ脑神经是起源于内耳迷路螺旋神经节和前庭神经节的两个神经(图 8-13)。它通过内听道进入颅腔,从桥小脑角内的小脑中脚后缘的后方进入脑干。蜗神经与听力有关;前庭神经是平衡系统(位置觉)的一部分。听觉系统的功能解剖学(及其临床相关性)在第 16 章中讨论,前庭系统在第 17 章中讨论。

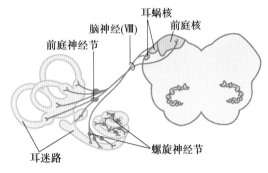

图 8-13　前庭蜗神经

第Ⅸ脑神经:舌咽神经

A. 解剖

第Ⅸ脑神经包含几种类型的纤维(图 8-14)。来自疑核(ambiguus nucleus)鳃传出纤维(branchial efferent fiber)通过茎突咽肌。

内脏传出(副交感神经节前)纤维来自下泌涎核(inferior salivatory nucleus)经鼓室神经丛和岩小神经到耳神经节(otic ganglion),节后纤维从耳神经节进入腮腺。下泌涎核经由背侧纵束接受皮质冲动,并从孤束核接受反射。

内脏传入纤维来自下神经节(inferior ganglion)(以前称岩神经节)的单极细胞。在中枢,它们终止于孤束和孤束核,并投射到丘脑 VPM,最后到皮质。在外周,第Ⅸ脑神经的内脏感觉纤维内脏传入轴突支配咽、软腭、舌后 1/3、喉部、扁桃体、咽鼓管和鼓室的一般感觉。它们通过窦神经支配颈动脉体(carotid body)和颈动脉窦(carotid sinus)的特殊感受器,这些感受器与呼吸、血压和心率的反射性控制有关。特殊的内脏传入传导舌后 1/3 的味蕾,并通过上神经节(superior ganglion)将冲动传递到脑干的味觉核。少数躯体传入纤维经舌咽神经通路进入和终止于三叉神经核。

舌通过多种途径接受感觉神经支配:第Ⅲ脑神经含有味觉纤维,第Ⅶ脑神经司舌前 2/3 味觉,第Ⅸ脑神经司舌后 1/3 味觉,第Ⅹ脑神经司会厌部味觉;而一般感觉传入纤维由第Ⅴ脑神经介导(图 8-15)。味觉的中枢通路如图 8-16 所示。

B. 临床关联

疾病过程(如神经痛)很少单独累及舌咽神经,它通常与迷走神经和副神经一起受累,因为它们离得很近。咽(呕吐)反射[pharyngeal(gag)reflex]依赖于第Ⅸ脑神经的感觉成分,第Ⅹ脑神经则支配运动部分。如果该神经受伤,触碰患侧咽部不会产生呕吐。颈动脉窦反射(carotid sinus reflex)的感觉成分依赖于第Ⅸ脑神经。按压颈动脉窦通常会导致心率减慢和血压下降。

第Ⅹ脑神经:迷走神经

A. 解剖

来自疑核的鳃传出纤维组成迷走神经和副神经(Ⅺ)的颅内部分的细根。这其中迷走神经的部分传到软腭和咽的肌肉(图 8-17)。副神经部分与颅外的迷走神经结合,经喉返神经到达喉内肌。

内脏传出纤维来自迷走神经背侧运动核(dorsal motor nucleus),支配胸和腹部脏器。它们的节后纤维起源于内脏内或靠近内脏的末梢神经节。它们抑制心率和肾上腺分泌,刺激胃肠道蠕动,以及胃、肝和胰腺的腺体活动(参见第 20 章)。

上神经节(superior ganglion)(以前称为颈静脉神经节)内单极细胞的躯体传入纤维,经第Ⅹ脑神经的耳支向外耳道和部分耳垂发送外周分支。它们还通过脑膜回返支向后颅窝硬脑膜发出周围分支。中枢支与第Ⅹ脑神经一起经过脑干,并终止于三叉神经脊束和脊束核。

下神经节(inferior ganglion)(以前称为结状神经节)内单极细胞的内脏传入纤维发出外周分支到咽、喉、气管、食管,以及胸和腹腔脏器等。它们还向会厌区的味蕾发送一些特殊的传入纤维。中枢分支向走行到孤束,并终止于孤束核。迷走神经的内脏传入纤维传递腹胀感和恶心感,以及与调节呼吸深度和控制血压有关的冲动。疑核接受来自皮质延髓束的皮质连接,并接受来自锥体外系、顶盖延髓束和孤束核的反射连接。

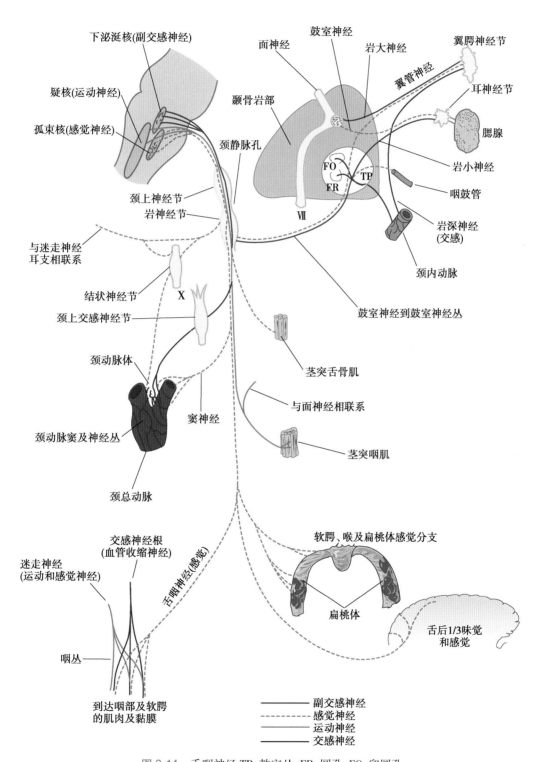

图 8-14　舌咽神经　TP：鼓室丛；FR：圆孔；FO：卵圆孔

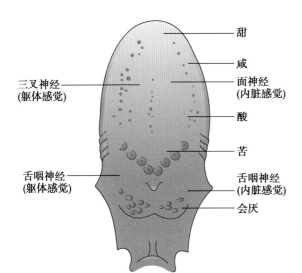

图 8-15   舌的感觉神经支配

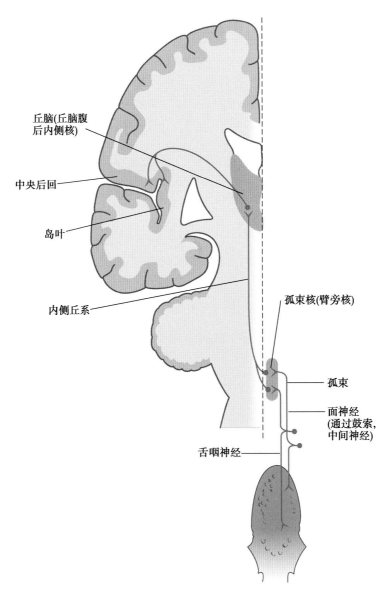

图 8-16   味觉通路图

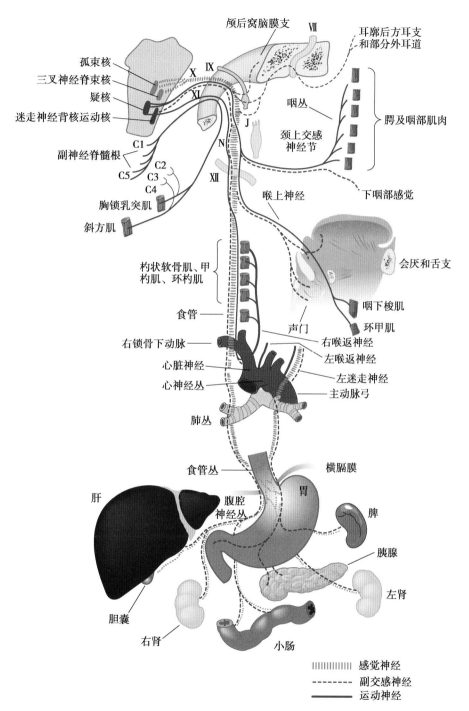

图 8-17 迷走神经 J:颈静脉(上)神经节;N:结状(下)神经节

B. 临床关联

迷走神经的病变可以是延髓内的,也可以是周围的。颅底附近的迷走神经病变通常累及舌咽神经和副神经,有时也影响舌下神经。完全切断双侧的迷走神经是致命的。

在颅穹窿内或颅底附近的单侧迷走神经病变,可引起广泛的腭、咽和喉的功能障碍。软腭无力和可能松弛,可造成说话有鼻音。声带无力或麻痹可导致声音沙哑。可能有吞咽困难,并可能出现心律失常。

由迷走神经引起的喉返神经损伤(recurrent laryngeal nerve),可由于肿瘤的侵袭或压迫或甲状腺手术的并发症而发生。它可能伴有声音沙哑或发音过低。

第ⅩⅠ脑神经:副神经

A. 解剖

副神经由两个不同的部分组成:颅内部分和脊髓部分(图 8-18)。

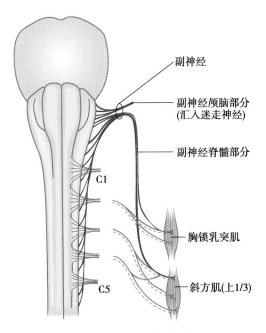

图 8-18　副神经的示意图(下面观)

在颅内成分中,鳃传出纤维(从疑核到喉内肌)在颅腔内并入副神经,但在颅外是迷走神经的一部分。

在脊髓部分,来自前 5 或 6 个节段颈髓前角外侧部的鳃传出纤维,通过枕骨大孔上升成为副神经的脊神经根,并通过颈静脉孔离开颅腔。这些纤维支配胸锁乳突肌(使头部转向对侧)和部分纤维支配斜方肌。脊髓成分的中枢连接是典型的下运动神经源性质,如经过皮质脊髓束的随意冲动,经过基底核的姿势冲动,以及经由前庭脊髓束和顶盖脊髓束的反射等。

B. 临床关联

脊髓组成成分的中断会导致胸锁乳突肌瘫痪,引起头部不能向对侧转动,以及斜方肌上部瘫痪,其特征是翼状肩胛和同侧肩部不能耸肩。

病例 8

一名 24 岁的医学院学生在一天早上刮胡子时注意到,他的左脸无法活动。他担心是严重问题,可能是卒中。在这次突然发病的前一周,他曾有流感样症状。

神经学检查显示,患者不能皱左侧额头,也不能露出左侧牙齿或噘嘴。左侧的舌前 2/3 味觉异常,他闭左眼也有困难。对泪液分泌的检查显示,右侧泪腺分泌正常,但左侧泪腺分泌很少。噪音过大导致患者不适,除此之外,患者健康状况良好,无其他体征或症状。

鉴别诊断是什么? 最可能的诊断是什么?

病例 9

一位 56 岁的邮递员主诉,大约 6 个月前开始的右面部刺痛。这种疼痛一天会发生几次,每次只持续几秒钟。患者不能刮胡子,因为触碰右面颊会引起一种难以忍受的疼痛(他现在满脸胡须)。在刮风的日子里,发作似乎更加频繁。有时饮水或吃饭都会触发疼痛。患者近期体重减轻。牙科医生并没有发现任何与牙齿有关的问题。

神经系统检查几乎完全正常。然而,当检查患者的面部的触觉或痛觉时,每次触碰右面颊都会引发疼痛发作。

最可能的诊断是什么? 放射线检查有用吗?

病例在第 25 章进一步讨论。用于确定脑神经功能的测试见附录 A。

第ⅩⅡ脑神经:舌下神经

A. 解剖

来自延髓灰质腹侧正中部的舌下神经核(hypoglossal nucleus)的躯体传出纤维,在锥体与橄榄之间走出形成舌下神经(图 8-19)。该神经经由舌下神经管出颅,到达舌的肌肉。舌的少量本体感觉纤维经舌下神经,终止于脑干的三叉神经核。舌下神经的运动分支分布于舌骨肌和舌骨下肌,其纤维来源于第一颈神经的交通支。第ⅩⅡ脑神经的感觉性脑膜返支支配颅后窝的硬脑膜。

舌下神经核的中枢连接包括皮质延髓(皮质核)束的运动系统(有交叉纤维,如图 7-9),以及来自三叉神经感觉核和孤束核的反射神经元(未显示)。

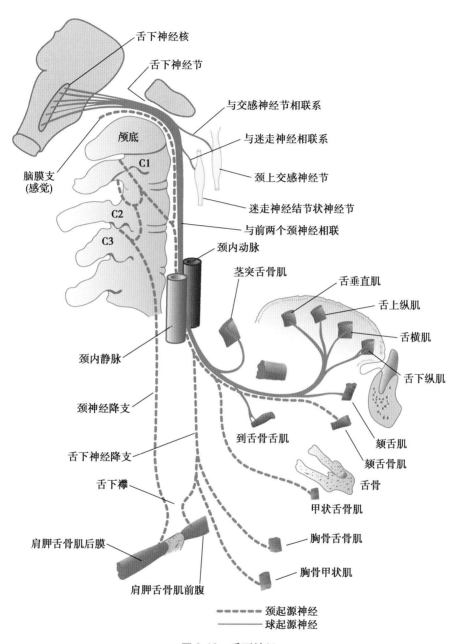

图 8-19 舌下神经

B. 临床关联

影响舌下神经的周围病变通常来自机械原因。核性和核上性病变有多种原因（如肿瘤、出血、脱髓鞘等）。

延髓病变产生的特征性症状，与延髓内后四组脑神经核，以及通过延髓的运动和感觉通路受累有关。后颅窝的髓外病变可能累及后四组脑神经根由延髓出现到出颅之间这段径路。

框 8-2　临床神经解剖学要点

阅读和领会这一章，你应该懂得和理解：

- 脑神经的总体位置（图 8-1）
- 各个脑神经的运动和感觉功能（表 8-1）
- 每个脑神经细胞体的位置（表 8-1 和每个脑神经示意图）
- 与各个脑神经关联的神经节（表 8-2）
- 各个脑神经的解剖走行
- 眼肌的作用（表 8-3，图 8-5）
- 每个脑神经损伤的临床表现，包括凝视麻痹，核间眼肌麻痹，以及上与下面神经病变

（陈莉　王佳伟 译　王维治 校）

参考文献

Binder DK, Sonne DC, Fischbein DJ: *Cranial Nerves: Anatomy, Pathology, Imaging.* Thieme, 2010.

Foley JM: The cranial mononeuropathies. *N Engl J Med.* 1969; 281:905.

Hanson MR, Sweeney PJ: Disturbances of lower cranial nerves. In: *Neurology in Clinical Practice.* 2nd ed. Bradley WG, Daroff RB, Fenichel GM, Marsden CD (editors). Butterworth-Heinemann, 1996.

Horn AK, Leigh RJ: Anatomy and physiology of the ocular motor system. *Handbook Clin Neurol.* 2011;102:21–69.

Netter FH: *Netter's Cranial Nerve Collection.* Elsevier, 2016.

Rea P: *Clinical Anatomy of the Cranial Nerves.* Academic Press, 2014.

Samii M, Jannetta PJ (editors): *The Cranial Nerves.* Springer-Verlag, 1981.

Sears ES, Patton JG, Fernstermacher MJ: Diseases of the cranial nerves and brain stem. In: *Comprehensive Neurology.* Rosenberg R (editor). Raven, 1991.

Vilensky JA, Robertson WM, Suarez-Quian C: *Clinical Anatomy of the Cranial Nerves.* Wiley, 2015.

Wilson-Pauwels L, Akesson EJ, Stewart PA, Spacey SD: *Cranial Nerves in Health and Disease.* 2nd ed. BC Decker, 2002.

第9章 间脑：丘脑和下丘脑
Diencephalon：Thalamus and Hypothalamus

间脑包括丘脑及其膝状体、下丘脑、底丘脑，以及上丘脑等（图9-1）。第三脑室位于间脑的两半部之间。

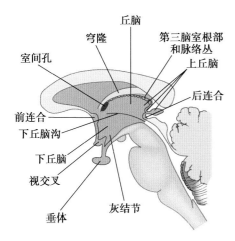

图9-1 经间脑正中矢状切面

在第三脑室侧壁上的小沟，即下丘脑沟（hypothalamic sulcus）从背侧将丘脑与下丘脑和下面的底丘脑分开。

丘脑

解剖标志

脑的每半部分都包含一个丘脑（thalamus），是一个大的、卵形的灰质核团（图9-2）。它宽阔的后端，丘脑枕（pulvinar），延伸至内侧和外侧膝状体。丘脑吻端包含丘脑前结节（anterior thalamic tubercle）。在许多个体中，丘脑间有一个短的丘脑间粘连（interthalamic adhesion），即中间块（massa intermedia），穿过狭窄的第三脑室（图9-1）。

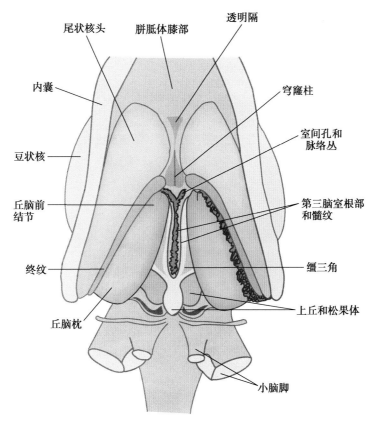

图9-2 部分切除覆盖的胼胝体后的间脑背侧面。蓝色区域为丘脑

丘脑白质

丘脑辐射(thalamic radiations)是从丘脑外表面发出的纤维束,终止于大脑皮质。外髓板(external medullary lamina)是丘脑外表面靠近内囊的一层有髓纤维。内髓板(internal medullary lamina)是一层垂直的白质薄片,它在前部分叉,并将丘脑分为外侧部、内侧部和前部(图9-3)。

丘脑核

从解剖学的角度看,丘脑核团主要有五组,每组都有特定的纤维连接(图9-3,图9-4;表9-1)。

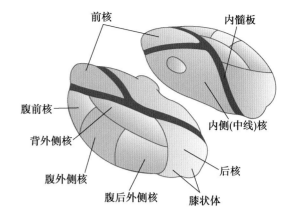

图 9-3　丘脑模式图(内侧、外侧视图)

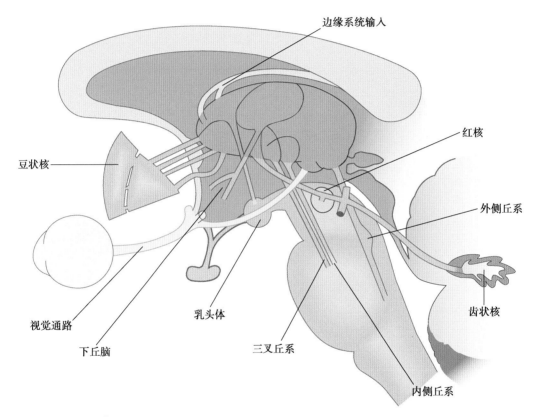

图 9-4　带有传入纤维系统的丘脑侧视示意图

表 9-1　丘脑核团的功能分区

类型	核团	类型	核团
感觉	外侧膝状体	多模的	丘脑枕
	内侧膝状体		后外侧核
	VPL		背外侧核
	VPM	板内核	网状核
运动	腹前核		中央中核
	腹外侧核		板内核
边缘系统	前核		
	背内侧核		

A. 前核团

这组前核团神经元形成了丘脑的前结节,并以内髓板的分支为边界,它通过乳头丘脑束接收来自乳头体的纤维,并投射到扣带回皮质。

B. 中线核

这些中线核细胞群就位于第三脑室内壁的下方和在丘脑间粘连中。它们与下丘脑和中央导水管周围灰质相连。中央中核(centromedian nucleus)与小脑和纹状体相连。

C. 内侧核

这些内侧核包括内髓板内侧的大部分灰质:投

射至额叶皮质的板内核（intralaminar nucleus）和背内侧核。

D. 外侧核团

外侧核团是丘脑的大部分，位于丘脑枕的前部，在外髓板与内髓板之间。这些核团包括网状核（reticular nucleus），在外髓板与内囊之间，腹前核（ventral anterior nucleus）与纹状体相连，腹外侧核（ventral lateral nucleus，VL）投射到大脑运动皮质，背外侧核（dorsolateral nucleus）投射到顶叶皮质，以及腹后核群（ventral posterior group）（也称为腹基底核群）投射至后中央回，并接收来自内侧丘系、脊髓丘脑束和三叉神经束的纤维。

丘脑腹后核群分为腹后外侧核（ventral posterolateral nucleus，VPL）和腹后内侧核（ventroposteromedial nucleus，VPM），VPL 中继来自躯体的感觉输入，VPM 中继来自面部的感觉输入。腹后核通过内囊将信息投射至同侧大脑半球的感觉皮质（参见第 10 章）。

E. 丘脑后核

丘脑后核包括枕核、内侧膝状体和外侧膝状体。枕核（nucleus pulvinares）是一个大的丘脑后核群，与顶叶和颞叶皮质相连。内侧膝状体核（medial geniculate nucleus）位于中脑外侧，在丘脑枕下方，接收来自外侧丘系和下丘的听觉纤维，它通过听辐射将纤维投射到颞叶皮质。外侧膝状体核（lateral geniculate nucleus）是沿视觉通路的主要驿站。它接收视束的大部分纤维，并通过膝距辐射投射到距状裂周围的视皮质。膝状核或膝状体在丘脑后端下方呈卵形突起（图 9-5）。

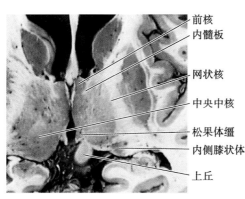

图 9-5　丘脑横切面

前核
内髓板
网状核
中央中核
松果体缰
内侧膝状体
上丘

丘脑的功能分区

丘脑在生理学上可分为五个功能核群：感觉核、运动核、边缘核、多模核和板内核等（表 9-1）。

感觉核团，即腹后核群，包括 VPL 和 VPM，以及外侧和内侧膝状体，参与中继和修改来自身体、面部、视网膜、耳蜗和味觉感受器的感觉信号（参见第 14 章）。丘脑被认为是感知某些类型的感觉，特别是痛觉的关键结构，而感觉皮质可以提供更精细的感觉细节。

丘脑的运动核团（腹前核和腹外侧核）将运动信息从小脑和苍白球传递至前中央运动皮质。这些核团也被称为运动中继核（参见第 13 章）。

三个前边缘核（limbic nucleus）插入在下丘脑的乳头体核与大脑皮质的扣带回之间。背内侧核接受来自嗅觉质和杏仁核区的输入，并交互地投射至前额叶皮质和下丘脑（参见第 19 章）。

多模核（multimodal nucleus）（丘脑枕、后外侧核和背外侧核）与顶叶联合区有连接（参见第 10 章）。其他间脑区可能参与这些连接。

其他非特异性丘脑核包括板内核、网状核和中央中核，这些核团的投射尚不完全明确。与皮质运动区、尾状核、壳核和小脑的相互作用已被证实。

下丘脑

解剖标志

下丘脑（hypothalamus）位于丘脑的下方和前方，负责自主功能、食欲和调节功能；它构成了第三脑室的底和下壁（图 9-1）。下丘脑的外部标志是视交叉（optic chiasm）；灰结节（tuber cinereum），其漏斗部延伸至垂体后叶，以及位于两侧大脑脚之间的乳头体（mamillary body）（图 9-6）。

下丘脑可分为前部，即视交叉区，包括终板；中央区下丘脑，包括灰结节和漏斗（infundibulum）（连接垂体与下丘脑的柄）；以及后部，即乳头体区（图 9-7）。

下丘脑左右两侧均有一个包含许多核的内侧下丘脑区（medial hypothalamic area）和一个外侧下丘脑区（lateral hypothalamic area），后者包含纤维系统（如前脑内侧束）和弥散的外侧核。

内侧下丘脑核

内侧下丘脑的每半侧均可分为三个部分（图 9-8）：视上部分（supraoptic portion），它在最前面，包含视上核（supraoptic）、视交叉上核（suprachiasmatic nucleus）和室旁核（paraventricular nucleus）；结节部分（tuberal portion），它位于视上部分后部，除了正中隆

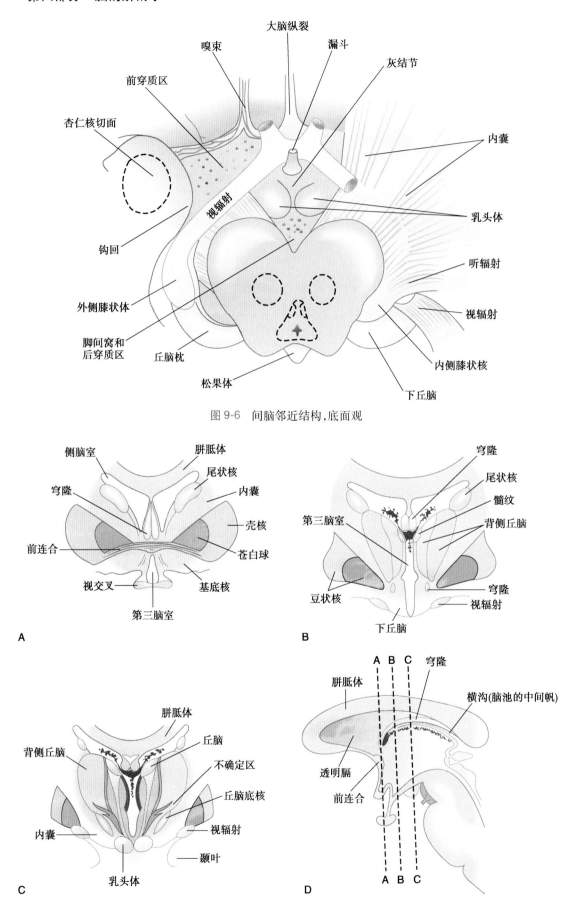

图 9-6　间脑邻近结构，底面观

图 9-7　间脑及邻近结构的冠状切面。A:视交叉和前连合切面。B:灰结节和丘脑前部切面。C:乳头体和丘脑中部切面。D:切面的关键部位

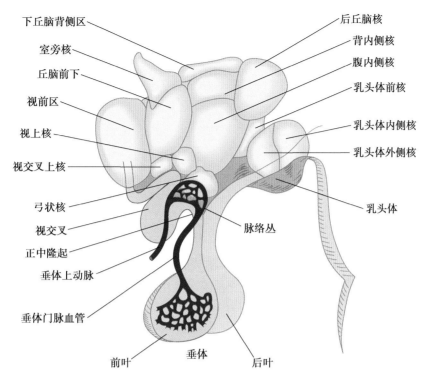

图 9-8　人下丘脑与门-垂体血管的叠加示意图(摘自 Ganong WF. Review of Medical Physlology. 22nd ed. New York;McGraw-Hill Education;2005)

起外,还包含腹内侧核(ventromedial)、背内侧核(dorsomedial)和弓状核(arcuate nucleus);乳头体部分,是最近的后部,包含后核和几个乳头体核。视前区(preoptic area)位于下丘脑的前部,在视交叉与前连合之间。

临床关联

丘脑综合征(thalamic syndrome)是以即刻出现偏身感觉缺失,随后出现对针刺、热、冷的敏感性阈值升高为特征。当一种有时被称为丘脑痛觉过敏(thalamic hyperpathia)的感觉出现时,它可能是令人不快的和让人讨厌的。该综合征通常出现在丘脑梗死的恢复期,极少数情况下,可能发生持续的烧灼感或钻痛,称为丘脑痛(thalamic pain)。

传入连接

与它的自主功能和调节功能一致,下丘脑(hypothalamus)接收来自边缘结构、丘脑和皮质、内脏和躯体的传入,以及像渗透压感受器这样的传感器的输入,使它能够监测循环。

下丘脑的传入连接包括部分内侧前脑束(medial forebrain bundle),它从隔区、嗅旁区和纹状体的核团向下丘脑发送纤维;丘脑-下丘脑纤维来自

内侧和中线的丘脑核;以及穹窿,将海马体的纤维带到乳头体。这些连接包括从杏仁核带来纤维的纹终端,从豆状核到腹内侧下丘脑核的苍白球下丘脑纤维,以及从中脑被盖发送纤维的下乳头体脚。小部分来自整个视网膜的神经节细胞(不到1%),经由视网膜下丘脑传导束发送其轴突,向视交叉上核提供视觉输入。这些及其他连接如表9-2所示。

来源前额叶皮质的情感和情绪输入,通过一条穿过丘脑背内侧核的多突触通路到达下丘脑。此外,来自迷走神经感觉核的内脏信息,来自孤束核(nucleus of solitary tract)的味觉信息,以及生殖器和乳头的躯体传入信息都被传送到下丘脑。

传出连接

来自下丘脑的传出束包括下丘脑垂体束,它从视上核和室旁核走行到神经垂体(neurohypophysis)(见下一段),乳头被盖束(mamillotegmental tract)(内侧前脑束的一部分)进入被盖,乳头丘脑束(mamillothalamic tract)(Vicqd'Azyr 束),从乳头核到前丘脑核。还有脑室周围系统(periventricular system),包括到脑下层的背束;结节垂体束(tuberohypophyseal tract),从下丘脑的结节部到垂体后叶;以及来自隔区的纤维经穹窿到达海马体(参见第 19 章)。

表 9-2　进出下丘脑的主要通路

神经束	类型	描述
前脑内侧束	A,E	纤维经过下丘脑(外侧),并通过下丘脑(外侧)连接边缘叶和中脑,包括直接杏仁下丘脑纤维,有时被称为单独的通路
穹窿	A,E	连接海马到下丘脑,大多数乳头体
终纹	A	连接杏仁核到下丘脑,特别是腹正中区
乳头脚	A	连接脑干和外侧乳头核
去甲肾上腺素能腹侧束	A	去甲肾上腺素神经元能的轴突将从尾束和髓前外侧核到脑室旁或其他的下丘脑区域
去甲肾上腺素能背侧束	A	去甲肾上腺素能神经束从蓝斑核到下丘脑背侧
5-羟色胺能神经元	A	分泌5-羟色胺的神经元轴突,从背侧和其他中缝核投射到下丘脑
肾上腺素能神经元	A	从延髓到下丘脑腹侧的神经元的轴突
视网膜下丘脑纤维	A	视神经纤维从视交叉到视交叉上核
丘脑-下丘脑纤维和苍白球下丘脑纤维	A	连接丘脑和细胞核到下丘脑
脑室旁系统(包括背侧纵束)	A,E	连接下丘脑和中脑,传出到脊髓,来自感觉通路的传入
维克达济尔线的乳头丘脑束	E	连接乳头核和丘脑前核
乳头被盖束	E	连接下丘脑到中脑网状结构
下丘脑-垂体束(视上垂体束和室旁垂体束)	E	视上核和室旁核的神经轴突终止于正中隆起、垂体柄、垂体后叶
含有抗利尿激素和缩宫素的神经元	E	从室旁核到孤束核,其他脑干核,脊髓中间外侧柱;从室旁核到杏仁核
含有促垂体激素的神经元	E	从各种下丘脑核到正中隆起

A,传入纤维;E,传出纤维。

下丘脑与脑垂体之间有丰富的连接。垂体有两个主要叶:垂体后叶(神经垂体)和垂体前叶(腺垂体)。视上核和室旁核神经元经由下丘脑垂体束(hypothalamohypophyseal tract)发送轴突到神经垂体。这些轴突运输赫林体(Herring body)到垂体后叶,赫林体含有缩宫素(oxytocin)和加压素(vasopressin)的前体(也称为抗利尿激素,ADH)。缩宫素和加压素从垂体后叶的轴突末梢释放,然后被一个丰富的血管网所吸收,将它们输送到全身循环中(图9-8,图9-9)。

其他下丘脑核团中的神经元通过产生一组促垂体激素(hypophyseotropic hormones)来调节腺垂体,促垂体激素控制垂体前叶激素的分泌(图9-10)。促垂体激素包括释放因子(releasing factors)和抑制激素(inhibitory hormones),分别刺激和抑制各种垂体前叶激素的释放。

下丘脑与腺垂体之间的联系包括一个血管回路,即垂体门脉系统(portal hypophyseal system),它将促垂体激素从下丘脑输送到腺垂体(adenohypoph-ysis)。这些激素在下丘脑核的神经元胞体中合成后,沿着相对较短的轴突运输,终止于正中隆起和垂体柄。在此处,激素被垂体门脉循环的毛细血管释放和吸收。垂体门脉血管形成毛细血管和静脉丛,将促垂体激素从下丘脑运到垂体前叶。从门脉垂体血管递送到垂体前叶血窦后,促垂体激素浸泡着垂体细胞,并控制垂体激素的释放。这些垂体激素,依次在全身发挥重要的调节作用(图9-11)。

功能

虽然下丘脑很小(重4g,或约占大脑总重量的0.3%),但它具有重要的调节功能,如表9-3所示。

A. 摄食

位于外侧下丘脑的紧张活跃的摄食中枢唤起进食行为。当摄取食物后达到高血糖水平时,腹内侧核的饱食中枢(satiety center)会停止饥饿并抑制进食中枢。进食中枢受损导致纳差(食欲缺乏)和体重严重下降,饱食中枢病变会导致食欲过盛(进食过量)和肥胖。

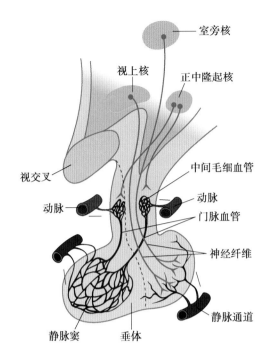

图9-9　垂体门脉系统血管和神经垂体通路示意图。门脉垂体血管作为血管导管,将各种促垂体激素从垂体柄正中隆起处的下丘脑神经元释放点输送到垂体前叶。相比之下,视上核神经元和室旁核神经元的轴突一直延伸到垂体后叶,并释放垂体后叶素和缩宫素

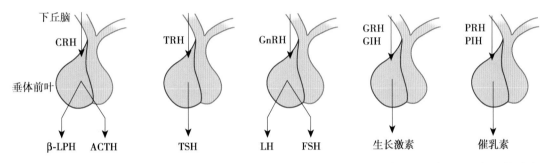

图9-10　促垂体激素对垂体前叶激素分泌的影响。CRH,促肾上腺皮质激素释放激素;TRH,促甲状腺素释放激素;GnRH,促性腺激素释放激素;GRH,促生长素释放激素;GIH,生长激素抑制激素;PRH,催乳素释放激素;PIH,催乳素抑制激素(摘自 Ganong WF. Review of Medical Physiology. 22nd ed. New York:McGraw-Hill Education;2005)

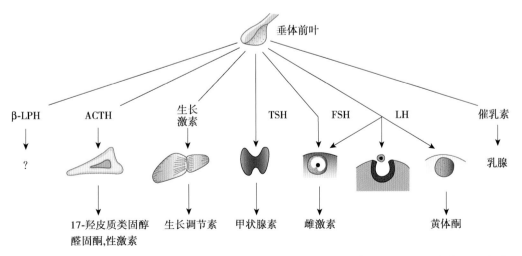

图9-11　垂体前叶激素。ACTH,促肾上腺皮质激素;TSH,促甲状腺素;FSH,卵泡刺激素;LH,促黄体素;β-LPH,β 促脂解素(功能未知);在女性中,FSH 和 LH 依次作用于卵巢,产生卵泡生长、排卵、形成和维持黄体。在男性,FSH 和 LH 控制着睾丸的功能。催乳素刺激泌乳(摘自 Ganong WF. Review of Medical Physiology. 22nd ed. New York:McGraw-Hill Education;2005)

表9-3　主要下丘脑调节机制

功能	传入	整合区
体温调节	皮肤冷(温)感受器;下丘脑温度敏感细胞	下丘脑前部(对热反应),下丘脑后部(对冷反应)
儿茶酚胺的神经内分泌调节	情绪刺激,可能是通过边缘系统	背内侧和后下丘脑
血管升压素	渗透压感受器;容量感受器,其他	视上核和室旁核
缩宫素	乳腺、子宫、生殖器的触觉感受器	视上核和室旁核
促甲状腺素(TSH)通过促甲状腺素释放激素(TRH)刺激	温度感受器或其他感受器	背内侧核和附近区域
肾上腺皮质激素(ACTH)和β-促脂解素(β-LPH)经由促肾上腺皮质激素释放激素(CRH)刺激	边缘系统(情绪刺激)网状结构("系统性"刺激);下丘脑或垂体前叶细胞对血液循环中皮质醇水平敏感;视交叉上核(昼夜节律)	室旁核
卵泡刺激素(FSH)、促黄体激生成素(LH)通过促黄体素释放激素(LHRH)刺激	对雌激素敏感的下丘脑细胞;眼睛,皮肤和外生殖器触觉感受器	视前区和其他区域
催乳素通过催乳素抑制激素(PIH)和催乳素释放激素(PRH)刺激	乳房触觉感受器和其他未知感受器	弓状核和其他区域(下丘脑抑制分泌)
生长激素(GRH)通过生长抑素和促生长素释放素刺激	未知感受器	弓状核和室旁核
"欲望"行为渴望	渗透压感受器,穹窿下器官	下丘脑外上区
饥饿	对葡萄糖利用速率敏感的葡萄糖氧化酶细胞	下丘脑腹内饱食中心;外侧的饥饿中心;还有边缘部分
性行为	对血液循环中雌激素和雄激素敏感的细胞,其他	下丘脑前腹侧(在男性)和梨状皮质
防御反应,恐惧、愤怒	感觉器官和新皮质,未知的路径	边缘系统和下丘脑
各种内分泌和活动节律的控制	视网膜-下丘脑纤维	视交叉上核

摘自 Ganong WF. Review of Medical Physiology, 22nd ed. New York, NY: McGraw-Hill Education; 2005。

B. 自主神经功能

虽然解剖上尚未发现离散的中枢,但下丘脑的后外侧和背内侧区是交感神经(儿茶酚胺)激活区,而前部区域是副交感神经激活的功能区。

C. 体温

当下丘脑的某些区域受到适当的刺激时,它们激发导致体温丧失、保存或产生的自主神经反应。例如,体温下降会引起血管收缩以保存热量,而寒战可产生热量。体温升高会导致出汗和皮肤血管扩张。正常情况下,下丘脑的设定点,或自动调温器恰好低于37℃的体温。更高的体温或发热是调定点变化的结果,例如,通过血液中致热原引起。

D. 水平衡

下丘脑对垂体后叶抗利尿激素分泌的影响是由下丘脑内的渗透压感受器激活的,特别是位于视上核附近的"口渴中枢"内的神经元。渗透压感受器受到血液渗透压变化的刺激。它们的激活导致视上核神经元产生的动作电位暴发,这些动作电位沿着这些神经元轴突传递,到达神经垂体内的末梢,在那里它们触发了抗利尿激素的释放。疼痛、压力和某些情绪状态也会刺激后叶抗利尿激素的分泌。下丘脑或垂体病变引起的抗利尿激素分泌不足可导致尿崩症(diabetes insipidus),其特征为多尿(尿量增加)和烦渴(极度口渴)。

E. 垂体前叶功能

下丘脑直接影响垂体前叶的分泌,以及通过释放或抑制垂体门脉血管携带的激素,间接影响其他内分泌腺的分泌(图9-9)。因此,它调节许多内分泌功能，包括生殖、性行为、甲状腺和肾上腺皮质分泌，以及生长等。

F. 昼夜节律

许多人体功能（如体温、糖皮质激素水平、氧消耗）周期性地受到有昼夜节律（日复一日）的光照强度变化的影响。在下丘脑中，有一个特殊的细胞群，视交叉上核（suprachiasmatic nucleus），起着内在生物钟的作用。在这些细胞中有"时钟基因"（clock genes），包括两个叫作 *clock* 和 *per* 的基因，它根据每天一次的昼夜节律开启和关闭（图9-12）。因此，视交叉上核内的细胞在代谢和电活动，以及神经递质合成方面表现出昼夜节律，并似乎使脑的其余部分保持昼夜周期。视网膜-视交叉上通路携带有关光强度的信息，并可以搭上视交叉上的生物钟，使其活动与环境事件同步（如光明-黑暗，昼-夜周期）。在没有任何感觉输入的情况下，视交叉上核本身可以作为一个独立的生物钟，每个周期约为25h；这个核的病变会导致所有昼夜节律的丧失。

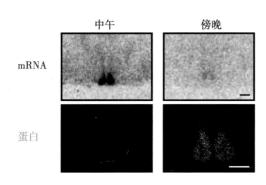

图9-12　在视交叉上核的神经元中生物钟基因的每日开/关。上图：Per1 基因的转录在中午达到峰值（视交叉上核神经元的 Per1 mRNA 呈黑色）。下图：Per1 蛋白质，延迟约6h后产生，傍晚达到高峰。Per1蛋白呈白色（摘自 Mendoza J, Challet E. Brain docks: from the suprachiasmatic nuclei to a cerebral network. Neuroscientist, 2009, 15(5): 477-488）

G. 情感表达

下丘脑参与愤怒、恐惧、厌恶、性行为和快乐的表达。表达模式和行为受边缘系统影响，并且在某种程度上受内脏系统功能变化的影响（参见第19章和第20章）。

丘脑底部

解剖标志

丘脑底部（subthalamus）位于背侧丘脑与中脑被盖之间。下丘脑位于丘脑底部的内侧和喙端，内囊位于它的外侧（图9-7C）。丘脑底核（subthalamic nucleus），或路易体（body of Luys）位于黑质上端的背外侧，它向后延伸到红核的外侧。

纤维联系

丘脑底部是一个复杂反馈回路的一部分。它接受来自苍白球的纤维，并投射回到苍白球（参见第13章）；从苍白球到丘脑底核的投射形成了从纹状体传出下行通路的一部分。来自苍白球的纤维也占据福雷尔被盖区（the fields of Forel），福雷尔被盖区位于红核前部，并包含可能是网状核喙部延伸出的细胞。其腹内侧部通常称为 H 区，背内侧部称为 H_1 区，腹外侧部称为 H_2 区。豆状束（fasciculus lenticularis）（H_2 区）从苍白球内侧发出，与在 H 区急剧弯曲的豆核襻（ansa lenticularis）相连。丘脑束（thalamic fasciculus）穿过 H_1 区延伸到丘脑腹前核。未定带（zona incerta）是豆状束上方的一个薄层灰质区。

临床关联

与下丘脑功能障碍相关的临床问题在本章前面曾经讨论过。下丘脑的病变最常见是由来自下丘脑肿瘤（如胶质瘤、错构瘤、生殖细胞瘤）或邻近结构肿瘤（如垂体腺瘤、颅咽管瘤、丘脑胶质瘤）引起的。嗜睡或甚至昏迷可能是外侧下丘脑及其网状结构的双侧病变的结果（参见第18章）。

抗利尿激素缺乏会导致尿崩症（diabetes insipidus），通常发生在肿瘤侵袭、创伤、血管或感染性病变导致下丘脑受损的情况下（25%的病例为特发性）。尿崩症的特征是多尿（排出大量稀释的尿液）和烦渴（大量饮水）。

抗利尿激素分泌失调综合征（syndrome of inappropriate secretion of antidiuretic hormone, SIADH）的特征是低钠血症伴血浆渗透压降低，尿钠排泄增加，水潴留，而肾脏、肝脏、肾上腺功能正常。SIADH 可由颅内创伤、脑肿瘤和中枢神经系统感染导致下丘脑神经元不适当的过度分泌抗利尿激素所致，也可能是各种组织，包括肺的肿瘤细胞不适当的产生抗利尿激素引起。

上丘脑

上丘脑（epithalamus）由第三脑室两侧的缰三角、松果体（又称松果体腺或脑上腺）和缰连合组成（图9-1）。

缰三角

缰三角(habenular trigone)是上丘前面的一个小的三角形区,它包含缰核(habenular nucleus),缰核接受来自丘脑髓纹的纤维,并通过缰连合连接的。在中脑中,缰核脚间束(habenulointerpeduncular tract)从缰核延伸到脚间核(interpeduncular nucleus)。这些结构的功能尚不清楚。

松果体

松果体(pineal body)是一个小团块,通常位于上丘之间的凹陷处(图 9-1,图 9-13)。它的基部由松果体柄连接。松果体柄的腹侧板与后连合相连,背椎板与缰连合相连。在它们的近端,松果体柄的板被分开,形成了第三脑室的松果体隐窝。研究表明松果体分泌的激素被吸收到它的血管中。

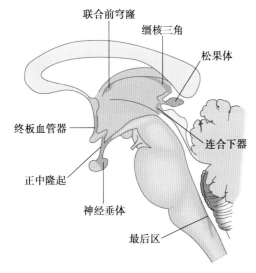

联合前穹窿
缰核三角
松果体
终板血管器
连合下器
正中隆起
神经垂体
最后区

图 9-13　室周器官的位置。这些器官中没有血脑屏障(参见第 11 章)

室周器官

位于第三脑室、导水管和第四脑室壁或其附加的几个小区域,被称为室周器官(circumventricular organ),可能在脑脊液组成成分、分泌到脑室的激素和维持正常 CSF 压力方面具有重要的功能(图 9-13)。

临床关联

丘脑底核病变可以导致偏侧投掷症(hemiballismus),一种影响一侧身体的运动障碍,引起手臂和腿的大幅的乱动(在极少数本例中,该病变会引起影响双侧的投掷症)。受累肢体的乱动可导致严重的创伤或骨折。

病例 10

一名 21 岁的邮政工人被转诊来评估历时 6 个月的严重头痛。他报告说,疼痛不是持续的,但在过去的一个月里变得更加明显,他觉得他的视力在过去几周恶化了。他还说,他现在经常感到冷,即使在较温暖的天气。

神经学检查显示为部分(不完全性)双颞侧偏盲。没有明显的视神经乳头水肿,但视神经乳头已经变平且略显苍白。患者表示他的性行为不活跃;进一步检查发现睾丸发育不全,没有阴毛和腋毛。

鉴别诊断是什么?需要哪些影像学检查?最可能的诊断是什么?

病例在第 25 章中进一步讨论。

临床关联

松果体区的肿瘤可能会阻塞大脑导水管或导致眼球无法在垂直平面移动,即帕里诺综合征(Parinaud syndrome)。有一种类型的肿瘤(生殖细胞瘤)导致性早熟,以及后连合的中断会使间接光反射消失。

框 9-1　临床神经解剖学要点

阅读和领会这一章,你应该懂得和理解:
- 间脑的主要部分:丘脑、下丘脑、上丘脑
- 丘脑核:解剖(图 9-2 到图 9-4)和功能(表 9-1)
- 下丘脑:解剖和功能
- 尿崩症与抗利尿激素异常分泌综合征
- 垂体门脉系统和神经垂体系统(图 9-8,图 9-9)
- 下丘脑的调节机制(表 9-3)
- 上丘脑(缰核,松果体)

(肖兴军　杜怡峰 译　王维治 校)

参考文献

Boulant JA: Hypothalamic neurons regulating body temperature. *Handbook of Physiology*, pp. 105–126. Section 4: *Environmental Physiology*. Oxford University Press, 1997.

Buhr ED, Takahashi JS: Molecular components of the mammalian circadian clock, *Handbook Exper. Pharmacol.* 2013; 217:3-27.

Buijs RM, Hermes MH, Kalsbeek A: The suprachiasmatic nucleus–paraventricular nucleus interactions: A bridge to the neuroendocrine and autonomic nervous system. In: *Advances in Brain Vasopressin*. Urban LJ, Burbach JP, de Wied D (editors). *Prog Brain Res*. 1998;119:365.

Buijs RM, Kalsbeek A, Romijn HJ, Pennertz CM, Mirmiran M (editors): *Hypothalamic Integration of Circadian Rhythms*. Elsevier, 1997.

Casanueva FF, Dieguez C (editors): *Recent Advances in Basic and Clinical Neuroendocrinology*. Elsevier, 1989.

Fink G, Pfaff D, Levine JE, (editors): *Handbook of Neuroendocrinology*. Elsevier, 2012.

Jones EG: *The Thalamus*. 2nd ed. Cambridge University Press, 2006.

Llinas R, Ribary U: Consciousness and the brain: The thalamocortical dialogue in health and disease. *Ann NY Acad Sci.* 2001; 929:166–175.

Llinas RR, Steriade M: Bursting of thalamic neurons and states of vigilance. *J Neurophysiol.* 2006;95:3297–3308.

Mendoza J, Challet E: Brain clocks: From the suprachiasmatic nucleus to a cerebral network. *The Neuroscientist.* 2009; 15:477–488.

Renaud LP, Bourque CW: Neurophysiology and neuropharmacology of hypothalamic neurons secreting vasopressin and oxytocin. *Prog Neurobiol.* 1991;36:131.

Sherman SM, Guillery RW: *Exploring the Thalamus and Its Role in Cortical Function*. MIT Press, 2005.

Song JL: *Thalamus: Anatomy, Function and Disorders*. Nova Science Publishers, 2011.

Swaab DF: *The Human Hypothalamus: Basic and Clinical Aspects*. Elsevier, 2003.

第 10 章　大脑半球和端脑
Cerebral Hemispheres/Telencephalon

大脑半球被许多人认为是脑的"最发达"或"最高级"的部分。大脑半球造就了我们人类。它们包括大脑皮质(cerebral cortex)(每侧由6个脑叶组成:额叶、顶叶、颞叶、枕叶、岛叶和边缘叶),下面的大脑白质(cerebral white matter),以及深部灰质团块组成的复合体,基底神经节(basal ganglion)。从系统发生的观点来看,大脑半球,特别是皮质是相对较新的。皮质的折叠,在脑回被沟分开,使得形成一个高度扩展的皮质套,以适应包括人类在内的高等哺乳动物的头盖骨穹窿。

人类的大脑皮质得到了特别好的发育。在大脑皮质中,有关于身体和外部世界多种功能图(运动、躯体感觉、视觉等)。大脑皮质是高度分割的,不同部分的皮质负责脑的各种高级功能,包括手的灵活性("拇指对指"和诸如单独地移动手指来演奏钢琴的能力),有意识,感觉的区分方面,以及认知活动,包括语言、推理、计划,以及学习和记忆的许多方面。

发育

胚胎的端脑(telencephalon)[终脑(endbrain)]产生左右大脑半球(图10-1)。大脑半球经历了一种广泛的差异生长模式,在后期,它们在侧裂上形成一个拱形(图10-2)。

基底核起源于原始端脑泡的基底部(图10-3)。生长的半球逐渐覆盖了大部分间脑和上部脑干。两个半球之间的纤维连接(连合)首先在吻侧部分形成前连合,然后向后延伸为胼胝体(corpus callosum)(图10-4)。

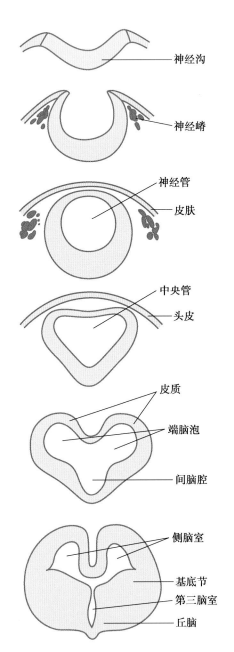

神经沟

神经嵴

神经管
皮肤

中央管
头皮

皮质
端脑泡
间脑腔

侧脑室
基底节
第三脑室
丘脑

图 10-1　显示从神经沟到大脑早期发育横切面图

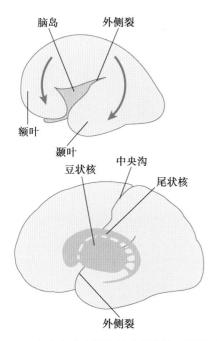

图 10-2　大脑半球和深部端脑结构的差异性生长

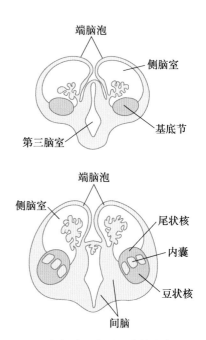

图 10-3　显示在侧脑室水平基底核发育的冠状切面

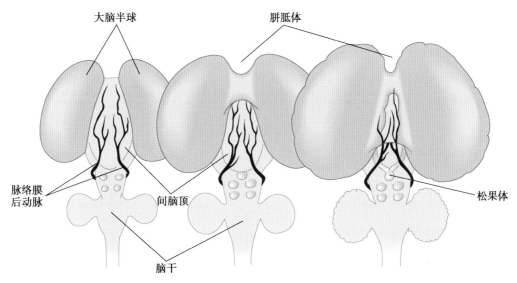

图 10-4　发育中的大脑背面观,显示胼胝体形成,它覆盖蛛网膜下腔的池和间脑上的血管

大脑半球的解剖

大脑半球构成了人类大脑的最大部分。从总体上看,它们是高度复杂的灰质团块,被组织成两个有点对称(但不是完全对称的)折叠结构。皮质褶皱[脑回(gyri)]的峰被沟纹[脑沟(sulci)]或更深的裂(fissure)分隔开。大脑皮质折叠成脑回和脑沟,这使得颅穹窿包含了很大区域的皮质(如果皮质被展开的话,面积接近2.5平方英尺,合0.23m²),其中50%以上被隐藏在脑沟和脑裂中。脑回和脑沟在不同人的脑中均以相对恒定的模式存在,这使得识别履行特定功能的皮质区变得容易。

主要的沟和裂

大脑半球的表面包含主要的裂和沟,它们把额叶、顶叶、枕叶、颞叶和岛叶相互分隔开来(图10-5,图10-6)。一些脑回的位置和轮廓上是相对不变的,而另一些则表现出变化。然而,从外部来看,大脑皮质的总体布局在人与人之间是相对不变的。主沟提供了重要的标志。

外侧裂(lateral cerebral fissure),亦称西韦厄裂(Sylvian fissure),将颞叶与额叶和顶叶分开。岛叶位于外侧裂的深处(图10-7)。环状沟(circular sul-cus)[岛周裂(circuminsular fissure)]环绕岛叶,并将它与相邻的额叶、顶叶和颞叶分开。

左右大脑半球之间有一条深的正中裂,即大脑纵裂(longitudinal cerebral fissure)。中央沟(central sul-cus)[罗兰多裂(fissure of Rolando)]位于半球的中部,开始于脑纵裂附近,向下向前延伸至大脑外侧裂上方约2.5cm(图10-5)。中央沟将额叶与顶叶分开。

顶枕裂(parieto-occipital fissure)走行于大脑半球后部的内侧面,然后向下向前延伸为深裂(图10-6),该裂将顶叶与枕叶分开。距状裂(calcarine fis-sure)开始于靠近枕极的半球内侧表面,并向前延伸至胼胝体压部稍下方的区域(图10-6)。

胼胝体

胼胝体(corpus callosum)是一大束有髓鞘和无髓鞘的纤维,是横跨大脑纵裂并连接两侧半球的大的白质连合(图10-4,图10-6)。胼胝体的体部呈拱形,它的前部弯曲部分,膝部(genu),继续向前腹侧延伸为喙部。胼胝体后部较厚为压部(splenium),终止于中脑上方。

胼胝体包含数以百万计的轴突(有髓鞘的和无髓鞘的),这些轴突使得两个半球彼此沟通。大脑皮质的大部分区域都通过走行于胼胝体中的轴突与对侧

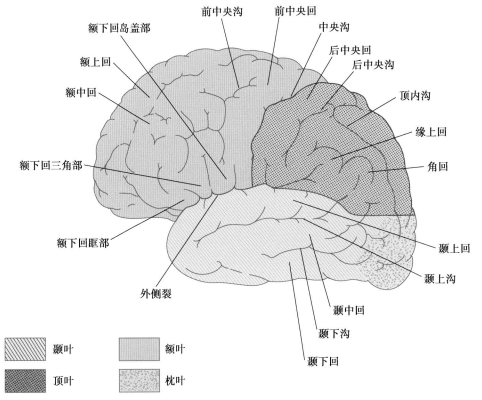

图10-5　左侧大脑半球的外侧观,显示主要的脑沟和脑回

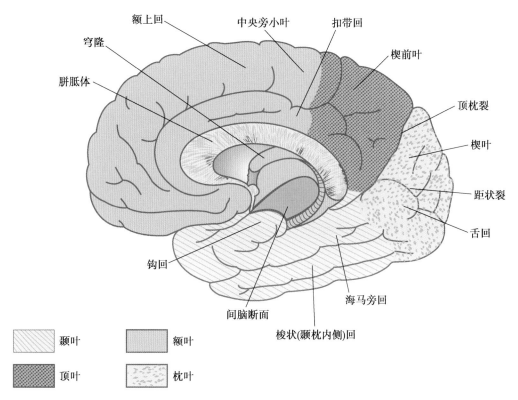

图 10-6　右侧大脑半球的内侧观

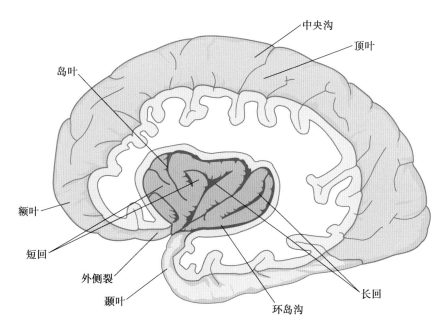

图 10-7　经岛叶的左侧大脑半球切面

半球的对应物相连。胼胝体是大脑半球间最大的联合体,在很大程度上负责协调两个大脑半球的活动。

额叶

人类的额叶(frontal lobe)特别大。它不仅包括运动皮质,还包括额叶联合区,它负责主动性、判断、抽象推理、创造性和适当社会行为(抑制不恰当的社会行为)等。这些后部的皮质部分是人类系统发生上最新的和最独特的。额叶从额极延伸至中央沟和外侧裂(图 10-5,图 10-6)。

前中央沟(precentral sulcus)位于前中央回(precentral gyrus)前部,并与中央沟平行。额上沟(superior frontal sulci)和额下沟(inferior frontal sulci)从前中央沟向前和向下延伸,将额叶外侧面分为三个平行的脑回,即额上回(superior frontal gyri)、额中回(middle frontal gyri)和额下回(inferior frontal gyri)。额下回分为三部分,眶部位于前水平支的吻端;三角部呈楔形,位于前水平支与前上行支之间;岛盖部是在上升支与前中央沟之间。

眶沟(orbital sulci)和眶回(orbital gyri)轮廓不规则。嗅沟(olfactory sulcus)位于眶部表面的嗅束下方,在它的内侧是直回(straight gyrus)。扣带回(cingulate gyrus)呈新月形或弓形,回旋在扣带沟与胼胝体之间的内侧表面。旁中央小叶(paracentral lobule)位于半球的内表面,是前中央回和后中央回的延续。

前额叶皮质包括参与判断、推理、主动性、高级社会行为和类似功能的更高级的联合皮质。前额叶皮质是位于初级运动皮质的前部,位于前中央回和邻近的前运动皮质。

顶叶

顶叶(parietal lobe)从中央沟延伸至顶枕裂,向外侧延伸至外侧脑裂水平(图10-5,图10-6)。后中央沟(postcentral sulcus)位于后中央回的后面。顶内沟(intraparietal sulcus)是一条水平沟,有时与后中央沟联合。顶上小叶(superior parietal lobule)位于顶内沟平面部分的上方,顶下小叶(inferior parietal lobule)顶内沟水平部分的下方。

缘上回(supramarginal gyrus)是顶下小叶的一部分,它在大脑外侧裂后支的上升端上方拱起。角回(angular gyrus)在颞上沟末端的上方拱形,并与颞中回相连。楔前叶(precuneus)是在顶枕裂与扣带沟的上升端之间的内侧表面的后部。

枕叶

枕叶(occipital lobe)位于顶枕裂后面(图10-5,图10-6),最明显的是,枕叶是初级视皮质的所在地。距状裂(calcarine fissure)将枕叶的内侧面分为楔回和舌回。位于距状裂边缘的皮质被称为纹状皮质(striate cortex)(因为在它的第Ⅳ层包含一条有髓纤维的明带),这是来自外侧膝状体视觉传入的终点部位,因此,这一区域皮质的功能是初级视皮质(primary visual cortex)。楔形的楔回(cuneus)位于距状裂与顶枕裂之间,而舌回(lingual gyrus)也称为外侧颞枕回(lateral occipitotemporal gyrus),位于距状裂与副裂后部之间。梭状回(fusiform gyrus)也称为内侧颞枕回(medial occipitotemporal gyrus)的后部,是

在枕叶基底面上。

颞叶

颞叶(temporal lobe)位于大脑外侧裂下方,向后延伸到大脑半球内侧面的顶枕裂水平(图10-5,图10-6)。颞叶外侧面以颞上沟和颞中沟为界分为平行的颞上回、颞中回和颞下回。颞下沟沿颞叶下表面从颞极延伸至枕叶。颞横回是在颞上回的后面。梭状回位于颞叶的内侧,颞下回是在颞叶的基底面,位于颞下沟的外侧。海马裂(hippocampal fissure)沿着颞叶的下内侧面,从胼胝体压部区延伸至钩回。海马旁回(parahippocampal gyrus)位于海马裂与副裂的前部之间,海马旁回的前部,是颞叶最内侧的部分,呈钩状弯曲,被称为钩回(uncus)。

岛叶

岛叶(insula)是大脑皮质被凹陷的一部分(图10-7)。它位于大脑外侧脑裂内深层褶的底部,可以通过分离外侧裂的上唇、下唇[岛盖(opercula)]显露出来。

边缘系统组成

边缘系统(limbic system)的皮质组成部分包括扣带回、海马旁回、胼胝体下回以及海马结构等。这些组成部分形成了一个皮质环,其中大部分是在系统发生上古老的,具有相对原始的显微结构,它们成为间脑与更外侧的大脑半球新皮质之间的边界(边缘)。这些组成成分的解剖和功能在第19章中讨论。

基底前脑核和隔区

基底前脑核和隔区(basal forebrain nucleus and septal area),是位于大脑半球深部基底核下方的几个小细胞岛向皮质的广泛投射。这些细胞岛包括基底前脑核(basal forebrain nucleus),也称为迈纳特核(nucleus of Meynert)或无名质(substantia innominata),它向整个大脑皮质发出广泛的胆碱能投射。隔核(septal nucleus)就位于基底前脑核的外侧,它接收来自海马结构和网状系统的传入纤维,并发送轴突到海马、下丘脑和中脑。

脑白质

大脑半球的白质中心,有时称为半卵圆中心(centrum semiovale),包含有髓鞘的横向纤维、投射纤维以及联合纤维。(图10-8)

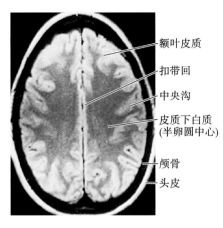

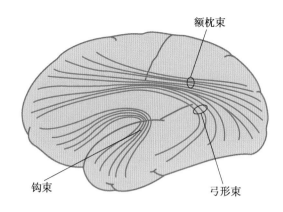

图 10-8　经头顶轴位 MR 扫描

A. 横向（连合）纤维

横向神经纤维连接两个大脑半球。许多这些横向纤维在胼胝体（corpus callosum）中穿行，它是由最大的纤维束组成的，大部分的这些纤维来自一个大脑半球的新皮质部分，并终止于另一个大脑半球的对应部分。前连合（anterior commissure）连接两侧嗅球和颞叶结构。海马连合（hippocampal commissure）或穹窿连合（commissure of the fornix），连接两侧的海马，它的大小是可变的（参见第 19 章）。

B. 投射纤维

这些纤维连接大脑皮质与脑的下部或脊髓。向皮质的纤维（corticopetal fiber）或传入纤维（afferent fiber）包括从外侧膝状体到距状皮质的膝距辐射，从内侧膝状体到听皮质的听辐射，以及从丘脑核到特定的脑皮质区的丘脑辐射等。传入纤维往往终止于较浅的皮质层（第 I 至第 IV 层，见下一小节），丘脑皮质传入纤维（特别是起始于丘脑腹侧层、外侧膝状体和内侧膝状体的特定的丘脑皮质传入纤维）终止于第 IV 层。

离皮质的纤维（corticofugal fiber）或传出纤维（efferent fiber）自大脑皮质出发到丘脑、脑干或脊髓。至脊髓和脑干的投射传出纤维在传递运动指令到下运动神经元中起到重要作用，并倾向于从较深的皮质层的大锥体神经元（第 V 层）中发出。

C. 联合纤维

这些联合纤维（association fiber）连接着大脑半球的各个部分，使大脑皮质起到协调整体的功能。联合纤维多起源于皮质 II 和 III 层的小锥体细胞（图 10-9）。

短联合纤维，或称 U 形纤维（U fiber），连接相邻的脑回。长联合纤维连接更广泛的分离区域。钩状束（uncinate fasciculus）穿过大脑外侧裂的底部，将额叶下回与前颞叶连接起来。扣带（cingulum）是扣带回

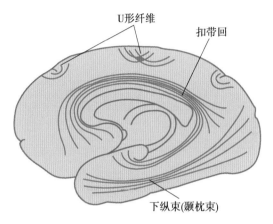

图 10-9　主要联系纤维系统

内的一条白色带，连接着前穿质与海马旁回。弓状束（arcuate fasciculus）环绕岛叶，并将额上回、额下回（其中包含言语运动区）与颞叶（包含言语理解区）连接起来。上纵束（superior longitudinal fasciculus）连接额叶与枕叶和颞叶的部分。下纵束（inferior longitudinal fasciculus）沿着平行于侧脑室下角和后角的外侧缘延伸，连接颞叶与枕叶。额枕束（occipitofrontal fasciculus）从额叶向后伸展，辐射到颞叶和枕叶。

皮质的显微结构

大脑皮质包含三种主要类型的神经元，它们以层状结构排列：锥体细胞（pyramidal cell），形似圆锥形帐篷，顶树突（apical dendrite）从上端伸向皮质表面，基树突（basilar dendrites）从细胞体水平延伸；星形神经元（stellate neuron），为星形，树突向各个方向延伸；以及梭形神经元（fusiform neuron），见于皮质深层，有大的树突上行到皮质表面。锥体细胞和梭形神经元的轴突形成投射纤维和联合纤维，第 V 层大锥体神经元投射其轴突至脊髓和脑干，较小的第 II 和 III 层锥体神经元发出联合轴突到其他皮质区，

而梭形神经元发出丘脑皮质投射。星形神经元是中间神经元,其轴突始终在皮质内走行。

A. 皮质的类型

大脑皮质包括两种类型,旧皮质和新皮质。旧皮质(allocortex)或称古皮质(archicortex),主要见于边缘系统皮质,且比新皮质层数少(大部分区域为3层)(参见第19章)。同形皮质(isocortex)或称新皮质(neocortex)较常见于大脑半球的大部分区域,共包含6层。邻异皮质(juxtallocortex)或称中间皮质(mesocortex),形成旧皮质与新皮质之间的过渡,它包含3~6层,见于扣带回和岛叶。

B. 层次

新皮质由6层明确定义的细胞组成。这些层的组织参照细胞结构(cytoarchitecture)(图10-10)。

最外层的分子层(molecular layer)(Ⅰ)包含来自皮质内部或来自丘脑的非特异性传入纤维。

外颗粒层(external granular layer)(Ⅱ)是由小细胞组成的较致密的一层。

外锥体层(external pyramidal layer)(Ⅲ)含有锥体细胞,通常成行排列。

内颗粒层(internal granular layer)(Ⅳ)通常为薄层,细胞与外粒层细胞相似。这些细胞接受来自丘脑的特定的传入纤维。

内锥体层(internal pyramidal layer)(Ⅴ)在大多数区域含有锥体细胞数量比外锥体层少,但体积比外锥体层大。这些细胞投射到远端结构(如脑干和脊髓)。

梭形(多形)层[fusiform(multiform)layer](Ⅵ)由不规则的梭形细胞组成,其轴突进入相邻的白质。

C. 皮质柱

虽然皮质是分层排列的,但其功能相似的神经元组成的组以垂直方向的柱状结构相互连接,柱状结构从表层皮质延伸到深层。这些柱的直径约为30~100μm。

每个皮质柱似乎都是一个功能单位,是由具有相关属性的细胞组成的。例如,在躯体感觉皮质中,同一柱状皮质中的所有神经元都被一种单一类型的感觉感受器激活,而所有的神经元都接受来自身体相似部位的输入。同样,在视皮质内,在一个柱中所有细胞都接受视网膜的同一部分(因此从视觉世界的同一部分)输入,并被调整为对相似方向的刺激做出反应。每个柱状皮质充当一个小的计算单元。这些柱的相互作用就像网络或云中的多台计算机一样。大量的这种局部回路赋予脑的复杂功能。

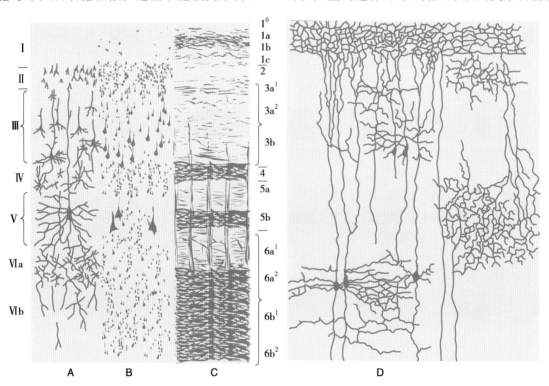

图 10-10　大脑皮质结构示意图。A:高尔基(Golgi)神经元染色。B:尼氏(Nissl)细胞染色。C:魏戛特(Weigart)髓鞘染色。D:神经元连接。罗马数字和阿拉伯数字指示新皮质的分层;4. 巴亚热外带(external line of Baillarger)[枕叶詹纳里线(line of Gennari)];5b. 巴亚热内带(A、B 和 C 摘自 Ranson SW, Clark SL. The Anatomy of the Nervous System. 10th ed. Saunders, 1959。D 摘自 Ganong WF. Review of Medical Physiology. 22nd ed. Appleton & Lange, 2005)

D. 主要区域分类

许多研究者都曾尝试对大脑皮质进行划分和分类。最常使用的分类系统是布罗德曼(Brodmann)分类,它是基于细胞构造学(根据皮质特定部位内的神经元精确形状和排列)分类的。布罗德曼分类法使用数字来标记大脑皮质的各个区域,布罗德曼认为这些区域是彼此不同的(图 10-11,图 10-12)。这些解剖上定义的区域已被用作生理学和病理过程定位的参考基础。切除和刺激这些区域可进行功能定位。最近,功能性脑成像(参见第 22 章)已被用于定位特定皮质区域的各种功能。图 10-11 至图 10-13 显示了一些主要的皮质区域及其功能相关性。表 10-1 列出了一些主要的皮质区域。

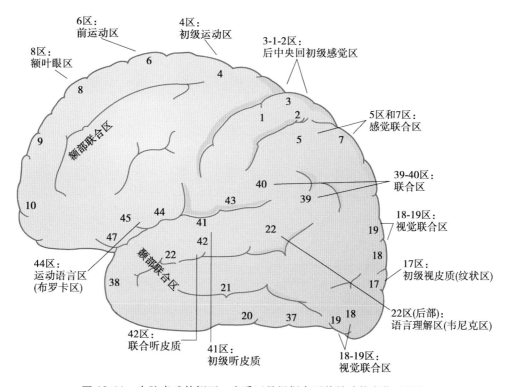

图 10-11　大脑半球外侧面。皮质区是根据布罗德曼功能定位显示的

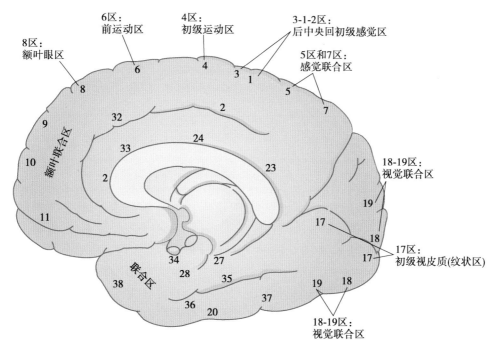

图 10-12　大脑半球内侧面。皮质区是根据布罗德曼功能定位显示的

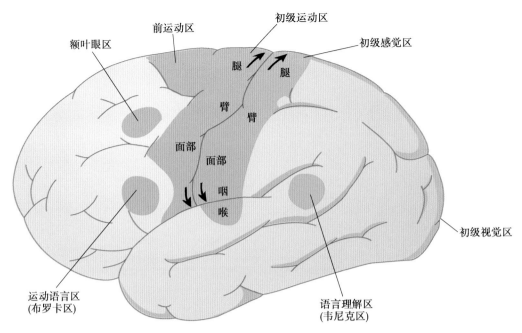

图 10-13　左侧大脑半球侧面观显示皮质区的功能

表 10-1　特化的皮质区域

布罗德曼区		命名	功能	纤维联系
额叶	4	初级运动皮质	随意肌激活	形成皮质脊髓束
	6	前运动皮质		
	8	额叶眼区	眼球运动	发送投射至侧视中枢(脑桥旁正中网状结构)
	44,45	布罗卡区	言语的运动表现	经由弓状束投射至韦尼克区
顶叶	3,1,2	初级感觉皮质	躯体感觉	来自 VPL、VPM 的输入
枕叶	17	纹状皮质=初级视皮质	视觉刺激加工	仅来自外侧膝状体的输入,投射至18,19 区
	18,19	外纹皮质=联合视皮质	视觉刺激加工	来自 17 区的输入
颞叶	41	初级听皮质	听觉刺激加工	来自内侧膝状体的输入
	42	联合听皮质		
	22	韦尼克区	语言理解	来自听联合皮质、视联合皮质和布罗卡区的输入(经由弓状束)

1. **额叶,布罗德曼 4 区**　是位于前中央回的初级运动区(primary motor area)。这一区域的大锥体细胞(贝兹细胞)和较小的神经元发出许多(但不是全部)轴突在皮质脊髓束中下行。运动皮质是以躯体定位组织排列的:嘴唇、舌、脸和手按顺序表示在半球凸面下部的一个像地图一样的小矮人中。这些身体部位的大小被放大,投射到大脑皮质,反映了大量的皮质是致力于手指的精细控制和颊舌的运动。在半球凸面较高的部位依次代表手臂、躯干和髋部等,而足部、小腿和生殖器都被覆盖在半球间裂中(图 10-14)。

布罗德曼 6 区(前运动区)包含第二级运动区。其他几个运动区聚集在附近,包括辅助运动区(supplementary motor area)(位于大脑半球的内侧面)。

布罗德曼 8 区(额叶眼区)与眼球运动有关。

在额下回,布罗德曼 44 区和 45 区,即布罗卡区(Broca area),位于控制嘴唇和舌的运动皮质前方。布罗卡区是重要的语言区。

在这些区域的前面,前额叶皮质(prefrontal cortex)与丘脑背内侧、丘脑腹前部以及边缘系统有广泛的相互连接。这个联合区接收来自多种感觉模式的输入,并将它们整合。前额叶皮质负责执行功能,

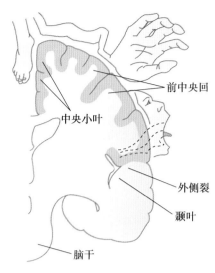

图 10-14　经前中央回的运动小矮人冠状位图。显示皮质控制的不同身体部位的位置

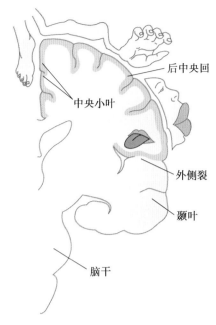

图 10-15　经后中央回的感觉小矮人冠状位图。显示不同身体部位的皮质代表区的位置

计划并启动适应行为,抑制不适应行为;确定行动的优先次序和排序;将基本的运动和感觉功能,整合成一个连贯的,以目标为导向的行为流。前额叶皮质,像运动皮质和感觉皮质一样,被划分为执行特定功能的区域。

当前额区域受损时(如肿瘤或颅脑外伤时),患者可能变得冷漠(缺乏主动性,或在某些病例中,不动和缄默),或变得无拘无束和容易分心,失去社交礼仪和判断力受损。

2. **顶叶,即布罗德曼 3 区、1 区、2 区**　是主要的感觉区,它在后中央回有躯体代表区(同样以小矮人的形式)(图 10-15)。该区域接受来自丘脑腹后外侧核(ventral posterolateral nucleus,VPL)和腹后内侧核(ventroposteromedial nucleus,VPM)的躯体感觉输入。其余的区域是感觉或多模式联合区。

3. **枕叶,布罗德曼 17 区**　是纹状皮质(striate cortex)和初级视皮质(primary visual cortex)。膝距束辐射将视觉输入由外侧膝状体中继至纹状皮质。视网膜的上部(视野的下部)在 17 区的上部为代表区,视网膜的下部(视野的上部)在 17 区的下部为代表区。18 区和 19 区是枕叶内的视觉联合区(visual association area)。在颞叶和顶叶内也有视觉功能定位。这些每一个功能定位都代表整个的视觉世界,但是从输入的视觉信号中提取关于视觉世界的特定方面的信息(形式、颜色、运动)。这在第 15 章中进一步描述。

4. **颞叶,布罗德曼 41 区**　是初级听觉皮质(primary auditory cortex),42 区是联合(次级)听觉

皮质(associative auditory cortex)。这些区域共同被称为颞横回或赫歇尔回(Heschl gyrus)。颞平面(planum temporale)与颞横回紧邻,它位于颞叶上表面(图 10-16),右利手个体的左侧颞平面较大,与语言和音乐有关。这些区域(经由听辐射)接收来自内侧膝状体的输入。颞叶皮质周围(22 区)是听觉联合皮质。在第 22 区的后部(颞上回的后 1/3)是韦尼克区(Wernicke area),它在语言理解中起着重要作用。其余的颞叶区是多模式联合区。

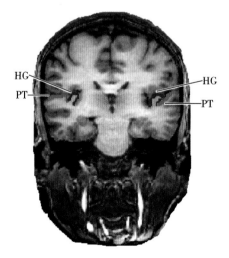

图 10-16　MRI 显示在颞叶上部的颞横回(HG,红色)和颞平面(PT,蓝色)(摘自 Oertel-Knöchel V,Linden DEJ. Cerebral asymmetry in schizophrenia[J]. Neuroscientist,2011,17(5):456-467)

5. 多模式联合区(multimodal association area)

如前所述,每种感觉模式都有一个初级感觉皮质以及特殊的联合区的模式。许多的多模式联合区也接收来自不同模式的特定联合区的会聚投射。在这些多模式联合区内,关于一个刺激的不同属性的信息(如狗的视觉图像、它的吠叫声和毛皮的触感)都出现了会聚,从而可以进行更高阶的信息处理。在颞顶区的顶下小叶和颞上回周围区域发现了一个多模式联合区。另一个多模式联合区位于前额叶区。这些多模式联合区依次投射至边缘皮质。

特定皮质区的生理

皮质的不同部分具有不同的功能,这反映了皮质的分块的组织形式。皮质各个部位的局灶性损伤可能产生独特的临床综合征。因此,在许多病例中,从病史和神经学检查可以预测哪一部分皮质受到损伤。

初级运动皮质

A. 定位和功能

初级运动投射皮质(布罗德曼 4 区,参见第 13 章)位于中央沟的前壁和前中央回的邻近部分,与大锥体细胞(贝兹细胞,Betz cell)的分布大体相对应。这些细胞控制身体对侧骨骼肌的随意运动,冲动通过它们的皮质延髓束和皮质脊髓束轴突,到达脑干臂的和体细胞传出核,并到达脊髓的前角。

图 10-14 显示了在脑手术中通过电刺激绘制的运动区内的躯体代表区。二级和三级运动功能区可能被功能定位于初级运动皮质周围。对侧的头眼共轭偏斜是由于额中回后部(8 区)的刺激引起的,称为额叶眼区(frontal eye fields)。

第 22 章所描述的功能性磁共振成像显示,运动皮质的激活与用对侧手挤压泡沫橡胶球有关(图 10-17)。

B. 临床关联

运动中枢的刺激性病变可能引起癫痫发作,从局部的抽搐开始扩散至大的肌群(以躯体定位的方式,反映了小矮人的组织结构)。如临床实例 10-1 所指出的,当异常的放电扩散到运动皮质时,癫痫就会以一种"杰克逊行军"(Jacksonian march)方式沿着身体扩展。也可能出现意识改变和惊厥后的无力或瘫痪。运动皮质(4 区)的破坏性病变产生对侧受累肌群的弛缓性轻瘫或麻痹。如果 6 区也被切除,更容易发生痉挛状态。

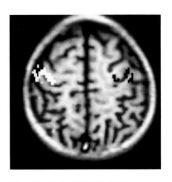

图 10-17　用功能性磁共振成像(functional MRI, fM-RI)来观察大脑皮质的运动活动。信号强度的变化是由血液流量、容量和氧合作用的变化引起的。这是对一个 7 岁男孩所做的研究。刺激是以每秒 2~4 次的速度反复挤压一个泡沫橡胶球。黑色显示的是与右手挤压球相关的皮质活动变化。与左手挤压球相关的皮质活动变化显示为白色(摘自 Novotny EJ. Functional magnetic resonance imaging(fMRI)in pediatric epilepsy[J]. Eplipsia, 1994, 35(Supp 8):36)

临床实例 10-1

一位 47 岁的男性,既往健康,开始罹患局灶性癫痫。癫痫的发作开始为左手和面部抽搐,然后延伸到整个左臂,然后是整个左侧身体,包括小腿。有时癫痫发作是全身性的,累及身体两侧。神经系统检查显示轻度无力,腱反射亢进,伸性跖反射,均在左侧。影像显示一个小肿瘤,被认为是低度星形细胞瘤,就在右侧前中央回的脸和手区下方白质中。

如这一病例所示,局部开始的癫痫发作具有定位价值。与小矮人身体的其他部位相比,脸部(尤其是嘴唇)和手相对较大,这可能反映了专门控制这些身体部位的脑的数量(图 10-14)。因此,以面部或手的抽搐开始的局灶性癫痫并不少见。在这一病例中,癫痫发作从面部和手的发病部位"行进"到身体越来越多的部位。这被称为"杰克逊行军"而这种类型的癫痫被称为"杰克逊癫痫",以纪念 19 世纪英国科学家约翰·休林斯·杰克逊(John Hughlings Jackson),他通过对局灶性抽搐发作的扩展的临床观察,预言了大脑皮质内小矮人的存在。

初级感觉皮质

A. 定位和功能

初级感觉投射皮质位于后中央回,也被称为躯体感觉区(somatesthetic area)(3 区、1 区、2 区,图 10-15),它接收来自皮肤、黏膜以及身体和面部的其他组织的感觉信息。这个区域从丘脑辐射接收传递身体对侧的触觉和本体感觉(肌肉、关节和肌腱)感觉的纤维(参见第 14 章)。

相邻的额叶和顶叶的一个相对较宽的部分可以被认为是次级感觉皮质,因为这个区域也接受感觉刺激。因此,初级感觉运动区(primary sensorimotor area)被认为同时具有感觉和运动皮质的功能,中央沟前部皮质主要是运动皮质,中央沟后部皮质主要是感觉皮质。

皮质味觉区(cortical taste area)靠近面部感觉区,并延伸到大脑外侧裂的岛盖表面(图 8-19)。这个皮质区接收味觉信息,这些信息由延髓内的孤束核经由丘脑 VPM 中继传递的。

B. 临床关联

此区域刺激性病变产生身体对侧的感觉异常(如麻木、异常刺痛感、电击或针刺感等)。破坏性病变产生主观和客观的感觉受损,如对疼痛刺激的定位或测量强度的能力受损,对各种皮肤感觉的知觉受损。因皮质病变的完全感觉丧失是罕见的。

初级视皮质和视觉联合皮质

A. 定位和功能

初级视觉接收皮质,即纹状皮质(striate cortex)(17 区)位于枕叶,它位于距状裂皮质以及楔回和舌回邻近的部分。

在灵长类动物中,枕极的广泛后部主要与高分辨率的黄斑视觉有关,距状皮质较前部分与外周视觉有关。右枕叶的视皮质接收来自每只视网膜右半部分的脉冲,而左侧视皮质(17 区)接收来自每只视网膜左半部分的脉冲。17 区的上部代表每个视网膜的上半部,下部代表下半部。视觉联合区是 18 区和 19 区的功能。19 区可以接受来自整个大脑皮质的刺激,18 区主要从 17 区接收刺激(参见第 15 章)。

B. 临床关联

17 区的刺激性病变可产生闪光、彩虹、明亮的星星或亮线等视幻觉(visual hallucinations)。破坏性病变可引起对侧的同向性视野缺损。这可以在不破坏黄斑视力的情况下发生,这种现象称为"黄斑回避"。损伤 18 区和 19 区可产生视觉紊乱,表现为在视野的同侧有空间定位缺陷。

初级听觉接受皮质

A. 定位和功能

初级听觉接受区(41 区,参见第 16 章)位于颞横回,颞横回位于颞上回朝向大脑外侧裂的方向。

每侧的听皮质接受来自双侧耳蜗的听觉辐射,耳蜗在听觉区有点对点的投射[音调定位(tonotopia)]。在人类,低音调被投射到或在额外侧部为代表区,而高音调投射到或在 41 区的枕内侧部为代表区。低音调在耳蜗顶端附近被探测到,高音调在耳蜗底部附近被探测到。22 区,包括韦尼克区(优势半球通常左半球,颞上回的后 1/3),参与高阶的听觉辨别和言语理解。

B. 临床关联

在人类初级听觉接受区或附近的区域的刺激会出现嗡嗡声或和咆哮的感觉。这一区域的单侧病变可能只引起轻微的听力损失,但双侧病变可导致耳聋。优势半球的 22 区的损伤产生了一种纯词聋(pure word deafness)综合征(表现为虽然没有听力受损,但不能理解词语),也被称为感觉性失语(Wernicke aphasia)。

基底神经节

基底神经节(basal ganglion)一词是指大脑半球深部的灰质团块。"基底神经节"的术语是有争议的,因为这些团块是核团而不是神经节,而且其中有些不是基底的,但是这个词仍然被广泛地使用。不论名称如何,基底核在运动控制中起着重要的作用。在解剖学上,基底核包括尾状核、壳核和苍白球。

图 10-18 总结了描述基底核的术语。有髓神经纤维鞘膜,包括内囊(internal capsule),走行在组成基底核的核团之间,因此呈现出条纹的外观(图 10-19,图 10-20)。经典的神经解剖学家把尾状核、壳核和苍白球统称为纹状体(corpus striatum)。尾状核和壳核一起发育,包含类似的细胞,统称为纹状体(corpus striatum)。在内囊的外侧,壳核和苍白球形成一个透镜状的团块,称为豆状核(lenticular nucleus)。在功能上,基底核及其相互连接和神经递质共同组成锥体外系(extrapyramidal system),它包括中脑核团,例如黑质和丘脑底核(参见第 13 章)。

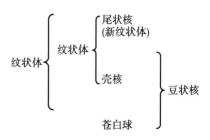

图 10-18 基底核的主要核团

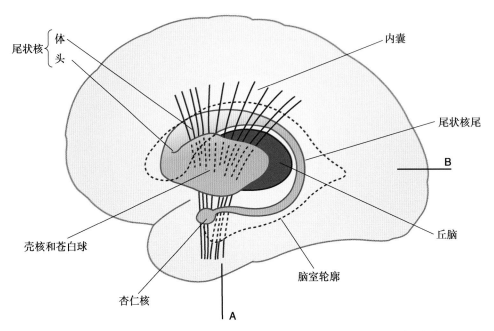

图 10-19   从左侧观的基底核、丘脑和内囊之间的三维空间关系。通过 A、B 平面的切面显示如图 10-20A 和 B

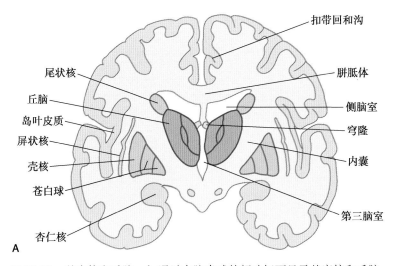

图 10-20   基底核和丘脑。A：通过大脑半球的额叶切面显示基底核和丘脑。

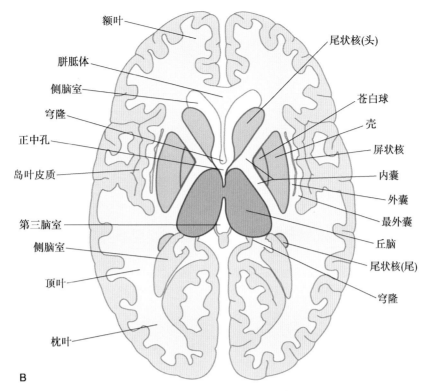

额叶

胼胝体

侧脑室

穹隆

正中孔

岛叶皮质

第三脑室

侧脑室

顶叶

枕叶

尾状核(头)

苍白球

壳

屏状核

内囊

外囊

最外囊

丘脑

尾状核(尾)

穹隆

B

图 10-20(续)　B:通过大脑半球的水平切面

尾状核

　　尾状核(caudate nucleus)毗邻侧脑室前角的下缘,呈拉长的灰色团块,其头呈梨形,与壳核相连。细长的末端像尾巴一样向后和向下弯曲,它进入侧脑室的颞角的顶部,在杏仁核的水平逐渐变细。尾状核和壳核(纹状体)组成基底核输入的主要部分,其回路在第 13 章中描述。

豆状核

　　豆状核(lenticular nucleus)位于岛叶和内囊之间。外部髓板把豆状核分为两部分:壳核和苍白球。壳核是一个较大的凸形灰质团块,位于岛叶皮质外侧和正下方。纹状体(corpus striatum)的条纹状外观是由位于壳核和尾状核之间的内囊的白色纤维束引起的。苍白球是较小的三角形中间区,其大量的有髓纤维使其颜色显得较浅。髓板把苍白球分成两部分。苍白球是基底神经节的主要流出核。

屏状核和外囊

　　屏状核(claustrum)是一个薄层的灰色物质,恰位于岛叶皮质下面。它被称为外囊(external capsule)的薄层白质板与较中间的壳核分开。

纤维联系

　　基底核的大部分是通过双向纤维系统相互连接

的(图 10-21)。尾状核发出许多纤维到壳核,壳核依次发出短纤维至苍白球。壳核和苍白球接受一些来自黑质的纤维,而丘脑发出纤维到尾状核。来自纹状体的传出纤维经由苍白球离开。一些纤维穿过内囊,并在内侧形成一个豆状束(fasciculus lenticularis)。其他纤维绕过内囊内缘形成一个襻,即豆核

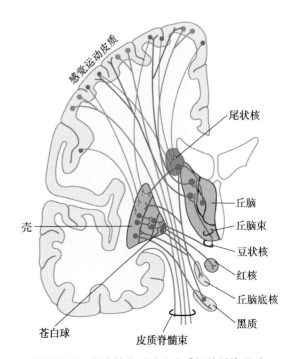

感觉运动皮质

尾状核

壳

丘脑

丘脑束

豆状核

红核

丘脑底核

黑质

苍白球

皮质脊髓束

图 10-21　基底核和丘脑及皮质间的纤维联系

襻(ansa lenticularis)。这两组纤维都有一部分终止于丘脑底核和红核,其余的则经由丘脑束(thalamic fasciculus)继续上行到丘脑(图10-21)。如第13章所述,这个丰富的相互连接的系统形成了控制运动和姿势的基础。

内囊

内囊(internal capsule)是一束小的但非常重要的有髓纤维的带,它将豆状核与尾状核内侧及丘脑分开。内囊由内囊前肢和后肢组成。内囊不是基底核的一部分,而是贯穿基底核的纤维束。在水平切面上,内囊呈 V 形外观,膝部(genu)顶点指向内侧(图10-22,图10-23)。

内囊包含许多极为重要的传导通路,例如皮质延髓束和皮质脊髓束。因此,内囊很小的损伤(如可发生在被称作腔隙性卒中的小卒中)可产生严重的临床缺陷。

内囊前肢(anterior limb)将豆状核与尾状核分开。内囊前肢包含丘脑皮质和皮质丘脑纤维,他们连接外侧丘脑核和额叶皮质,从额叶到脑桥核的额桥束,以及从尾状核到壳核横向走行的纤维。

内囊后肢(posterior limb)位于丘脑和豆状核之间,包含主要的上行和下行通路。内囊的功能组织具有重要的临床意义。皮质延髓束和皮质脊髓束在后肢的前半部走行,到面部和手臂的纤维(图10-22,F、A)再到腿部(图10-22,L)纤维的前面。从额叶皮

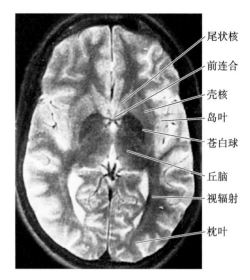

图 10-23　头部轴位 MRI 图像

（右侧标注，自上而下）尾状核、前连合、壳核、岛叶、苍白球、丘脑、视辐射、枕叶

质到红核的皮质红核纤维伴随皮质脊髓束。

内囊后肢的后 1/3 包含从丘脑的后外侧核到后中央回的第三级感觉纤维。与位于较前面的皮质脊髓和皮质延髓纤维一样,内囊后肢的感觉纤维也有躯体定位结构,面部和手臂的上行纤维在腿部纤维的前部(图10-22)。

由于这种有序的组织,内囊的小病变可以选择性方式损害运动和感觉功能。例如,小的梗死(称为"腔隙"梗死),由于小穿支动脉闭塞,可选择性地累及内囊后肢的前部,产生"纯运动"卒中(图10-24)。

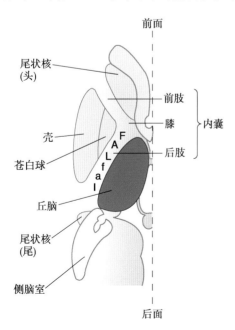

图 10-22　水平切面显示内囊、基底核和丘脑的关系

（图内标注）前面、尾状核(头)、前肢、膝、内囊、壳、后肢、苍白球、丘脑、尾状核(尾)、侧脑室、后面；F、A、L、f、a、l

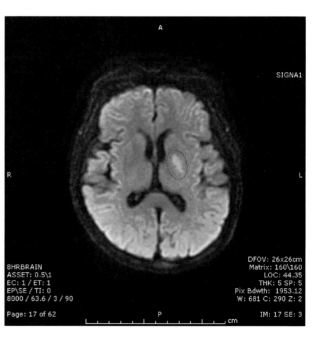

图 10-24　83 岁女性头部 MRI 图像显示左侧内囊后肢脑梗死,产生纯运动性卒中。该患者出现急性右面部、手臂和腿的无力(承蒙 Joseph Schindler,MD,Yale Medical School 惠赠)

病例 11

一名 44 岁的女性被她的丈夫带到门诊,她的丈夫说她有定向障碍、精神错乱、注意力不集中和健忘的病史。这些症状在过去的几个月里变得更严重。患者近期开始抱怨头痛,在她出现了她所说的"一阵发作"后,她的丈夫坚持让她来看医生。

神经学检查表现为冷漠和难以集中注意力,记忆受损,左侧视神经乳头水肿,面部不对称,右侧面部缺乏运动,以及全身无力,但身体其他部位反射对称。脑电图显示左侧大脑半球异常慢波病灶。影像检查显示左侧额顶区有一个钙化的多灶肿块。

基于这些发现的鉴别诊断是什么?

进行了脑活检并做出了诊断。到第二天,患者已经进入昏迷状态,瞳孔固定扩张,不久就去世了。尸检发现脑干有小的出血,前脑有广泛的病理改变。脑活检之后发生了什么?最可能的诊断是什么?

病例 12

一个 12 岁的女孩,开始有严重的耳痛和发热。几天后她的母亲发现她左耳有分泌物,便带她去看家庭医生。医生开了抗生素。一周后,女孩出现了严重的、持续的左前额头痛。接下来的一周,她出现了左侧面部无力。

此时考虑什么鉴别诊断?

小女孩被转诊到一位神经科医生。入院时,她昏睡,神志不清,说话含糊,体温 37.8℃(100°F)。神经学检查显示,过去和最近的事情混淆,难以命名物体,双侧视神经乳头水肿,眼外运动正常,左侧轻度周围性面瘫,左侧听力下降。患者抵制颈部屈曲。脑电图显示左额颞区有慢波活动。CT 扫描显示左侧额颞区的病变。

最可能的诊断是什么?

病例将在第 25 章中进一步讨论。

框 10-1　临床神经解剖学要点

阅读和领会这一章,你应该懂得和理解:

- 大脑半球的脑叶(图 10-5,图 10-6)及其功能的重要性
- 脑沟和脑裂(图 10-5,图 10-6)
- 岛叶(图 10-7)
- 胼胝体
- 特殊的皮质区域(图 10-12,表 10-1)
- 运动和感觉小矮人(图 10-14,图 10-15)
- 基底核的主要核团(图 10-18)
- 基底核的解剖(图 10-19,图 10-20)
- 内囊及其功能组织(图 10-22)

（郑姣琳　罗本燕　译　王维治　校）

参考文献

Alexander GE, Crutcher MD: Functional architecture of basal ganglia circuits. *Trends Neurosci.* 1990;13:266.

Barbas H, Zikopoulos B: The prefrontal cortex and flexible behavior. *Neuroscientist.* 2007;13:532–545.

Casagrande V, Guillery R, Sherman S (editors): *Cortical Function: A View from the Thalamus.* Elsevier, 2005.

Fuster JM (editor): *The Prefrontal Cortex.* 5th ed. Elsevier, 2015.

Gilbert C, Hirsch JA, Wiesel TN: Lateral interactions in the visual cortex. *Cold Spring Harb Symp Quant Biol.* 1990;55:663.

Gross CG, Graziano MS: Multiple representations of space in the brain. *Neuroscientist.* 1995;1:43.

Hubel DH: *Eye, Brain, and Vision.* Scientific American Library, 1988.

Jones EG, Rakic P: Radial columns in cortical architecture: It is the composition that counts. *Cereb Cortex.* 2010;20:2261–2264.

Rakic P: Evolution of the neocortex: A perspective from developmental biology. *Nat Rev Neurosci.* 2009;10:724–735.

Rolls ET: *The Cerebral Cortex: Principals of Operation.* Oxford University Press, 2016.

Schieber MH: Rethinking the motor cortex. *Neurology* 1999; 52:445.

Schmitt FO, et al: *The Organization of the Cerebral Cortex.* MIT Press, 1981.

Steiner H, Tseng K Y (editors): *Handbook of Basal Ganglia Structure and Function.* 2nd ed. Academic Press, 2016.

第 11 章 脑室和脑的覆盖物
Ventricles and Coverings of the Brain

脑室系统

在脑内是由内衬室管膜和充满脑脊液的空腔组成的沟通系统：有两个侧脑室、第三脑室（在间脑的两半之间）、大脑导水管和脑干内的第四脑室（图11-1）。

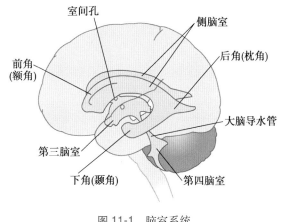

图 11-1 脑室系统

脉络丛

脉络丛（choroid plexus）是生成 CSF 的部位。它是软脑膜的条纹状血管分布，包含脉络膜动脉的毛细血管。它投射到脑室腔，被室管膜起源的上皮质覆盖（图11-2，图11-3）。脉络丛附着于邻近的脑结构被称为脉络组织（tela choroidea）。脉络丛从室间孔延伸，在那里与第三脑室脉络丛和对侧的侧脑室相连，一直延伸到下角的末端。（侧脑室前角和后角没有脉络丛。）

侧脑室

脑室系统中侧脑室（lateral ventricles）最大。每个侧脑室包括两个中央部（体部和中庭）和三个延伸部分（角）。

前（额）角［anterior（frontal）horn］位于室间孔的前面。其顶部和前缘由胼胝体构成；它的垂直内壁是由透明隔组成，底部和侧壁由突起的尾状核头组成。

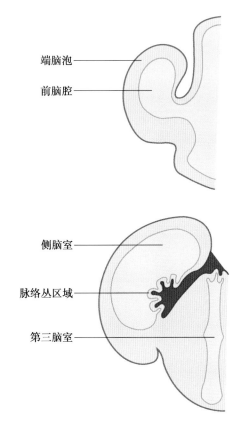

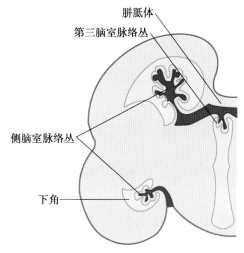

图 11-2 侧脑室脉络丛发育的三个阶段（从上到下）（冠状面）

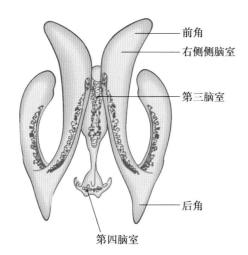

图 11-3　脑室系统脉络丛的背面观。注意导水管和前角和后角没有脉络膜

侧脑室的中央部或体部从室间孔延伸至胼胝体压部的对面的一点。它的顶部是由胼胝体组成,它的内侧壁由透明隔的后部组成。底部包括(从内侧到外侧)穹窿、脉络膜丛、丘脑背侧表面外侧部、终纹、终静脉,以及尾状核等。中庭或三角区是侧脑室体的一个宽阔区域,与后角和下角相连(图 11-4)。

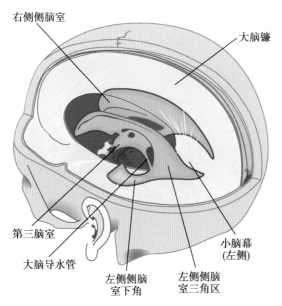

图 11-4　脑室图显示脑室与硬脑膜、天幕和颅底的关系

后(枕)角[posterior(occipital)horn]延伸至枕叶。它的顶部是由胼胝体的纤维形成的。在它的内侧壁是禽距(calcar avis),是距状裂引起的脑室壁的偏移。

下(颞)角[inferior(temporal)horn]穿过颞叶,它的白质形成顶。沿内侧界是终纹和尾状核的尾部。

杏仁核复合体突入到下角的上端,下角的底部和内侧壁由海马伞、海马体和侧支隆起形成的。

两个室间孔(terventricular foramen),或门罗孔(foramen of Monro),是穹窿柱与丘脑前端之间的开口。侧脑室通过这些孔与第三脑室相连通(图 11-1)。

第三脑室

第三脑室是一个狭窄的垂直裂隙,横跨两半间脑之间的中线(图 11-1 至图 11-4)。第三脑室顶部由一薄层脉络组织(室管膜的一层)和软脑膜组成,从软脑膜上,小的脉络膜丛延伸到脑室腔内(图 9-1)。侧壁主要由两个丘脑的内侧表面形成。脑室的下侧壁和底由下丘脑形成,前连合和终板形成了吻端的界限。

视隐窝(optic recess)是在终板与视交叉之间的第三脑室的延伸。脑垂体附着于其向下延伸的顶端,呈漏斗状的漏斗隐窝(infundibular recess)。松果体的柄上有一个小的松果体隐窝(pineal recess)。第三脑室在上丘脑上方有一个很大的延伸,被称为松果体上隐窝(suprapineal recess)。

大脑导水管

大脑导水管(cerebral aqueduct)是一条狭窄弯曲的通道,从第三脑室后部进入第四脑室。它不含有脉络丛(图 11-1,图 11-4)。

第四脑室

第四脑室是一个金字塔形的空腔,腹侧被脑桥和延髓包围(图 7-14,图 11-1 和图 11-3);它的底部也被称为菱形窝(rhomboid fossa)。外侧隐窝(lateral recess)延伸为位于小脑下脚背侧的脑室狭窄弯曲的延伸。第四脑室延伸至闩(obex)下进入延髓的中央管。

第四脑室的不完整顶板是由前髓帆和后髓帆形成的。前髓帆(anterior medullary velum)位于小脑上脚背内侧缘之间,其背侧面被小脑附着舌覆盖。后髓帆(posterior medullary velum)从小脑向尾侧延伸。第四脑室向上进入小脑的那一点被称为尖(apex),或尖顶(fastigium)。

小脑位于第四脑室顶部的上方,具有重要的临床意义。小脑的肿块病变(如肿瘤)或者小脑梗死后的小脑的肿胀会压迫第四脑室,导致急性梗阻性脑积水。当这种情况发生时,认识到这一点是至关重要的,因为神经外科干预可以挽救生命。

外侧孔(lateral aperture)[Luschka 孔(foramen of Luschka)]是侧隐窝通向靠近小脑绒球小结叶的蛛网膜下腔的开口。裂孔内通常有一簇脉络丛。正中孔(medial aperture)[马让迪孔(foramen of Magendie)]是脑室顶尾部的一个开口。从第四脑室流出的大部分 CSF 都通过这个大小不等的孔。

第四脑室的脉络组织(tela choroidea)是一层软脑膜和室管膜,内含小血管,位于后髓帆。它形成第四脑室的脉络丛。

脑膜和膜下间隙

硬脑膜、蛛网膜和软脑膜这三层膜,或称为脑膜包裹着大脑。硬脑膜(dura),也就是外膜,与薄的蛛网膜(arachnoid mater)之间有一个潜在的隔间,即硬膜下腔(subdural space),通常有少量 CSF。广泛的蛛网膜下腔(subarachnoid space)包含 CSF 和主要动脉,将蛛网膜与软脑膜分开,软脑膜(pia)完全覆盖于脑部。蛛网膜和软脑膜,统称为柔脑膜(leptomeninge),由薄丝样的组织,即蛛网膜小梁连接起来。软脑膜,连同蛛网膜下腔的狭窄延伸,伴随着深入脑组织的血管,这个间隙被称为血管周围间隙(perivascular space),或 Virchow-Robin 间隙(Virchow-Robin space)。

硬脑膜

硬脑膜(dura),以前被称为硬脑脊膜(pachymeninx),是一种坚韧的纤维结构,分为内(脑膜)层和外(骨膜)层(图 11-4,图 11-5)。(大部分硬脑膜静脉窦位于硬脑膜层之间)。脑上面的硬脑膜层通常是融合的,但分开时为静脉窦提供空间,以及内层在脑的各部分之间形成隔膜。外层牢固地附着在颅骨的内表面,将血管和纤维伸入颅骨;内层与硬脊膜相连续。

一个硬脑膜隔膜,大脑镰(falx cerebri),像窗帘一样延伸到大脑半球之间的纵裂中(图 11-5,图 11-6)。它附着在颅骨正中平面的内面,从鸡冠(crista galli)到枕内隆起,在此与小脑幕相连。

小脑幕(tentorium cerebelli)将枕叶与小脑分开。它是一种大致横向的架状膜,在横窦的后方和侧面附着在颅骨上;在前部,它附着在颞骨的岩部和蝶骨的床突上。靠近中线,它与大脑镰融合。前缘游离弯曲形成一个很大的开口,即小脑幕切迹(incisura tentorii)(天幕切迹),让上部脑干、导水管和血管

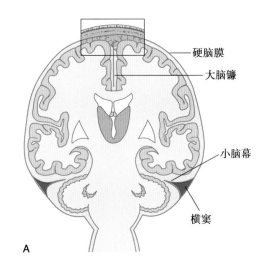

A

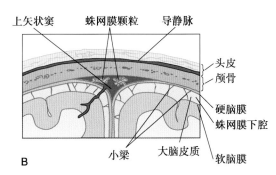

B

图 11-5　A:穿过脑部和覆盖物的冠状切面示意图。B:A 图顶部区域的放大

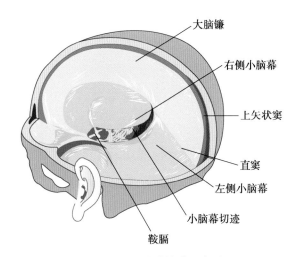

图 11-6　硬脑膜皱襞示意图

通过。

小脑镰(falx cerebelli)从枕骨内表面突出于小脑半球之间,形成一个小的三角形硬脑膜间隔。

鞍膈(diaphragma sellae)与小脑幕两侧的床突附着物连接,在蝶鞍的垂体上形成一个不完全的盖。垂体柄穿过横膈的开口。

蛛网膜

　　蛛网膜是一种薄弱的无血管的膜,覆盖蛛网膜下腔,其内充满 CSF。蛛网膜的内表面通过细小的蛛网膜小梁(arachnoid trabeculae)与软脑膜相连(图11-5)。颅脑的蛛网膜紧密覆盖在硬脑膜内表面,但被含有一层薄膜液体的硬膜下隙分隔开。蛛网膜除了伴随大脑镰和小脑镰,不会伸入到脑沟或脑裂。

　　蛛网膜颗粒(arachnoid granulations)由许多显微镜下可见的绒毛组成(图11-5B)。它们呈浆果状团块,突出到上矢状窦或其伴随的静脉陷窝,并伸入其他窦腔和大静脉。蛛网膜颗粒是 CSF 的吸收部位。

　　蛛网膜下腔(subarachnoid space)在蛛网膜与软脑膜之间,在大脑半球表面是相对较窄的,但在脑的底部变宽。这些扩大的空间,成为蛛网膜下池,通常以邻近的脑部结构命名(图11-7)。它们与邻近的脑池和整个的蛛网膜下腔自由沟通。

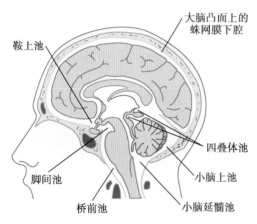

图 11-7　显示含有 CSF 空间的脑部示意图

　　枕大池(cisterna magna),即小脑延髓池,是蛛网膜跨越延髓与小脑半球之间的间隙形成的,它与脊髓的蛛网膜下腔是相连续的。脑桥上的桥池(pontine cistern)包含基底动脉和一些静脉。大脑下方靠近两个颞叶之间的宽阔空间。这个间隙分为视交叉上方的视交叉池(chiasmatic cisterna)、鞍膈上方的鞍上池(suprasellar cistern),以及大脑脚之间的脚间池(interpeduncular cistern)。额叶、顶叶和颞叶之间的空间称为大脑外侧窝池(cistern of the lateral fissure),即西尔维于斯窝池(cistern of Sylvius)。

软脑膜

　　软脑膜是一层薄的结缔组织膜,覆盖于脑表面,延伸到脑沟和裂隙以及整个大脑的血管周围(图11-5)。它还延伸至胼胝体下的大脑横裂。在此形成第

三脑室和侧脑室的脉络组织,并与室管膜和脉络膜血管共同形成了这些脑室的脉络丛。软脑膜和室管膜经过第四脑室的顶端,在那里形成脉络丛的脉络组织。

脑脊液

功能

　　脑脊液就像脑部周围的一个保护性水衣的作用。它通过调节离子成分,来控制脑的兴奋性,带走代谢物(因为大脑没有淋巴管),并提供保护免受压力变化(静脉容积与脑脊液容积)。

临床关联

　　可能会发生几种类型的脑疝(图11-8)。小脑幕分隔了幕上和幕下的空间,这两个空间通过包含中脑的切迹相沟通。大脑镰和小脑幕都形成不完全的分隔,肿块或扩张性病变可使这些分隔周围的部分的脑部发生移位,导致大脑镰下疝(subfalcial herniation)或小脑幕切迹疝(transtentorial herniation)。在大脑镰下疝时,扣带回移位到镰内或镰下方。在小脑幕切迹疝时,颞叶内侧的钩回通过小脑幕移位,并压迫脑干和邻近的动眼神经(导致同侧瞳孔扩大和第Ⅲ脑神经麻痹)。小脑扁桃体由于病变疝入枕骨大孔,通常被称为锥(coning)。小脑幕切迹疝和小脑扁桃体疝都会危及生命,因为它们可能扭曲或压迫脑干,并损伤脑干的呼吸、意识、血压和其他功能的生命调节中枢(参见第18章和第20章)。

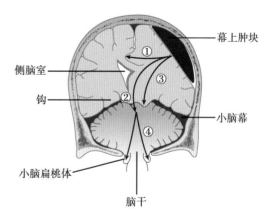

图 11-8　脑疝综合征的解剖学基础。不断扩展的幕上占位病变可能导致脑组织移位到邻近的颅内隔室,导致(1)大脑镰下扣带回疝,(2)下行经小脑幕(中心)疝,(3)小脑幕边缘钩状疝,或(4)小脑扁桃体疝入枕骨大孔。当(2)、(3)或(4)产生脑干受压时,会导致昏迷和最终死亡(摘自 Aminoff ML, Greenberg DA, Simon RP. Clinical Neurology. 6th ed. New York: McGraw-Hill Education;2005)

组成成分和体积

正常的 CSF 是透明、无色和无味的。它的重要的正常值如表 11-1 所示。在第 24 章和表 24-1 中总结了各种疾病中 CSF 成分的变化。

大部分 CSF 存在于由两个交通的部分组成的系统中。该系统的内部部分由两个侧脑室、室间孔、第三脑室、大脑导水管和第四脑室组成。外部部分是由蛛网膜下腔和脑池组成。内外部分之间的交通通过第四脑室的两个侧孔（Luschka 孔）和第四脑室的正中孔（马让迪孔）进行的。在成年人中，所有空间的 CSF 总容量通常约为 150ml。每日产生和重吸收的 CSF 在 400~500ml 之间。

表 11-1　正常 CSF 检查结果

部位	外观	压力	细胞数	蛋白	其他参数
腰椎	清亮	70~180	0~5	<50mg/dl	葡萄糖 50~75mg/dl
脑室	清亮	70~180	0~5（淋巴细胞）	5~15mg/dl	

压力

CSF 平均压力正常是 70~180mmH$_2$O，会随着心跳和呼吸出现周期性变化。如果颅内容积（如肿瘤或一些引起脑肿胀的大面积梗死）、血容量（出血）或 CSF 容量（脑积水）增加，压力就会升高，因为成人颅骨是一个坚硬的骨盒，在不增加压力的情况下就不能适应体积的增加（图 11-9）。

CSF 大部分来源于侧脑室内的脉络丛（图 11-10）。然后，CSF 通过中脑内的大脑导水管，进入菱形的第四脑室，在那里的脉络丛产生更多的液体。CSF 通过第四脑室的正中孔和侧孔离开脑室系统，进入蛛网膜下腔。CSF 可能由此流过大脑凸面或进入脊髓蛛网膜下腔。其中一些 CSF（通过扩散）被重吸收到软脑膜或脑室壁的小血管中。其余的部分通过蛛网膜颗粒进入不同区域的静脉血中（静脉窦或静脉），主要是大脑凸面的静脉。正常

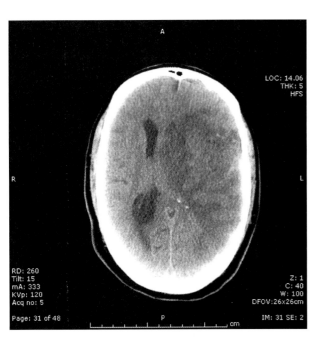

图 11-9　计算机断层影像显示左侧大脑半球大面积梗死引起的脑肿胀。左侧侧脑室由于周围肿胀的脑组织的压迫而消失。因为肿胀的左半球上方的头骨是坚硬的，水肿的半球会推过中线（"中线偏移"）（承蒙 Joseph Schindler，MD，Yale Medical School 惠赠）

循环

CSF 大部分来源于侧脑室内的脉络丛。液体通过室间孔进入中线第三脑室，更多的 CSF 是在脑室顶部

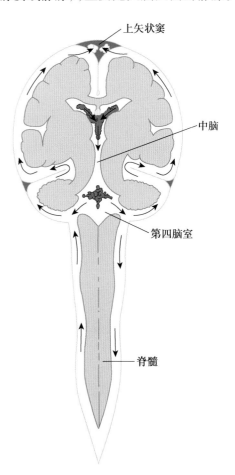

图 11-10　CSF 循环（**箭头**）的冠状投影示意图

情况下,CSF 在脑内和脑部周围有一个连续的循环,在这个循环中,CSF 产生和重吸收处于平衡状态。

神经系统屏障

神经系统中存在几种重要的功能屏障,所有这些屏障都在维持脑的内部和周围持续的环境方面发挥作用,以便继续正常功能,并将外来或有害物质排除在外。有些屏障很容易看到,如三层包被膜(脑膜),即硬脑膜、蛛网膜和软脑膜;另一些只有在电子显微镜下才能清晰可见。

血脑屏障

血-脑脊液屏障、血管-内皮细胞屏障和蛛网膜屏障共同构成血脑屏障(blood-brain barrier),有时称为 BBB。血脑屏障起着至关重要的作用。如第 2 章所述,大脑很多部位的毛细血管内皮细胞通过紧密连接在一起,这些连接阻碍了分子从血液中扩散出去或进入血液。这种屏障在几个特殊的区域是不存在的,包括基底下丘脑(basal hypothalamus)、松果体腺、第四脑室最后区,以及第三脑室附近的几个小区域。在这些区域存在高渗透性的开窗的毛细血管。

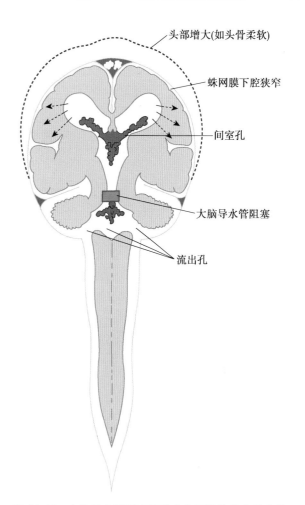

图 11-11　大脑导水管阻塞导致非交通性脑积水效应的示意图。**箭头**表示经室管膜的流动(与图 11-10 比较)。其他可能的梗阻部位是第四脑室的室间孔和流出孔

临床关联

阻断 CSF 循环径路通常会导致上游脑室扩张(脑积水),因为尽管有阻塞,但液体的产生通常仍在继续(图 11-11~图 11-13)。脑积水有两种类型:非交通性和交通性。

非交通性(梗阻性)脑积水[noncommunicating(obstructive)hydrocephalus]比其他类型更为常见,由于有一个或两个室间孔、大脑导水管(最常见的梗阻部位,图 11-11),或第四脑室流出孔(正中孔和侧孔)的阻塞,脑室的 CSF 不能到达蛛网膜下腔。任何这些部位的阻滞都会导致一个或多个脑室扩张。CSF 继续产生,在急性梗阻期可能有 CSF 的跨室间膜的流动。紧贴着颅骨内侧的脑回被压平。如果颅骨仍然像大多数 2 岁以下的儿童那样柔韧,头部可能会增大。

在交通性脑积水(communicating hydrocephalus),阻塞是在蛛网膜下腔,可能是先前出血或脑膜炎的结果,后者导致蛛网膜增厚,必然导致 CSF 回流通道受阻(图 11-13)。如果因为过量的 CSF(更多的是产生而不是重吸收问题)导致颅内压升高,脊髓的中央管可能会扩张。在一些患者中,CSF 填充的间隙均匀增大,而没有颅内压升高。这种正常压力脑积水(normal-pressure hydrocephalus)在老年人中可能伴有步态障碍、尿失禁和痴呆症。

已经开发了多种手术方式来分流非交通性脑积水的梗阻,或在总体上改善 CSF 的吸收。

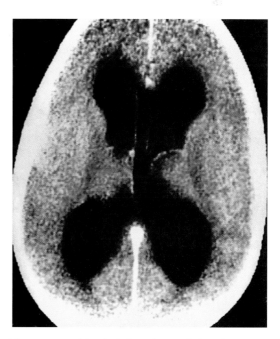

图 11-12　一例 7 岁患儿因髓母细胞瘤阻塞流出孔,导致非交通性脑积水,经水平切面的头部 CT 图像

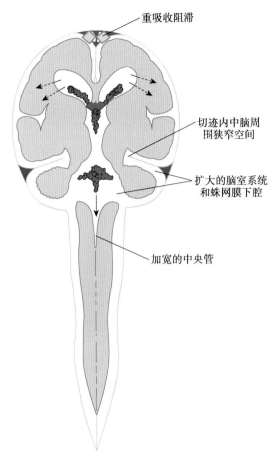

图 11-13　CSF 重吸收受阻导致交通性脑积水效应的示意图。**箭头**表示经室管膜的流动（与图 11-10，图 11-11 相比较）。另一个可能的梗阻部位是在中脑切迹周围的狭窄间隙

A. 血-CSF 屏障

大约 60% 的 CSF 是由脉络丛中的血管（通过膜）主动运输形成的。神经丛的上皮细胞通过紧密连接形成一个连续的层，选择性地允许某些物质通过，而不允许其他物质通过。

B. 血管-内皮屏障

总体而言，脑内的血管有非常大的表面积，可以促进血液与大脑之间的氧气、二氧化碳、氨基酸和糖的交换。由于其他物质被挡在屏障之外，神经系统的细胞外液的化学成分与细胞质的化学成分明显地不同。阻断功能是通过内皮细胞之间的紧密连接来实现的。有证据表明，星形胶质细胞的突起和内皮细胞的基底层都不能阻止像蛋白质大小的分子扩散。

C. 蛛网膜屏障

硬脑膜血管远比脑血管通透性强；然而，由于蛛网膜最外层的细胞形成屏障，从硬膜血管扩散出来的物质不会进入蛛网膜下腔的 CSF。这些细胞通过紧密连接而连接在一起，它们的通透性与脑本身的血管相似。

室管膜

内衬于脑室的室管膜与脉络丛上皮细胞相连续（图 11-14）。除了下部第三脑室的室管膜外，大多数室管膜细胞没有紧密连接，不能阻止大分子在脑室和脑组织之间的运动。

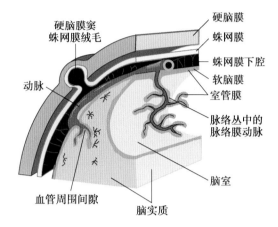

图 11-14　脑、脑膜和血管之间的关系和屏障的示意图

血-神经屏障

大的神经由嵌入在神经外膜（epineurium）中的成束的轴突组成。每个束都被一层叫作神经束膜（perineurium）的细胞层所包绕，每一束内的结缔组织是神经内膜（endoneurium）。与硬脑膜相似的神经外膜血管对大分子具有通透性，而与蛛网膜相似的神经内膜血管则不能透过。

颅骨

颅骨（头盖骨），在成人是坚硬的，但在新生儿是柔韧的，完全地包围了脑部和脑膜，形成了强大的机械保护。

在成年人中，由于受伤后脑组织肿胀，使大脑体积可能会增加到超过完整颅骨的容积，这可能会进一步压缩已经受伤的脑部和导致脑疝。婴儿颅压升高可能会导致囟门膨出或头部开始异常增大（图 11-11）。

颅内基本结构（如脑神经、血管）通过颅骨中的各种开口（裂隙、管道、孔）往返穿行于脑中，在穿越这些小通道时特别容易受到压迫。因此，良好的解剖学知识对临床医生是很重要的。

颅骨底面观

颅底的前部,硬腭,在颅骨下表面其余部分的水平以下突出。鼻后孔(choanae),或后鼻孔,在硬腭的后上方。翼板位于鼻后孔的外侧(图 11-15)。

在翼外板的底部是卵圆孔(foramen ovale),三叉神经的第三支、脑膜副动脉,偶尔还有岩浅神经在此通过。卵圆孔的后方是棘孔(foramen spinosum),它穿行脑膜中动脉。茎突的底部是茎乳孔(stylomastoid foramen),面神经从此穿出。

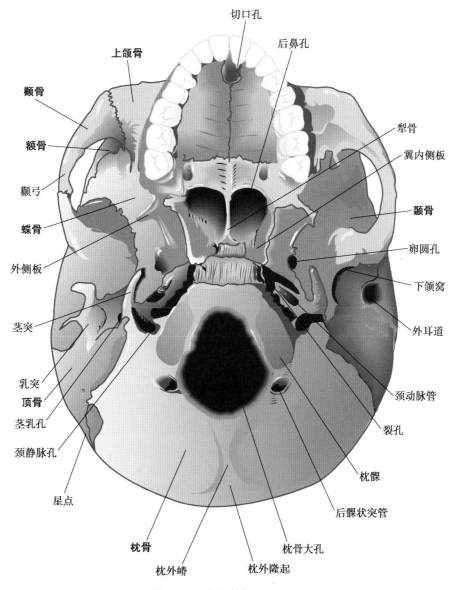

图 11-15 颅骨外侧面,底面观

破裂孔(foramen lacerum)是翼内板底部的一个大而不规则的孔。在它的上方是颈动脉管(carotid canal)。从这个孔走出的颈内动脉只穿过破裂孔的上部。

破裂孔外侧的一条沟是咽鼓管沟(sulcus tubae auditivae),包含了咽鼓管(auditory tube)或欧氏管(eustachian tube)的软骨部。它与形成咽鼓管的骨性部分的颞骨中的管道在后面相连续。咽鼓管的外侧是颈动脉管的下口,由此穿过颈内动脉和交感神经颈动脉丛。

颈动脉管后面是大的颈静脉孔(jugular foramen),它由颞骨岩部和枕骨形成,可以分为三个部分。前室含有岩下窦,中间室包含舌咽、迷走神经和脊髓副神经,后室包含乙状窦,以及来自枕动脉和咽升动脉(ascending pharyngeal artery)的脑膜分支。

枕骨基底部的后方是枕骨大孔(foramen magnum),它通过延髓及其膜、脊髓副神经、椎动脉,以及脊髓前动脉和脊髓后动脉。枕骨大孔外侧以枕髁为界。

每个髁突的后面是髁状突窝,在一侧或两侧是由后髁管(posterior condyloid canal)(可能从横窦发出一条导静脉)穿过。再往前是前髁管(anterior condylar canal),或称舌下管(hypoglossal canal),它传输舌下神经和脑膜动脉。

颅骨的内面

A. 颅盖

颅盖(calvaria)或颅顶的内表面是凹陷的,有脑回的凹陷和脑膜血管分支的压迹。沿中线有一条行纵沟,前窄后宽,内含上矢状窦(superior sagittal sinus)。沟槽的边缘是大脑镰的附着处。后方是顶骨导孔的开口(当它存在时)。颅骨的缝[矢状缝(sagittal suture)、冠状缝(coronal suture)、板状缝(lambdoid suture)等]是相邻颅骨之间的网状连接线。

B. 颅腔底

颅底的内表面或上表面构成颅腔的底(图11-16,表11-2)。颅底的解剖对临床医生来说至关重要,因为它有许多重要结构,诸如穿过颅底的脑神经。颅底分为三个窝:前颅窝、中颅窝和后颅窝(posterior fossa)。前颅窝的底面高于中颅窝的底面,中颅窝的底面又高于后颅窝的底面。许多开口[其中许多称为孔(foramen)]为血管结构、脑神经和延髓提供了通过颅腔底部的入口和出口通道。

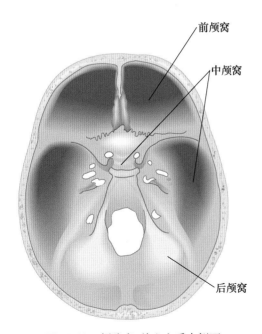

前颅窝

中颅窝

后颅窝

图11-16　颅腔底,从上方看内侧面

表 11-2　穿过颅底开口的结构

孔道	结构
筛板	嗅觉神经
视神经管	视神经、眼动脉、脑膜
眶上裂	动眼神经、滑车神经和展神经,三叉神经的眼支,眼上静脉
圆孔	三叉神经上颌支、小动脉和小静脉
卵圆孔	三叉神经下颌支、三叉神经静脉
破裂孔	颈内动脉交感神经丛
棘孔	脑膜中动静脉
内听道	面神经、耳蜗神经、内听动脉
颈静脉孔	舌咽,迷走神经,脊髓副神经,乙状窦
舌下神经管	舌下神经
枕骨大孔	延髓和脑膜,副神经。椎动脉、脊髓前、后动脉

1. **前颅窝**(anterior fossa),这前颅窝底是由额骨的眶板、筛骨的筛板,以及蝶骨的小翼和其前部组成。它在后部是以蝶骨小翼的后缘和视交叉沟的前缘为界。

前颅窝的外侧部分是眶腔的顶端,它支撑着大脑的额叶。内侧部分形成鼻腔的顶部。内侧段位于鸡冠(crista galli)的旁边,与额嵴一起附着于大脑镰。

筛板(cribriform plate)位于鸡冠两侧,支撑嗅球。板上有嗅神经通过的筛孔。视神经管(optic canal)的颅部开口恰位于蝶骨平坦部分,即蝶骨平面(planum sphenoidal)的后面。

2. **中颅窝**(middle fossa),位置较颅前窝深,中心窄而周边宽。它的前缘被蝶骨小翼和前床突的后缘所包围。它的后部被颞骨岩部的上角和鞍背所包围。它的侧面是被颞鳞和蝶骨大翼包围(图11-16,图11-17)。

颅窝狭窄的内侧部,在前方有视交叉沟(chiasmatic groove)和鞍结节(tuberculum sellae);视交叉沟在视神经管的两侧终止,视神经管有视神经和眼动脉通过。视神经管(optic canal)后方,前床突(anterior clinoid process)指向后内侧,与小脑幕相连。

在鞍结节的后面是一个很深的凹陷,即蝶鞍(sella turcica);名字的意思是"土耳其马鞍"(Turkish saddle)(类似于这个),这个结构特别重要,因为它包含垂体所在的垂体窝。当发生垂体瘤时蝶鞍可能会受到侵蚀。蝶鞍后方以一个四边形骨板[鞍背(dorsum sellae)]所分界,鞍背的两侧向前方突出,称为后床突(posterior clinoid process)。它们附着在小脑幕的薄片上。

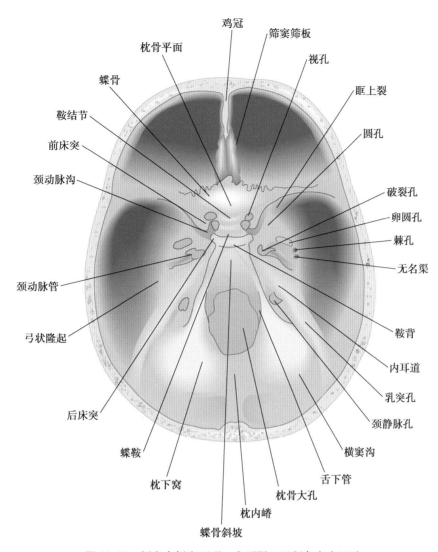

图 11-17 颅底内侧底面观。主要洞口以颜色突出显示

蝶鞍的两侧是宽而浅的颈动脉沟（carotid groove），从破裂孔向上弯曲至前床突的内侧。这条沟包含颈内动脉，周围环绕着交感神经丛。

颅中窝的外侧部分比它的中间部分更深，它们支撑着脑部的颞叶，并显示出标志着脑的沟回的压迹。脑膜中血管（middle meningeal vessel）的前支和后支通过这些节段上的沟，并穿过棘孔（foramen spinosum）。

眶上裂（superior orbital fissure）位于颅中窝的前部。它的上方是以蝶骨小翼，下方以蝶骨大翼，中间以蝶骨体为界。动眼神经、滑车神经、三叉神经眼支、展神经、交感神经海绵丛的部分纤维、眼静脉，以及脑膜中动脉的眶支均由眶上裂进入眶内。

三叉神经的上颌支穿过圆孔（foramen rotundum），圆孔位于眶上裂内侧壁后面。在圆孔后面是维萨里孔（foramen of Vesalius），发出一条导静脉（emissary vein）或一簇小静脉，它可以是大的、小的、多个的，或在不同的颅骨中不存在。卵圆孔（fora-men ovale）位于圆孔的后方和外侧，它通过三叉神经的下颌支、副脑膜动脉和岩浅小神经等。

颅骨创伤可能导致骨折。就其本身而言，颅盖骨或颅底骨折并不是一个很严重的问题，然而，通常会有并发症。骨折合并脑膜撕裂可能导致 CSF 漏，并可能有颅内感染；骨折合并血管撕裂可能导致硬膜外出血，特别是在大的脑膜动脉分支被撕破的情况下；而凹陷性骨折可能导致脑挫伤伴有出血和脑组织破坏。挫伤也可能出现在撞击的对侧，即对冲性挫伤（contrecoup contusion），发生在脑与骨的边缘摩擦过的部位，如颞叶尖端、枕极或额叶的眶面，或者胼胝体和胼周动脉与大脑镰边缘摩擦的部位。

破裂孔（foramen lacerum）位于卵圆孔的内侧。它的下段由纤维软骨填充。它的上段通过被交感神经丛包绕的颈内动脉。破裂孔的前壁被翼管（pterygoid canal）穿透。

3. 后颅窝（posterior fossa），后颅窝比中颅窝和前颅窝更大，更深。它是由枕骨、蝶鞍、蝶骨的斜坡，以及部分颞骨和顶骨组成的（图 11-16）。

后颅窝，或幕下间隔，包含小脑、脑桥、延髓和部分中脑。它与颅中窝在中线及其附近被蝶骨的鞍背分隔开，两侧被颞骨岩部（岩锥）的上角分隔开。

枕骨大孔（foramen magnum）位于颅窝的中央，恰在结节上方是前髁突管（anterior condylar canal），或舌下神经管（hypoglossal canal），舌下神经和咽升动脉的脑膜支由此通过。

颈静脉孔（jugular foramen）位于枕骨外侧部与颞骨岩部之间。颈静脉孔的前部穿出岩下窦。其后部通过横窦和来自枕动脉和咽升动脉的部分脑膜支。中间部分有舌咽神经、迷走神经和脊髓副神经（accessory nerve）由此通过。

颈静脉孔上方是内耳道（internal acoustic meatus），内有面神经、听神经和内耳动脉。枕下窝支撑着小脑半球，由枕内嵴隔开，枕内嵴附着大脑镰并包含枕窦（occipital sinus）。后颅窝周围环绕着横窦（transverse sinus）的深沟。

肿瘤、炎性病变和其他占位病变可以侵犯和阻塞颅底的孔道。当发生侵蚀和阻塞时，它们可能会压迫和损伤通过这些孔的脑神经和血管。图 11-18 中显示了一个示例。

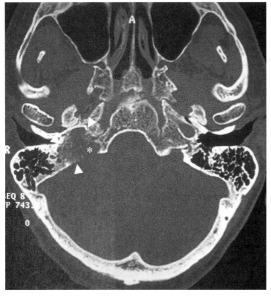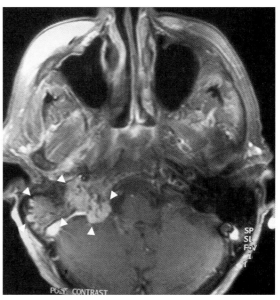

图 11-18　一个 81 岁老妇因呼吸急促和发热入院。她被发现患有右中叶肺炎，这是 3 个月来的第 3 次肺炎。神经系统检查发现右侧声带麻痹，咽反射消失，右侧斜方肌和胸锁乳突肌大量消失；右侧舌可见轻度萎缩，伸舌向右侧偏斜；软腭抬举不对称（由于右侧麻痹偏向左侧）。患者在吞咽评估时发生误咽。MRI 显示右侧的颈静脉孔和岩骨内有一占位病变（左侧图像，箭头）。颅底 CT 断层扫描显示右侧岩骨、颞骨和枕骨内溶骨改变（右侧图像，箭头；星号：颈静脉孔）活检证实了临床疑似的颈静脉球瘤诊断，它使第 IX、X、XI、XII 脑神经功能受损。患者接受了放射治疗（承蒙 Dr. Joachim Baehring 惠赠）

病例 13

一名 63 岁的失业男子，因发热和意识水平下降被送到医院。他的女房东说，他几个月来体重一直在下降，并抱怨发热、食欲缺乏和咳嗽。在入院当天，他被发现已处于昏睡不醒状态。

查体时患者不配合，在病床上翻来覆去。查体发现颈部僵硬，左胸骨边缘可听到收缩期杂音，体温 40℃（104℉），脉搏 140 次/min。

红细胞为 $3.8 \times 10^6/\mu l$，白细胞为 18 000/μl，中性粒细胞占比 80%。血糖为 120mg/dl。腰椎穿刺结果显示：CSF 压力 300mmH$_2$O；白细胞为 20 000 个/μl（主要是中性粒细胞）；葡萄糖 18mg/dl；蛋白未知（测试结果丢失）。CSF 沉渣革兰染色显示革兰阳性杆状双球菌（肺炎球菌）。

最有可能的诊断是什么？

一名 21 岁的骑摩托车的人被送进急诊室。人们发现他躺在街上,不省人事,没有戴头盔,他是在转弯时滑倒了。看来他的头很可能撞到了马路牙子上。他面有擦伤,右耳上方有肿胀。在急救室,他恢复了知觉。他显得头昏眼花,述说头痛,但说话不清楚。

神经学检查未见视神经乳头水肿。他的瞳孔等大同圆,有对光反射(助记符 PERRL,指 pupil were equal, round, and reactive to light),眼外肌活动正常,有可疑的左侧面肌无力。没有其他神经功能缺失。其他发现包括血压 120/80mmHg,脉搏 75 次/min,呼吸频率 17 次/min。

目前的鉴别诊断是什么? 需要哪些影像或其他诊断程序?

患者被留在急诊室观察。几个小时后,患者变得昏睡,他的右侧瞳孔散大。血压为 150/90mmHg,脉搏 55 次/min,呼吸频率 12 次/min。进行了紧急手术。

最有可能的诊断是什么?

病例在第 25 章中进一步讨论。

框 11-1　临床神经解剖学要点

阅读和领会这一章,你应该懂得和理解:

- 脑室解剖(图 11-1,图 11-4)
- 大脑镰和小脑幕(图 11-6)
- 脑疝综合征的解剖学基础(图 11-8)
- 正常 CSF 组成成分、外观和压力
- 血-脑屏障及其功能
- 颅脑的前、中、后颅窝的解剖(图 11-16)
- 颅骨及其主要开口的解剖(图 11-17,表 11-2)

(曲悠扬　刘春风　译　王维治　校)

参考文献

Dorovini - Zis, K (editor): *The Blood-Brain Barrier in Health and Disease*. CRC Press, 2015.

Heimer L: *The Human Brain and Spinal Cord*. Springer-Verlag, 1983.

Irani DN: *Cerebrospinal Fluid in Clinical Practice*. Saunders, 2009.

Posner JB, Saper CB, Schiff ND, Plum F: *Plum and Posner's Diagnosis of Stupor and Coma*. Oxford University Press, 2007.

Romanes GJ: *Cunningham's Textbook of Anatomy*. 12th ed. Oxford University Press, 1983.

Rosenberg GA: Brain edema and disorders of cerebrospinal fluid circulation. In: *Neurology in Clinical Practice*. 5th ed. Bradley WG, Daroff RB, Fenichel GM, Jankovic J (editors). Butterworth-Heinemann-Elsevier, 2008.

Seehusen DA, Reeves MM, Fomin DA: CSF analysis. *Am Fam Physician*. 2003;68:1103–1108.

Sharma HS (editor): *Blood-Spinal Cord and Brain Barriers in Health and Disease*. Elsevier, 2004.

Waddington MM: *Atlas of the Human Skull*. Academic Books, 1983.

第 12 章　脑部血管供应
Vascular Supply of the Brain

所有临床医生都必须熟悉脑部的血管疾病。脑和脊髓严重依赖于氧合血液的持续供应,因此也依赖于通过脑血管的不间断的血流。人体总血容量的18%左右是在大脑中循环,而脑组织约占体重的2%。血液运输氧气、营养物质和其他大脑正常运转所必需的物质,并带走代谢物。流向脑部的血液中断不到15s就会出现意识丧失,5min内就会出现脑组织的不可逆损害。

脑血管疾病(cerebrovascular disease)或卒中(stroke),是由于血管损害或出血的结果,是造成神经功能残疾的最常见来源之一。由于每个脑血管都倾向于灌注大脑中特定的区域,它们的闭塞会导致极为刻板的综合征,即便在影像学检查前,亦可提示血管病变部位。

几乎一半收入到非常繁忙的神经科的患者都因为卒中。脑血管疾病在工业化社会里是第三位最常见的死亡原因。如果是血栓形成,在卒中发生后的最初几个小时内完成溶栓,有时可以恢复血流,并改善临床状况,早期识别和治疗卒中是至关重要的。

脑部的动脉供应

Willis 环

Willis 环(以英国神经解剖学家 Thomas Willis 爵士命名)是一个呈六边形的血管网,发出所有的大的大脑动脉。它是由一对颈内动脉和基底动脉供血的。当这个环完整时,其包含两侧各一条后交通动脉和一条前交通动脉。

Willis 环显示具有个体间的差异。后交通动脉可能在一侧或两侧较大(胚胎型),大脑后动脉在其第一段可能较薄(胚胎型),而前交通动脉可以缺失、双干或较薄。尽管有这些变化,每条主要的大脑动脉闭塞通常产生一种特征性临床表现。

脑动脉的特征

大动脉(至少在其起始段)的走行主要是在脑部腹侧一个相对小的区域。动脉在进入大脑之前,通常在蛛网膜下腔内走行了相当长的一段距离;血管的破裂(如从破裂的动脉瘤)往往引起蛛网膜下腔出血。

每条大动脉都供应某一供血区,相互间以边缘带(border zones)[分水岭区(watershed area)]为界;一个血管的突然闭塞会立即影响它的供血区,有时是不可逆的。

主要动脉

了解脑部的动脉供应是至关重要的。供应脑部的动脉血通过两对大血管进入颅腔(图 12-1,图 12-2):颈内动脉(internal carotid artery),是从颈总动脉分支而来,以及椎动脉(vertebral artery),是从锁骨下动脉发出。椎动脉系统为脑干、小脑、枕叶

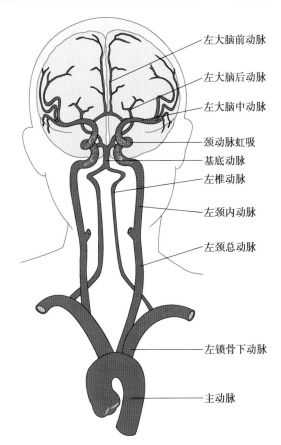

图 12-1　主要的脑动脉

左大脑前动脉
左大脑后动脉
左大脑中动脉
颈动脉虹吸
基底动脉
左椎动脉
左颈内动脉
左颈总动脉
左锁骨下动脉
主动脉

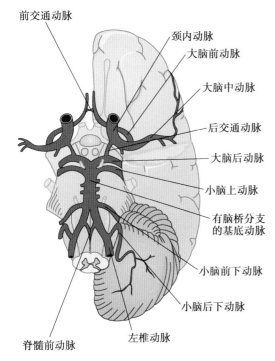

前交通动脉

颈内动脉
大脑前动脉
大脑中动脉
后交通动脉
大脑后动脉
小脑上动脉
有脑桥分支
的基底动脉
小脑前下动脉
小脑后下动脉
左椎动脉

脊髓前动脉

图 12-2　Willis 环和脑干的主要动脉，从下面观

再向上、向后穿过硬脑膜，形成颈动脉虹吸（carotid siphon）段，然后到达脑部（图 12-1），其第一个分支通常是眼动脉（ophthalmic artery）。除了与椎动脉系统相连外，颈动脉在两侧分支分别形成一条大的大脑中动脉和一条较小的大脑前动脉。两条大脑前动脉通常在正中平面以短距离会合形成一条短而功能重要的前交通动脉（anterior communicating artery）。这条血管形成左侧与右侧半球之间的吻合，在一侧的颈内动脉闭塞时尤为重要。从颈内动脉直接发出的脉络膜前动脉（anterior communicating artery），供血到侧脑室的脉络丛以及邻近的脑结构。

皮质供血

大脑中动脉（middle cerebral artery）为大脑的许多深部结构和大部分外侧面供血，它分出几个大的分支，走行到外侧裂的深处，越过岛叶，然后到达半球的凸面。由于它为左半球语言必需的皮质区供血，左侧大脑中动脉有时被称为"语言动脉"。大脑前动脉（anterior cerebral artery）及其分支绕过胼胝体膝走行，供血至前额叶和半球的内侧，它们一直延伸到后面很远。大脑后动脉（posterior cerebral artery）环绕于脑干，主要供应枕叶和第三脑室和侧脑室的脉络丛，以及颞叶的下表面（图 12-5，图 12-6）。

一方面，由大脑前动脉、中动脉和后动脉的灌注区，另一方面，由小矮人灌注区预测了这其中每一支动脉灌注供血区影响的卒中导致的功能缺失（图 12-5）。

在影响大脑中动脉供血区的卒中，对侧面部和手臂的无力和感觉丧失最为严重，但腿部可能只受到轻度影响或不受影响。相反，对于影响大脑前动脉供血区灌注的卒中，对侧腿的无力是最明显的。

脑血流和自动调节

许多生理和病理性因素可以影响脑动脉和静脉内的血流。在自动调节正常的情况下，大脑小动脉的压力维持在 450mmH$_2$O。这保证了在全身血压发生变化时，大脑毛细血管床的充分灌注。一个皮质区域的活动增加伴随着血容量向该区域的转移。

和部分丘脑供血，而颈动脉通常供应前脑的其余部分。

颈动脉通过大脑前动脉（anterior cerebral artery）和前交通动脉（anterior communicating artery）相互连接，颈动脉也连接到椎动脉系统的大脑后动脉（posterior cerebral artery），是通过 Willis 环的部分，即两条后交通动脉（posterior communicating artery）的路径。

椎基底动脉供血区

在通过颅底枕骨大孔后，两条椎动脉形成一条主要的中线血管，即基底动脉（basilar artery）（图 12-2，图 12-3；图 7-10），这条血管终止于脚间池，分叉成为左、右大脑后动脉。

有几对短旋动脉，是从椎动脉及其融合延续的基底动脉发出。这些是小脑后下动脉、小脑前下动脉和小脑上动脉，以及几个较小分支，如脑桥动脉和内听动脉。这些动脉可以表现出变异性，但一般来说，它们灌注着脑部至关重要的部位。从基底动脉分支出来的小穿通动脉（penetrating artery）供应脑干的重要的中枢（图 12-4）。

颈动脉供血区

颈内动脉（internal carotid artery）穿过颅骨的颈动脉管（carotid canal），然后在海绵窦内向前弯曲，

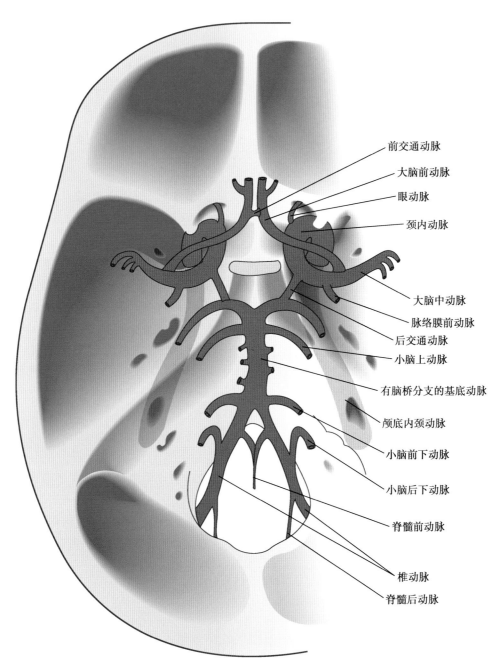

前交通动脉

大脑前动脉

眼动脉

颈内动脉

大脑中动脉

脉络膜前动脉

后交通动脉

小脑上动脉

有脑桥分支的基底动脉

颅底内颈动脉

小脑前下动脉

小脑后下动脉

脊髓前动脉

椎动脉

脊髓后动脉

图 12-3　颅腔底部的主要动脉(脑被移除),从上面观

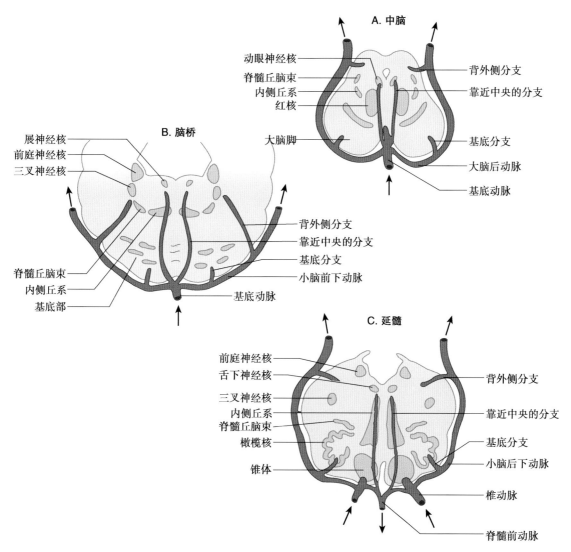

图 12-4　脑干的动脉供血。**A**：中脑。基底动脉发出旁中线支为动眼神经核（Ⅲ）和红核（RN）供血。一个更大的分支，大脑后动脉，在中脑的外周走行，发出基底支供血大脑脚（CP），背外侧支供血脊髓丘脑束（ST）、内侧丘系（ML）和小脑上脚。大脑后动脉（**上箭头**）继续为丘脑、枕叶和内侧颞叶供血。**B**：脑桥。基底动脉的旁中线支供血展神经核（Ⅵ）和内侧丘系（ML）。小脑前下动脉在到达小脑（**上箭头**）前，发出基底支到桥基底部（BP）的下行运动通路，发出背外侧支到三叉神经核（Ⅴ）、前庭神经核（Ⅷ）和脊髓丘脑束（ST）。**C**：延髓。椎动脉的旁中线支供血锥体（P）、内侧丘系（ML）和舌下神经核（Ⅻ）等下行运动通路。另一个椎动脉分支，小脑后下动脉发出基底支到橄榄核，以及一个背外侧分支，供血三叉神经（Ⅴ）核、前庭神经（Ⅷ）核和脊髓丘脑束（ST）通往小脑的通路（**上箭头**）（摘自 Simon RP，Aminoff MJ，Greenberg DA. Clinical Neurology. 4th ed. New York：Appleton & Lange；1999）

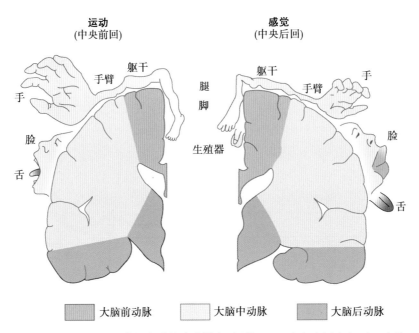

图 12-5   初级运动和感觉皮质的动脉供应(冠状面)。注意小矮人相对于大脑动脉的供血区位置(摘自 Simon RP，Aminoff MJ，Greenberg DA. Clinical Neurology. 4th ed. New York：Appleton & Lange；1999)

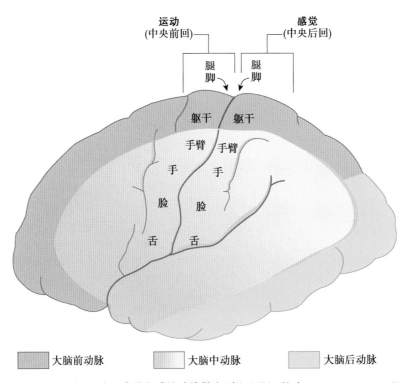

图 12-6   初级运动和感觉皮质的动脉供应(侧面观)(摘自 Simon RP，Aminoff MJ，Greenberg DA. Clinical Neurology. 4th ed. New York：Appleton & Lange；1999)

静脉引流

通道类型

脑和覆盖物的静脉引流包括脑本身的静脉、硬脑膜静脉窦（venous sinus）、硬脑膜静脉和颅骨之间的板障静脉（diploic vein）（图 12-7 至图 12-9）。导静脉（emissary vein）从头皮引流，穿过颅骨进入较大的脑膜静脉和硬脑膜窦。大多数这些通道之间存在交通。与体静脉不同，脑静脉无瓣膜，并很少与相应的脑动脉伴行。

内引流

大脑内部的引流进入位于胼胝体压部下方，中线单一的大脑大静脉（great cerebral vein），即盖伦（Galen）静脉。大脑内静脉及其分支，如隔静脉、丘脑纹状体静脉和脉络膜静脉流入这条静脉，基底静脉（basal vein），即罗森塔尔（Rosenthal）静脉也流入大脑内静脉，它们（一左一右）环绕在中脑的一侧，引流前脑底部。来自小脑的前中央静脉和来自脑干上部的静脉也流入大静脉，大静脉在胼胝体压部后面向上转，与下矢状窦相连形成直窦（straight sinus）。大脑基底部的静脉引流亦进入大脑中深静脉（走行于侧裂），然后进入海绵窦（cavernous sinus）。

皮质静脉

脑表面的静脉引流通常进入最近的大静脉或静脉窦，自那里到窦的汇合处，最终进入颈内静脉（图 12-7）。

大脑凸面的静脉可分为上、下两组。6~12 条大脑上静脉（superior cerebral vein）在大脑半球表面向上行至上矢状窦，一般在任何一个侧隐窝穿过。大多数的大脑下静脉（inferior cerebral vein）终止于大脑浅中静脉。大脑下静脉不以这种方式终止者就终止于横窦。吻合静脉（anastomotic vein）可以见到，它连接大脑中深静脉与上矢状窦或横窦。

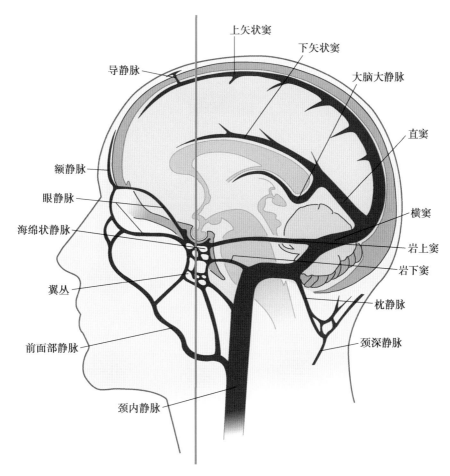

图 12-7　脑的静脉和静脉窦的组织。图 12-11 为正面视图，沿垂直线所示平面切割

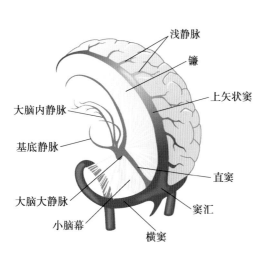

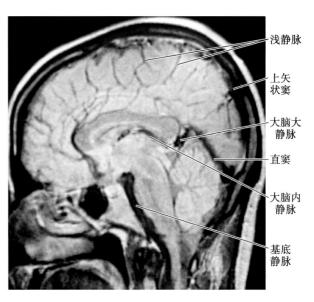

图 12-8　脑的静脉和静脉窦的三维视图,左后侧观

图 12-9　经头部正中矢状切面 MRI 显示静脉通道

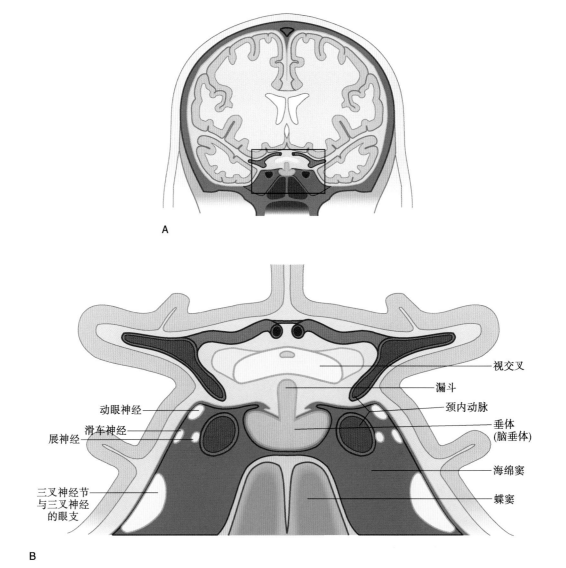

图 12-10　海绵窦。海绵窦及其相关的结构。A:与颅骨和脑的关系。B:海绵窦包裹在垂体周围。几个重要的结构贯穿海绵窦:颈内动脉、动眼神经、滑车神经、展神经;以及三叉神经的眼支和三叉神经节

静脉窦

由间皮排列的静脉通道位于硬脑膜的内、外层之间，它们被称为硬脑膜内（或硬脑膜）窦。它们的支流大部分来自邻近的脑实质。所有的窦最终都引流入颈内静脉或翼丛（pterygoid plexus）。窦（sinus）也可能通过导静脉（emissary vein）与颅外静脉相连通。这些后面的静脉很重要，因为血液可以向任意方向流动，头皮的感染可能通过这一途径扩展到颅内的结构。

在静脉窦中，以下被认为是最重要的：

上矢状窦（superior sagittal sinus）：位于（大脑）镰与头盖骨的内侧之间。

下矢状窦（inferior sagittal sinus）：在大脑镰的游离缘。

直窦（straight sinus）：在大脑镰与小脑幕之间的缝内。

横窦（transverse sinus）：在小脑幕与头盖骨的附着处之间。

乙状窦（sigmoid sinus）：横窦进入颈静脉的 S 形曲线的延续，横窦和乙状窦共同形成侧窦。

蝶顶窦（sphenoparietal sinus）：引流大脑中深静脉至海绵窦。

海绵窦（cavernous sinus）：位于蝶鞍的两侧。海绵窦接受多个来源的引流，包括眼静脉和面静脉。血液通过岩窦离开海绵窦（图 12-10）。海绵窦呈卷曲状，不同的腔室间由纤维小梁分隔，因此，它们具有洞穴的外观。许多重要的动脉和脑神经都嵌入在海绵窦及其壁内。颈内动脉穿过海绵窦（图 12-11）。此外，动眼神经、滑车神经和展神经也穿过海绵窦，三叉神经眼支和三叉神经节亦是如此。

岩下窦（inferior petrosal sinus）：从海绵窦到颈静脉孔。

岩上窦（superior petrosal sinus）：从海绵窦到乙状窦的起点。

脑脊液的压力随着静脉压的急剧变化而直接变化。

脑血管疾病

脑血管疾病（cerebrovascular disease）是导致成年人神经功能障碍的最常见原因，也是造成我们社会第三大最常见的死亡原因。在美国，每年大约有 50 万人因脑血管疾病致残或死亡。如果早期发现，通常是可以治疗的。几个小时就能改变一切。立即评估至关重要。

大多数权威专家将脑血管疾病分为缺血性和出血性疾病。

缺血性脑血管疾病

由于脑部的高代谢率和有限的能量储备，中枢神经系统对缺血特别敏感。缺血导致中枢神经系统中 ATP 储存的迅速耗尽。由于 Na^+-K^+-ATP 酶功能受损，K^+ 在细胞外液中积累，从而导致神经元去极化（参见第 3 章）。根据兴奋性毒性假说（excitotoxic hypothesis），在 CNS 灰质内，随之而来地出现"雪崩样"神经递质释放（包括兴奋性递质如谷氨酸的异常释放）。这种释放导致通过谷氨酸门控通道以及电压门控钙通道的内流，这些通道是去极化激活的结果。在 CNS 白质内，突触并不存在，Ca^{2+} 通过其他途径进入神经细胞，包括 Na^+-Ca^{2+} 交换器，这是一种将钙离子交换为钠离子的特化的分子。通常认为，细胞内钙的增加是导致不可逆细胞损伤的"最终公路"（final common pathway）（神经元细胞死亡的钙假说），因为钙激活了一系列的酶，包括破坏神经元细胞骨架和浆膜的蛋白酶、脂肪酶和内切酶等。

短暂的缺血，如果足够短暂，可能产生可逆的神经功能障碍的体征和症状。然而，如果缺血时间延长，就会发生神经元死亡（梗死），通常伴有持续的神经功能缺失。由于这种时间依赖性，缺血性大脑疾病是一种医学急症。

在梗死（infarction）周围区域常有缺血半暗带（penumbra），其内的神经元在代谢上是受损的，呈现电静息，但还没有死亡。半暗带内神经元可能是可以挽救的，各种干预钙流入的神经保护（neuro-protective）策略正在实验研究中。

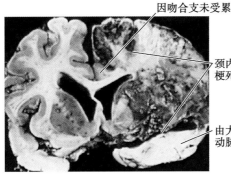

因吻合支未受累

颈内动脉梗死

由大脑后动脉供应

图 12-11　经大脑的冠状切面显示颈内动脉闭塞引起的大面积梗死

分类

对影响脑血管的疾病进行分类（"病变是什么"）对于制订治疗方案至关重要。累及脑血管及其覆盖物的疾病具有特征性的临床特征，可分类如下（表 12-1）。

闭塞性脑血管疾病（occlusive cerebrovascular disorder）：这些疾病是由动脉或静脉血栓形成或栓塞引起的，可导致界限清楚的部分脑组织梗死。因为每条动脉都供血于大脑的特定部位，所以经常会基于神经功能缺失来识别闭塞的血管。

短暂性脑缺血（transient cerebral ischemia）：短暂性缺血，如果足够短的话，可以不发生梗死，这种类型的发作被称为短暂性缺血发作（transient ischemic attack，TIA）。与闭塞性脑血管疾病相同，神经系统异常通常使临床医生能预测受累血管。

表 12-1　脑血管疾病的临床概况

变量	高血压脑出血	脑梗死（血栓形成）	脑梗死（栓塞）	蛛网膜下腔出血	血管畸形（包括出血）	硬膜下出血	硬膜外出血
病理学	深部结构出血（壳核，丘脑，小脑，脑桥）或脑叶白质	大或小动脉区域梗死	大或中动脉区域梗死可能位于半球周围（灰-白质交界区）	动脉瘤出血在蛛网膜下腔，有时出血可进入脑实质	靠近 AVM 的出血或梗死；位置多变	出血进入硬膜下隙，常常位于大脑凸面，可见破裂（脑膜或桥静脉）	出血进入硬膜外腔，常见于跨过脑膜中动脉的颅骨骨折
起病及病程	偏瘫或其他症状和体征快速起病（数分钟到数小时）	突然、逐渐或逐步局灶损害起病。常有 TIA 先兆发作（如短暂性单眼失明、轻偏瘫）	突然发病（通常在数秒或数分钟内）	突发严重头痛，可能有意识丧失，可能存在局灶神经系统症状	（由于缺血）可出现反复癫痫发作，或出血后引起神经功能缺损的突然发病	病程长短不一，逐渐恶化，包括意识渐差、轻偏瘫，可发生在轻微外伤	外伤后常迅速恶化，可有中间清醒期
血压	高血压	常有高血压	正常	常有高血压	正常	起病时正常	起病时正常
特殊情况	心脏肥大；高血压性视网膜病变	常有动脉硬化性心血管疾病	心源性心律失常或梗死（栓子常来源于心脏）	眼底（视网膜）出血；颈项强直	眼底出血或视网膜血管瘤	存在外伤、擦伤	常有严重脑外伤
CT 扫描所见	水肿低密度区环绕高密度区；可见脑室出血；常有占位效应	在无血管区为低密度	在无血管区为低密度	基底池出血出现高密度	异常血管，有时伴钙化，出血后可见高密度池	密度（之后减低）带（高于脑表面）	在骨折线下方的高密度区
MRI	MRI 很敏感，随出血后时间变化可看到特征性血块信号	T_1 加权像信号减低；T_2 加权像信号增高	T_1 加权像信号减低；T_2 加权像信号增高	常为正常，不如 CT 对蛛网膜下腔出血敏感	可以看到出血	可以看到出血	可以看到出血
CSF	可为血性	清亮	清亮	非常血性或黄变	发生出血后可为血性	可能血性或黄色	清亮

出血（hemorrhage）：血管破裂通常与高血压、血管畸形或创伤有关。

血管畸形（vascular malformation）和发育异常（developmental abnormality）：这些包括动脉瘤或动静脉畸形（AVM），可以导致出血。有些脑部血管发育不全或无血管。动脉退行性疾病可能导致动脉闭塞或出血。

动脉的炎性疾病：炎症性疾病，包括系统性红斑狼疮、巨细胞性动脉炎和梅毒性动脉炎，可导致脑血管闭塞，进而引起脑梗死。

脑梗死或脑出血，脑血管意外（CVA）的神经功能缺失发展迅速（因此称为"卒中"）。患者表现突发的、严重的局灶性脑功能障碍（如偏瘫、失语）。这些功能缺失出现的很快（几分钟），或者在数小时内呈断断续续的病程发展。卒中（stroke）一词是一个一般的术语，而进一步确定病变部位（病变在哪里？）和疾病类型（病变是什么？）对正确的诊断和治疗至关重要。

闭塞性脑血管疾病

部分脑的供血不足引起梗死和脑组织肿胀伴有坏死（图 12-11，图 12-12；表 12-1）。大多数梗死是由血管的动脉粥样硬化（atherosclerosis）所致，造成狭

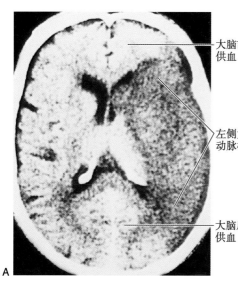

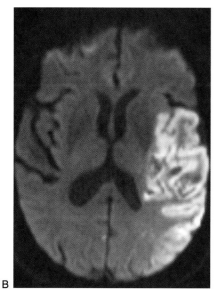

图 12-12　A：头部平面切面的 CT 图像显示大脑中动脉闭塞引起的梗死。B：另一例患者头部平面切面的 MRI 图像，他也出现左侧大脑中动脉分布区的梗死。这个患者突然出现失语和右侧的无力（承蒙 Joseph Schindler，MD，Yale Medical School 惠赠）

窄、闭塞或血栓形成（thrombosis）；脑栓塞（cerebral embolism），即由来自大脑外部的栓子（embolus）（组织或异物的堵塞）引起的栓塞、其他情况如持续低血压、药物作用、血管痉挛或炎症等。静脉梗死不常见，但在静脉通道闭塞时可能发生。

梗死的范围取决于是否有足够的吻合通道。梗死的范围通常与闭塞动脉的供血区相一致，如图 12-12 所示。来自邻近血管供血区的毛细血管和皮质脑膜表面的毛细血管可缩小梗死的面积。当 Willis 环近端发生动脉闭塞时，通过前交通动脉和后交通动脉的侧支循环可能提供充足的血流防止梗死。同样地，在某些颈内动脉闭塞的病例中，由颈外动脉经眼动脉逆行的吻合支血流可提供足够的血液供应，从而防止梗死。然而，由于这些患者严重地依赖于吻合通路血流，因此存在风险。

虽然突然的闭塞可导致不可修复的损伤，但缓慢发展的局部缺血可通过一条或多条途径的吻合血流增加来补偿，包括 Willis 环、眼动脉（其分支与颈外血管相连）或来自脑膜血管的皮质-脑膜血管吻合。

脑的动脉粥样硬化

脑的动脉主要病理改变发生于颈部和脑部的血管组织，尽管类似变化亦可发生于其他系统的血管。高血压加速动脉粥样硬化的进展，是卒中的一个可治性危险因素。

动脉系统的动脉粥样硬化改变在未治疗的高血压或血脂状况不佳的患者中非常常见。所有口径的血管均可能受到影响。在显微镜下可以看到退行性和增生性病变的结合。肌层是增生的主要部位，内膜可能缺失。最常累及的区域是邻近于血管分支或汇合处（图 12-13）。最常见的和严重的动脉粥样硬化病变是在颈动脉分叉处。其他的发生在椎动脉的起点、基底动脉近端和远端、颈内动脉分叉处、大脑中动脉的前 1/3，以及大脑后动脉的第一段。

脑栓塞

脑血管突然被一个血块、一块脂肪、肿瘤、一团细菌或空气阻塞，突然中断部分脑部的血液供应，可能导致梗死。脑栓塞的一个常见原因是心房颤动。

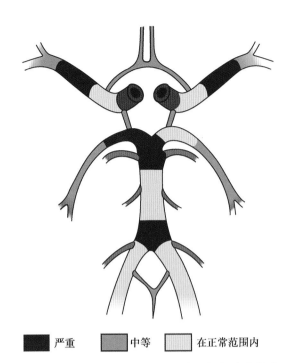

■ 严重　　■ 中等　　□ 在正常范围内

图 12-13　在 Willis 环大的脑动脉退行性病变的分布。病变的严重程度由阴影区的强度来说明；最暗的区域显示最严重的病变

其他常见的原因包括心内膜炎和心肌梗死后附壁血栓。动脉粥样硬化物质可以从颈动脉斑块中脱落，携带到远端后，阻塞较小的动脉。

短暂性脑缺血

局灶性脑缺血发作，特别是中老年人，可能是由于本已狭窄的血管短暂的阻塞引起。病因被认为是血管痉挛，小的栓子后来又被带走，或病变血管的血栓形成（以及随后的血凝块溶解或血管吻合）。这种 TIA 导致可逆性缺血性神经功能缺失，如突发的眩晕或突然局部无力、脑神经功能丧失，或甚至短暂的意识丧失。这些发作通常是由于颈动脉或椎基底动脉系统内的动脉局部缺血所致。TIA 通常在 24h 内就能完全恢复（一般在 30min 内）。这些发作被认为是未来或即将发生闭塞的警示征象，需要进行迅速检查，如临床实例 12-1 所示。

卒中综合征中血管病变的定位

脑血管往往以一种在患者之间可重复的方式，灌注脑的特定的、界限分明的部分。因此，在卒中综合征中，甚至在进行影像学检查之前，往往可以根据神经体征和症状来确定受影响的血管。

一位 48 岁患高血压的律师未曾服用降压药治疗。直到他生日后的第 4 天，他的身体状况显然很好，但他有过几次视力模糊，"就像是一个阴影降临下来"，影响到他的左眼。这些发作每次持续不到 1h。他被转诊去做神经功能评估，但因日程安排繁忙而取消了预约。几周后，他跟妻子说左侧头痛。半小时后，她发现他瘫倒在椅子上，看起来意识模糊伴右侧瘫痪。神经系统检查显示右侧手臂完全瘫痪，右侧面部严重无力。右腿只是受到轻微的影响。右侧腱反射最初减弱，但几天内变为过度活跃，右侧巴宾斯基征（Babinski sign）阳性。患者是全面性失语（global aphasia），他不能说出任何可以理解的话，似乎只能理解非常简单的短语。CT 扫描显示左侧大脑中动脉供血区梗死（图 4-3）。血管造影显示颈内动脉闭塞。患者仅有最低程度的恢复。

这个病例说明了几点。虽然左侧颈动脉完全闭塞，但患者的脑梗死仅限于大脑中动脉供血区。即使大脑前动脉（连同大脑中动脉）都起源于颈动脉，但大脑前动脉供血区未受累，可能来自其他血管（如经由前交通动脉）的侧支血流的结果。尽管如此，患者的神经功能缺失是毁灭性的，因其右半球的大部分运动皮质和语言区都被梗死所破坏。

这一病例提示我们，高血压是卒中的重要危险因素，所有高血压患者都应接受仔细评估和适当治疗。仅仅给予药物治疗是不够的，医生必须进行随访，以确保患者服药。这个患者经历过几次一过性黑朦或短暂性单眼失明。这些由于视网膜缺血引起的发作，往往发生在颈动脉粥样硬化疾病的情况下。确实，这个患者卒中后的血管造影显示颈动脉闭塞。在短暂性缺血发作（transient ischemic attack，TIA）后的时期发生卒中的可能性是最高的。任何近期发作的 TIA 患者都应进行紧急评估。

tPA 溶栓和保护或重建血流的血管内治疗的出现，已使得急性卒中成为一种可治疗的疾病，如果治疗开始得足够早的话。卒中和疑似卒中应被视为"脑部攻击"（brain attack），患者应被毫不耽搁地送往急诊室。

颈动脉疾病（carotid artery disease）通常伴有对侧的无力或感觉缺失。如果是优势半球受累，就可能出现失语症或失用症。如果有视网膜缺血，可能出现短暂的视物模糊或视力丧失，即一过性黑朦（amaurosis fugax）。在临床实践中，当颈内动脉闭塞后，缺血经常局限于大脑中动脉的供血区，因此无力主要影响对侧面部和手臂。这是因为前部和后部大脑动脉供血区都经由来自对侧循环的侧支血流，通过前交通动脉和后交通动脉滋养的。临床实例 12-1 提供了一个例子。

从对应于运动和感觉小矮人的部位来看,一侧大脑前动脉闭塞导致对侧小腿无力和感觉丧失(图12-14)。在少数患者,双侧的大脑前动脉闭塞后,额叶受损,导致一种无动性缄默状态,患者表现为漠不关心,冷漠,很少活动,不说话,即使没有瘫痪的四肢。

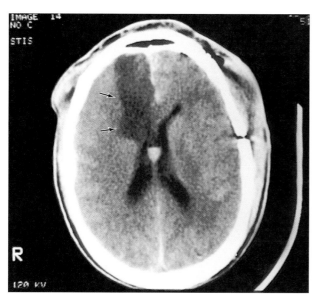

图 12-14 头部水平切面的 CT 图像,显示由右侧大脑前动脉闭塞引起的梗死(箭头)。注意梗死的位置(与图 12-6,图 12-7 比较)。患者有左侧小腿的无力和麻木

椎-基底动脉疾病(vertebrobasilar artery disease)常表现为眩晕、共济失调(协调受损)、构音障碍(言语含糊)和吞咽障碍(吞咽受损)。可出现眩晕、恶心和呕吐,如果动眼肌复合体受累,还可能出现复视(视物双影)。脑干综合征在第 7 章中讨论,而由动脉闭塞引起的脑干综合征在表 12-2 中做了总结。

出血性脑血管疾病:高血压脑出血

慢性高血压可能导致形成小面积血管扩张,微动脉瘤(microaneurysma)。主要发生在由大血管形成的小动脉中。血压的进一步升高会使动脉瘤破裂,导致脑出血(intracerebral hemorrhage)(表 12-2)。按发生频率排序,最常见的部位是豆状核,尤其是壳核(putamen),是由豆纹动脉供血(图 12-15);丘脑(thalamus),是由后脑基底动脉分叉处发出的后穿通动脉供血(图 12-16);大脑半球的白质(white matter)(脑叶出血);脑桥(pons),是由来自基底动脉的小穿通动脉供血,以及小脑(cerebellum),是由小脑动脉分支供血的。血块可压迫并破坏邻近的脑组织,小脑出血可压迫下面的第四脑室而产生急性脑积水。脑出血是一种医学急症,需要及时诊断和治疗。

表 12-2 血管闭塞引起的脑干综合征

综合征	影响的动脉	受累的结构	临床表现
内侧综合征			
延髓	旁正中支	第XII对神经发出的纤维	同侧舌半侧麻痹
下部脑桥	旁正中支	脑桥侧视中枢,第VI脑神经核内或附近,第VI对神经发出的纤维	同侧凝视麻痹 同侧展神经麻痹
上部脑桥	旁正中支	内侧纵束	核间性眼肌麻痹
外侧综合征			
延髓	小脑后下	第IX和X脑神经发出的纤维	吞咽困难、声嘶、同侧声带麻痹
		前庭神经核	同侧咽反射消失 眩晕、眼球震颤
		第V对神经核及下行传导束	同侧面部痛觉缺失
		孤束核及传导束	同侧舌后部味觉消失
下部脑桥	小脑前下	第VII脑神经传出纤维	同侧面瘫
		固有核及其传导束	同侧舌前部味觉丧失
		蜗神经核	耳聋,耳鸣
中部脑桥		第V脑神经运动核	同侧下颌无力
		第V脑神经的感觉纤维	同侧面部麻木

摘自 Kandel ER,Schwartz JH. Principles of Neural Science,2nd ed. Philadelphia,PA:Elsevier,1985。

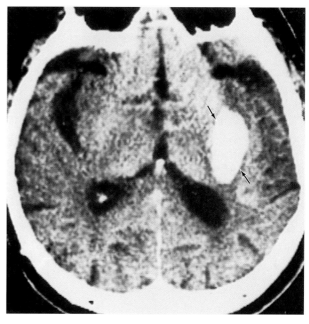

图 12-15 经头部的水平切面的 CT 图像显示壳核出血(箭头)

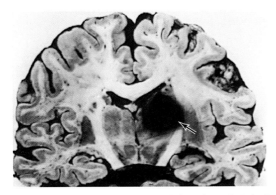

图 12-16　一例 64 岁的女性在右侧后部丘脑和内囊出血

蛛网膜下腔出血

蛛网膜下腔出血通常是由破裂的动脉瘤或血管畸形引起的（图 12-17 至图 12-19，表 12-1）。动脉瘤（局部血管异常扩张）可能是先天性的［浆果样动脉瘤（berry aneurysm）］或感染［真菌性动脉瘤（mycotic aneurysm）］所致。动脉痉挛是蛛网膜下腔出血的并发症之一，可导致脑梗死。

先天性浆果样动脉瘤最常见于 Willis 环或大脑中动脉分叉的部位。动脉瘤在后颅窝的血管中并不常见。破裂的动脉瘤通常会出血到蛛网膜下腔，较少的情况下会出血到脑的本身。

血管畸形，尤其是动静脉畸形（AVM），经常发生在年轻人，见于脑的表面、脑实质的深部，或脑膜（硬脑膜的 AVM）。这类畸形的出血可发生在脑内、蛛网膜下或硬膜下。

硬膜下出血

脑表面与硬膜窦之间的桥静脉（bridging vein）撕裂是硬膜下出血（subdural hemorrhage）最常见的原因（图 12-20，图 12-21；表 12-1）。蛛网膜下腔内可能有少量血液，这可能是由相对较小的创伤引起的。儿童（因其静脉更细）和患有脑萎缩的老年人（因其有较长的桥静脉）风险最大。

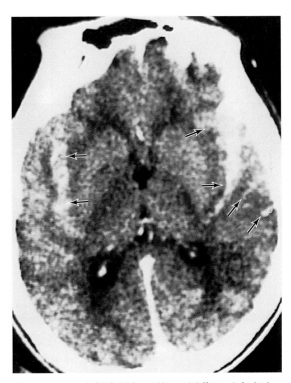

图 12-17　经头部水平切面的 CT 图像显示高密度，代表脑沟中蛛网膜下腔出血（箭头）

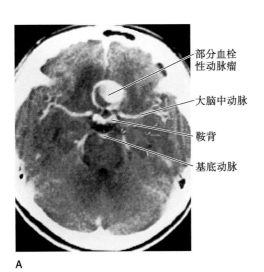

部分血栓性动脉瘤

大脑中动脉

鞍背

基底动脉

A

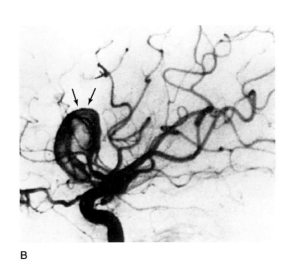

B

图 12-18　A：经头部水平切面的 CT 图像，显示前交通动脉的一个大动脉瘤（摘自 deGroot J. Correlative Neuroanatomy of Computed Tomography and Magnetic Resonance Imaging. Philadelphia，PA：Lea & Febiger；1984）。B：相应的血管造影显示部分血栓的动脉瘤（箭头）

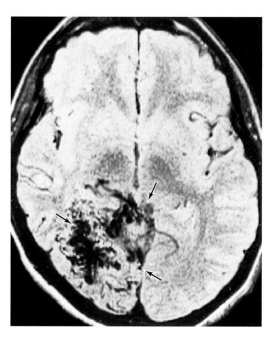

图 12-19　经头部水平切面的 MRI 图像显示 AVM（**箭头**）

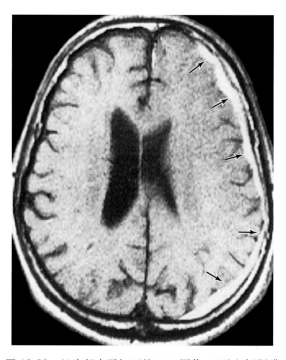

图 12-20　经头部水平切面的 MRI 图像，显示左侧硬膜下血肿（**箭头**）导致中线移位

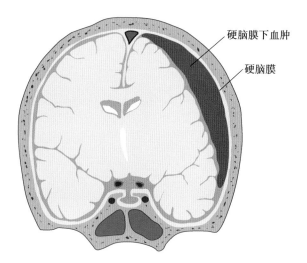

图 12-21　硬膜下出血的示意图

硬膜外出血

　　撕裂的脑膜血管（通常是动脉）出血可导致硬脑膜外血液聚集，能很快压迫脑部，如不进行手术清除，就会进展为脑疝或死亡。颅骨骨折可引起这种类型的硬膜外出血（epidural hemorrhage）（图 12-22，图 12-23，表 12-1）。无法控制的动脉出血可导致压迫脑部和随后的脑疝。立即诊断和手术引流是必要的。

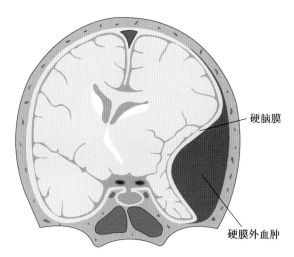

图 12-22　硬膜外出血的示意图

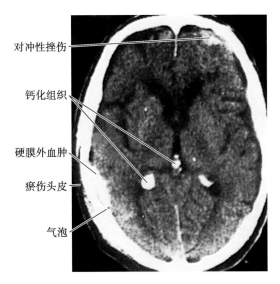

对冲性挫伤

钙化组织

硬膜外血肿

瘀伤头皮

气泡

图 12-23　经头部水平切面的 CT 图像显示硬膜外血肿和脑内的对冲性损伤（摘自 deGroot J. Correlative Neuroanatomy of Computed Tomography and Magnetic Resonance Imaging. 21st ed. New York：Appleton & Lange；1991）

AVM 和分流

在 AVM 中，大脑的动脉和静脉形成异常的缠结或网，可以作为发育异常发生。然而，有些 AVM 在临床上表现为没有症状，而另一些则倾向于出血或导致脑的邻近部位的梗死。创伤也会导致邻近血管破裂，使动脉血液流入附近的静脉。例如，在颈动脉海绵窦瘘（carotid-cavernous fistula）中，颈内动脉流入海绵窦和颈静脉，导致脑动脉缺血。经常会有搏动性突眼（眼球在眶内向前突出），由于穿过海绵窦的动眼神经、滑车神经和展神经受到压迫，可能出现眼外肌麻痹。介入方法，通过导管或外科手术将球囊或其他器械插入分流器，可以纠正这个问题。

病例 15

一名 44 岁的女性在癫痫发作后入院。她表现嗜睡，右侧面部下垂，右侧轻偏瘫，右侧腱反射亢进。她主诉头痛和颈部疼痛。几天后，她似乎更加警觉，用她的左手而不是右手做有目的的动作。她对口头指令仍无反应，颈部僵硬。其他表现包括视神经乳头水肿，右侧瞳孔小于左眼，向左侧眼外肌运动不全（展神经功能正常），右侧角膜反射减弱，右侧的鼻唇沟下垂。右侧上肢肌张力增高和轻瘫，但其他肢体均正常。反射表现正常，右侧可疑的伸性跖反射，但左侧

病例 15（续）

正常。血压 120/85mmHg，脉率 60 次/min，体温 38℃（100.4°F）。白细胞计数 11 200/μl，红细胞沉降率为 30mm/h。

病变部位在哪里？病因是什么？鉴别诊断是什么？

CT 扫描显示在脑池内高密度区，特别是在右侧。诊断是什么？你会要求做腰椎穿刺来分析脑脊液吗？

病例 16

一名 55 岁的推销员因表现意识模糊而被送到医院。女房东提供的病史是，他一直酗酒。他的女房东发现他躺在地板上，尿便失禁，看似完全不明白，他还咬破了嘴唇。女房东记得两个月前他曾在酒吧打架，3 周前从楼梯上摔下来并有腕部骨折。

检查时，患者表现淡漠和头发凌乱。他的头部和腿部的瘀伤与近期的创伤相符。肝脏在右肋缘下 4cm 处可扪及。患者独处时似已入睡。神经系统检查显示眼底正常，眼外肌运动正常，没有其他脑神经功能障碍引起的异常。当伸出左手时，表现为一种缓慢的向下漂移。反射正常对称，左侧跖反射呈伸性反应。

生命体征、全血细胞计数和尿检均在正常范围内。腰椎穿刺显示初压为 180mmH₂O，呈黄变，蛋白水平 80mg/dl，葡萄糖水平 70mg/dl。所有试管的细胞计数示红细胞 800/μl，淋巴细胞 20/μl，中性粒细胞 4/ml。已进行了头部 CT 扫描。

在接下来的 36 个小时里，患者变得深度迟钝，而且左侧轻偏瘫似乎是进展了。

鉴别诊断是什么？最有可能的诊断是什么？

与第Ⅳ部分（参见第 7 章至第 12 章）有关的问题和答案见附录 D。

病例在第 25 章进一步讨论。

时间就是生命

随着 tPA 和其他保护或血流重建的措施的出现，卒中已变为可治疗的疾病。然而，治疗时机的时间窗是有限的。因此，疑诊新发的脑血管疾病患者应毫不迟疑地送到急诊室。

（焦虹　刘广志　译　王维治　校）

参考文献

Caplan LR, Biller J, Leavy M, Lo EH, Thomas AJ (editors): *Primer on Cerebrovascular Disease*. 2nd ed. Academic press, 2017.

Choi DW: Neurodegeneration: Cellular defenses destroyed. *Nature*. 2005;433:696.

Del Zoppo G: TIAs and the pathology of cerebral ischemia. *Neurology*. 2004;62:515.

Fisher CM: Lacunar strokes and infarcts: A review. *Neurology*. 1982;32:871.

Grotta JC, Albers GW, Broderick JP, Kasver SE, Lo EH, Mendelow AD, Sacco RL, Wong L (editors): *Stroke—Pathophysiology, Diagnosis, and Management*. 6th ed. Elsevier, 2016.

Hemmen TM, Zivin JA: Molecular mechanisms in ischemic brain disease. In: *Molecular Neurology*. Waxman SG (editor). Elsevier, 2007.

Torbey MT, Selim MH (editors): *The Stroke Book*. 2nd ed. Cambridge University Press, 2013.

Waxman SG, Ransom BR, Stys PK: Nonsynaptic mechanisms of calcium-mediated injury in the CNS white matter. *Trends Neurosci*. 1991;14:461.

第 13 章 运动的控制
Control of Movement

运动的神经控制

所有活着的动物都在运动,有些动作是反射性的,有些是有目的性的。这两种类型的运动都是由神经系统控制的。在更高级的动物生活形式中,反射性运动是基于从感受器通过传入神经元和神经节细胞向运动神经元和肌肉传递的脉冲。在高等动物(包括人类)的反射弧中发现了这种排列方式,在这些动物中,脊髓已经进一步发展成为一个中枢调节机制。叠加在这些反射回路上,脑部负责运动的启动和控制,以及复杂运动的整合。

人类运动的控制

人类的运动系统控制着一个复杂的神经肌肉网络。指令必须从神经系统发送到许多肌肉,而且许多同侧和对侧的关节必须稳定。运动系统包括皮质和皮质下的灰质区,皮质延髓束、皮质脊髓束、皮质脑桥束、红核脊髓束、网状脊髓束、前庭脊髓束和顶盖脊髓束等下行传导束,脊髓灰质,传出神经,以及小脑和基底核等(图 13-1,图 13-2)。来自感觉系统的反馈和小脑的传入进一步影响运动系统。

运动以越来越复杂、越来越高的层级进行组织。反射是在脊髓或更高水平上被控制的。

刻板重复的动作,如走路或游泳,是由包括脊髓、脑干和小脑的神经网络管理的。实验动物横断上部脑干后,可能会引发步行动作,这可能是由于存在中枢模式发生器(central pattern generator)或下脑干或脊髓内存在可以触发简单的重复运动活动的神经元局部回路的结果。

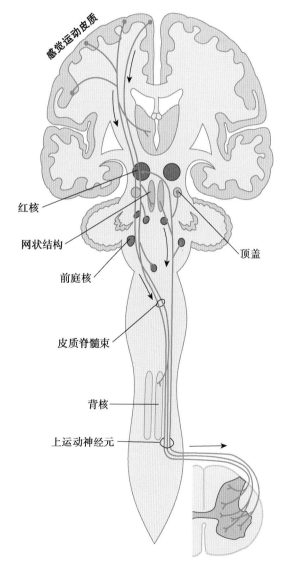

图 13-1 控制运动功能的一些通路的示意图。**箭头**表示下行通路

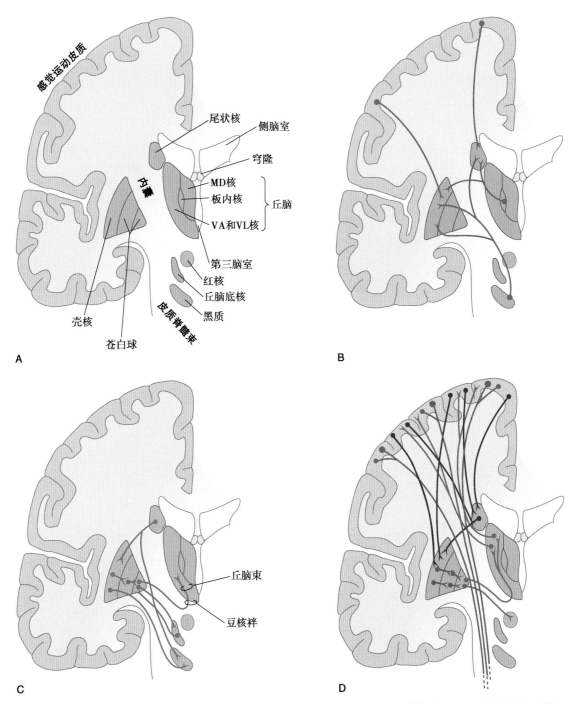

图 13-2　基底核。A：基底核：主要结构。MD，背内侧；VA，腹前的；VL，丘脑腹外侧核。B：基底核的主要传入。C：内在连接。D：传出连接

特定的、目标-指向的运动是在大脑皮质的水平上开始的。这些运动不一定是刻板的，而且可以根据情势的需要加以调整。

主要运动系统

皮质脊髓束和皮质延髓束

A. 起源和组成成分

皮质脊髓束和皮质延髓束的纤维来自中央沟周围的感觉运动皮质（sensorimotor cortex）（图 13-1）；

约 55% 起源于额叶(4 和 6 区),约 35% 来自顶叶中央后回的 3、1 和 2 区(图 10-11)。约 10% 的纤维起源于额叶或顶叶的其他区域。由 4 区第 V 层的大锥体细胞(贝兹细胞)的发出轴突仅占皮质脊髓束及其锥体部分约 5% 的纤维。

起源于额叶的锥体束部分与运动功能有关;来自顶叶的部分更多地参与上行系统的调节。该传导束有终末支或侧支,与丘脑(腹核),脑干(脑桥核、网状结构和脑神经核),以及脊髓(前角运动神经元和中间神经元;图 13-3)形成突触。到脊髓运动神经元的直接通路只存在于肢体远端的肌肉组织,诸如需要快速和精确控制的手指。

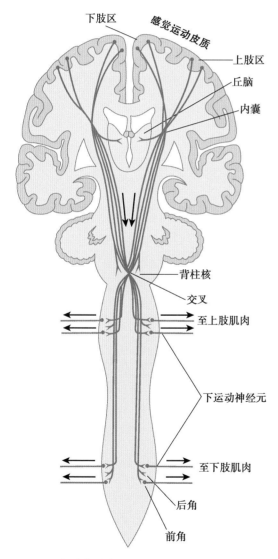

图 13-3　皮质脊髓束图解,包括向丘脑、后柱和后角提供感觉调节的下行纤维

B. 通路

皮质延髓(皮质核的)纤维起源于代表面部的

感觉运动皮质区(图 10-13,图 10-14)。它们穿过内囊后肢和大脑脚中部到达它们的目标,脑干躯体核和臂的传出核。

皮质脊髓束(corticospinal tract)起源于其余的感觉运动皮质和其他皮质区。它循着一个相似的轨迹通过脑干,然后穿过延髓的锥体(因此命名为锥体束),交叉并下行在脊髓的侧柱(图 5-13,图 13-1 和图 13-3)。大约 10% 的锥体束在锥体交叉处并没有交叉,而是在脊髓的前柱内下行,这些纤维在接近其目的地的较低的脊髓水平交叉。此外,在皮质脊髓侧束中,多达 3% 的下行纤维是不交叉的。这些同侧下行的投射控制躯干和肢体近端的肌肉组织,从而参与维持直立姿势和四肢的整体位置。

锥体束在其整个行程中具有躯体定位结构(第 5 章已较充分地描述了这一传导束的起源、终止和功能)。

锥体外系运动系统

锥体外系是一组皮质下的回路和通路,在系统发生上早于皮质脊髓系,它包括纹状体(尾状核、壳核和苍白球)连同丘脑底核、黑质、红核和脑干网状结构等(图 13-2A,图 13-4,图 13-5)。一些权威专家将除了皮质脊髓束以外的其他下行脊髓束(诸如前庭脊髓束、红核脊髓束、顶盖脊髓束和网状脊髓束)包括在锥体外系运动系统中。运动系统的皮质和皮质下的组成成分具有丰富的相互连接,或是直接的和交互的,或涉及锥体外系的纤维环路的方式,而且大多数都穿过基底核。

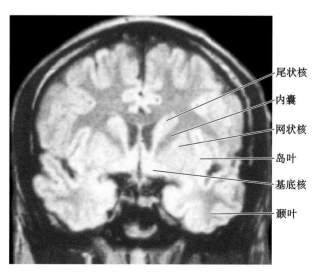

图 13-4　在豆状核水平经过头部的冠状切面 MRI 图像

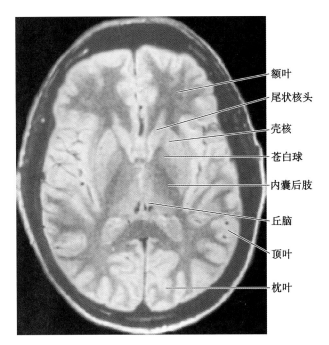

额叶
尾状核头
壳核
苍白球
内囊后肢
丘脑
顶叶
枕叶

图 13-5　在豆状核水平经过头部的轴位切面 MRI 图像

基底核

通路和核：前脑中组成基底核的灰色团块的解剖已在第 10 章中描述（图 13-2）。了解基底核各组成部分之间的连接是很重要的。纹状体（尾状核和壳核）是输入到基底核的主要部位（图 13-2B）。纹状体接受的传入纤维，经由皮质纹状体投射，来自大脑皮质大部分区域，特别是额叶和顶叶的感觉运动皮质（4 区、1 区、2 区和 3 区）、较前部的前运动皮质（6 区），以及额叶眼区（8 区）等。这些皮质纹状体投射是兴奋性的。纹状体还接收来自丘脑板内核、黑质、杏仁核、海马和中脑中缝核的输入。纹状体内存在许多抑制性［GABA 能］和较少量的兴奋性中间神经元（后者在某些情况下使用乙酰胆碱作为递质）。

尾状核和壳核向苍白球（globus pallidus）内侧部（GPi）发出抑制性（GABA 能）轴突，GPi 是基底核的主要输出核。这些投射为苍白球提供了强有力的抑制性输入（图 13-2C）。

苍白球内侧部（GPi）是基底核的两个主要输出核之一。GPi 发送抑制性轴突（GABA 能）到丘脑腹侧核［腹前核（ventral anterior nucleus）以及腹外侧核（ventral lateral nucleus，VL）］（它也接收来自小脑、丘脑底核和黑质的输入）。从苍白球投射到丘脑的轴突穿过或绕过内囊。然后它们在进入丘脑之前形

成小束走行，即豆核襻（ansa lenticularis）和豆状核束（lenticular fasciculus），也称为 Forel H$_2$ 区（图 13-2C）。丘脑腹前核和腹外侧核通过发送回到大脑皮质的轴突来完成反馈回路（图 13-2D）。因此回路走行是：

皮质→纹状体→苍白球（内侧部，GPi）→丘脑→皮质。

另一个重要的反馈环路涉及基底核的第二个主要输出核，即黑质（substantia nigra），它与壳核和尾状核相互连接。黑质致密部（pars compacta）的多巴胺能神经元投射到纹状体［黑质-纹状体投射（nigrostriatal projection）］，在此它们在具有 D2 多巴胺受体的纹状体神经元上形成抑制性突触，在具有 D1 多巴胺受体的神经元上形成兴奋性突触（图 13-2B）。反向投射为从纹状体到黑质［纹状体-黑质投射（striatonigral projection）］，也是抑制性的（图 13-2C）。这个环路沿着皮质→纹状体→黑质→纹状体通路走行。

黑质和 GPi 中的神经元也向丘脑（腹前核和腹外侧核）发送抑制性投射，而丘脑依次地向感觉运动皮质发送投射。黑质（致密部）也向边缘系统和皮质发送调节性投射（中脑边缘系统和中脑皮质投射）。该通路涉及以下回路：

皮质→纹状体→黑质——
　　　　　　　　└──→丘脑→皮质

黑质网状部（pars reticulata of the substantia nigra，SNr）接受来自纹状体的输入，并向基底核以外区域发出轴突来调节头和眼部运动。

丘脑底核（subthalamic nucleus）［亦称 Luys 核（nucleus of Luys）］也接受来自苍白球和来自皮质的抑制性输入；从丘脑底核传出的信号返回到苍白球（图 13-2C）。因此，丘脑底核参与反馈环路为：

皮质→苍白球→丘脑底核→苍白球→皮质

另一个环路涉及小脑。丘脑的一部分经由中央被盖束投射到下橄榄核，接下来，该核发出纤维到对侧小脑皮质。从小脑到丘脑的环路经由齿状核和对侧红核闭合。

虽然从尾状核、壳核或苍白球到脊髓没有直接的投射，但底丘脑区，包括前红核区和红核，是一个重要的中继和修改站（modifying station）。从苍白球到红核的投射与从运动皮质和小脑深部核团的输入汇合。来自红核的传出纤维在脊髓内下行，称为红

核脊髓束,调节屈肌的张力(见后面的小节)。

基底核的组织结构主体包括反馈到感觉运动皮质的复杂的神经元回路(包括许多抑制性神经元)。这些神经元回路在运动控制中起着重要的作用。电器工程师对抑制反馈回路损坏时可能出现的异常振荡或"振铃"非常熟悉。基底核的疾病通常以重复的或节律性异常运动为特征。

通过基底核的运动控制回路参与到运动障碍性疾病,如帕金森病,它的运行原理如图 13-6A 所总结的。根据这一模型,来自前中央回和后中央回的运动和感觉皮质的兴奋性突触输出直接指向壳核。壳核也接受来自黑质致密部(SNc)的投射。壳核的输出通过两条通路(直接和间接通路)指向苍白球内侧部(GPi)和黑质网状部(pars reticulata of the substantia nigra,SNr)。来自壳核的单突触抑制性投射通过直接通路到 GPi/SNr,并倾向于增强运动活动。

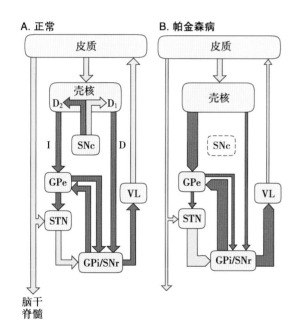

图 13-6 A:正常情况下基底核及相关丘脑皮质区活动的概念模型。黑色箭头表示抑制性连接,开口箭头表示兴奋性连接。B:帕金森病的活动改变。由于黑质致密部的退行性变,两个纹状体-苍白球投射发生不同的变化(如箭头厚度的改变所示),包括 GPi 到丘脑的输出增加。D,直接通路;I,间接通路;GPe,苍白球外侧部;GPi,苍白球内侧部;SNc,黑质(致密部);SNr,黑质(网状部);STN,丘脑底核;VL,丘脑腹外侧(摘自 Parkinson Disease and the Basal Ganglia:Lessons from the Laboratory and from Neurosurgery [J]. Neuroscientist,1995,1(4):236-244)

在间接通路中,一系列多突触连接从壳核延伸,通过苍白球外侧部(external part of the globus pallidus,GPe)和丘脑底核(subthalamic nucleus,STN),最

终结果是抑制运动活动。此外,在 GPe 与 GPi/SNr 之间存在相互的抑制连接。从 GPi/SNr 的输出投射到 VL,而 VL 依次又投射回皮质。重要的是,除了 STN 与 GPi/SNr 之间的投射,基底核内的大多数内在连接和 GPi/SNr 投射是抑制性的(GABA 能)。该回路中活动的改变是 SNc 中的细胞死亡的结果(图 13-6B),这扰乱了运动活动增强与抑制之间的平衡,将在后面讨论,且对帕金森病有重要的意义。

皮质下下行系统

其他通路,对某些类型的运动是重要的,包括红核脊髓束、前庭脊髓束、顶盖脊髓束和网状脊髓束等(图 13-1;参见第 5 章和第 8 章)。

A. 通路

皮质下的下行系统起源于中脑的红核和顶盖、网状结构,以及脑干的前庭核。

红核脊髓束(rubrospinal tract)起源于红核。红核接受来自对侧小脑深部核团(经由小脑上脚)和双侧运动皮质的输入。从红核发出的轴突下行交叉到对侧脊髓侧柱形成红核脊髓束,然后与脊髓的中间神经元形成突触。

感觉运动皮质投射到脑干网状结构中的几个核团,然后发送纤维到脊髓,在脊髓侧柱形成网状脊髓束(reticulospinal tract)。该传导束的下行轴突终止于脊髓的中间神经元和 γ 运动神经元。

前庭脊髓束(vestibulospinal tract)起源于位于第四脑室底部的前庭核。四个前庭核接收来自前庭神经和小脑的传入信息。前庭脊髓束主要来自前庭外侧核和前庭内侧核。这一传导束包含交叉的和未交叉的纤维,投射到脊髓前角神经元。(这些神经元主要是投射到 α 和 γ 运动神经元的中间神经元;伸肌运动神经元可能受它的直接支配。)

前庭脊髓束的活动重置了 γ 环路上的增益,以促进运动神经元的活动,这些神经元支配抵抗重力的肌肉。因此,前庭脊髓束在维持直立姿势中起着重要作用。

顶盖脊髓束(tectospinal tract)起源于上丘的细胞,在中脑红核水平交叉。下行顶盖脊髓束纤维在延髓内侧纵束内走行。其他顶盖脊髓纤维在脊髓前索中下行,终止在颈髓水平,在此他们与投射到运动神经元的中间神经元形成突触。顶盖脊髓束传递控制上部躯干、颈部和眼睛对视觉刺激的反射性运动的冲动。

B. 功能

皮质脊髓束和红核脊髓束系统似乎协同控制手和手指的运动。红核脊髓束似乎对控制屈肌张力起作用。

网状脊髓束、前庭脊髓束和顶盖脊髓束系统在肢体的运动中起到有限的作用,它们主要影响躯干肌肉。单纯一侧的皮质脊髓束病变(即保留了其他下行通路的病变)可能导致相对轻度无力,尽管肢体远端肌肉组织的精确运动(如单个手指的运动)通常受到损害。在这些情况下,支配肢体近端部分和躯干的运动神经元的下行控制是由网状脊髓束、前庭脊髓束和顶盖脊髓束通路,以及皮质脊髓前束和侧束的未交叉的轴突调节的。

当脑干后部和脊髓在脑桥上缘受伤后与大脑其他部分分离时,就会出现去大脑强直(decerebrate ri-gidity)。在去大脑强直时,所有肢体的伸肌、躯干及颈部伸肌的张力均增高。当脑干被横断时,来自皮质和基底核的抑制性效应不再能到达脊髓,而在前庭脊髓束和网状脊髓束中下行时易化性影响占主导。这导致支配伸肌的 α 运动神经元活动增加,这是由于 γ 运动神经元对这些肌肉的放电增加(图 5-20)。

小脑

A. 通路

小脑与中枢神经系统的多个区域相互联系(图 13-7;参见第 7 章)。它们包括来自脊髓和脑干的上行传导束,来自对侧大脑皮质的皮质脑桥小脑纤维,以及小脑传出系统到对侧的红核、网状结构和对侧丘脑腹核(后者连接到大脑皮质)。这些区域在第 7 章中讨论。

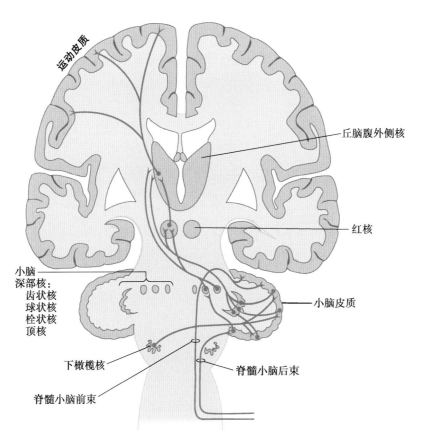

图 13-7　部分小脑传入和传出通路示意图

B. 功能

小脑有两个主要运动功能:协调随意运动活动(精细、熟练的动作和粗大的推进性动作,如步行和游泳),以及控制平衡和肌张力。实验研究表明,小脑在运动学习(获取或习得刻板的动作)和记忆机制(保持这种已习得的动作)中也是必不可少的。

运动障碍

运动障碍包括无力(轻瘫)、瘫痪、异常运动和异常反射等。它们可能是由神经系统运动通路的病变或肌肉本身的病变所导致的(表 13-1)。

表 13-1　人体运动系统病变的临床征象

病变部位	随意运动力量	萎缩	肌肉伸展反射	张力	异常运动
肌肉(肌病)	无力(轻瘫)	可能严重	减弱	低张力	无
运动终板	无力	轻微	减弱	低张力	无
下运动神经元(包括周围神经,神经病)	无力(轻瘫或瘫痪)	可能存在	减弱或消失	低张力(弛缓)	束颤*
上运动神经元	无力或瘫痪	轻度(废用性萎缩)	增高(痉挛)。严重上运动神经元病变(如卒中)后,反射最初可能消失,伴有低张力和脊髓休克	张力增高(折刀样)或痉挛性	撤回痉挛,反射异常(如巴宾斯基的足底伸肌反射)
小脑系统	正常	无	低张力(钟摆样)	低张力	共济失调,辨距不良,轮替运动障碍,步态
基底核	正常	无	正常	强直(齿轮样)	运动障碍(如舞蹈、手足徐动、肌张力障碍、震颤、偏身投掷)

* 肌束震颤是整个运动单位自发的、肉眼可见的收缩(抽动)。

肌肉

每块肌肉的动作记录在附录 B 中。肌肉可能无法对下运动神经元传递的刺激做出正常的反应,从而导致无力、瘫痪或强直性收缩。肌肉张力可能减低(低张力),深反射可能由于肌肉无力而减弱(反射减弱)或消失(无反射)。这些障碍的原因可能在于肌肉本身或神经肌肉接头处。重症肌无力是一种神经肌肉接头的障碍,其特征是乙酰胆碱受体的作用减弱,导致无力和疲劳。先天性肌强直和进行性肌营养不良是肌肉疾病的例子,其特征是在神经组织明显正常的情况下表现为肌肉功能障碍。

下运动神经元

临床医生往往要区分下运动神经元与上运动神经元,以及上、下运动神经元的病变。患者的临床状态通常使这种鉴别变得简单明了,这种区别对于定位病变是可能有用的。

A. 一般描述

脊髓前灰质柱或脑干内的下运动神经元有通过脑神经或周围神经到达肌肉运动终板的轴突(图 5-22)。下运动神经元被称为"最终共同通路"有两个原因。它受皮质脊髓束、红核脊髓束、橄榄脊髓束、前庭脊髓束、网状脊髓束和顶盖脊髓束,以及节段或

节段间反射神经元的影响,而且它是神经冲动到达肌肉的最终途径。

B. 病变

下运动神经元的病变可位于脊髓前灰质柱或脑干的细胞或其轴突内,这些轴突构成脊神经或脑神经的腹侧根。下运动神经元病变的体征包括无力、受累肌肉弛缓性瘫、肌张力降低、肌萎缩伴肌束震颤,以及随着时间的推移肌纤维变性(损伤后 10~14 天)。受累肌肉的反射减弱或消失,也不会出现异常反射。

下运动神经元的病变见于脊髓灰质炎(poliomyelitis)(一种导致运动神经元死亡的病毒性疾病)和运动神经元病(motor neuron disease)[包括称为肌萎缩侧索硬化(amyotrophic lateral sclerosis)和脊髓性肌萎缩(spinal muscular atrophy)的形式,该病的运动神经元变性]。占位性病变,如累及脊髓的肿瘤也可损伤下运动神经元。

上运动神经元

A. 一般描述

上运动神经元是一个从大脑运动区和皮质下脑干向脊髓前角细胞传递冲动的下行系统复合体。它是启动自发的肌肉活动所必需的。这一术语本身主要用于描述在脊髓或脑干的下运动神经元吻端的神

经元及其下行的轴突(图 5-22)。其中一个主要成分,皮质脊髓束起源于运动皮质,穿过内囊和脑干,并投射到脊髓内的下运动神经元。另一个组成成分,皮质延髓束,投射到支配横纹肌的脑干的脑神经核团。上运动神经元控制下运动神经元的自主激活,但不一定是反射激活。

B. 病变

下行运动系统的病变可能位于大脑皮质、内囊、大脑脚、脑干或脊髓,并产生明显的临床异常(表 13-1)。脊髓中的上运动神经元病变的体征包括受累肌肉的瘫痪或轻瘫(无力),肌张力增高(hypertonia)和痉挛状态,深反射亢进,没有或几乎没有肌萎缩(失用性萎缩),腹壁浅反射减弱或消失,以及异常反射,如巴宾斯基征(Babinski sign)。

在子宫内、出生时或出生后早期对大脑皮质的损伤可能导致脑瘫。脑瘫(cerebral palsy)是一组异质性障碍,通常包括一种类型的痉挛性瘫痪;然而,这种疾病也可以有其他特征性征象,如强直、震颤、共济失调或手足徐动等。某些(但不是所有的)患者的这种障碍可能伴有如言语障碍、失用症,以及认知障碍等缺陷。

C. 瘫痪和无力的模式

偏瘫(hemiplegia)是一侧身体和肢体的痉挛性或弛缓性瘫痪,它以身体的中线为界。单瘫(monoplegia)是单一肢体的瘫痪,而双侧瘫(diplegia)是任意两个相对应的肢体瘫痪,通常是双下肢(但也可为双上肢)。截瘫(paraplegia)是双下肢的对称性瘫痪。四肢瘫(quadriplegia, tetraplegia)是四肢全部瘫痪。交叉性瘫痪(hemiplegia alternans, crossed paralysis)是指一个或多个脑神经麻痹和对侧上下肢的瘫痪。轻瘫(paresis)一词是指无力,而非完全瘫痪,而用的是相同的前缀。

基底核

基底核功能缺失(有时称为锥体外系病变)是以肌张力变化、随意运动减少[运动不能(akinesia)]或异常缓慢动作[运动迟缓(bradykinesia)],或不自主异常运动[运动障碍(dyskinesia)]等为特征。可以看到多种运动异常:震颤(休息时的静止性震颤,以及身体保持特定姿势时的姿势性震颤),手足徐动症(athetosis)(特征为肢体远端和颈部肌肉组织的缓慢的蠕动动作),以及舞蹈症(chorea)(肢体远端肌肉、面部和舌的快速、重复的、不自主运动,通常与纹状体病变有关)。

下面讨论一些特别值得注意的基底核疾病。

A. 亨廷顿病

亨廷顿病(Huntington disease)是常染色体显性疾病,其特征是使人衰弱的异常运动(最常见为舞蹈症,早发病例表现强直),以及认知和精神功能障碍等。抑郁症是常见的。这种疾病会无情地发展到丧失能力和死亡。发病通常发生在年龄 35~45 岁之间,虽然有时会出现儿童型。

亨廷顿病是由于位于 4 号染色体上的一个基因突变引起的。由这一基因编码的蛋白[亨廷顿蛋白(Huntingtin)]的功能尚不清楚。在大多数情况下,突变包括三核苷酸(CAG)重复,即在基因的一个扩展区域,CAG 序列在其中异常地重复。

亨廷顿病的病理包括尾状核和壳核神经元的显著丢失,这可以在显微镜和大体上观察到(尾状核体积的减少,它缩进侧脑室的侧壁)。纹状体 GABA 能(抑制性)神经元的丢失导致舞蹈症(图 13-8)。大脑皮质也变得萎缩。从亨廷顿基因的表达到纹状体抑制性神经元变性和临床表达的步骤尚不清楚。

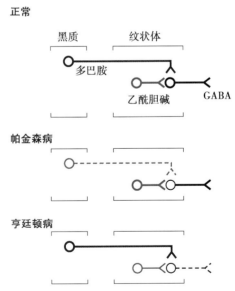

图 13-8　帕金森综合征的基本过程示意图。GABA,γ-氨基丁酸(摘自 Katzung BG. Basic and Clinical Pharmacology. 9th ed. New York:Appleton & Lange;2004)

B. 偏身投掷症

在这种不寻常的运动障碍中,一侧的一个肢体或手臂和腿会进行大幅度挥舞样运动。偏身投掷症(hemiballismus)通常是由于对侧的丘脑底核损伤,经常是由于梗死的结果。由于一些不太清楚的原因，偏身投掷症经常在几周后自行消退。

C. 帕金森病

帕金森病（Parkinson disease），发病年龄通常在50岁到65岁之间，它以震颤、强直和运动不能等三联征为特征。经常伴有平衡、姿势和自主神经功能异常。特征性体征包括缓慢单音调的言语，写字过小［小写症（micrographia）］；以及面部表情丧失［面具脸（masked face）］等。

这种进行性疾病与黑质内色素（多巴胺能）神经元的丢失有关（图 13-8，图 13-9）。这种变性疾病的原因尚不清楚。帕金森病症状在1919年至1929年流行的昏睡性脑炎（encephalitis lethargica）（von Economo 脑炎）的一些幸存者中被发现，即脑炎后帕金森综合征（postencephalitic Parkinsonism）。某些毒物（一氧化碳、锰）会损害基底核，一种快速进展的帕金森样疾病与使用某些"化合致幻药"（designer drugs）有关，例如 MPTP［1-甲基-4-苯基-1,2,5,6-四氢吡啶（1-methyl-4-phenyl-1,2,5,6-tetrahydropyridine）］，一种与哌替啶有关的合成麻醉剂。此外，使用一些抗精神病药物（如吩噻嗪）可以产生药物所致的帕金森综合征。然而，大多数帕金森病是特发性的，即导致黑质神经元变性的机制尚不清楚。

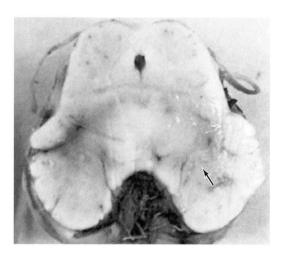

图 13-9　45 岁帕金森病女性的中脑，显示黑质色素缺失

小脑

小脑病变引起的障碍是以肌张力降低和流畅动作的协调性丧失为特征（表 13-1）。小脑的三个部分中的每一个的病变都会表现出特征性征象。

A. 前庭小脑（古小脑）

典型表现为失去平衡，通常伴有眼球震颤。

B. 脊髓小脑（旧小脑）

特征为躯干共济失调（truncal ataxia）和"醉酒"步态。

C. 新小脑

肢体共济失调（ataxia）和协同不能（asynergy）（失去协调）是突出的症状。运动发生分解；随意的肌肉运动变成一系列的急动的、离散的运动，而不是一个平稳的运动。也可见辨距不良（dysmetria）［过指现象（past-pointing phenomenon）］，表现为不能估计肌肉运动所涉及的距离，因此他们试图触摸一个物体会超过目标。轮替运动障碍（dysdiadochokinesia）（不能进行快速交替运动）、意向性震颤和反跳现象（rebound phenomenon）（主动肌与拮抗肌之间相互作用消失）等也是典型表现。如有小脑的单侧病变，这些异常出现在病变的同侧。

病例 17

一位63岁右利手的秘书/打字员，当她的右手和手指"不听使唤"时向她的家庭医生咨询。她还解释说，她的雇主对她感到不满，因为在过去几个月里，她的工作习惯和行动变得迟缓，她的笔迹变得难以辨认。她的智力没有受到损害。

神经学检查显示言语缓慢，两侧面部表情轻度丧失。患者运动启动有困难。一旦坐下来，她就不怎么动了。她弯着腰，走路是小碎步，手臂摆动减少。无肌肉萎缩和无力。上肢肌张力增高，有"齿轮感"。右手手指有细微震颤（频率为每秒 3~4 次）。其余检查及实验室结果均在正常范围内。

最有可能的诊断是什么？病变在哪里？

病例 18

49 岁女性，已知罹患严重高血压，主诉剧烈头痛。然后她突然出现左腿和左臂没有力量，她摔倒了，被送到急诊室时，似乎只有部分意识。

神经学检查显示，患者反应迟钝、言语困难，左侧面部或躯体感觉丧失。有左侧中枢性面瘫。当被唤醒时，患者抱怨说她不能看到左侧的视野。左侧上下肢有完全瘫痪。左上肢深腱反射消失，下肢腱反射增强。左侧有伸性跖反应。生命体征和全血细胞计数均在正常范围内，血压 190/100mmHg。

初步诊断是什么？需要做腰椎穿刺吗？影像检查有用吗？

病例在第 25 章进一步讨论。

框 13-1　临床神经解剖学要点

阅读和领会这一章,你应该懂得和理解:

- 皮质脊髓束及其交叉(图 13-3)
- 锥体外系及其组成
- 基底核的结构
- 帕金森病的多巴胺能功能障碍
- 皮质下的下行系统
- 运动障碍:病理部位和临床表现(表 13-1)

（孙威　商慧芳 译　王维治 校）

参考文献

Albin RL, Young AB, Penney JB: The functional anatomy of disorders of the basal ganglia. *Trends Neurosci.* 1995;200:63.

Azizi A: And the olive said to the cerebellum. *Neuroscientist.* 2007;13:616–625.

Calne D, Calne SM (editors): *Parkinson's Disease.* Lippincott Williams & Wilkins, 2001.

Chouinard PA, Paus T: The primary motor and premotor areas of the human cerebral cortex. *Neuroscientist.* 2006;12:143–152.

Donaldson I, Marsden CD, Schneider SA, Bhatia KP(editors): *Marsden's Book of Movement Disorders.* Oxford University Press, 2012.

Fahn S, Jankovic J, Hallett M: *Principles and Pratice of Movement Disorders.* 2nd ed. Elsevier, 2011.

Klein C, Krainc D, Schlossmacher MG, Larg AE: Translational research in 2010 and 2011: Movement disorders. *Arch Neurol.* 2011;68:709–716.

Lewis JW: Cortical networks related to human use of tools. *Neuroscientist.* 2006;12:211–231.

Nielson JB: How we walk: central control of muscle activity during human walking. *Neuroscientist.* 2003;9:195–204.

Steiner H, Tseng KY (editors): *Handbook of Basal Ganglia Structure and Function.* 2nd ed. Academic Press, 2017.

Younger DS (editor): *Motor Disorders.* 3rd ed. Rothstein Publishers, 2015.

第 14 章　躯体感觉系统
Somatosensory systems

来自躯体感觉系统（somatosensory systems）的输入告知机体对它的撞击事件。感觉可以分为四种类型：浅感觉、深感觉、内脏感觉和特殊感觉。浅感觉（superficial sensation）与触觉、痛觉、温度觉和两点辨别觉有关。深感觉（deep sensation）包括肌肉和关节位置觉（本体感觉）、深部肌肉痛觉和振动觉等。内脏感觉（visceral sensations）是由自主神经传入纤维传递，包括饥饿、恶心和内脏疼痛觉（参见第 20 章）。特殊感觉（special sensory, SS）包括由脑神经传递的嗅觉、视觉、听觉、味觉和平衡觉（参见第 8 章、15 章、16 章和 17 章）。此外，当机体与环境中有害或潜在损害的元素接触时，或当组织受到损伤时，伤害性感觉（nociceptive sensation）或疼痛信号就会警告机体。

感受器

人体表面布满了各种类型的感觉感受器。感觉感受器是专门用来检测环境特定变化的细胞。外感受器（exteroceptor）包括主要受外部环境影响的感受器，如触觉感受器迈斯纳小体（Meissner corpuscle）、默克尔小体（Merkel corpuscle）和毛细胞（hair cell），冷觉感受器克劳泽终球（Krause end-bulb），温觉感受器鲁菲尼小体（Ruffini corpuscle），以及感受痛觉的游离神经末梢（图 14-1）。感受器并不是对一种特定的感觉绝对专一的，强烈的刺激会引起各种感觉，甚至疼痛，尽管刺激不一定是痛性的。本体感受器（proprioceptor）主要接收来自环层小体（pacinian corpuscle）、关节感受器、肌梭和高尔基腱器官（Golgi tendon organ）的冲动。游离神经末梢感受疼痛刺激。

每个从感受器发出的传出纤维传递来自感受域的编码刺激信号，并构成传入感觉系统的一个组成部分。每个单独的感受器在受到刺激时要么完全激活，要么根本不激活。刺激强度越大，受刺激的终末器官越多，放电速率越高，作用持续时间越长。适应是指在恒定强度的重复或持续的刺激下，某些感受器的发放速率降低；坐在椅子上或在平坦的地面上行走的感觉受到抑制。

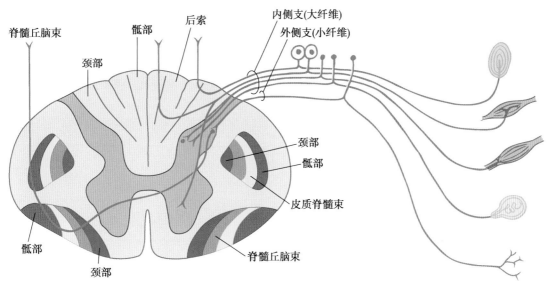

图 14-1　脊髓节段连同其后根、神经节细胞和感觉器官的示意图

连接

由三级长神经元和若干中间神经元组成神经

链,从感受器或游离神经末梢向躯体感觉皮质传递刺激(图 14-1~图 14-3)。

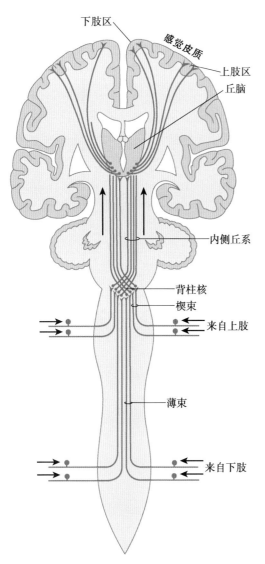

图 14-2　分辨触觉和位置觉的后柱系统(丘系系统)

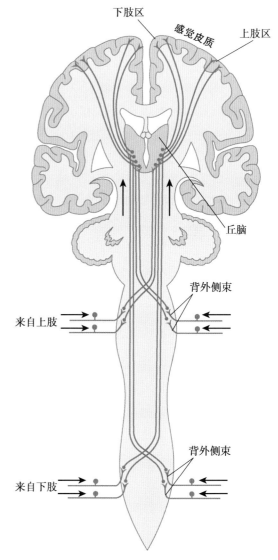

图 14-3　传递痛觉和温度觉的脊髓丘脑束(腹外侧系统)

一级神经元

一级神经元的胞体位于脊髓后根神经节或脑神经的躯体传入神经节(如三叉神经节)中。

二级神经元

二级神经元的胞体位于神经轴内(脊髓或脑干,例如由脊髓后柱核,即薄束核和楔束核,以及脊髓后角神经元发出)。这些细胞的轴突通常交叉并终止于丘脑。

三级神经元

三级神经元的胞体位于丘脑中,从丘脑吻端投

射到大脑感觉皮质。皮质内神经元网络依次加工这些神经元传递的信息,判断其位置、性质和强度,并做出适当的反应。

躯体感觉通路

来自同一类型感受器的多个神经元通常形成一束(传导束),形成一条感觉通路。第 5 章描述了脊髓中上行的感觉通路;第 7 章讨论了它们在脑干中的延续。第 10 章描述了皮质的主要感觉区。

丘系(后柱)系统[lemniscal(dorsal column)system](图 14-2)从感受器将触觉、关节位置觉、两点

辨别觉和振动觉传递至皮质。另一重要系统,腹外侧系统(ventrolateral system)传递有关伤害性刺激(痛觉、粗略触觉)或皮肤温度变化的冲动(图 14-3)。这两条通路在解剖学和功能上有显著的差异:如感受域大小、神经纤维直径、在脊髓中的行程和功能(表 14-1)。每个系统的特征是躯体定位分布,在丘脑(腹后复合体)和大脑皮质(感觉投射区;图 10-13,图 10-15)会聚,在这里有体表的功能定位样代表区。三叉神经感觉纤维构成丘系和腹外侧系统,提供来自面部和黏膜的输入(图 7-8,图 8-11)。

表 14-1　丘系系统与腹外侧系统的鉴别

变量	丘系(后柱)通路	腹外侧通路
脊髓中径路	后索和后外侧索	前索和前外侧索
感受域大小	小	小和大
信号转导的特异性	每种感觉分别传导;感觉精确定位	多模态的(几种感觉在一个神经纤维系统中传导)
神经纤维直径	大直径初级传入纤维	小直径初级传入纤维
传递的感觉	精细触觉、关节觉、振动觉	痛觉、温度觉、粗触觉、内脏痛觉
突触链	2 或 3 个突触到达皮质	多突触的
传导速度	快	慢
功能试验	振动觉、两点辨别觉、实体觉	针刺、冷热觉测试

皮质躯体感觉区

初级躯体感觉皮质(primary somatosensory cortex)(3、1、2 区)是由代表感觉域的点的功能性躯体定位柱构成的。每个柱中都是来自丘脑、连合和联络纤维的输入,所有这些纤维都终止于第 Ⅳ、Ⅲ 和 Ⅱ 层(图 10-10)。输出纤维来自第 Ⅴ 和 Ⅵ 层细胞;然而,在每个柱中发生的加工细节及其功能意义(它是如何感觉的)在很大程度上是未知的。附加的皮质区,即次级投射区也接收来自这些柱中感受域的输入。然而,这些区域的躯体功能定位是比较弥散的。

疼痛

通路

从周围神经和脑神经发出的游离神经末梢是疼痛的感受器或伤害感受器(nociceptor)(图 14-1,图 14-3)。伤害感受器对机械、温热或化学刺激敏感。(多模伤害感受器对这些类型的几种刺激敏感。)周围神经中痛觉纤维直径小,易受到局部麻醉药的影响。薄髓鞘的 A-δ 纤维传导离散的、尖锐的、短暂持续的疼痛。无髓鞘的 C 纤维传导慢性烧灼痛。这些伤害性的轴突起源于位于后根神经节和三叉神经节内的小神经元。

损伤组织内的细胞可释放炎性分子,如前列腺素或其他神经活性分子,诸如组胺、5-羟色胺和缓激肽等,共同组成一种"炎症汤"(inflammatory soup),它降低外周伤害感受器的阈值,从而增加对疼痛的敏感性[痛觉过敏(hyperalgesia)]。阿司匹林和其他非甾体抗炎药抑制前列腺素的作用,可以减轻疼痛[痛觉减退(hypalgesia)或痛觉缺失(analgesia)]。

痛觉系统

伤害性初级感觉神经元的中央投射冲击到脊髓后角浅层内的第二级神经元。根据痛觉门控理论(gate theory),当神经内的大轴突(非痛觉信号)被激活时(门控"关闭"),这些连接处的突触传递强度降低(可能是突触前抑制所致)。相反,当没有大的纤维输入时,沿着疼痛信号通路上的突触传递强度会增强。

临床关联

一级神经元和二级神经元的中断会产生典型的感觉缺失(sensory deficit),当它们涉及敏感区域如面部或指尖时,这种缺失尤为明显。一个例子是当某一特定的神经或脊神经根受伤时,其神经支配区的感觉丧失。

丘脑病变的特征可能是丧失辨别或定位简单的粗感觉的能力,或出现严重的、定位不良的疼痛(丘脑痛)。

神经损伤后,后根神经节神经元,包括伤害感受器,会关闭某些基因和开启其他基因。因此,它们产生一种通常在其内部不存在的钠通道,这可能导致自发放电(即使当有害刺激不存在时)或高反应性(对外周刺激反应病理性放电增加,异常高频率)。后根神经节神经元的这种异常的过度兴奋引起神经病性疼痛(neuropathic pain)(与神经损伤相关的疼痛)。

伤害感受性后根神经节神经元也可变得过度兴奋,即使疼痛刺激不存在时,也会向脑部发送疼痛信号,这是它们内部钠通道突变的结果。例如,在遗传性红斑肢痛症["着火的人"综合征(man on fire syndrome)],伤害感受性后根神经节神经元内的钠通道功能增益突变会降低钠通道激活阈值(使得它更容易"开启"),而它们一旦被激活,"打开"的时间更长。因此,伤害感受器变得过度兴奋,即使没有疼痛刺激也会发出疼痛信号。钠通道的突变也会引起一些疼痛性周围神经病。

由于这些疾病涉及离子通道的功能改变,因此它们被称为通道病(channelopathy)。

也有一些证据表明,神经损伤后脊髓后角发生了长期变化,这可能是慢性疼痛综合征的基础。例如,C纤维损伤后,这些纤维可能发生变性和在后角内浅表的第二级神经元空出它们突触的靶位。较大的初级传入轴突的芽生可能导致非伤害性输入使这些浅表的后角神经元兴奋(通常不发出疼痛信号)。这种中枢敏化作用(central sensitization)可能导致痛觉超敏(allodynia)(把无害刺激感知为疼痛)或痛觉过敏(hyperalgesia)(把轻微不适的刺激感知为非常疼痛)。

中枢的上行感觉通路由两个系统组成,脊髓丘脑束(spinothalamic tract)和种系发生上较古老的脊髓网状丘脑系统(spinoreticulothalamic system)。第一个通路传导尖锐刺痛的感觉;第二个通路传导深部的定位不明确的烧灼痛。当脊髓腹外侧象限因创伤或手术而损伤时,两条通路都被中断,例如为了减轻疼痛而故意进行的脊髓切开术,病灶下方的对侧疼痛感丧失(图14-4)。这些通路向头端投射到被称为脑内疼痛矩阵(pain matrix)的网络回路。

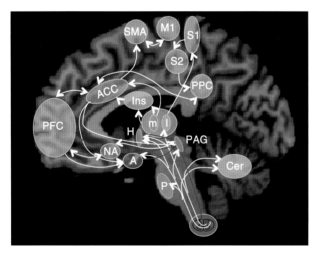

图 14-4　疼痛矩阵的概观。**白箭头**:上行性和大脑内疼痛通路。**蓝箭头**:调节性下行通路。A,杏仁核;ACC,扣带皮质前部;Cer,小脑;H,下丘脑;I,脑岛;L,m,外侧和内侧丘脑核;M1,初级运动皮质;NA,伏隔核;PAG,导水管周围灰质;PFC,前额叶皮质;PPC,后顶叶皮质;S1,S2,初级和次级躯体感觉皮质;SMA,辅助运动区(摘自 Borsook D,Sava S,Becerra L. The Pain Imaging Revolution:Advancing Pain Into the 21st Century[J]. Neuroscientist,2010,16(2):171-185)

疼痛矩阵

疼痛引起情绪和自主神经反应,并有意识地被感知,这是脑内多个神经元群激活的结果,这些神经元群被一些权威专家称之为疼痛矩阵(pain matrix),它包括丘脑、初级和次级躯体感觉皮质、岛叶皮质、前额叶皮质、前扣带回皮质、辅助运动区、后顶叶皮质、导水管周围灰质、杏仁核以及小脑等(图14-4)。

牵涉痛

脊髓后柱的第 V 层细胞接受来自皮肤传入的伤害性感觉,也接受来自内脏伤害感受器的输入(图14-5)。当内脏传入纤维受到强烈刺激时,皮质可能会错误解读其来源。一个常见例子是由胆结石绞痛引起的肩部疼痛:从胆囊传递疼痛的脊髓节段也接受来自肩部区域的传入[会聚理论(convergence theory)]。类似地,心肌梗死引起的心脏疼痛的传导是从尺神经(前臂区)突触传入的疼痛纤维到达相同的脊髓节段。

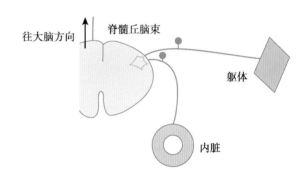

图 14-5　牵涉痛会聚理论示意图

外周神经或神经根损伤后,一些损伤的轴突可能产生不适当的重复性冲动,从而导致慢性疼痛。尤其常见的情况是,由于再生尝试的失败,从受伤轴突的芽生形成了缠结或神经瘤(neuroma)。这些轴突损伤后,后根神经节神经元可产生异常的钠和钾通道的组合,使其产生不适当的动作电位暴发。

下行系统和疼痛

脑部的某些神经元,特别是导水管周围灰质内神经元,发出下行轴突到脊髓。这些下行抑制性通路抑制疼痛信号的传递,可以被内啡肽和阿片类药物激活(图14-6)。

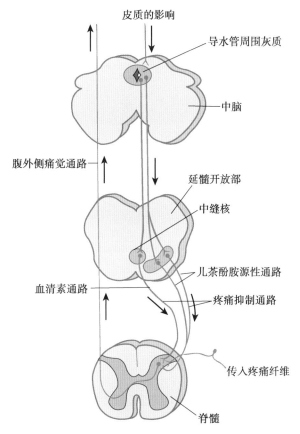

图 14-6　影响疼痛控制通路的示意图

病例 19

一名 41 岁女性,主诉右手麻木和刺痛一年多。这些感觉从右手指开始,但最终扩散到整个右手和前臂。由于发生了右手无力,患者不能做一些精细的工作,例如缝纫,她有时会掉东西。在她入院的 3 周前,右手的两个手指被电炉灶烧伤了,她没有感觉到热。

神经系统检查显示右手小肌肉松弛和无力。右上肢腱反射消失或难以引出。然而,膝反射和踝反射却异常地活跃,特别是右侧;右侧跖反射呈伸性。两侧腹壁反射消失。右手、前臂和肩部以及左侧肩部一小片区域痛觉和温度觉消失。触觉、关节觉和振动觉完全正常。

脊柱平片显示为正常。

病变在哪里? 鉴别诊断是什么? 哪种影像学检查会有帮助? 最可能的诊断是什么?

病例 20

一名 41 岁的男性,因进行性无力和双腿不稳定而入院。他的功能障碍在一年多前就开始了,他的脚有刺痛感("针刺")。逐渐地,这些感觉变得更不舒服了,他的脚底出现了烧灼痛。他的脚其余部分已变得麻木,双腿也变得无力。在大约 6 个月的时间里,他的手指和手有刺痛感,并感觉手指很笨拙,经常掉东西。在过去的 6 个月里,他瘦了约 6.4kg(约 14lb)。这位患者多年来每天吸烟 30 支左右,每天喝 8 杯啤酒和半瓶威士忌。一年前失业后,患者曾做过几份简单工作。

神经系统检查显示,小腿、前臂和手固有肌明显萎缩。两侧踝关节和腕关节活动无力,膝部和肘部活动轻度力弱。患者步态不稳,属于跨阈步态。在双足和小腿远端 1/3 以及双手和前臂远端的一半有触觉和痛觉消失,呈"长袜套和手套"分布的感觉丧失。足趾和踝部振动觉消失,手指振动觉减退。挤压足底和小腿肌肉时有痛觉过敏。踝反射和肱二头肌反射消失,膝反射及肱三头肌反射减弱。

鉴别诊断是什么? 最可能的诊断是什么?

这些病例在第 25 章中进一步讨论。

框 14-1　临床神经解剖学要点

阅读和领会这一章,你应该懂得和理解:

- 一级、二级和三级神经元
- 脊髓后索(丘系)通路(图 14-2)及其功能(表 14-1)
- 腹外侧通路,包括脊髓丘脑束(图 14-3)及其功能(表 14-1)
- 疼痛通路和疼痛矩阵
- 牵涉痛的神经解剖学基础

（侯世芳　陈海波 译　王维治 校）

参考文献

Apkarian AV, Bushnell MC, Treede RD, Zubieta JK: Human brain mechanisms of pain perception and regulation in the health and disease. *Europ J Pain.* 2005;9:463–484.

Borsook D, Sava S, Becerra L: The pain imaging revolution: Advancing pain into the 21st century. *Neuroscientist.* 2010;16:171–185.

Devor M, Rowbotham M, Wiessenfeld-Hallin Z: *Progress in Pain Research and Management.* IASP Press, 2000.

Dib-Hajj SD, Yang Y, Black JA, Waxman SG: The Na$_v$1.7 sodium channel: from molecule to man. *Nat Rev Neurosci.* 2013;14:49–62.

Hoeijmakers JG, Faber CG, Lauria G, Merkies IS, Waxman SG: Small-fibre neuropathies: Advances in diagnosis, pathophysiology and management. *Nat Rev Neurol.* 2012;8(7):369–379.

McMahon S, Koltzenberg M, Tracy I, Turk DC (editors): *Wall and Melzack's Textbook of Pain.* 6th ed. Elsevier, 2013.

Owens DM, Lumpkin EA: Diversification and Specialization of touch receptors in skin. *Cold Spring Harbor Perspectives Med.* 2014;4(6).pii:a013656.

Snyder WD, McMahon SB: Tackling pain at the source: New ideas about nociceptors. *Neuron.* 1998;20:629.

Waxman SG: *Chasing Men on Fire: The Story of the Search for a Pain Gene.* MIT Press, 2017.

第 15 章 视觉系统
The Visual System

视觉系统(visual system)比任何其他传入系统向脑部传递更多的信息。这些信息在大脑中被加工,形成了一套视觉世界的图像。人类是"视觉动物",人类脑部组织中有相当大的比例专门用于视觉。视觉系统包括眼、视网膜、视神经和脑中的视觉通路,在那里多个视觉中心处理关于视觉刺激的不同方面的信息(形状和形式、颜色、运动)。

眼

与眼球运动有关的脑神经(Ⅲ、Ⅳ、Ⅵ)的功能(及临床关联)已在第 8 章中讨论,同时讨论的还有凝视中枢和瞳孔反射。前庭-眼反射在第 17 章简要解释。本章讨论从视网膜到大脑的视神经系统的形式、功能和病变等。

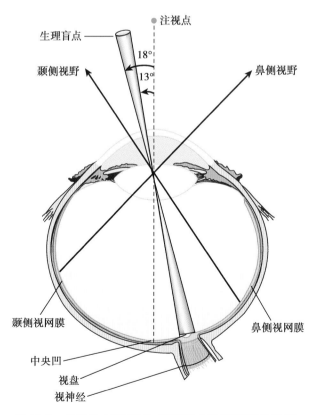

图 15-1 左眼的水平切面;代表该水平视网膜的视野。注视点的焦点是中央凹,视神经乳头上的生理盲点,在鼻侧视网膜为颞侧(外侧)视野,颞侧视网膜为鼻侧(内侧)视野(摘自 Simon RP, Aminoff M, Greenberg DA. Clinical Neurology. 4th ed. New York:Appleton & Lange;1999)

解剖学和生理学

眼的光学组成成分是角膜、虹膜的瞳孔开口、晶状体和视网膜等(图 15-1)。光线通过前四个部件,前房和玻璃体到达视网膜;注视点(注视方向)通常与中央凹对齐。视网膜(它是作为脑部本身的一部分发生的,被一些神经科学家认为是大脑的一个特化的部分,位于眼睛内)将光转换成电脉冲(图 15-2)。

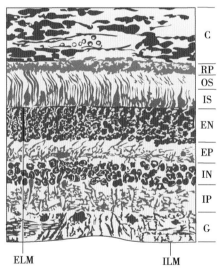

图 15-2 猴的视网膜切片。光线从底部进入,穿过以下几层:内界膜(internal limiting membrane,ILM),节细胞层(ganglion cell layer,G),内网状层(internal plexiform layer,IP),内核层(internal nuclear layer,IN)(双级神经元),外网状层(external plexiform layer,EP),外核层(external nuclear layer,EN)(视锥细胞核和视杆细胞核),外界膜(externa limiting membrane,ELM),视杆细胞(细线)和视锥细胞的内接缝(inner segments of rods,IS)(暗三角结构),视杆细胞和视锥细胞的外接缝(OS),视网膜色素上皮(retinal pigment epithelium,RP),以及眼脉络膜(choroid,C)。×655

视网膜分为 10 层,包含两种类型的光感受器[视杆细胞(rod cell)和视锥细胞(cone cell)]和四种类型的神经元[双极细胞(bipolar cell)、节细胞(ganglion cell)、水平细胞(horizontal cell)和无长突细胞(amacrine cell)](图 15-2,图 15-3)。光感受器(视杆细胞和视锥细胞是一级神经元)与双极细胞形成突触(图 15-4)。这些细胞依次与节细胞形成突触;节细胞是三级神经元,它的轴突会聚在一起,在视神经内离开眼睛。

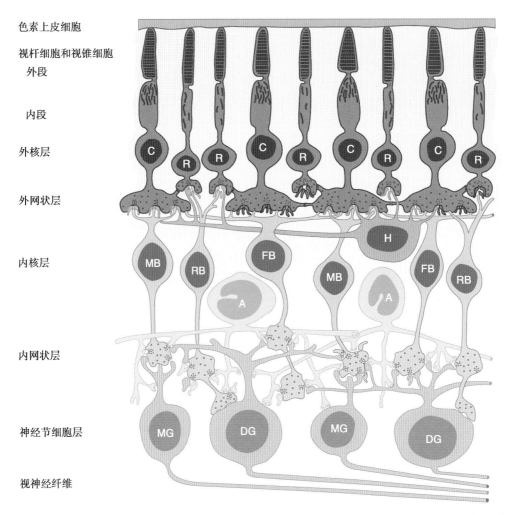

色素上皮细胞

视杆细胞和视锥细胞
外段

内段

外核层

外网状层

内核层

内网状层

神经节细胞层

视神经纤维

图 15-3　视网膜的神经组成。C，视锥细胞；R，视杆细胞；MB，小型双极细胞；RB，视杆双极细胞；FB，扁平型双极细胞；DG，弥散型节细胞；MG，小型节细胞；H，水平细胞；A，无长突细胞（摘自 Dowing JE，Boycott BB. Organization of the primate retina：electron microscopy，Proc RSoc Lond BBiol Sci，1966，15：166（1002）：80-111）

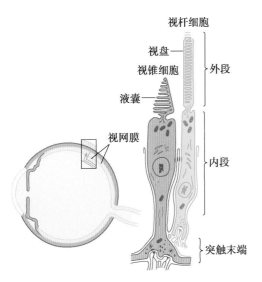

视杆细胞

视盘

视锥细胞

液囊

视网膜

外段

内段

突触末端

图 15-4　视网膜视杆细胞和视锥细胞示意图

在视网膜的外网状层内，水平细胞彼此连接受体细胞。内网状层内的无长突细胞与节细胞彼此连接（在某些情况下也连接着双极细胞和节细胞）。

视网膜

视网膜杆细胞

视杆细胞（rod cell）比视锥细胞数量多，这些感光细胞对低强度的光敏感，并在光线暗淡时（如黄昏和夜晚）提供视觉输入。视锥细胞被相对强的光刺激，它们负责敏锐的视觉和颜色辨别。视杆细胞和视锥细胞都有一个外段（outer segment），由多层扁平的膜盘组成，膜盘中含有对光起反应的光敏色素。此外，它们都有一个内段（inner segment），包含细胞核和线粒体,并与二级双极细胞形成突触。当光量子被视杆细胞和视锥细胞中的光敏分子[称为视色素(visual pigments)]吸收时,光就会转化为神经信号。

视网膜杆细胞中的视色素是视紫质(rhodopsin),是一种与 G 蛋白相连的特化的膜受体。当光线照射到视紫质分子时,它被转化,首先转化为变视紫质Ⅱ(metarhodopsin Ⅱ),然后转化为暗视蛋白(scotopsin)和视黄醛(retinene)。这种光激活反应激活了一种被称为转导蛋白(transducin)的 G 蛋白,它可以分解环鸟苷酸(cyclic guanosine monophosphate,cGMP)。因为 cGMP 在感光细胞的细胞质内起作用,保持钠离子通道开放,光诱导的 cGMP 的减少导致钠通道的关闭,从而导致超极化(参见第 3 章)。因此,由于受到光的冲击,视网膜杆细胞出现了超极化。这导致双极细胞突触递质释放减少,从而改变它的活性(图 15-5)。

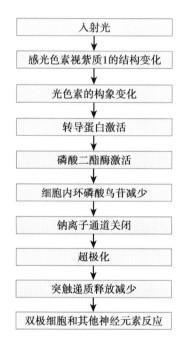

图 15-5 视杆细胞和视锥细胞中参与光转导的可能序列。cGMP,环鸟苷单磷酸(摘自 Ganong WF. Review of Medical physiology. 22nd ed. New York:McGraw-Hill Education;2005)

视网膜锥细胞

视网膜内锥细胞(cone cell)也含有视色素,它们对波长 440nm、535nm 和 565nm(对应蓝、绿、红三原色)的光反应最强。当视锥细胞被适当波长的光照射时,发生类似视杆细胞的分子级联事件,会激活一种关闭钠通道的 G 蛋白,导致超极化。

双极细胞、无长突细胞和视网膜节细胞

从感光细胞(视杆和视锥细胞,一级感觉神经元)到双极细胞(二级感觉神经元),然后到视网膜神节细胞(三级感觉神经元)的传输被水平细胞和无长突细胞修饰。每个双极细胞接收 20~50 个感光细胞的输入。双极细胞的感受野(即视网膜上影响细胞活动的区域)被水平细胞所改变。水平细胞在光感受器和附近的双极细胞上,以一种"锐化"每个双极细胞的感受野的方式形成突触。这种排列的结果是,双极细胞不仅对漫射光有反应;相反,一些双极细胞传达有关被黑暗包围的小光点的信息。这些细胞有"开"(on)中心感受野,而其他细胞则传递被光包围的小黑点的信息["关"(off)中心感受野]。

无长突细胞(amacrine cell)接受来自双极细胞和突触的输入,并在其节细胞的输入部位附近向其他双极细胞输入。与水平细胞一样,无长突细胞使节细胞的反应"锐化"。一些节细胞对被黑暗包围的光点反应最强烈,而另一些则对被光包围的黑点反应最强烈。

在良好光线下,视网膜中央的固定视力区为黄斑(macula)(图 15-6)。黄斑区视网膜的内层被推开,形成中央凹(fovea centralis),是一个由紧密排列的视锥细胞组成的小的中央凹陷,在这里视觉最敏锐,颜色辨别能力最强。

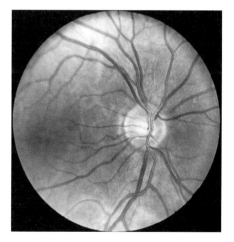

图 15-6 通过检眼镜所看到的正常眼底(摘自 Riordan-Eva P. Whitcher JP. Vaughan Asbury'General Ophthalmology. 17th ed. New York:McGraw-Hill Education;2008。图片承蒙 Diane Beeston 提供)

视网膜节细胞是特化的神经元,根据不同的功能可以分为两类。大细胞的节细胞的轴突直径较大(传导速度更快)和对运动敏感,但对颜色或形状细

节不够敏感。小细胞的节细胞轴突较薄(传导速度较慢),传达有关形状和颜色的信息。这两种信息流在外侧膝状体核的不同的层中汇合(见视觉通路部分),这是一个重要的中心靶区。

视网膜内的节细胞轴突形成了神经纤维层(nerve fiber layer)。节细胞轴突全部离开眼,在眼后极内侧3mm处形成视神经。出口点称为视神经乳头(optic disk),可以通过检眼镜看到(图15-6)。因为没有视杆或视锥细胞覆盖在视神经乳头上,它对应于每只眼睛都有一个小盲点(blind spot)。

A. 视觉适应

如果一个人在明亮的环境中呆了一段时间,然后移动到光线暗淡的环境,视网膜慢慢变得对光更敏感,因为这个人变得习惯黑暗。这种视觉阈值的下降被称为暗适应(dark adaptation),大约在20min达到最大值,尽管在更长时间会有一些进一步的下降。另一方面,当一个人突然从昏暗的环境进入明亮的环境时,光线似乎非常明亮,直到眼睛适应了光照的增加和视觉阈值上升。这种适应持续时间约为5min,称为光适应(light adaptation)。使瞳孔收缩的瞳孔反射,通常是光线强度突然增加的保护性伴随反应(参见第8章)。

光适应和暗适应部分地取决于光感受器中cGMP浓度的变化。在持续光照下,光感受器内的钙离子浓度降低,导致鸟苷酸环化酶(guanylate cyclase)活性增加和cGMP水平增加。反过来,会使钠通道保持开放,从而使光感受器的感光性降低。

B. 色觉

色觉(color vision),是电磁辐射在视觉范围内("光")被人类的视觉系统识别为不同的颜色,这取决于波长(从长到短波长相应为红、橙、黄、绿、蓝和紫色)。刺激视网膜产生视力的光谱范围在400~800nm之间。对正常眼睛的刺激,无论是这整个波长范围,还是用这一范围内不同部分的混合,都会产生白光的感觉。来自光谱某一部分的单色辐射被作为一种特定的颜色或色调所感知。杨-赫姆霍兹理论(Young-Helmholtz theory)假设视网膜包含三种视锥细胞,每一种视锥细胞都有一种不同的光色素,对一种原色(红、蓝、绿)最为敏感。任何给定颜色的感觉都是由每一种视锥细胞脉冲的相对频率决定的。小细胞型节细胞接收来自三种视锥细胞的特定颜色信号,并通过视神经将信号传递给脑部。

这三种光色素都已被鉴定出来。这三种的氨基酸序列与视紫质的同源性约为41%。对绿敏感和对红敏感的色素非常相似(约40%的同源性),由同一条染色体编码。这种对蓝色敏感的色素与另外两种色素的同源性只有约43%,由不同的染色体编码。

在正常的颜色(三原色)视觉中,人眼可以感知三原色,并可以将它们混合成合适的比例,以匹配白色或光谱中的任何颜色。色盲(color blindness)可能是由于单个视锥细胞系统的缺陷或是由于只有两种视锥细胞系统存在的两色视觉。在后一种情况下,只有一对原色被感知道,这两种颜色彼此互补。大多数双色视者是红绿色盲,会混淆红色、黄色和绿色。色盲测试使用特殊卡片或彩色的纱线。

C. 调节

晶状体由晶状体囊与睫状体之间的纤维固定的(图15-1,图15-7)。在不调节的状态下,这些弹性纤维被拉紧,使晶状体有些扁平。在调节状态下,环形睫状肌的收缩可以松弛弹性纤维和晶状体的张力,晶状体本来就有变圆的能力,因此呈双凸面的形状。睫状肌是一种平滑肌,受副交感神经系统支配(第Ⅱ脑神经;参见第8章);用阿托品或类似的药物可使其麻痹。

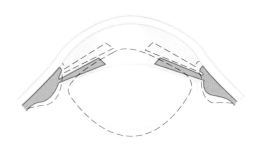

图15-7 调节。实线代表静止时晶状体、虹膜和睫状体的形状,虚线代表调节时的形状(摘自 Ganong WF. Review of Medical Physiology. 22nd ed. New York: McGraw-Hill Education;2005)

D. 折射

眼的晶状体在视觉方面起着重要的作用。当一个人看远处的物体时,正常眼[正视眼(emmetropia)]是不用调节的,物体是在焦点上的。正常的眼睛很容易将远处物体的图像聚焦在角膜后面24mm的视网膜上;光学的焦距与角膜到视网膜的距离很好地匹配,这种状态称为正视眼(emmetropia)(图15-8)。为了使近处的物体对焦,眼睛必须通过调节以增加其折射力。随着年龄的增长,晶状体失去弹性而变硬,晶状体的这一能力就会下降。对视力的影响通常在大约40岁时变得明显;到了50岁时,调节能力普遍丧失[老花眼(presbyopia)]。随着年龄的增长,通常是清澈和透明的晶状体会变得浑浊[白内障(cataract)]。

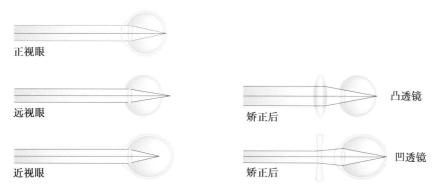

图 15-8　正视眼（正常眼）和远视、近视（常见的眼睛缺陷）。在远视中，眼球太短，光线到达视网膜后面的焦点。双凸球镜片通过增加眼的晶状体折射率来纠正这种情况。在近视中，眼球太长，光线聚焦在视网膜前面。在眼睛前面放置一个双凹球镜片，可使光线在照射到眼睛之前稍微发散（摘自 Ganong WF. Review of Medical Physiology. 22nd ed. New York：McGraw-Hill Education；2005）

视觉功能的临床测试

在评估视敏度时，对视力相当正常的人用斯内伦视力表（Snellen chart）或类似的卡片测试远视力。视力不正常者可用手指计数和手指运动测试，而视力明显不正常的人可用光感知来测试。近视力用阅读卡测试。

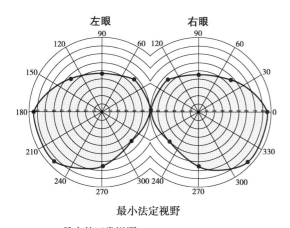

最小法定视野

最小的正常视野

颞侧	85°
下方和颞侧	85°
下方	65°
下方和鼻侧	50°
鼻侧	60°
上方和鼻侧	55°
上方	45°
上方和颞侧	55°
全视野	= 500°

图 15-9　视野图表。对着 18（译者注：18 是视野图上的数字）的白色小物体慢慢移动到视野计周边区域。物体越小，测试就越灵敏（在折射的大误差下，18 是可靠的）。红色有最小的正常视野，进行最敏感的视野测试（摘自 Riordan-Eva P，Whitcher JP. Vaughan & Asbury General Ophthalmology. 14th ed. New York：McGraw-Hill Education；1995）

视野测量（perimetry）用于确定视野（图 15-9）。每只眼的视野（单眼视野）用一个装置或通过面对面的方法绘制出来，以确定盲点或其他视野缺陷的存在（见视觉通路小节下的临床关联）。通常情况下，双眼视觉的部分视野重叠（图 15-10）。

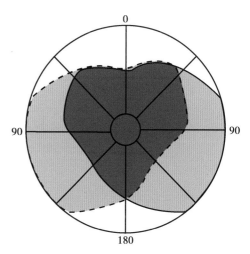

图 15-10　单眼和双眼视野。虚线包含左眼的视野；实线包含右眼的视野。用双眼视觉观察的公共区（中央的心形清晰区）。阴影区是用单眼视觉观察的（摘自 Ganong WF. Review of Medical Physiology. 22nd ed. New York：McGraw-Hill Education；2005）

临床关联

A. 折射异常

在近视（myopia）（近视眼）中，折射系统的力量太强，超过了眼球的长度，以至于使得远处物体的图像聚焦在视网膜前面，而不是在视网膜上（图 15-8）。只有当物体靠近眼睛时，它才会聚焦在焦点上。在眼睛前面放置一个合适的负（凹）透镜可以矫正近视。

临床关联（续）

在远视（hyperopia）（远视眼）中，折射力对眼球的长度来说太弱，以至于使得图像在聚焦之前就出现在视网膜上。适当的正（凸）透镜可以矫正远视。

散光（astigmatism）发生在晶状体或角膜的曲率大于某一轴或子午线时。例如，如果角膜的纵轴折射率大于横轴折射率。那么垂直光线的折射率就会大于水平光线，点光源看起来就像一个椭圆。一种弥补眼睛散光的透镜可以用来纠正这种情况。

暗点（scotoma）是视野中的异常盲点（正常时，生理盲点对应于视神经乳头缺乏受体细胞的部位）。有许多种类型。中心暗点（central scotoma）（黄斑视力丧失）常见于视神经炎或球后视神经炎（炎症分别发生于靠近或眼后的视神经）；注视点受影响，中枢视力相应受损。中心暗点累及注视点，并延伸至正常盲点；旁中心暗点（paracentral scotoma）邻近注视点。环形暗点（ring scotoma）环绕注视点。闪烁盲点（scintillating scotoma）是一种短暂的主观体验，在视野中出现明亮的无色或彩色光线，这经常被患者报告为偏头痛先兆的一部分。其他盲点是由斑片状病变引起的，如出血和青光眼。

B. 视觉器官的病变

视神经的炎症［视神经炎（optic neuritis）或视神经乳头炎（papillitis）］与各种类型的视网膜炎相关（如单纯性、梅毒性、糖尿病性、出血性和遗传性）（图 15-11）。有一种类型，球后视神经炎（retrobulbar neuritis），发生在视神经乳头后方一定的距离，以至于在眼底检查时看不到任何改变，最常见的病因是多发性硬化。

视神经乳头水肿（papilledema）［视神经乳头阻塞（choked disk）］通常是由肿块引起的颅内压增高的症状，如脑肿瘤（图 15-12）。增高的压力通过视神经周围的蛛网膜下腔的延伸传递到视神经乳头（图 15-1）。视神经乳头水肿是由 24～48h 内发生的颅内压突然升高引起的。视神经乳头水肿不影响视力，尽管盲点可能扩大。当出现继发性视神经萎缩时，视野可缩小。

视神经萎缩（optic atrophy）伴有视力下降和视神经乳头颜色变为浅粉色、白色或灰色（图 15-13）。原发性（单纯的）视神经萎缩是由累及视神经的病变引起，它不产生视神经乳头水肿。它通常是由多发性硬化引起的，也可能是遗传的。继发性视神经萎缩是视神经乳头水肿的后遗症，可由青光眼或颅内压增高所致。

霍尔姆斯-阿迪综合征（Holmes-Adie syndrome）的特征是强直性瞳孔反应，以及一个或多个腱反射消失。所谓的强直，是瞳孔反应极其缓慢，几乎难以察觉对光反应，移除光刺激时瞳孔放大也缓慢。

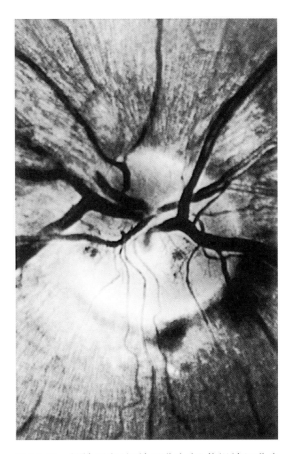

图 15-11　视神经炎（视神经乳头炎）伴视神经乳头改变，包括毛细血管出血和轻度水肿。（与图 15-12 相比）（摘自 Vaughan D，Asbury T，Riordan-Eva P. General Ophthalmology. 14th ed. New York：McGraw-Hill Education；1995）

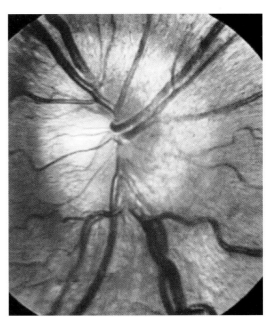

图 15-12　视神经乳头水肿引起轻度视神经乳头抬高，无出血（摘自 Vaughan D，Asbury T，Riordan-Eva P. General Ophthalmology. 14th ed. New York：McGraw-Hill Education；1995）

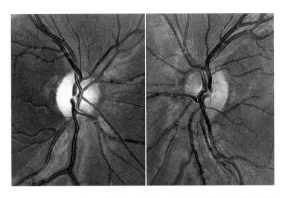

图 15-13　视神经萎缩。注意白色视神经乳头和视网膜周围无血管网（摘自 Riordan-Eva P, Witcher JP. Vaughan & Asbury General Ophthalmology. 17th ed. New York：McGraw-Hill Education；2008）

视觉通路

解剖

视觉通路从视网膜通过视神经投射到脑部，最终到达枕叶皮质。由于视觉通路延伸很长的行程，它们很容易在很多点上受到伤害。了解视觉通路的解剖结构可以使细心的观察者在病史和临床检查的基础上定位视觉系统的许多部位的病变。

视神经（optic nerve）（第 Ⅱ 脑神经）由大约 100 万个神经纤维组成，包含自视网膜内的节细胞层组成的轴突。这些纤维穿过巩膜的筛板（cribriform plate），然后穿行颅骨的视神经管，形成视交叉（optic chiasm）（图 15-14）。来自视网膜鼻侧半的纤维在视交叉内交叉；而来自外侧（颞侧）半的不交叉。

视交叉的排列是这样的，来自左视网膜颞侧半部分和右视网膜鼻侧半部分的轴突投影到视交叉后的中心位置，位于左侧视束内。由于眼睛的光学功能，左右视网膜这两半接收来自右半视觉世界的视觉信息。这种解剖结构允许左半球接收对侧（右侧）视觉世界的视觉信息，反之亦然（图 15-14）。通过视交叉后，视网膜节细胞轴突在视束（optic tract）的中央移动，将轴突带到外侧膝状体（lateral geniculate body）［也称为外侧膝状体核（lateral geniculate nucleus）］以及上丘（superior colliculus）。

外侧膝状体和内侧膝状体分别构成丘脑内视觉和听觉的重要中继核。每个外侧膝状体核为 6

层结构。不同的层次在视觉处理中有不同的作用。来自大细胞和小细胞性视网膜节细胞的信号（见前面关于眼的解剖学和生理学的讨论）汇聚到外侧膝状体的不同层中。这些信号保留了多重、并行的视觉信息流的构架原则，每个信号都致力于分析视觉环境的不同方面。来自视束的交叉纤维终止于第 1,4 和 6 层，而未交叉的纤维终止于第 2,3 和 5 层。视束轴突以高度组织化的方式终止，而它们的突触末梢以一种类似功能定位［视网膜区域定位的（retinotopic）］方式组织，复制出视网膜的几何形状。（视野中心部分在外侧膝状体有相对较大的代表区，可能对该区域提供更高的视觉分辨率，或对细节的敏感性。）外侧膝状体神经元的感受野通常包含"开"中心与周围的"关"中心，反之亦然。

从每个外侧膝状体，轴突通过视辐射（optic radiation）向同侧枕叶距状皮质投射。因此，每侧视网膜的右侧半部（对应于视觉世界的左半部）经由视辐射投射到右枕叶，反之亦然。

膝距束纤维（geniculocalcarine fiber）（视辐射）将脉冲从外侧膝状体传递到视皮质。迈耶襻（Meyer loop）是围绕侧脑室蜿蜒而行的膝距束纤维，向前延伸至颞叶，然后向距状裂皮质走行。迈耶襻携带的视辐射纤维代表对侧视野的上部。在皮质内，中央视觉区有更广泛的代表区（图 15-15）。

视束中的视网膜节细胞轴突除了投射到外侧膝状体外，还终止于上丘（superior colliculus），在那里它们形成了另一个视网膜区域定位图。上丘也接受来自视皮质的突触。上丘经由顶盖脊髓束投射到脊髓，协调头部、颈部和眼睛对视觉刺激的反射动作（参见第 13 章）。

其他来自视束的传入，经由顶盖前区投射到埃丁格-韦斯特法尔核（Edinger-Westphal nucleus）（动眼神经副核，动眼神经核的一部分）的副交感神经元。这些副交感神经元在动眼神经内发出轴突，并终止于睫状神经节（图 15-14）。睫状神经节（ciliary ganglion）内的节后神经元投射到虹膜的括约肌。这个神经元回路负责瞳孔对光反射（ciliary ganglion），眼睛在受到光线刺激时导致瞳孔收缩。每个视束的视轴突投射到双侧埃丁格-韦斯特法尔核。正如所预料的那样，当一只眼睛看到光时，不仅同侧眼睛的瞳孔会收缩（直接对光反射），对侧眼睛的瞳孔也会收缩（间接对光反射）。

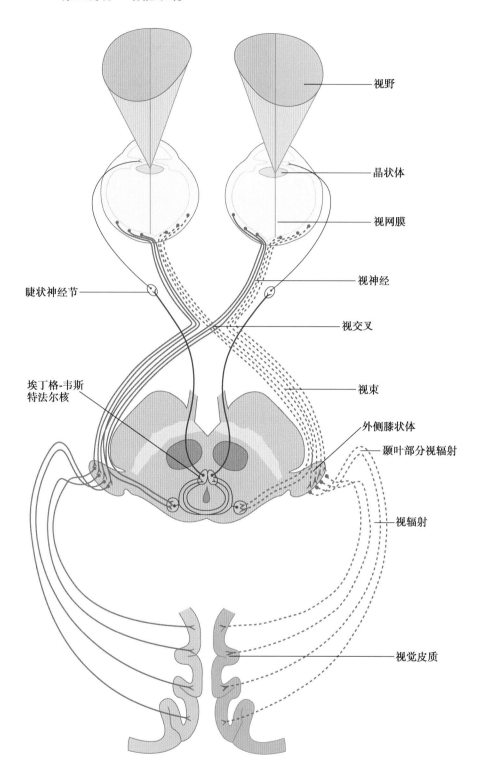

视野

晶状体

视网膜

睫状神经节

视神经

视交叉

埃丁格-韦斯
特法尔核

视束

外侧膝状体

颞叶部分视辐射

视辐射

视觉皮质

图 15-14   视觉通路。蓝色
实线代表从视网膜延伸到枕
叶皮质的神经纤维,传递来
自右半视野的传入视觉信
息。蓝色虚线显示来自左半
视野的通路。黑线代表瞳孔
对光反射的传出通路

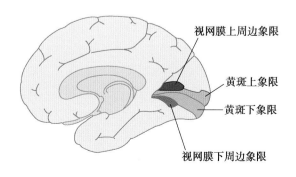

视网膜上周边象限

黄斑上象限

黄斑下象限

视网膜下周边象限

图 15-15   右脑半球的内侧视图,显
示视网膜在距状皮质的投射

临床关联

对患者视力缺陷的准确检查对病灶的定位具有相当重要的意义。这种病变可能发生在眼、视网膜、视神经、视交叉或视束,或者视皮质。

单眼视力受损通常是由于影响眼、视网膜或视神经的疾病所致(图 15-16A)。

视野缺损(field defect)可以影响一侧或两侧视野。如果病变位于视交叉、视束或视皮质,两眼都会出现视野缺损。

视交叉病变(常由垂体瘤或蝶鞍周围病变引起)可损伤在视交叉内视网膜节细胞的交叉轴突。这些轴突起源于两侧视网膜的鼻侧半。因此,这种类型的病变产生双颞侧偏盲(bitemporal hemianopsia),其特征是每只眼睛的外侧或颞侧半视野盲(图 15-16B)。

视交叉后的病变导致一只眼的颞侧视野缺损,连同另一只眼的鼻侧(内侧)视野缺损。其结果是一种同向性偏盲(homonymous hemianopsia),视野缺损是在病变的对侧(图 15-16C、E 和图 15-17)。

由于迈耶襻传递的视辐射纤维代表对侧视野的上部,颞叶病变可产生视野缺损涉及对侧的上象限("饼在天")。这种视野缺损称为上象限盲(superior quadrantanopsia)(图 15-16D)。在临床案例 15-1 中讨论了一个例子。

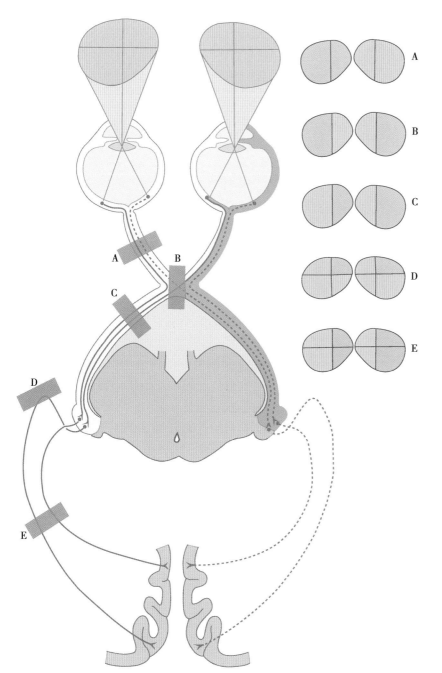

图 15-16　因为视觉系统从眼一直延伸到枕叶皮质,对视觉功能的检查可以提供有关病变定位的大量信息。典型的视觉通路病变。它们对视野的影响显示在图解的右侧。A:一只眼失明。B:双颞侧偏盲。C:同向偏盲。D:象限盲。E:同向偏盲

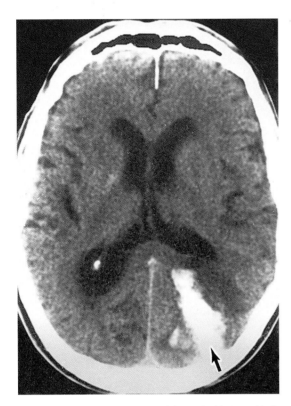

图15-17   AVM出血引起的枕部血肿(**箭头**)。该病变引起同向偏盲和头痛(摘自 Riordan-Eva P, Witcher JP. Vaughan & Asbury General Ophthalmology. 17th ed. New York: McGraw-Hill Education; 2008)

视觉皮质

解剖

视觉信息从外侧膝状体通过视辐射中的有髓鞘轴突传递到视皮质。如下文所述,在皮质内存在视觉世界的多个视网膜定位图。初级视皮质是传入视觉信号的主要驿站,然而,最终,至少在枕叶皮质的六个部分以及在颞叶和顶叶内视觉反应神经元会形成多个独立的视觉区,每个区域都有自己的视网膜功能定位图。

图15-18所示的功能磁共振图像显示,视皮质对图案视觉刺激反应的激活。当左半视野受到视觉图案的刺激时,右侧的视皮质就会被激活,反之亦然。

初级视皮质的接受来自大脑后动脉的距状支的血液。枕叶的其余部分由这条动脉的其他分支供血。动脉供血可(极少)被栓子阻断,或动脉在天幕的游离缘与增大或疝出的脑部之间受压。

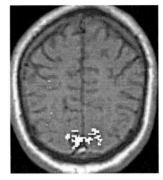
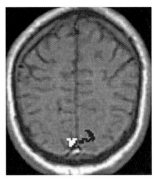

图15-18   fMRI显示的视觉皮质激活。**A**:斜轴解剖MRI。fMRI(使用一种称为回声平面MRI的方法)评估显示对全视野刺激反应增强的区域,并显示为白色。**B**:对右半侧视野(黑色)的图案视觉刺激作出反应的左侧视皮质的激活,以及对左半侧视野的图案刺激作出反应的右侧视皮质的激活。信号强度的变化是血流量、容量和氧合作用对刺激反应的变化(摘自 Masuoka LK, Anderson AW, Gore JC, et al: Functional magnetic resonance imaging identifies abnormal visual cortical function in patients with occipital lobe epilepsy, Epilepsia 1999,40(9):1248-1253)

初级视皮质

初级视皮质(primary visual cortex)(也称为距状皮质、第17区或V1区)位于枕叶距状裂上下的内侧表面(图15-15)。该皮质区也被称为纹状皮质(striate cortex),因为在组织学切片上看,它在Ⅳ层内包含一个浅色的水平条纹(对应于白质含有髓的纤维)。当线粒体细胞色素氧化酶染色,17区的表层(第2和3层)似乎被分成富含酶的区域(发现时称为斑点区)和酶贫乏的斑点间区。在17区的表层内,携带颜色信息的小细胞输入倾向于投射到斑点区,而与形状和颜色有关的输入则集中在斑点间区。相比之下,携带有关运动、深度和形状信息的大细胞输入,则投射到纹状皮质更深层。

视觉联合(外纹)皮质

除了初级视皮质之外,还有其他一些视觉区域(18区和19区)在初级视觉皮质外呈同心状延伸。这些区域也被称为外纹皮质(extrastriate cortex)或视觉联合皮质(visual association cortex)。两个单独的视网膜定位视觉图位于18区(V2和V3)内,三个视网膜定位视觉图位于19区(V3A、V4和V5)。V2包含细胞色素丰富的条纹,被细胞色素贫乏的条纹分隔。关于持续多重平行视觉信息处理通道的主题,大细胞输入在厚纹区内中继,而小细胞输入在纹间区和 V2 的薄纹区处理。

还有另一个视觉区称为 MT,位于颞上沟的后部。这一视觉区接收并分析有关视觉刺激位置的信息,但不包括它们的形状或颜色。MT 区不提供是什么刺激的信息,但可以提供刺激所在位置的信息。

临床实例 15-1

一位 28 岁的体育老师,以前身体状况良好,现在开始经历"折磨",一开始是恐惧和上腹不适,然后逐渐上升。这之后是一段无反应的时间,患者会用嘴做咀嚼动作。在接下来的一年里,患者出现了几次全身性发作:CT 显示正常,但 EEG 显示在右侧颞叶有癫痫样活动。被诊断为颞叶癫痫,患者接受抗惊厥药物治疗。癫痫发作停止了。

3 年后,患者主诉"左眼视力差",左侧头痛,早晨更为严重。一位眼科医生发现了左上象限同向性象限盲("饼在天"视野缺损)。目前神经学检查发现,除了同向性象限盲外,还有左侧巴宾斯基反射和腱反射亢进。CT 扫描显示右侧前颞叶有肿块,周围有水肿。

患者接受手术后发现少突胶质细胞瘤。手术切除后,患者的视野缺损仍然存在。尽管如此,他还是能够重返工作岗位。

这个病例说明,患者可能会主诉右眼或左眼视力丧失,而实际上,他们在相应的一侧有同向性偏盲或象限盲。在这一例患者,检查显示左上象限盲,这是由生长缓慢的少突胶质细胞瘤侵犯了走行在迈耶襻中的视辐射轴突所致。在相对早期发现肿瘤有助于神经外科手术切除。

对任何怀疑有脑部病变的患者,视野检查都是检查的重要组成部分。视觉通路从视网膜延伸到枕叶的距状皮质。如图 15-16 所示,沿该通路的不同部位的病变都会产生特征性的视野缺损。对这些视野异常的识别通常会提供重要的诊断信息。

瞳孔大小异常(abnormality of pupillary size)可能由以下病变引起:在瞳孔对光反射通路(图 8-9,图 15-14)或由于药物作用影响眼的副交感神经与交感神经间的平衡(表 15-1)。

阿-罗瞳孔(Argyll Robertson pupil)通常由神经梅毒引起,是一种小瞳孔,有时瞳孔不等大或不规则。病变被认为位于顶盖前区,靠近埃丁格-韦斯特法尔核。

在霍纳综合征(Horner syndrome)中,一个瞳孔小[瞳孔缩小(miotic)],还有其他体征表明瞳孔和眼眶交感神经功能障碍(参见第 20 章,图 20-6,图 20-7)。

表 15-1　药物对眼的局部作用

拟副交感神经药	副交感神经阻滞药	拟交感神经药
用于控制青光眼眼压的缩瞳剂(收缩瞳孔)	用作散瞳剂(散大瞳孔)以帮助视力检查,或用作睫状肌麻痹剂(放松睫状肌)	用作散瞳剂,不引起睫状肌麻痹
毛果芸香碱	散瞳剂:	去氧肾上腺素
氯化卡巴胆碱	尤卡托品	羟基苯丙胺
醋甲胆碱	睫状肌麻痹剂和散瞳剂	肾上腺素
胆碱酯酶抑制剂	后马托品	可卡因
毒扁豆碱	莨菪碱(东莨菪碱)	
异氟磷	环喷托酯	

组织学

就像大脑皮质的大部分一样,视觉内容具有分层结构。初级视觉皮质似乎包含 6 层。它包含 4 层内的一条有髓纤维,称为詹纳里线(line of Gennari),或巴亚热外带(external line of Baillarger)(图 15-19)。第 Ⅳ 层的星形细胞接收外侧膝状体核的输入,而第 Ⅴ 层的锥体细胞投射到上丘。第 Ⅵ 层细胞再向外侧膝状核发出往复的投射。

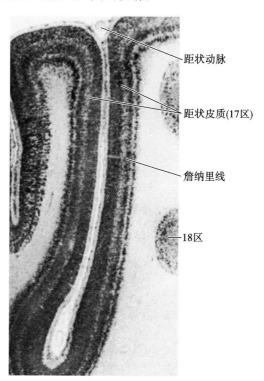

距状动脉

距状皮质(17区)

詹纳里线

18区

图 15-19　距状裂两侧初级视皮质(距状皮质)的光学显微照片

生理学

如前所述,视觉世界对视觉皮质的多个部分有一个有序的功能定位(又称为视网膜区域定位)。视网膜黄斑部分的投射在这些功能定位图中被放大,这一设计特征可能增加了对视野中心部分视觉细节的敏感性。

由于视觉信息在初级视皮质细胞间依次传递,其处理方式越来越复杂(图 15-20)。Hubel 和 Wiesel 因

发现这一过程的工作原理而获得了 1981 年诺贝尔奖。视皮质简单细胞有一个包含"开"或"关"中心的感受野,形状像一个有特定方向的矩形,两侧是互补的区域。简单细胞通常会对某一特定部位的刺激做出反应。例如,一个以"开"为中心的简单细胞可能对一个精确定位在 458 的杆反应最好,在一个特定的位置,它的两侧是一个更大的"关"区。如果杆被轻微旋转或移动,细胞的反应将会降低。因此,这些细胞对位于视觉世界位于特定区域的特定方向的线做出反应。

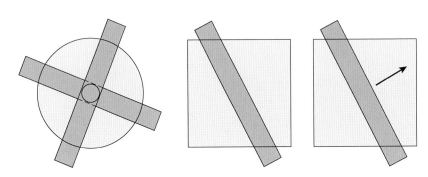

图 15-20　视觉通路的细胞感受野。**左**:节细胞、外侧膝状体细胞和皮质 17 区第 Ⅳ 层细胞具有一个兴奋中心和抑制环绕的圆形视野或者一个抑制中心和兴奋环绕的圆形视野。线性刺激没有首选的方向。**中央**:简单细胞对细胞感受野特定部位的特定方向的线性刺激反应最好。**右**:复杂细胞对特定方向的线性刺激做出反应,但它们在感受野位置上选择性较弱。如箭头所示,当刺激横向移动时,它们的反应往往是最大的(改编自 Hubel DH. The visual cortex of normal and deprived monkeys, Am Sci,1979,67(5):532-543and Ganong WF. Review of Medical Physiology. 19th ed. New York:Appleton & Lange;1999)

视皮质复杂细胞(complex cell)的感受野通常比简单细胞大(图 15-20)。这些细胞对具有特定方向的线或边缘(如 608)有反应,但当这些线出现在视野中的任何地方时,无论它们的位置如何,它们都会被激发。一些复杂的细胞对这些特定方向的边缘或线的移动特别敏感。

因对视皮质的分析而获得诺贝尔奖的 Hubel 和 Wiesel 提出,视皮质简单细胞的感受野可由外侧膝状体较简单的视觉神经元感受野构建而成。膝状体神经元与视皮质细胞的融合模式支持了这一假说。类似地,通过投射到视觉皮质的复杂细胞上,一组具有适当的感受野的简单细胞可以产生更高水平的反应,在不同的位置识别特定方向的线和边。

视皮质包含垂直方向的柱,每一个直径约为 1mm。每个柱都包含简单细胞,它们的感受野几乎具有相同的视网膜位置和方向。这些柱中的复杂细胞似乎都在处理信息,通过识别出合适的方向,而不考虑刺激的位置而归纳出概念。

视皮质中大约有一半的复杂细胞接受来自双眼的输入。就刺激的首选方向和位置而言,两只眼睛的输入是相似的,但通常有一只眼的优势。这些细

胞被称为具有眼优势(ocular dominance),它们被组织成另一重叠系列的眼优势柱,每个柱直径 0.8mm。从一只眼睛接收输入的眼优势柱与从另一只眼接收输入的柱交替出现(图 15-21)。

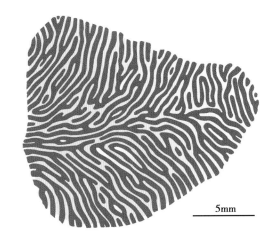

5mm

图 15-21　猕猴右侧视觉皮质部分第 Ⅳ 层细分的眼优势柱的重建。深色条纹代表一只眼;浅条纹代表另一只(摘自 LeVay S,Hubel DH,Wiesel TN. The pattern of ocular dominance columns in macaque visual cortex revealed by areduced silver stain [J]. J Comp Neurol, 1975,15:159(4):559-576)

病例 21

女性,50 岁,入院前 3 个月曾有过意识丧失。她的丈夫将这一事件描述为癫痫样发作。最近,她的家人认为她的记忆力正在衰退,患者注意到她的右手开始感到发沉。两周前,患者开始出现持续性额部头痛。她觉得自己的眼镜需要换了,眼科医生把她转到神经科。在讲述病史时,患者显得心不在焉,表现出记忆力受损,还拿自己的健康开了不恰当的玩笑。

神经系统检查显示,左侧嗅觉完全丧失,但右侧正常。

右侧视神经乳头充血水肿,左侧视神经乳头异常苍白。右眼视力正常,但左眼视力受损。右侧面部表情肌略弱于左侧。右侧深部腱反射比左侧的活跃,右侧有巴宾斯基征(Babinski sign)。其余的发现都在正常范围内。

病变在哪里？鉴别诊断是什么？影像学检查有用吗？最可能的诊断是什么？

病例在第 25 章中进一步讨论。

框 15-1　临床神经解剖学要点

阅读和领会这一章,你应该懂得和理解:

- 视网膜的解剖学和生理学
- 视杆和视锥细胞在视觉中的作用
- 视觉通路的解剖(图 15-14)
- 单眼和双眼的视野
- 视神经和视交叉
- 外侧膝状体
- 视皮质(初级、联合),简单和复杂的丛细胞,柱状结构
- 沿视觉通路病变的临床表现(图 15-16)

（卢晓宇　王丽华 译　王维治 校）

参考文献

Alonzo JM: Neural connections and receptive field properties in the primary visual cortex. *Neuroscientist.* 2002;8:443–456.

Baylor DA: Photoreceptor signals and vision. *Invest Ophthalmol Vis Sci.* 1987;28:34.

Biousse V, Newman N: *Neuro-Ophthalmology Illustrated.* 2nd ed. Thieme, 2015.

Gilbert CD, Li W, Piech V: Perceptual learning and adult cortical plasticity. *J Physiol.* 2009;587:2743–2751.

Hubel DH: *Eye, Brain, and Vision.* Scientific American Library, 1988.

Livingstone MS: Art, illusion, and the visual system. *Sci Am.* 1988;258:78.

Miller NR, Subramanian P, Patel V: *Walsh and Hoyt's Clinical Neuro-Opthalmology: The Essentials.* 3rd ed. Wotters Kluwer, 2016.

Remington LA: *Clinical Anatomy of the Visual System.* 2nd ed. Elsevier, 2005.

Sereno MI, Dale AM, Reppas JB, et al: Borders of multiple visual areas in humans revealed by functional MRI. *Science.* 1995;268:889.

Van Essen D: Functional organization of primate visual cortex. In: *Cerebral Cortex.* Peters A, Jones EG (editors). Plenum, 1985.

Zeki S: Parallelism and functional specialization in human visual cortex. *Cold Spring Harb Symp Quant Biol.* 1990;55:651.

第 16 章　听觉系统
The Auditory System

听觉系统使我们能听到声音。它因其敏感性而引人注目。其在人类中尤为重要,因为它提供了语音识别所必需的感官输入。

解剖学和功能

内耳中的耳蜗(cochlea)是记录和转换声波的特化器官。它位于蜗管内,是颅底颞骨内的膜迷路的一部分(图 16-1;参见第 11 章)。声波通过耳郭(pinna)和外耳(outer ear)道会聚,震动鼓膜(tympanic membrane)(图 16-1,图 16-2)。鼓膜的振动通过中耳内的三个听小骨[锤骨(malleua)、砧骨(incus)和镫骨(stapes)]传递到前庭窗,再将声波传递至蜗管(cochlear duct)。

有两块小肌肉可影响听觉信号的强度,即附着在鼓膜上的鼓膜张肌(tensor tympani),以及附着在镫骨上的镫骨肌(stapedius),这些肌肉可能会抑制信号,它们有助于防止巨大噪音对耳的损害。

内耳(inner ear)包含蜗管内的 Corti 器(organ of Corti)(图 16-3)。由于镫骨和鼓膜的轻微运动,在耳蜗的前庭阶内,外淋巴形成行进波。行波沿着耳蜗传播,高频声音刺激诱发的声波在耳蜗底部(即前庭窗附近)

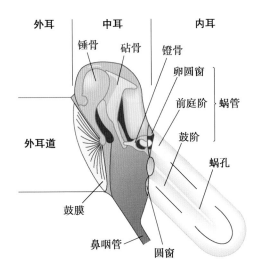

图 16-2　耳的示意图。当声波撞击鼓膜时,听骨的位置发生变化(它的运动显示为蓝色和黑色)

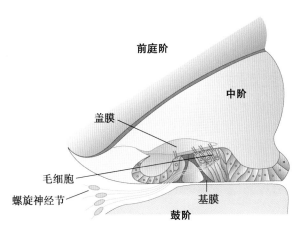

图 16-3　环耳蜗一周的横截面图

庭窗附近)达到最大值。与之相反,低频声音刺激诱发的声波在耳蜗顶端(即靠近圆窗处)达到峰值。因此,不同频率的声音往往会刺激耳蜗不同部位的毛细胞。通过这种不同寻常的排列,耳蜗就形成了局部张力组织(tonotopically organized)。

人类耳蜗含有超过 1.5 万个毛细胞(hair cell)。这些特化的感受器细胞将机械的(听觉)刺激转化为电信号。

外淋巴液内的行进波通过对毛细胞的动纤毛的盖膜的振动来刺激 Corti 器(图 16-3,图 16-4)。每个

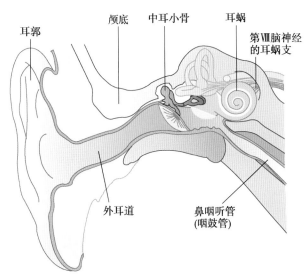

图 16-1　人类的耳。耳蜗有轻微转动,为了使关系更清楚,去除了中耳肌肉

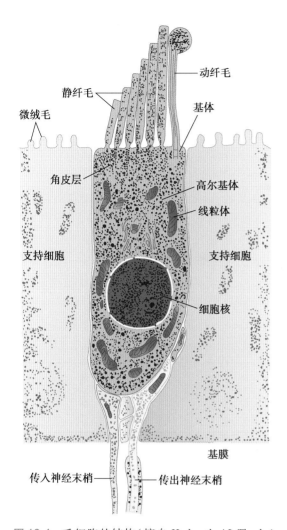

图 16-4 毛细胞的结构(摘自 Hudspeth AJ. The hair cell of the inner ear. They are exquisitely sensitive transducers that in human beings mediate the senses of hearing and balance. A tiny force applied to the top of the cell produces an electrical signal at the bottom, Sci Am Jan; 248(1):54-64 1983)

毛细胞的动纤毛的机械变形被转化为去极化,从而打开毛细胞内的钙通道。这些通道聚集在突触区附近。在这些通道打开后,钙离子的流入会引起神经递质的释放,从而引起耳蜗神经节的神经元周围分支的去极化。结果,产生了编码声音的动作电位,并沿着耳蜗神经内的轴突传送到脑部,耳蜗神经是第Ⅷ脑神经的组成部分。

听觉通路

在耳蜗神经中枢内携带听觉信息的轴突起源于螺旋[或耳蜗(cochlea)]神经节(ganglion)的双极神经细胞,该神经节支配 Corti 器。这些神经元的中枢支走行在第Ⅷ脑神经的耳蜗部分(它也携带前庭纤维)。这些听神经轴突终止于脑干腹侧和背侧耳蜗核(cochlear nucleus),并在那里形成突触。这些核的神经元向喙端发出交叉和未交叉的轴突(图 16-5;参见第 7 章)。

二级纤维从两侧的耳蜗核上升,交叉纤维穿过斜方体(trapezoid body),其中一些在上橄榄核(superior olivary nucleus)发生突触。上行纤维在脑干内外侧丘系(lateral lemnisci)走行,走向喙侧的下丘(inferior colliculus),然后投射到内侧膝状体(medial geniculate body)。由于有些上行轴突交叉,有些则不在这些位置交叉,每侧的下丘和内侧膝状体都分别接收来自双耳的脉冲(图 16-6)。从内侧膝状体(丘脑听觉的中继),三级纤维投射到颞上回中上部的初级听皮质(primary auditory cortex)(41 区;图 10-11,图 16-6)。

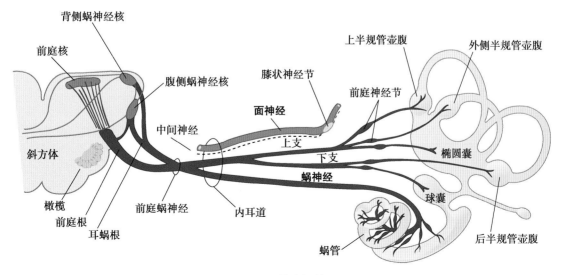

图 16-5 前庭蜗神经

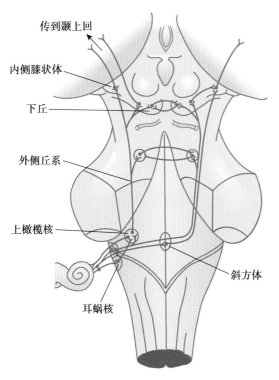

传到颞上回

内侧膝状体

下丘

外侧丘系

上橄榄核

耳蜗核

斜方体

图 16-6   叠加在脑干背面观上的主要听觉通路图

因此,听觉信号通过多突触途径从内耳传递到大脑,其独特之处在于,它由未交叉和交叉的部分组成,包括以下结构:

耳蜗毛细胞→耳蜗神经节的双极细胞→耳蜗神经(Ⅷ)→耳蜗神经核→斜方体内部分纤维交叉→上橄榄核→外侧丘系→下丘→内侧膝状体→初级听皮质。

反射连接通过顶盖球束(tectobulbar)和顶盖脊髓束(tectospinal tract)传到眼肌核和其他脑神经和脊神经运动核。这些连接被强烈的、突然的声音所激活,结果是眼和头部反射性地转向声音的位置。在下部脑桥,上橄榄核(superior olivary nucleus)接受来自两个上行通路的传入。来自这些核的传出纤维沿着耳蜗神经返回到 Corti 器。橄榄耳蜗束(olivocochlear bundle)的功能是调节耳蜗器官的敏感性。

音调定位(tonotopia)(高频到低频声波传送的精确定位)是脑内功能定位主题的一个变异。音调定位在从耳蜗到听皮质的整个通路的许多部位上都可以看到。

临床关联

耳鸣

耳鸣(tinnitus)表现耳内响铃声、嗡嗡声、嘶嘶声、咆哮声或"揉碎纸"声,通常是外周耳蜗疾病的早期征象(如耳蜗积液或水肿)。

耳聋

一侧的耳聋(deafness)可能是由于声音通过外耳道和听小骨到内淋巴和盖膜的传导受到损害而引起的,这被称为传导性耳聋(conduction deafness)。神经[感音神经性(sensorineural)]耳聋是由从毛细胞到脑干核的耳蜗神经纤维中断引起的。用于区分神经性耳聋与传导性耳聋的试验见表16-1。神经性耳聋病变位于内耳或内听道的蜗神经内,传导性耳聋是中耳或外耳疾病引起的。听小骨间的韧带渐进性骨化、耳硬化症(otosclerosis)是成人听力受损的常见原因。

第Ⅷ脑神经周围病变伴有听力丧失,如桥小脑角肿瘤(cerebellopontine angle tumor),通常累及相邻的蜗神经和前庭神经(图 16-7)。中枢的病灶可独立地累及任何一个系统。由于蜗神经核上方的听觉通路代表双耳的声音输入部分,因此,一侧的外侧丘系、内侧膝状体或听觉皮质损伤,不会导致同侧听力显著丧失。

当言语沟通有困难时,听力损失就会成为一个严重的障碍。开始的听力受损被定义为在 500Hz、1 000Hz 和 2 000Hz 频率以下平均听力损失 16 分贝(dB)。当这些频率的声音的强度小于或等于 16dB(大的耳语声)时,就听不到这些声音了。当这三个频率的听力水平丧失达到或超过 82dB(交通拥堵时的噪音水平)时,一个人通常被认为是耳聋。在传导性耳聋的儿童和老年性耳聋(presbycusis)(老年听力下降)的成人中,早期听力受损似乎经常出现在高频率(4 000Hz)听力。

表 16-1   用音叉区分神经性与传导性听力丧失的常见试验

方法	正常	传导性听力丧失(单耳)	神经(神经感音)听力丧失(单耳)
Weber 试验 将振动的音叉柄置于颅顶部	两侧听到的声音一样	由于患侧不存在环境噪声的掩蔽效应,故患侧耳听到的声音较大	正常耳听到声音更大
Rinne 试验 将振动的音叉柄置于耳后乳突上,直到患者听不到,然后将音叉置于靠近该耳	骨导结束后听到气导的振动	骨导结束后听不到气导的振动	骨导结束后能听到气导的振动

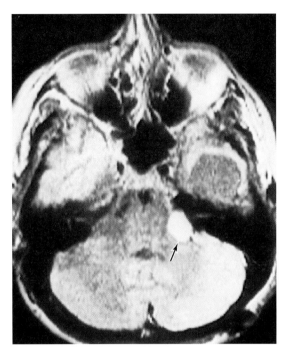

图 16-7 脑桥下部和内耳道水平的头部 MRI 图像。在左侧桥小脑角显示高信号的听神经鞘瘤(箭头)

病例 22

　　一位 64 岁的女性,因进行性听力丧失,面部无力,以及逐渐加重的头痛进行评估,全部都在右侧。患者听力丧失至少已有 5 年,入院前 2 年,发现行走不稳逐渐发展。近几个月,她开始出现右侧面部无力和进行性麻木,以及复视等。

　　神经学检查发现开始有双侧视神经乳头水肿,右侧半侧面部痛觉和触觉减退,右侧中度周围性面部无力,右眼角膜反射和右眼瞬目均消失。气传导和骨传导测试显示右耳听力明显下降。左侧冷热水迷路刺激正常,右侧没有反应。向右侧注视时,有轻度右眼外展无力(外直肌无力)。除了宽基底步态、双侧巴宾斯基征(Babinski sign)和不能双足串联行走等三个发现外,运动系统、反射和感觉检查均正常。

　　鉴别诊断是什么? 最可能的诊断是什么?

　　病例在第 25 章中进一步讨论。

框 16-1 临床神经解剖学要点

阅读和领会这一章,你应该懂得和理解:

- 听觉系统的解剖学和功能
- 耳蜗和听觉的外周机制
- 张力结构
- 中枢通路(耳蜗核,斜方体,上橄榄核,下丘,初级听皮质)
- 临床关联:耳鸣和听力损失

(张荟雪　戚晓昆 译　王维治 校)

参考文献

Allum JM, Allum-Mecklenburg DJ, Harris FP, Probst R (editors): *Natural and Artificial Control of Hearing and Balance.* Elsevier, 1993.

Hudspeth AJ: How hearing happens. *Neuron.* 1997;19:947.

Hudspeth AJ, Konishi M: Auditory neuroscience: Development, transduction and integration. *Proc. Natl. Acad. Sci.* 2000; 97:11690–11691.

Katz J, Chasin M, English KM, Hood LJ, Tillery K: *Handbook of Clinical Audiology.* Wolters Kluwer, 2013.

Musiek, FE, Baran JA: *Auditory System: Anatomy, Physiology and Clinical Correlates.* Pearson Higher Education, 2006.

Plack CJ: *The Sense of Hearing.* 2nd ed. Psychology Press, 2013.

第17章　前庭系统
The Vestibular System

前庭系统(vestibular system)包括外周前庭感受器、第Ⅷ脑神经的前庭组成成分,以及前庭神经核及其中枢投射。它参与维持站立和身体姿势,身体、头部和眼球运动的协调,以及视觉注视等。

解剖

膜迷路(labyrinth)是内耳的骨外壁,位于颞骨内。它充满了内淋巴,而被外淋巴所环绕,它位于颅底的颞骨内的骨迷路腔内(图17-1)。两种特殊的感觉系统接收来自膜迷路结构的输入信息:听觉系统,来自耳蜗(参见第16章),以及前庭系统,来自迷路的其余部分。

静态迷路(static labyrinth)提供关于头部空间位置的信息,它包括位于球囊(saccule)和椭圆囊(utricle)内的特化的感觉区(图17-1)。在球囊和椭圆囊内,耳石(otoliths)(小的碳酸钙晶体,也称为耳石)位于邻近毛细胞聚集的囊斑(macular)区。耳石取代毛细胞突,并刺激椭圆囊和球囊对水平和垂直加速度的反应。

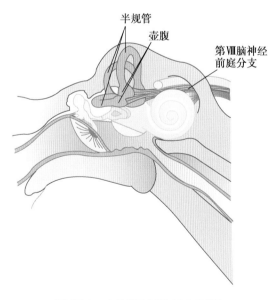

图17-1　人的耳(与图16-1比较)

动力学迷路(kinetic labyrinth)由三个半规管(semicircular canal)组成。每个管的末端都是一个扩大的壶腹(ampulla),它包含毛细胞,位于一个称

为壶腹嵴(crista ampullaris)的感受器区内。胶状隔板[壶腹帽(cupula)]覆盖在每个壶腹上,并通过头部的旋转而移位,取代毛细胞,使它们产生冲动。三个半规管的朝向彼此垂直,提供了对一个任何轴向旋转都敏感的机制。

前庭通路

前庭神经节(vestibular ganglion)双极细胞的外周分支来自壶腹的特化感受器(毛细胞)以及来自椭圆囊和球囊的囊斑。中枢分支在第Ⅷ脑神经的前庭成分内走行,进入脑干并终止于前庭神经核(vestibular nucleus)(图17-1,图17-2;参见第7章)。

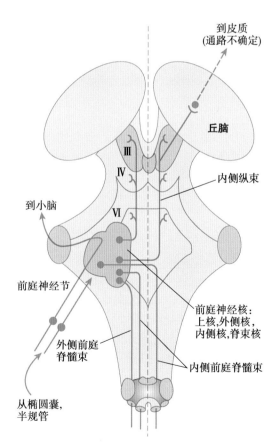

图17-2　主要前庭神经通路叠加在脑干背侧视图上。移除小脑和大脑(摘自 Ganong WF. Review of Medical Physiology. 22nd ed. New York：McGraw-Hill Education；2005)

一些前庭神经连接从上前庭核和外侧前庭核到达小脑,它们终止于小脑皮质内绒球小结叶部分(参见第 7 章)。来自外侧前庭核的其他径路经由外侧前庭脊髓束(vestibulospinal tract)进入同侧脊髓,来自上和内侧前庭核经由同侧和对侧的内侧纵束(medial longitudinal fasciculus,MLF)到眼肌核,以及到上部脊神经运动核(图 17-2)。内侧前庭脊髓束(medial vestibulospinal tract)(MLF 的下降部分)与颈髓和上胸髓的前角连接,这一传导束参与迷路翻正反射,是应答前庭来源的信号以调整头部的位置。部分来自前庭核的上行纤维通过丘脑(腹后核)到达顶叶皮质(40 区)。

功能

如前所述,前庭神经向脑干传导两种类型的信息:头部在空间中的位置和头部的角度旋转。当耳石对椭圆囊和球囊敏感区域的压力被传导到前庭神经下支的脉冲时,就会发出有关头部的位置静态信息的信号(图 17-1,图 17-3)。有关头部旋转的动态信息是由三个半规管(上、后和外侧半规管)产生的(图 17-4)。在每个壶腹中,可弯曲的壶腹嵴会根据内淋巴在管内的运动而改变其形状和方向,因此头部的任何旋转都可能影响壶腹嵴及其传入神经纤维(图 17-5)。半规管共同作用,沿前庭神经上分支发送脉冲到中枢前庭通路。

因此,前庭器官提供促使维持位置平衡(equilibrium)的信息。连同来自视觉和本体感觉系统的信息,它在脑干和小脑中提供了一种复杂的位置觉。

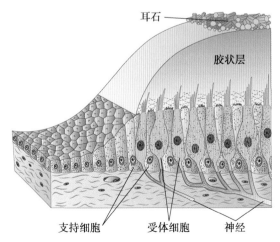

图 17-3　囊斑结构(摘自 Junqueira LC,Carneiro J,Kelley RO. Basic Histology:Text & Atlas. 11th ed. New York:McGraw-Hill Education;2005)

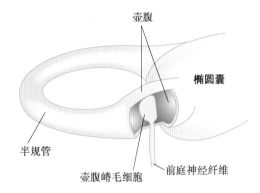

图 17-4　在开放的壶腹中的壶腹嵴示意图

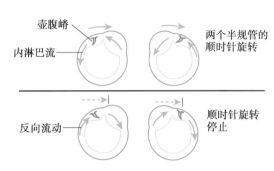

图 17-5　头部运动(上)和随后运动停止(下)对壶腹嵴和内淋巴流动方向的影响示意图

当头部移动时,有一种补偿性凝视调整,即前庭-眼反射(vestibulo-ocular reflex),需要帮助眼睛注视某一物体。两眼顺时针旋转是由头部逆时针旋转触发的,以保持眼睛对外界目标的注视。反射的路径是经由内侧纵束,并涉及前庭系统和脑干内眼球运动的运动核团(图 8-7)。这种反射的检查在昏迷的患者中尤其有用。

临床关联

眼球震颤是眼球不自觉地来回、上下或旋转运动,表现为缓慢的牵拉和快速的回跳。眼震在正常人中可以诱发,如果眼震是自发发生的,就可能是一种病变征象,或者是代谢或中毒的情况。引起眼震的病变影响复杂的神经机制,这种机制往往会使眼睛与周围环境保持恒定,因此与平衡有关。

生理性眼震(physiologic nystagmus)可以通过将眼睛远远地转向一侧,或通过用冷水(30℃)或温水(40℃)注入一个外耳道刺激其中一个半规管(通常是外侧半规管)来诱发(图 17-6)。冷水产生的眼震朝向对侧,温水产生的眼震朝向同侧(对此的一个助记符是 COWS:cool,opposite,warm,same)。周围前庭性眼震(peripheral vestibular nystagmus)是外周前庭器官刺激所致,通常伴有眩晕。身体的快速旋转,有时在操场上看到的,就是一个例子。如果孩子突然停下来,他们的眼睛会出现持续几秒钟的眼震。专业的滑冰选手和舞

临床关联（续）

者要学会不受眼球震颤和眩晕的困扰。中枢神经系统眼震（central nervous system nystagmus）很少伴有眩晕，它发生在第四脑室区域的病变。视动性（铁路或高速公路）眼震［optokinetic（railroad or freeway）nystagmus］发生在当有持续运动的视野越过眼睛时，例如坐火车旅行时。

在使用某些药物治疗期间可能发生眼震，例如用抗惊厥药苯妥英时。链霉素和其他药物甚至可引起前庭器官和核的变性。

眩晕（vertigo），一种旋转、坠落或晕眩的幻觉的感觉，伴有空间迷失方向，通常导致平衡失调，可能是起源于中耳或内耳的迷路疾病的征象。周围性前庭损伤的调整是快速的（几天内）。即使迷路功能还不完整或未起作用，当有视力存在时，平衡仍然非常好，视觉信息甚至可以弥补两侧迷路的损失。眩晕也可以由前庭系统的肿瘤或其他病变，例如，梅尼埃病（Ménière disease）或阵发性迷路性眩晕（paroxysmal labyrinthine vertigo）或反射现象（如晕船）引起。

前庭性共济失调（vestibular ataxia），伴有笨拙的、不协调的动作，可能由产生眩晕的同一病变引起。往往会有眼震。前庭性共济失调必须与其他类型的共济失调区分开来，如小脑性共济失调（cerebellar ataxia）（参见第 7 章和第 13 章）和感觉性共济失调（sensory ataxia）（由本体感觉通路病变引起，参见第 5 章）。

第Ⅷ、Ⅵ和Ⅲ脑神经核之间通路（内侧纵束，前庭-眼反射通路）中断可能会发生。这会导致核间性眼肌麻痹（internuclear ophthalmoplegia），表现为不能内收病变同侧的眼（图 17-7）。

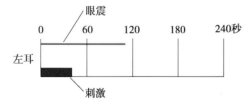

图 17-6　正常结果的热量测试示例。用冷水（30℃）刺激左耳 40s 产生持续 110s 的眼震

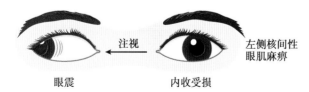

图 17-7　左侧内侧纵束阻断所致的核间性眼肌麻痹（INO）（左侧核间性眼肌麻痹）。右侧旁正中脑桥网状结构的侧视中枢发出的眼球运动指令无法到达左侧动眼神经核（图 8-6）。因此，左眼不能自发地越过中线到达右侧（摘自 Aminoff ML，Greenberg DA，Simon RP. Clinical Neurology. 6th ed. New York：McGraw-Hill Education；2005）

病例 23

一名 38 岁的男职员，因突然出现恶心和头晕发作去看他的医生。这些发作在 3 周前就开始了，而且似乎越来越严重。起初，这些发作只持续了几分钟，发作时"房间似乎在旋转"。最近，发作已持续了几个小时。严重的发作导致患者呕吐，并在左耳听到异常的声音（铃声、嗡嗡声、卷纸声）。他觉得他的左耳正在变聋。

神经学检查在正常范围内，除了左耳有轻微的感音神经性听力丧失。CT 检查无明显异常。

可能的诊断是什么？

病例在第 25 章中进一步讨论。

框 17-1　临床神经解剖学要点

阅读和领会这一章，你应该懂得和理解：

* 迷路和周围前庭感受器
* 前庭通路：前庭神经核
* 临床关联：眼震和眩晕
* 核间性眼肌麻痹（图 8-6，图 17-7）
* 冷热水测试

（李雨浓　付锦　译　王维治　校）

参考文献

Allum JH, Allum-Mecklenburg DJ, Harris FP, Probst R (editors): *Natural and Artificial Control of Hearing and Balance.* Elsevier, 1993.

Baloh RW, Honrubia V, Kerber KA: *Clinical Neurophysiology of the Vestibular System.* 4th ed. Oxford University Press, 2011.

Brandt T, Daroff RB: The multisensory physiological and pathological vertigo syndromes. *Ann Neurol.* 1980;7:195.

Goldberg JM, Wilson VJ, Cullen KE et al: *The Vestibular System: A Sixth Sense.* Oxford University Press, 2012.

Harada Y: *The Vestibular Organs.* Kugler & Ghedini, 1988.

Jones SM, Jones TA: *Genetics, Embryology and Development of Auditory and Vestibular Systems.* Plural Publishing, 2011.

Luxon LM: Diseases of the eighth cranial nerve. In: *Peripheral Neuropathy.* 2nd ed. Dyck PJ, et al (editors). WB Saunders, 1984.

第18章 网状结构
The Reticular Formation

解剖

几个世纪以来,意识的神经基础一直吸引着科学家和哲学家。在 20 世纪 50 年代,大脑的网状结构被认为是意识的主要调节机构。网状结构在调节意识和觉醒状态中起着核心作用。它由脑干被盖、下丘脑外侧区,以及丘脑的内侧核、板内核和网状核神经元相互连接的回路的复杂网络组成(图 18-1)。这些神经元中有许多是 5-羟色胺能的(用 5-羟色胺作为神经递质),或去甲肾上腺素能的。这些非特异性的丘脑核团的轴突投射到大部分大脑皮质,在那里它们调节大量神经元的活动水平。

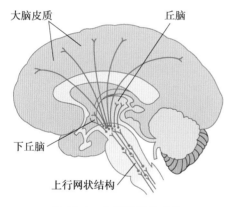

大脑皮质　丘脑
下丘脑
上行网状结构

图 18-1　上行性网状系统

网状结构(reticular formation)一词源于大小不等、形态不一、松散排列的细胞的特征性表现,这些细胞都嵌入到一个密集的细胞突起,包括树突和轴突的网状组织中。网状结构在解剖学上没有明显的边界,因为它包含了位于脑部不同部位的神经元。然而,这并不意味着它没有重要的功能。事实上,网状结构在维持行为觉醒和意识方面起着至关重要的作用。一些专家将其称为网状激活系统(reticular activating system)。

网状结构除了向皮质发送上行投射外,还发出向下的轴突,通过网状脊髓束(reticulospinal tract)到达脊髓。网状脊髓束轴突调节脊髓的反射活动,也可以通过调节脊髓内突触增益来调节感觉输入。网状脊髓束也包含调节脊髓自主神经活动的轴突。

功能

觉醒

觉醒(arousal)和意识水平的调节是网状结构的一般功能。网状结构的神经元受到来自躯体感觉、听觉、视觉和内脏感觉系统经由侧支传递的各种感觉刺激产生兴奋。因此,网状结构在其反应中是非特异性的,并执行广泛的调节功能。当接受一个新的刺激时,注意力会集中在这个刺激上面,而一般的警觉性就会增加。这种行为唤醒(behavioral arousal)与刺激方式无关,并伴随着大部分大脑皮质从低电压到高电压活动的脑电图变化。非特异性丘脑区投射到皮质,特别是大锥体细胞的远端树突区。如果网状结构被麻醉抑制或被破坏,感觉刺激仍然在特定的丘脑和皮质感觉区产生活动,但它们不产生普遍的皮质兴奋。

意识

当受到刺激时,大脑皮质的许多区域会产生兴奋。由于外部世界的不同属性(如各种外部刺激的颜色、形状、位置、声音)由皮质的不同部分表征,因此有人认为,这些不同区域的神经活动的"捆绑"与意识行为和意识识别有关。觉醒会被中脑网状结构损伤所损害,但不需要完整的胼胝体,而且皮质的许多区域可以在不损害意识的情况下受到损伤。皮质和中脑网状激活系统是参与维持意识的相互支持区。破坏大面积皮质、小部分中脑或两者均受破坏的病变会产生昏迷(图 18-2)。

晕厥(syncope)(昏厥)的意识丧失持续时间短,发病突然;昏迷(coma)是更长时间和更深度的意识丧失。昏迷的患者没有反应,不能被唤醒。对于疼痛刺激可能无反应,或只有原始的防御运动,如角膜反射或肢体退缩。昏睡(stupor)和意识浑浊(obtundation)是更低级别的意识下降,特征是不同程度的反应受损。急性意识模糊状态(acute confusional state)必须与昏迷或痴呆区分开来(参见第 22 章)。在前一种情况下,患者会迷失方向,注意力不集中,

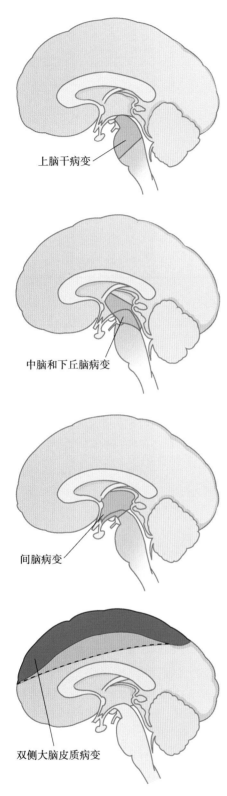

上脑干病变

中脑和下丘脑病变

间脑病变

双侧大脑皮质病变

图 18-2　导致昏迷或意识丧失的病变

可能会昏昏欲睡,但对某些刺激会有适当的反应。

　　昏迷可有颅内或颅外的起因。颅内病因包括颅脑创伤、脑血管意外、中枢神经系统感染、肿瘤和颅内压升高等。颅外病因包括血管紊乱(由严重出血或心肌梗死引起的休克或低血压),代谢紊乱(糖尿

病性酸中毒、低血糖、尿毒症、肝性脑病、艾迪生病危象、电解质失衡),中毒(酒精、巴比妥类、麻醉剂、溴化物、镇痛药、一氧化碳、重金属),以及其他紊乱(高热、低体温、严重的全身感染)。格拉斯哥昏迷量表(Glasgow Coma Scale)提供了一种实用的床边方法,通过睁眼、语言和运动反应来评估意识水平(表 18-1)。患者的格拉斯哥昏迷评分突然恶化提示需要紧急干预,但评分逐渐恶化也需要查明原因和适当治疗。

表 18-1　格拉斯哥昏迷量表

变量	检查者的测试	患者的反应	评分
睁眼	自然的	睁开自已的眼睛	4
	言语	当被大声要求时睁眼	3
	疼痛	被掐时睁开眼睛	2
	疼痛	不睁眼	1
最好的运动反应	命令	遵循简单的命令	6
	疼痛	当被掐时将考官的手抽走	5
	疼痛	挤压时将身体的一部分拉走	4
	疼痛	疼痛刺激肢身屈曲(去皮质姿态)	3
	疼痛	当被挤压时,身体在伸展的位置变得僵硬(去脑姿势)	2
	疼痛	疼痛刺激无运动反应	1
口头的响应(说话)	言语	正确谈话,告诉考官他或她的位置、是谁、月和年	5
	言语	似乎困惑或迷失方向	4
	言语	说话的时候考官能听懂但是没有意义	3
	言语	发出考官听不懂的声音	2
	言语	无发音	1

　　本表是一种基于睁眼、言语和运动反应评估意识水平变化的实用方法。结果可用每种反应得分的总和来表示。最低分是 3 分,最高分是 15 分。

　　摘自 Rimel RN, Jane JA, Edlich RF. An injury severity scale for comprehensive management of central nervous system trauma, JACEP, 1979,8(2):64-67。

睡眠

A. 周期性

　　每天的觉醒周期,包括睡眠和清醒的时间,是由下丘脑和脑干的网状结构调节的。这种 24h 昼夜节律的睡眠过程并不仅代表一种神经元活动的被动

"关闭",相反,它是一种活跃的生理功能。脑桥网状结构的神经细胞在入睡前开始放电。三叉神经正前方的脑桥病变会造成一种高警觉状态,睡眠比正常时少很多。

B. 阶段

睡眠周期由几个依次有序进行的阶段组成,每个阶段约为 90min。睡眠有两种不同的类型:慢波睡眠(slow-wave sleep)和快速眼动睡眠(rapid eye movement sleep,REM)。

慢波睡眠进一步分为不同的阶段。慢波(纺锤波)睡眠[slow-wave(spindle)sleep]的 1 期特征是易被唤醒。2~4 期睡眠逐渐加深,脑电图模式趋于同步。在第 4 期,也就是慢波睡眠的最深阶段,血压、脉搏、呼吸频率和脑耗氧量都非常低。慢波睡眠的控制机制尚不清楚。

快速眼动(REM)睡眠的特征是在脑电图上突然出现不同步的模式。睡眠者四肢张力显著降低,出现生动的视觉图像和复杂的梦境。人们对 REM 睡眠有特殊的需求,这种睡眠是由中脑背侧和脑桥被盖神经元触发的。

脑桥的中缝系统(midline raphe system)可能是导致睡眠的原因;它可能通过分泌 5-羟色胺起作用,5-羟色胺调节网状激活系统的许多效应。当蓝斑(locus ceruleus)产生的第二种分泌(去甲肾上腺素)取代中缝分泌时,就会出现反常的 REM 睡眠。其效应类似于正常的觉醒状态。

脑桥吻侧的网状核破坏可使 REM 睡眠消除,通常不会影响慢波睡眠或觉醒。REM 睡眠受到多巴或 MAO 抑制剂的抑制,会增加脑中去甲肾上腺素浓度。脑桥中缝核的病变会导致长时间的觉醒。

C. 临床关联

1. 嗜睡和呼吸暂停(hypersomnia and apnea):睡眠过度(白天过度嗜睡)和睡眠时反复出现呼吸暂停。罹病者多为鼾声大的肥胖中年男性。睡眠时口咽气道的功能性阻塞可能是一个原因,严重者可通过气管造口术缓解症状。

2. 发作性睡病(narcolepsy):是一种慢性临床综合征,其特征是间歇性发作的无法控制的睡眠。在情绪反应时,也可能发生四肢或躯干突然的一过性肌张力丧失[猝倒(cataplexy)]和病理性肌无力。可能会出现睡眠瘫痪(sleep paralysis),在睡眠与觉醒之间的间隙不能活动,在睡眠开始时可能出现入睡前幻觉(hypnogogic hallucinations)。患者在适当或不适当的情况下,有或没有事先警告,每天都会发生几次睡眠发作。发作持续几分钟到几小时。

框 18-1　临床神经解剖学要点

阅读和领会这一章,你应该懂得和理解:

- 网状结构
- 在唤醒和意识中的作用
- 睡眠分期
- 格拉斯哥昏迷量表(表 18-1)

(潘晓华　刘国荣　译　王维治　校)

参考文献

Crick FC, Koch C: Some reflections on visual awareness. *Cold Spring Harb Symp Quant Biol.* 1990;55:953.

Gazzaniga M: *The Consciousness Instinct.* Farrar, Straus and Giroux, 2018.

Haider B, McCormick DA: Rapid neocortical dynamics: Cellular and network mechanisms. *Neuron.* 2009;62:171–189.

Jasper HH, Descarries L, Castelluci VF, Rossignol S (editors): *Consciousness: At the Frontiers of Neuroscience.* Lippincott-Raven, 1998.

Koch C, Braun J: On the functional anatomy of visual awareness. *Cold Spring Harb Symp Quant Biol.* 1996;61:49.

Kryger MH, Roth T, Dement WC: *Principles and Practice of Sleep Medicine.* 6th ed. Elsevier, 2017.

Llinas RR, Steriade M: Bursting of thalamic neurons and states of vigilance. *J Neurophysiol.* 2006;95:3297–3308.

Posner JB, Saper CB, Schiff ND, Plum F (editors): *Plum and Posner's Diagnosis of Stupor and Coma.* 4th ed. Oxford University Press, 2007.

Smith HR, Comella C, Hogl B (editors): *Sleep Medicine.* Cambridge University Press, 2008.

Steriade M, McCarley RW: *Brainstem Control of Wakefulness and Sleep.* 2nd ed. Springer, 2005.

Steriade M, McCormick DA, Sejnowski TJ: Thalamocortical oscillations in the sleeping and aroused brain. *Science.* 1993;262:679.

第 19 章 边缘系统
The Limbic System

边缘系统有助于基本的生存功能,包括进食行为、"战斗或逃跑"(fight-or-flight)反应、攻击行为以及性反应的情绪表达和自主神经、行为和内分泌方面等。边缘系统包括大脑皮质系统发生上古老的部分、相关的皮质下结构,以及与间脑和脑干连接的纤维通路(表 19-1,表 19-2)。

边缘系统接收来自大脑皮质许多部分的输入信息,并包含多模态关联区,在这些区域内,不同方面的感觉体验聚集在一起,形成一个单一的体验。边缘系统内的海马体,在导航、解决空间问题和记忆方面起着至关重要的作用。

表 19-1 边缘系统和新皮质的组成成分

边缘系统	海马结构(古皮质,3层){ 海马 / 齿状回	系统发生上最古老的
	杏仁核	
	边缘叶(中间皮质,3~5层){ 海马旁回 / 扣带回 / 胼胝体下回	
	新皮质(5~6层){ 初级运动皮质 / 初级感觉皮质 / 联合皮质	最新的

表 19-2 边缘系统的主要连接

结构	连接
齿状回	从内嗅皮质(通过穿通通路和海马槽通路)到海马(通过苔状纤维)
海马	从齿状回(通过苔状纤维),隔核(经穹窿),边缘叶(经扣带)到乳头体,前部丘脑,隔区和灰结节(经穹窿);胼胝体下区(经纵纹)
隔区	从嗅球,杏仁核,穹窿到内侧前脑束,下丘脑,缰核
杏仁核	从原始的颞叶皮质和感觉联合皮质,对侧杏仁核(经前连合)到下丘脑(直接杏仁核传出通路)、隔区和下丘脑(经终纹)

边缘叶和边缘系统

边缘叶(limbic lobe)之所以如此命名,是因为这种皮质复合体在间脑与端脑半球较外侧的新皮质之间形成了一个边缘(边界)(图 19-1)。这个边缘叶由胼胝体外的一个皮质环组成,主要由胼胝体下回、扣带回以及海马旁回构成(图 19-2)。

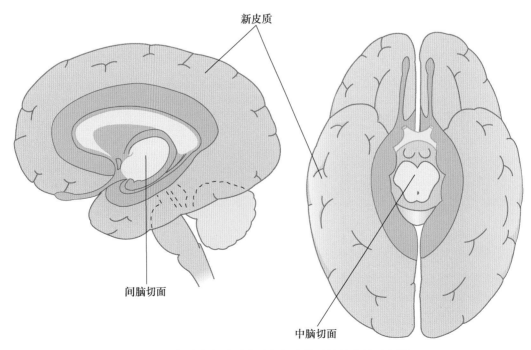

图 19-1 间脑与新皮质半球之间边缘系统的位置示意图

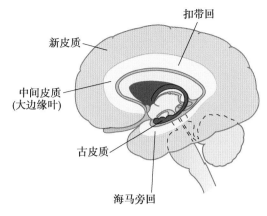

图 19-2 边缘系统的同心主要组成部分示意图

最近,权威专家修改了边缘叶的概念,并引用了边缘系统(limbic system),它包括功能相关的边缘叶(海马旁回、扣带回和胼胝体下回),杏仁核,以及海马结构和相关结构(表 19-1)。海马结构(hippocampal formation),是一种更原始的皮质复合体,距离间脑更近,它向内卷曲折叠,被掩盖在海马旁回的下方。海马结构由海马体(hippocampus)[阿蒙角(Ammon horn)]、齿状回(dentate gyrus)、胼胝体上回(supracallosal gyrus)(也称为灰被,也就是胼胝体顶部的灰质)、穹窿(fornix)以及称为隔区(septal area)的原始前连合区构成(图 19-3)。

整体结构和组织学

脑部的皮质覆盖物由三个同心的皮质区(海马结构、边缘叶和新皮质)组成,它们具有不同的细胞结构特征(图 19-4)。

皮质覆盖物的最内层,即海马结构,是最原始的,而最外层,新皮质是最发达的。海马体,也被称为古皮质(archicortex),有 3 层。过渡性边缘叶皮质,即中间皮质(mesocortex)或邻异皮质(juxtallocortex),有多达 5 层;新皮质(neocortex)或同形皮质(isocortex),是系统发生上最新的,有 5 或 6 层。它包括初级运动皮质、感觉皮质以及联合皮质,并覆盖了大部分大脑半球(参见第 10 章)。

同心圆结构在低等物种中更为明显。它也存在于高等物种(包括人类),并强调了一种系统发生上高级新皮质的分层排列,它建立在较原始的和深埋的边缘叶和海马结构上。

因其在嗅觉中的作用,海马体和边缘叶也被传统的神经解剖学家称之为嗅脑(rhinencephalon)("嗅觉脑")。最近的研究表明,边缘结构与嗅觉有关,但也直接参与原始的、情感的、内脏的和自主神经功能。因此像内脏脑、情感脑和边缘脑这样的名字已经被更为中立的边缘系统(limbic system)所取代。

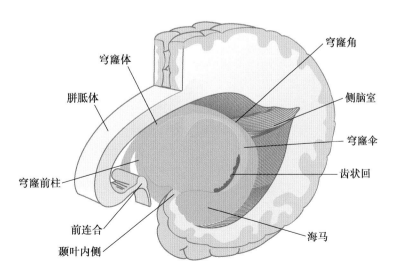

图 19-3 左半球内海马结构的位置示意图(左斜位观)

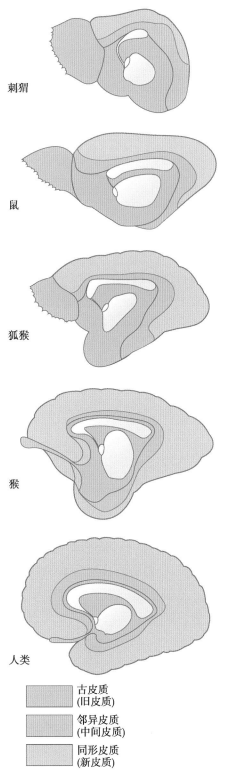

刺猬

鼠

狐猴

猴

人类

古皮质
(旧皮质)

邻异皮质
(中间皮质)

同形皮质
(新皮质)

图 19-4　五个物种右半球内侧示意图。注意人类新皮质（同形皮质）的大小相对增大

嗅觉系统

　　嗅觉是系统发生上最古老的感觉之一。嗅觉系统构成对边缘系统的重要输入，而边缘系统在系统

发生上也是很古老的。

嗅觉感受器

　　嗅觉感受器（olfactory receptors）是位于嗅黏膜（olfactory mucous membrane）的特化神经元，嗅黏膜是鼻黏膜的一部分。嗅黏膜被鲍曼（Bowman）腺分泌的一层薄薄的黏液所覆盖。嗅觉感受器高度敏感，当遇到溶解在黏液层产生气味的分子时，嗅觉感受器会产生去极化反应。嗅觉感受器在它们的膜中包含专门的、与 G-蛋白分子耦合的气味受体，G-蛋白分子将这些受体与腺苷酸环化酶连接起来。有近 1 000 个气味受体基因，每个嗅觉受体只表达一种或几种气味分子（因此只对一种或几种气味分子有反应）。当一种特定的气味分子与适当的嗅觉受体结合时，便激活 G-蛋白分子，后者通过腺苷酸环化酶生成 cAMP（AMP）；这依次导致 Na^+ 通道开放，在嗅觉感受器中产生去极化反应。

　　嗅觉感受器的轴索在 10~15 条嗅神经（olfactory nerve）中走行，将嗅觉从鼻黏膜经筛板传递到嗅球（图 19-5，图 19-6）。嗅球（olfactory bulb）和嗅束（olfactory tract）[嗅脚（olfactory peduncle）] 位于额叶的眶面嗅沟（olfactory sulcus）内。当嗅束向后经过时，它分为外侧和内侧嗅纹（图 19-7）。在嗅球内，嗅觉感受器轴突终止于僧帽细胞树突上特化的突触排列，称为嗅小球（glomeruli）（图 19-6）。表达特定气味受体的嗅觉神经元（因此对特定气味刺激有反应）精确地投射到嗅球内的少数嗅小球。因此，在嗅球内似乎有一幅识别受到刺激的感受器的空间图。

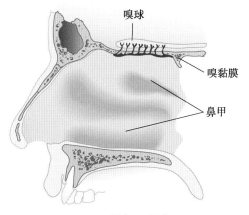

嗅球

嗅黏膜

鼻甲

图 19-5　嗅神经（侧位观）

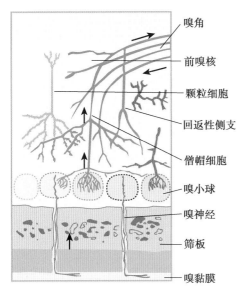

图 19-6　嗅球中的神经元素

嗅角
前嗅核
颗粒细胞
回返性侧支
僧帽细胞
嗅小球
嗅神经
筛板
嗅黏膜

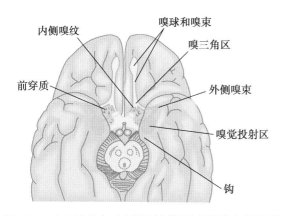

图 19-7　在大脑基底面嗅觉连接投射(中间嗅束未标记)

内侧嗅纹
嗅球和嗅束
嗅三角区
前穿质
外侧嗅束
嗅觉投射区
钩

嗅球的僧帽细胞(mitral cell)向后发出它的轴突经嗅束(也称为内侧和外侧嗅纹),到皮质嗅觉投射区。外侧嗅纹是纤维投射束,沿外侧裂底向外侧穿过,并进入颞叶钩附近的嗅觉投射区(图 19-7)。

嗅觉投射区是大脑皮质中接收嗅觉信息的部分。嗅觉投射区包括梨状皮质(pyriform cortex)、内嗅皮质(entorhinal cortex)和部分杏仁核(amygdala)。梨状皮质依次经丘脑投射到额叶,在额叶可能发生有意识地识别气味。

小的内侧嗅纹(medial olfactory stria)向内上方延伸至靠近胼胝体下部的胼胝体下回。它将一些僧帽细胞的轴突带到前嗅核,前嗅核又将轴突送回两侧的嗅球,推测这是调节嗅觉敏感度的反馈回路的一部分。其他嗅纤维到达前穿质,前穿质是一层薄薄的灰质,有许多开口,使得小的豆纹动脉进入脑部,它从嗅纹延伸到嗅束。这些纤维和内侧嗅纹均参与嗅觉反射反应。

海马结构

海马结构(hippocampal formation)是一种原始的皮质结构,它被"折叠"和"卷曲",以至深陷于海马旁回的深处(图 19-8,图 19-9)。它由齿状回、海马和邻近的海马下托(subiculum)组成。

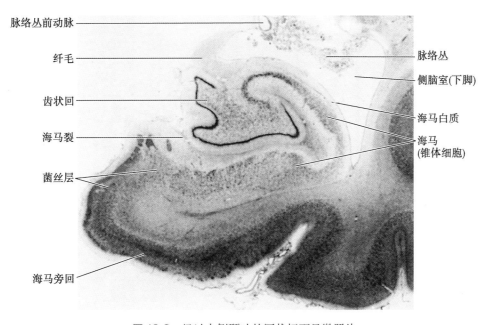

脉络丛前动脉
纤毛
齿状回
海马裂
菌丝层
海马旁回
脉络丛
侧脑室(下脚)
海马白质
海马(锥体细胞)

图 19-8　经过内侧颞叶的冠状切面显微照片

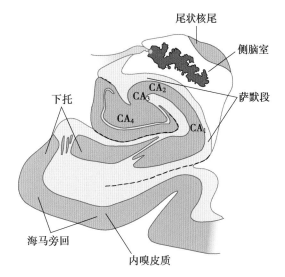

图 19-9　冠状面示意图,显示海马结构和下托的组成部分。(与图 19-8 比较) CA1 到 CA4 是海马体的部分。大部分海马输入是由来自颞叶新皮质的内嗅皮质中继传播的

齿状回(dentate gyrus)是位于海马旁回上表面的薄的带有圆齿状的皮质带。齿状回是作为海马结构的一个输入站,它接收来自许多皮质区域并通过内嗅皮质传递给它的输入信息,内嗅皮质通过贯穿通路(perforant pathway)投射到齿状回。齿状回的细胞依次投射到海马体。

齿状回是哺乳动物脑中为数不多的区域之一,它的神经发生(产生新神经元)持续到成年期。

临床关联

嗅觉丧失(anosmia)或没有嗅觉,除非是双侧的,通常不会被注意到。嗅觉丧失最常见的是由鼻部感染(nasal infection)引起的,包括普通感冒。头部创伤(head trauma)可产生嗅觉丧失,是筛板损伤伴发嗅神经、嗅球或嗅束损伤的结果。额叶底部的肿瘤如嗅沟脑膜瘤(olfactory groove meningioma),以及额叶胶质瘤侵犯或压迫嗅球或嗅束,可引起单侧或双侧的嗅觉丧失。额叶的损伤常常导致行为的改变,因此在评估任何行为异常的患者时,仔细检查患者两侧的嗅觉至关重要。

嗅觉信息对味觉也有作用。因此,丧失嗅觉的患者可能会抱怨丧失味觉或辨别味道的能力。

嗅幻觉(olfactory hallucinations),也被称为钩回幻觉(uncinate hallucinations),可能发生在影响初级嗅皮质、钩回或海马的患者。患者通常能闻到一种刺鼻的、常常令人不快的气味。嗅幻觉可能与复杂部分性发作(钩回发作)有关。嗅幻觉的存在应提示颞叶局灶性疾病(包括肿块病变)之可能,在临床实例 19-1 中提供了一个例子。

临床实例 19-1

一位 38 岁的作曲家,之前一直很好,开始有严重的头痛,并变得越来越易怒。他也开始出现嗅幻觉。他的一位同事说,"在第二场音乐会结束时……他告诉我他闻到了一种特别奇怪的气味,有种难以形容的烧焦味。"医生诊断是一种"神经质障碍",并建议他接受心理治疗。

几个月后,一位医生发现了视神经乳头水肿,几天后,他就陷入了昏迷,虽然进行了紧急神经外科手术探查,他还是去世了。尸检发现其右颞叶有一个大的多形性胶质母细胞瘤。

患者是乔治·格什温(George Gershwin)(译者注:美国著名作曲家),这个病例说明的是"George Gershwin 综合征",半球的肿块病变(通常是肿瘤)但临床上可以是无症状的,尽管它正在扩展。嗅幻觉应该会引起对颞叶肿块的怀疑。仔细检查该患者可能发现肿块病变的额外证据(如上象限同向性象限盲,参见第 15 章和图 15-16,病变 D),这是由于迈耶襻(Meyer loop)视辐射纤维的受累。

海马回(hippocampus)[亦称阿蒙角(Ammon horn)]延伸到侧脑室下角的底部,并与胼胝体压部下方的穹窿相连(图 19-3)。海马这个名字,也有"海马"(seahorse)的意思,反映了这个结构在冠状断面上的形状(图 19-8)。海马的原始皮质如在冠状切片所示,呈果冻卷状形式(图 19-9,图 19-10)。在发育早期阶段(以及原始哺乳动物),海马位于脑的前部,是脑的外层覆盖物的一部分(图 19-4)。然而,在完全发育的人类大脑中,海马体被移至下方和中间位置,隐藏在海马旁回的下方,并向内滚动,这就解释了它的果冻卷状结构。

海马体被分成几个分区,部分是基于纤维连接,部分是由于病理过程,如局部缺血,产生神经元损伤,最严重的是海马体部分[H1(也称为 CA1,以及 CA2)],即萨默段(Sommer sector)(图 19-9)。

齿状回和海马体本身表现出 3 层皮质的组织学特征,即树突、锥体细胞和轴突。从海马的古皮质到 6 层的新皮质[在这个区域称为下托(subiculum)]的过渡皮质是邻异皮质(juxtallocortex),或中间皮质(mesocortex),有 4~5 个不同的皮质层(图 19-8,图 19-9)。

海马的输入和输出具有广泛的特征。海马体接收来自多个新皮质的输入,尤其是颞叶新皮质。这些皮质区投射到海马旁回内的内嗅皮质(entorhinal cortex)(图 19-9)。轴突从内嗅皮质向齿状回和海马投射(图 19-11);这些轴突沿穿通通路和海马槽通路到达齿状回和海马(图 19-10)。

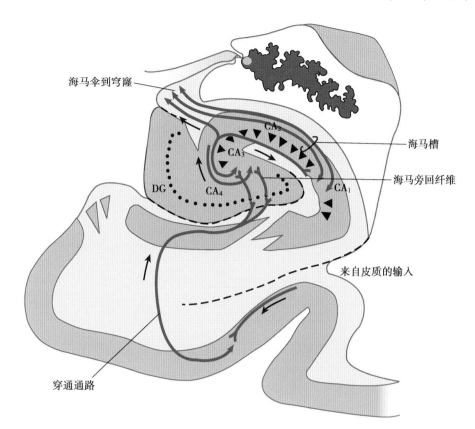

海马伞到穿窿

CA2

海马槽

CA3

海马旁回纤维

DG　CA4

CA1

来自皮质的输入

穿通通路

图 19-10　与海马体相连、海马体内部相连和海马体之间的主要连接的示意图。（与图 19-8 比较）齿状颗粒细胞（DG）投射到海马体锥体神经元。CA1 到 CA4 是海马体的部分

在齿状回和海马内，具有有序排列的突触连接（图 19-10）。齿状回颗粒细胞发出轴突［苔状纤维（mossy fiber）］终止于海马 CA3 区锥体神经元。这些神经元，依次投射到穿窿，穿窿是主要的传出通路。来自 CA3 的侧支（称为 Schaffer 侧支）神经元投射到 CA1 区。

穿窿（fornix）是海马体的主要流出道。它是一个拱形的白色纤维束，从海马结构延伸到间脑和隔区。它承载一些传入的轴突进入海马体，并构成从海马体的主要流出通路。它的纤维始于海马槽（alveus），它是海马体室表面的白色纤维层，包含来自齿状回和海马体的纤维（图 19-8，图 19-10）。从海马槽，纤维通向海马的内侧面，形成穿窿伞，是一个扁平的白色纤维带，在胼胝体压部以下上升，并向前弯曲到丘脑上方，形成穿窿脚（或穿窿体的起始部）。海马连合（hippocampal commissure），或穿窿连合，是连接穿窿脚之间的横向纤维的集合。穿窿的许多轴突终止于下丘脑的乳头体（mamillary body）（图 19-11）。其他轴突在穿窿内走行，终止于隔区和丘脑前部。

帕佩兹回路

如前所述，海马传出轴突在穿窿中走行并与乳头体神经元发生突触。这些神经元在乳头丘脑束（mamillothalamic tract）内投射轴突到前部丘脑。丘脑前部，依次投射到扣带回，扣带回内有一束有髓纤维，亦即扣带，扣带（cingulum）绕过胼胝体到达海马旁回（图 19-11）。这样就形成了以下的回路：海马旁回→海马→穿窿乳头体→前丘脑核→扣带回→海马旁回。

这一回路被称为帕佩兹回路（Papez circuit），连接着大脑皮质与下丘脑。它为皮质认知活动、情感体验和表达的会聚提供了解剖学基础。

许多皮质结构进入帕佩兹回路，或者是该回路的一部分。胼胝体下回（subcallosal gyrus）是覆盖在胼胝体喙下部的灰质部分。它向后延续为扣带回（cingulate gyrus）和海马旁回（parahippocampal gyrus）（图 19-2，图 19-11）。在胼胝体膝部区，胼胝体下回也包含进入胼胝体上回的纤维。胼胝体上回［灰被（indusium griseum）］是从胼胝体下回延伸的一薄层灰质，覆盖于胼胝体的上表面（图 19-11）。内侧纵纹（medial longitudinal striae）和外侧纵纹（lateral longitudinal striae）是沿着胼胝体上表面延伸至海马结构，以及从海马结构发出的纤细的纵向细纹。

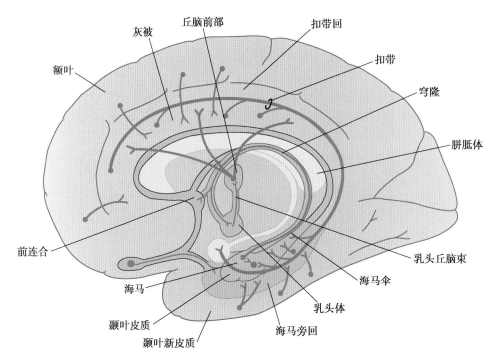

图 19-11　海马结构与间脑之间通路的示意图。注意存在一个环（帕佩兹回路），包括海马旁回、海马体、乳头体、前部丘脑和扣带回。注意，新皮质也进入这一回路

前连合

前连合（anterior commissure）是一个白色纤维带状传导束，穿过中线连接两个大脑半球（图 19-11）。它包含两个纤维系统，一个是连接两个靠近嗅球的前嗅核的嗅球间系统，另一个是连接两个大脑半球颞叶区的颞叶间系统。

隔区

隔区（septal area），亦称为隔核或隔复合体，是位于终板上、胼胝体喙端下，靠近和环绕前连合的一个灰质区（图 19-12）。隔区是边缘系统的一个聚焦点，与嗅叶、杏仁核、海马和下丘脑相连。隔区是脑部的"快乐中枢"（pleasure center），在隔区植入电极的大鼠会反复按压一根杆子来接受脑部的这一部位的刺激。

透明隔（septum lucidum）是隔区的一部分，是胼胝体膝下的双层灰质。在人类，透明隔将侧脑室的前部分隔开来。

杏仁核和下丘脑

杏仁核（amygdala）也称为杏仁核复合体（amygdaloid nuclear complex），是一个灰质团块，它位于内侧颞极，在海马钩与海马旁回之间（图 19-12 至图 19-14）。它恰位于侧脑室前角尖端的前面。它的纤维连接包括半圆形终纹到隔区和前部下丘脑，以及直接到下丘脑中部的杏仁核传出通路（amygdalofugal

pathway）（图 19-12）。终纹的一些纤维穿过前连合到对侧的杏仁核。终纹沿侧脑室的下角和体部向隔区、视前区和下丘脑走行。

杏仁核神经元可分为两组，大的基底外侧核团（basolateral nuclear group）和较小的皮质内侧核团（corticomedial nuclear group）。基底外侧核团接受来自额叶、颞叶和岛叶皮质联合区较高级的感觉信息。轴突从杏仁核返回到皮质的联合区，表明杏仁核活动可能调节联合皮质的感觉信息加工。基底外侧杏仁核也经由终纹和杏仁核传出通路连接到腹侧纹状体和丘脑。

杏仁核的皮质内侧核团靠近嗅皮质，与嗅皮质和嗅球相互连接。连接也经由终纹和杏仁核传出通路与脑干和下丘脑形成输入和传出连接。

杏仁核的功能

由于杏仁核与感觉联合皮质和下丘脑相互联系，有研究认为，杏仁核在建立感觉输入和各种情感状态之间的联系中起着重要作用。例如，在恐惧刺激的反应过程中，杏仁核内神经元的活动会增加。杏仁核似乎也参与调节内分泌活动，性行为，以及食物和水的摄入，可能通过调节下丘脑活动进行的。如本章后面所述，双侧杏仁核及邻近的颞叶皮质损伤可产生克吕弗-布西综合征（Klüver-Bucy syndrome）。

在下丘脑内走行的穹窿和内侧前脑束（medial forebrain bundle），也被认为是边缘系统的一部分。

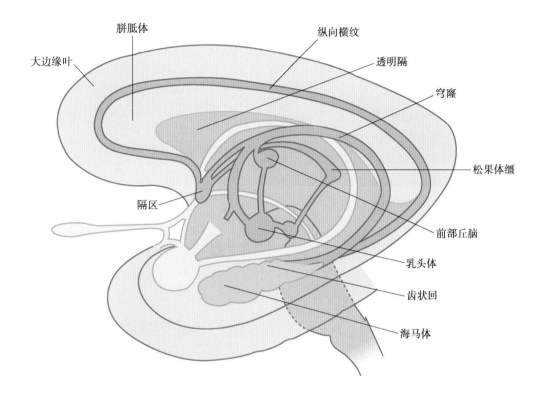

A

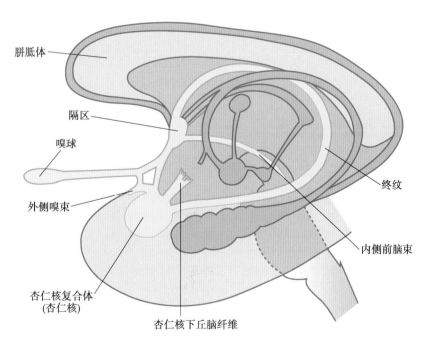

B

图 19-12　边缘系统主要连接的示意图。A:海马系统和大边缘叶。B:嗅觉与杏仁核的连接

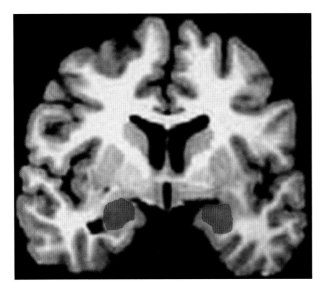

图 19-13 脑的冠状面内的杏仁核（红色）的位置（摘自 Koenigs M，Grafman J. Posttraumatic stress disorder：the role of medial prefrontal cortex and amygdala[J]. Neuroscientist，2009，15（5）：540-548）

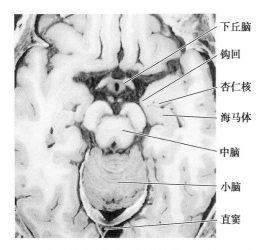

下丘脑
钩回
杏仁核
海马体
中脑
小脑
直窦

图 19-14 在中脑和杏仁核水平经头部水平切面（摘自 de-Groot J. Correlative Neuroanatomy of Computed Tomography and Magnetic Resonance Imaging. 21st ed. New York：Appleton & Lange；1991）

功能和疾病

脑边缘系统在行为中起着核心作用。对动物和人类的实验研究表明，刺激或破坏边缘系统的某些组成部分会引起深刻的变化。刺激边缘系统会改变躯体运动反应，导致怪异的饮食习惯，性行为改变和仪容整洁行为变化，以及攻击和愤怒的防御姿势等。随着被动行为向攻击行为的转变，可发生自主神经反应，心血管或胃肠道功能改变，以及人格改变等。边缘系统的某些区域损伤也会对记忆产生严重影响。

自主神经系统

自主神经系统的分等级的结构（参见第 20 章）包括边缘系统，大多数边缘系统的输出经由内侧前脑束（medial forebrain bundle）部分连接到下丘脑。然而，自主神经控制的特定的交感神经或副交感神经方面并不局限于边缘系统。

隔区

隔区或隔区复合体，在猫和老鼠这样的动物中相对较大。因为它是一个关键的区域，有从嗅觉系统和边缘系统的传入纤维和传出纤维到下丘脑，上丘脑和中脑，没有单一的功能可被归因于这一区域。实验研究表明，隔区是调节自我刺激或自我奖励的愉悦感的基质。实验动物会反复按压一根木条，以在隔区获得一种（推测的）愉悦刺激。在下丘脑和中脑中发现了更多的快乐区域，据报道，刺激其他区域会引起相反反应。抗精神病药物可能通过改变中脑到隔区的多巴胺能输入而起到部分作用。到隔区的上行通路可能与毒品成瘾者所描述的欣快感有关。

行为举止

下丘脑与诸如进食、饮水、性行为和攻击等典型行为模式相关的区域，从边缘系统接收输入信息，特别是杏仁核和隔区复合体。这些区域的病变可以改变、抑制或释放这些行为。例如，外侧杏仁核的病变会导致无约束的进食[暴食症（bulimia）]，而内侧杏仁核的病变会引起畏食症（anorexia），伴有性欲亢进。电刺激人类的杏仁核可能会产生恐惧、焦虑、愤怒和攻击行为。

记忆

记忆包括瞬时回忆（immediate recall）、短期记忆（short-term memory）和长期记忆（long-term memory）。海马体参与将短期记忆（长达 60min）转化为长期记忆（几天或更长时间）。长期记忆的解剖学基础可能包括颞叶。双侧海马受损的患者会表现出严重的顺行性遗忘（anterograde amnesia），表现为无法形成新的长期记忆。这种记忆储存的缺失也发生在双侧穹窿中断的患者中（如室间孔胶样囊肿被切除后）。记忆过程也涉及其他结构，包括丘脑背内侧核和下丘脑的乳头体，如在第 21 章中讨论的。

长时程增强（long-term potentiation）是指到海马特定的传出性输入以配对的方式被激活时，突触强度增加的过程，这为理解海马在记忆和学习中的作用提供了细胞-分子基础。

位置细胞，网格细胞和空间问题的处理

海马和内嗅皮质在空间导航方面起着重要作

用。2014年,约翰·奥基夫(John O'keefe)因发现海马体中含有编码空间记忆的"位置细胞"(place cell)而获得诺贝尔奖。("我去哪儿了?")回忆某个地方,以及到达目的地所需的路线,需要海马体的激活。海马体中的定位细胞在大脑中构建了一个内部环境地图,并因此参与导航和空间问题的解决。梅-布里特(May-Britt)和爱德华·莫泽(Edvard Moser)扩展了这项研究,他们发现内嗅皮质包含"网格细胞"(grid cell),而内嗅皮质是海马体最大的输入器官,他们因此分享了2014年诺贝尔奖。这些网格细胞以六角形方式排列,当动物处于一个特定位置时就会被激活。位置细胞和网格细胞一起提供了大脑中的GPS系统。

神经再生和抑郁症

齿状回中的神经发生(新的神经症产生)会在整个成年期持续存在。最近的研究表明,齿状回的神经发生率降低与抑郁症有关。相反,已有报道称,抗抑郁药物治疗能增加齿状回的神经发生,这可能有助于说明其作用机制。

边缘系统的其他疾病

A. 克吕弗-布西综合征

这种边缘系统活动障碍发生在双侧颞叶病变患者。克吕弗-布西综合征(Klüver-Bucy syndrome)的主要特征是口部过度活动(hyperorality)(一种将物体放入口中探索的倾向,同时不加选择地吃或咀嚼物体和各种食物);性欲亢进,有时被描述为缺乏性抑制;精神性失明(psychic blindness),或视觉失认症,表现为物体不再被视觉识别;人格改变(personality changes),通常是异常的被动或顺从。双侧颞叶切除综合征(克吕弗-布西综合征)的精神性盲可能是杏仁核受损所致,杏仁核在正常情况下是感觉联合皮质与下丘脑之间传递信息的部位。杏仁核受损后,视觉刺激不能再与情感(愉快的或不愉快的)反应搭配。

B. 颞叶癫痫

颞叶(特别是海马和杏仁核)比其他皮质区具有的癫痫发作阈值域都要低。发生在这些区域的癫痫被称为精神运动性癫痫(psychomotor seizures),或复杂部分发作(complex partial),它与起源于运动皮质或其附近的杰克逊癫痫不同(参见第21章)。颞叶癫痫可能包括异常的感觉,特别是怪异的嗅觉气味,有时称为钩状发作(uncinate fits);反复的无意识动作,如咀嚼、吞咽和咂嘴;意识障碍,记忆丧失,幻觉,以及回忆和识别障碍等。

癫痫发作的根本原因有时可能很难确定。肿瘤(如星形细胞瘤或少突胶质细胞瘤)可能是其原因,或者颞极创伤后胶质瘢痕形成可能引发癫痫发作。在颞叶癫痫患者还曾发现小错构瘤或颞叶硬化区。虽然通常使用抗惊厥药物来控制癫痫发作,但它们可能无效。在这些病例中,神经外科手术切除颞叶的癫痫灶可能会使癫痫得到很好的控制。

病例 24

一名59岁的男子因近一周的怪异行为被送进医院。在之前的两天里,患者意识模糊,有两次颤抖"发作"。他妻子说他似乎记不住事情了。入院前24h,患者剧烈头痛,全身不适,体温38.8℃(101°F)他拒绝吃东西。经检查,患者表现为嗜睡、神志不清,并有言语障碍。记忆检查3min后,只能记住三个物体中的一个。无颈部强直。血糖为165mg/dl(9.17mmol/L)。腰椎穿刺结果是:CSF压力,220mmH₂O;白细胞计数,153/μl;淋巴细胞为主;红细胞1 450/μl;黄变症;蛋白,71mg/dl;葡萄糖,101mg/dl。EEG显示双侧颞区出现局灶性慢波,伴有周期性暴发的尖波。脑活检显示为活动性肉芽肿,无脓液形成。CT扫描如图19-15所示。

鉴别诊断是什么?

在接下来的8天里,患者变得越来越昏昏欲睡和言语困难。反复扫描显示双颞叶有广泛的缺陷。尽管进行了适当的药物治疗,患者仍于入院后第10天死亡。

病例在第25章中进一步讨论。

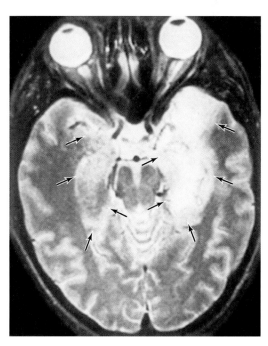

图19-15 经头部颞叶水平MRI轴位像。箭头所指为左侧颞叶的大病变和右侧较小的病变。CT扫描证实两侧颞叶存在多发的小出血灶

框 19-1 临床神经解剖学要点

阅读和领会这一章,你应该懂得和理解:

- 边缘叶和边缘系统(表 19-1,表 19-2)
- 边缘叶和边缘系统? 在攻击、情绪表达、自主神经活动、性和食欲行为中的作用
- 嗅觉:周围嗅觉感受器和中枢投射
- 海马结构(图 19-3,图 19-9,图 19-10,图 19-11)
- 海马:在记忆和学习中的作用
- 帕佩兹回路
- 隔区及其作为"快乐中枢"的作用
- 杏仁核
- 位置细胞和格子细胞及其在导航中的作用
- 临床关联:克吕弗-布西综合征和颞叶癫痫

(杨春晓 崔俐 译 王维治 校)

参考文献

Adolphs R: The human amygdala and emotion. *Neuroscientist.* 1999;6:125.

Anderson P, Morris R, Amaral D, Bliss T, O'Keefe J (editors): *The Hippocampus Book.* Oxford University Press, 2007.

Banasr M, Duman RS. Cell atrophy and loss in depression: Reversal by antidepressant treatment. *Curr Opin Cell Biol.* 2011;23:730–738.

Damasio AR: Toward a neurobiology of emotion and feeling. *Neuroscientist.* 1995;1:19.

Dityatev A, Bolshakov V: Amygdala, long-term potentiation, and fear conditioning. *Neuroscientist.* 2005;11:75–88.

Hartley T, Lever C, Burgess N, O'Keefe J: Space in the brain: How the hippocampal formation supports spatial cognition. *Phil Trans Roy Soc B.* 2014; 369:20120510.

Koenigs M, Grafman J: Posttraumatic stress disorder: Role of the medial prefrontal cortex and amygdala. *Neuroscientist.* 2009;15:540–548.

Levin GR: The amygdala, the hippocampus, and emotional modulation of memory. *Neuroscientist.* 2004;10:31–39.

Macguire EA, Frackowiak SJ, Frith CD: Recalling routes around London: Activation of the right hippocampus in taxi drivers. *J Neurosci.* 1997;17:7103.

McCarthy G: Functional neuroimaging of memory. *Neuroscientist.* 1995;1:155.

Moser EI, Roudi Y, Witter MP, Kentros C, Bonhoeffer T, Moser MB: Grid cells and cortical representation. *Nat Rev Neurosci.* 2014; 15:466–481.

Moulton DG, Beidler LM: Structure and function in the peripheral olfactory system. *Physiol Rev.* 1987;47:1.

O'Keefe J, Nadel L: *The Hippocampus as a Cognitive Map.* Oxford University Press, 1978.

Reed RR: How does the nose know? *Cell.* 1990;60:1.

Warren-Schmidt JL, Duman RS. Hippocampal Neurogenesis: Opposing effects of stress and antidepressant treatment. *Hippocampus.* 2006;16:239–249.

Zola-Morgan S, Squire LR: Neuroanatomy of memory. *Ann Rev Neurosci.* 1993;16:547.

第 20 章　自主神经系统
The Autonomic Nervous System

自主（内脏）神经系统［autonomic（visceral）nervous system，ANS］与靶组织，如心肌、血管和内脏中的平滑肌和腺体的控制有关。它有助于维持恒定的身体内部环境（体内平衡）。ANS 由传出通路、传入通路，以及脑和脊髓中调控系统功能的神经元群组成。

它受脊髓上中枢（supraspinal centers），如脑干核团和下丘脑的调节。

ANS 在解剖学上分为两种截然不同的作用相反分支：交感神经（胸腰段）和副交感神经（颅骶段）分支（图 20-1）。ANS 的交感神经和副交感神经分支在

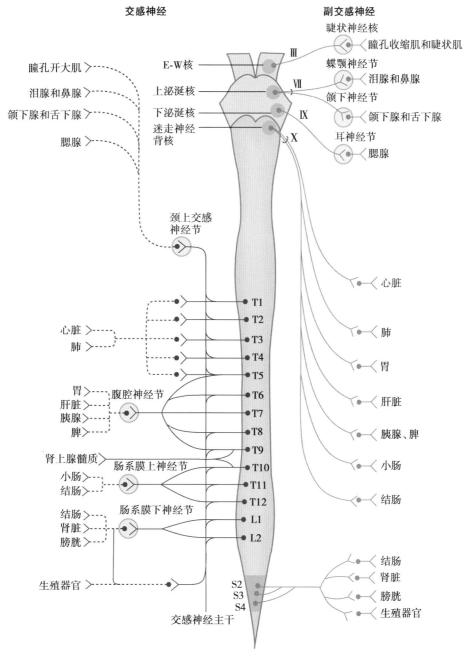

图 20-1　交感神经系统及其交感的（胸腰段）和副交感神经（颅骶段）分支的概观

解剖学上是不同的,而从它们的药理特性角度看也不同,也就是说,对药物的反应不同。它们有时被称为交感神经系统和副交感神经系统。

自主神经系统在临床医学中具有至关重要的作用。与自主神经功能障碍相关的异常,诸如心律失常,高血压或低血压,或胃肠功能紊乱在临床上是常见的。许多常用的药物治疗(如治疗高血压、调节胃肠功能,或维持规律的心跳的药物)主要作用于这些系统内的神经元。

一些权威专家认为,肠道固有的神经元形成了一个独立的肠道神经系统。

自主神经输出

自主神经系统的传出成分被组织成为交感神经和副交感神经分支,这些分支起源于不同位置的神经节前细胞胞体。

自主神经输出系统比躯体运动系统的构成更弥散。在躯体运动系统中,下运动神经元从脊髓或脑部直接投射,没有插入的突触,支配相对较小的靶细胞群(躯体肌肉细胞)。这使得单个的肌肉可以被单独激活,从而运动动作得到精细地调整。相反,自主神经输出的特征是传导较慢的两个神经元链。

在中枢神经系统中,初级神经元(突触前神经元或节前神经元)的胞体位于脊髓中央外侧灰质柱或脑干核团中。它发出的轴突,通常是小直径的有髓B纤维(参见第3章),与位于一个自主神经节的二级神经元(突触后神经元或节后神经元)形成突触。从那里,节后轴突传递到一个靶器官的末端分布。大多数节后自主神经轴突是无髓C纤维。

自主神经输出系统广泛地投射到大多数靶组织,而不像躯体运动系统那样高度集中。由于节后纤维的数量超过节前神经元,比例大约为32∶1,所以单个的节前神经元可能控制一个广泛的末梢区域的自主神经功能。

交感神经分支

交感神经系统,或自主神经系统的交感(胸腰段)分支起源于脊髓12个胸髓节段和上两个腰髓节段的中间外侧细胞柱中的节前细胞体(图20-2)。

A. 节前交感神经传出纤维系统

节前交感神经纤维大多数是有髓鞘的。它们沿着前根,形成胸和腰神经的白交通支(white communicating rami),通过它到达交感神经链或干的神经节(图20-3)。这些干神经节(trunk ganglion)位于胸椎体和腰椎体的外侧。在进入神经节时,这些神经纤维可与神经节细胞形成突触,向上或向下穿过交感神经干与更高或更低水平的神经节细胞形成突触,或穿过干神经节,向外到达其中一个并行的(中间的)交感神经节(如腹腔神经节和肠系膜神经节)。

内脏神经(splanchnic nerve)起源于下7个胸髓节段,穿过干神经节到达腹腔和肠系膜上神经节。在那里,与神经节细胞形成突触连接,它的节后轴突随后经由腹腔神经丛(celiac plexus)传递到腹腔脏器。起源于最后一节胸髓节段和上部腰髓节段的内脏神经将纤维输送到肠系膜下神经节发生突触,以及与腹下神经丛相关的小神经节,通过这些,突触后纤维分布到下腹部和盆腔内脏。

B. 肾上腺

内脏神经中的节前交感神经轴突也投射到肾上腺,在那里它们与肾上腺髓质中的嗜铬细胞形成突触。肾上腺嗜铬细胞(adrenal chromaffin cell)来源于神经嵴,它接收从节前交感神经轴突的直接突触输入,可被认为是已失去轴突的被修饰的神经节后细胞。

C. 节后传出纤维系统

大部分无髓神经节后交感纤维形成灰质交通支(gray communicating rami)。这些纤维可能与脊神经一起走行一段距离,或者直接进入它的靶组织。

灰质交通支加入到每条脊神经中,并将血管舒缩神经、毛发运动神经和汗腺的神经支配分布到整个躯体区。颈上交感神经节(sympathetic ganglion)的分支成为颈内动脉和颈外动脉周围的颈动脉交感神经丛的一部分,将交感纤维分布到头部(图20-4)。从颈动脉丛走出后,这些节后交感神经轴突投射到唾液腺和泪腺,扩张瞳孔和抬举眼睑的肌肉,以及面部和头部的汗腺和血管等。

来自三对颈交感神经节的心上神经(superior cardiac nerve),穿过心脏底部的心神经丛(cardiac plexus),向心肌分布促心跳纤维。来源于上五个胸神经节的血管舒缩分支延伸至胸主动脉和肺后神经丛,扩张纤维通过肺后神经丛到达支气管。

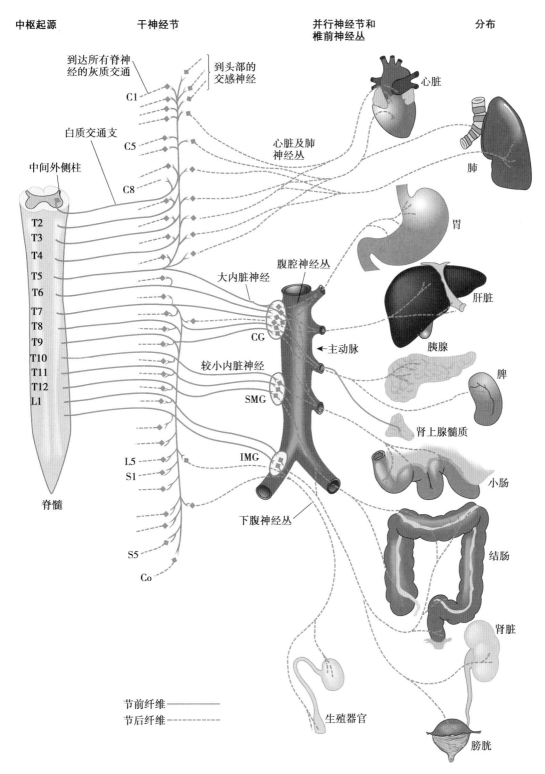

图 20-2　自主神经系统的交感神经分支(左侧半)。CG,腹腔神经节;IMG,肠系膜下神经节;SMG,肠系膜上神经节

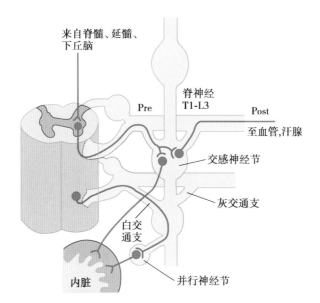

交感神经分支

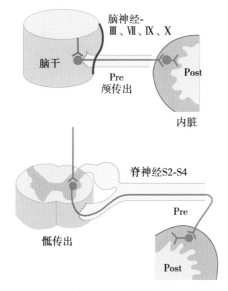

副交感神经分布

图 20-3　自主神经系统的传出类型。Pre,节前神经元；Post,节后神经元；CR,交通支（摘自 Ganong WF. Review of Medical Physiology. 22nd ed. New York. NY：McGraw-Hill Education；2005）

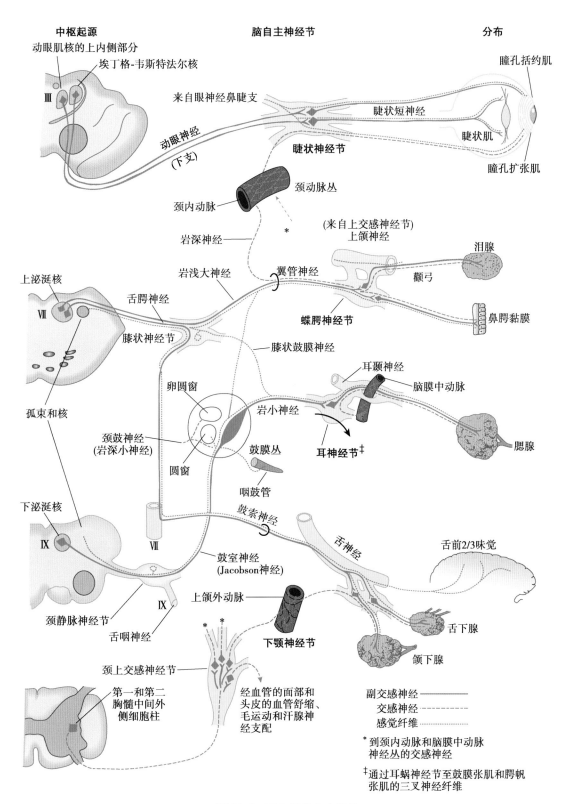

中枢起源　　　　　　　　　　脑自主神经节　　　　　　　　　分布

动眼肌核的上内侧部分

埃丁格-韦斯特法尔核

瞳孔括约肌

Ⅲ

来自眼神经鼻睫支

睫状短神经

睫状肌

动眼神经

（下支）

睫状神经节

瞳孔扩张肌

颈内动脉

颈动脉丛

岩深神经

（来自上交感神经节）
上颌神经

泪腺

岩浅大神经

翼管神经

颧弓

上泌涎核

舌腭神经

蝶腭神经节

鼻腭黏膜

Ⅶ

膝状神经节

膝状鼓膜神经

耳颞神经

脑膜中动脉

卵圆窗

岩小神经

孤束和核

颈鼓神经
（岩深小神经）

鼓膜丛

耳神经节‡

腮腺

圆窗

咽鼓管

下泌涎核

鼓索神经

舌神经

舌前2/3味觉

Ⅸ

Ⅶ

鼓室神经
（Jacobson神经）

颈静脉神经节

上颌外动脉

舌下腺

颌下腺

Ⅸ

舌咽神经

下颚神经节

颈上交感神经节

经血管的面部和
头皮的血管舒缩、
毛运动和汗腺神
经支配

第一和第二
胸髓中间外
侧细胞柱

副交感神经 ————
交感神经 — — — —
感觉纤维 ·········

* 到颈内动脉和脑膜中动脉
　神经丛的交感神经

‡ 通过耳蜗神经节至鼓膜张肌和腭帆
　张肌的三叉神经纤维

图 20-4　至头部的自主神经

副交感神经分支

副交感神经系统或自主神经系统的副交感神经（颅骶的）分支起源于脑干灰质的节前细胞体（动眼神经的中间部、埃丁格-韦斯特法尔核、上泌涎核和下泌涎核），以及骶髓（S2～S4）中间 3 个节段（图 20-3，图 20-5）。来自 S2、S3 和 S4 的大多数节前纤维不间断地从它们在脊髓内起源的中枢运行延伸到它们

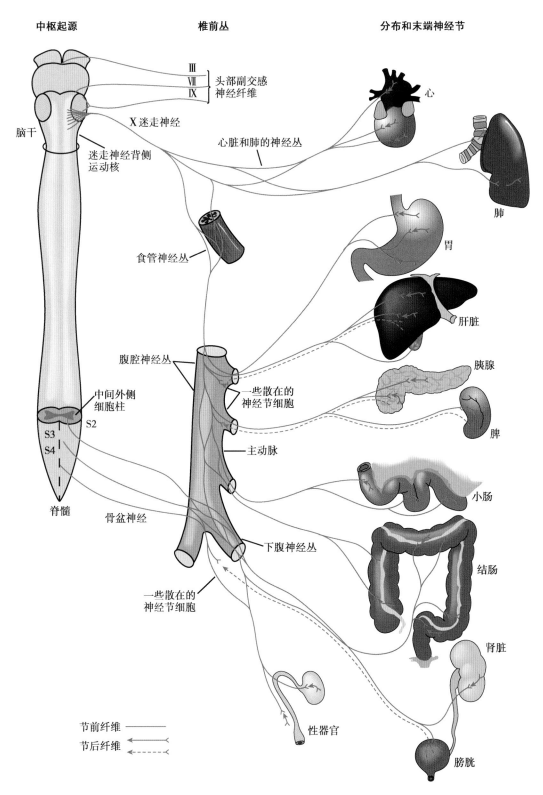

图 20-5 自主神经系统的副交感神经分支（只显示了左半部）

支配的脏器壁上,或与肠道壁上的黏膜下神经丛(submucousal nervous plexus)[迈斯纳神经丛(Meissner plexus)]和肌间神经丛(myenteric plexus)[奥尔巴赫神经丛(Auerbach plexus)]相关的末端神经节细胞形成突触(见肠道神经系统小节)。由于副交感神经节后神经元的位置靠近它们所供应的组织,所以它们的轴突相对较短。副交感神经的分布完全局限于内脏结构。

四个脑神经传递节前副交感神经(内脏传出)纤维。动眼、面和舌咽神经(第Ⅲ、Ⅶ和Ⅸ脑神经)向头部分布副交感神经或内脏传出纤维(图20-4和第7章、第8章)。这些神经中的副交感轴突分别与睫状神经节、蝶腭神经节、颌下神经节和耳神经节中的节后神经元形成突触(见头部的自主神经支配)。

迷走神经(第Ⅹ脑神经)经由椎前神经丛将自主神经纤维分布到胸部和腹部脏器。盆腔神经(pelvic nerve)(勃起神经)经由腹下神经丛(hypogastric plexus)分布副交感神经纤维到大部分大肠和到盆腔脏器和生殖器。

自主神经丛

自主神经丛(autonomic plexus)是一个庞大的神经网络,它为交感神经和副交感神经(和传入神经)纤维进入它们的构成提供了一个导管(图20-1,图20-2,图20-5)。

心神经丛(cardiac plexus),位于心脏底部的气管分叉和大血管的根部附近,由心交感神经和迷走神经的心脏支组成,它分布于心肌和离开心脏的血管。

右侧和左侧的肺神经丛(pulmonary plexus)与心神经丛相连,位于肺根部的主支气管和肺动脉周围。它们由来自迷走神经和上胸段交感神经组成,并分布于肺的血管和支气管上。

腹腔(太阳)神经丛[celiac(solar)plexus]位于腹主动脉上方的上腹部区域。它是由经由食管神经丛到达它的迷走神经纤维,来自腹腔神经节的交感纤维,以及从胸主动脉丛下行的交感纤维形成的。腹腔丛通过众多的次级丛投射到腹腔脏器,包括膈丛、肝丛、脾丛、胃上丛、肾上腺丛、肾丛、精索或卵巢丛,腹主动脉丛,以及上和下肠系膜丛等。

腹下神经丛(hypogastric plexus)位于第5腰椎前方和骶骨岬。它接受来自主动脉丛和腰段干神经节的交感神经纤维,以及来自骨盆神经的副交感神经纤维。它的两个外侧部分,下腹下丛(inferior hypogastric plexus)[盆丛(pelvic plexus)],位于直肠的任意一侧。它经由沿着下腹动脉的内脏分支延伸的次级丛投射到盆腔脏器和生殖器。这些次级丛包括到直肠的直肠中丛,到膀胱、精囊和输精管的膀胱丛,到前列腺、精囊和阴茎的前列腺丛,到阴道、阴蒂的阴道丛,以及到子宫和输卵管的子宫丛等。

头部的自主神经支配

自主神经系统支配头部的内脏结构(图20-4)。面部的皮肤和头皮(平滑肌、腺体和血管)只接受突触后交感神经支配,来自颈上神经节,经由颈动脉丛,沿颈外动脉的分支延伸。更深层的结构(眼内肌、唾液腺、鼻和咽黏膜)接受来自交感神经和副交感神经分支的双重自主神经支配,由颈内动脉神经丛(来自颈上神经丛的节后交感神经支配)和第Ⅳ脑神经(副交感神经支配)的内脏传出纤维调节的。

头部有四对自主神经节,即睫状神经节、翼腭神经节、耳神经节和颌下神经节等(图20-4)。每个神经节接受一个交感神经、一个副交感神经和一个感觉根(三叉神经的一个分支)。只有副交感神经纤维在这些神经节内进行突触连接,神经节含有节后的

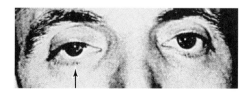

图 20-6　右眼霍纳综合征,伴发右肺上沟肿瘤

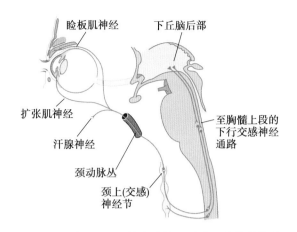

睑板肌神经
下丘脑后部
扩张肌神经
汗腺神经
颈动脉丛
颈上(交感)神经节
至胸髓上段的下行交感神经通路

图 20-7   到眼和眼眶的交感神经通路。这些通路的中断使瞳孔扩张肌失活,从而产生瞳孔缩小,使睑板肌不活动,产生眼球内陷的效果,并使得面部汗液分泌减少(霍纳综合征)

副交感神经纤维的胞体。交感纤维和感觉纤维不间断地穿过这些神经节。

睫状神经节(ciliary ganglion)位于视神经与眶后外直肌之间。它的副交感神经根起源于动眼神经的埃丁格-韦斯特法尔核内或其附近的细胞。它的交感神经根是由来自颈上交感神经节的节后纤维组成,经由颈内动脉的颈动脉神经丛。感觉根来自眼神经的鼻睫支。分布于 10~12 条短睫状神经,支配晶状体的睫状肌和虹膜的收缩肌。虹膜的扩张肌由交感神经支配。

蝶腭神经节(sphenopalatine ganglion)[翼腭神经节(pterygopalatine ganglion)]位于翼腭窝深处,与上颌神经相连。它的副交感神经根起源于上泌涎核细胞,经由舌腭神经(glossopalatine nerve)和岩大神经(great petrosal nerve)。神经节的交感神经根是来自颈内动脉丛,通过岩深神经,与岩浅大神经结合形成翼管中的翼管神经。感觉根纤维大多起源于上颌神经,但少数经由鼓室丛和翼管神经起源于第Ⅶ和Ⅸ脑神经。通过咽支分布至咽顶的黏膜,经由鼻和腭支至鼻腔、悬雍垂、腭扁桃体、软硬腭的黏膜,以及通过眶支到眼眶骨膜和泪腺。

耳神经节(otic ganglion)位于下颌神经内侧,恰在颞下窝卵圆孔下方。它的副交感神经根纤维起源于延髓的下泌涎核,并经由第Ⅸ脑神经、鼓膜丛和岩浅小神经走行;交感神经根来自颈上交感神经节,经由脑膜中动脉神经丛。它的感觉根可能包括来自第Ⅸ脑神经的纤维和第Ⅶ脑神经的膝状神经节的纤维,经由鼓膜丛和岩浅小神经。耳神经节为腮腺(parotid gland)提供分泌纤维和感觉纤维。

三叉神经的少数躯体运动纤维穿过耳神经节,支配鼓膜张肌(tensor tympani)和腭帆张肌(tensor veli palatini)。

颌下神经节(submaxillary ganglion)位于下颌骨内侧,在舌神经和颌下管之间。它的副交感神经根纤维起源于第Ⅶ脑神经的上泌涎核,经由舌腭神经、鼓索神经和舌神经;它的交感神经根来自上颌外动脉丛;它的感觉根来自膝状神经节,经由舌腭神经、鼓索神经和舌神经。分布于颌下腺(submaxillary gland)和舌下腺(sublingual gland)。

内脏传入通路

内脏传入纤维的胞体位于部分脑神经和脊神经的感觉神经节(sensory ganglion)中。尽管其中一些纤维有髓鞘,但大多数是无髓鞘的,并且传导速度慢。内脏的疼痛神经支配总结于表 20-1 中。

表 20-1   内脏疼痛神经分布

分支	神经或节段	结构
副交感神经	迷走神经	食管、喉、气管
交感神经	内脏的(T1-L1)	胃、脾、小的内脏、结肠、肾、输尿管、膀胱(上部)、子宫(底)、卵巢、肺
	躯体的(C7-L1)	胸膜壁层,隔膜,腹膜壁层
副交感神经	骨盆的(S2~S4)	直肠、膀胱三角、前列腺、尿道、宫颈、阴道上部

至脊髓通路

到脊髓的内脏传入纤维是通过骶中神经、胸神经和上段腰神经进入的。骶神经携带来自盆腔器官的感觉刺激,神经纤维参与骶副交感神经输出的反射,控制各种性反应、排尿和排便等。轴突携带来自心脏、上消化道、肾脏和胆囊的内脏疼痛冲动,与胸神经和上段腰神经一起走行。这些内脏传入通路与诸如饥饿、恶心和内脏疼痛等感觉有关(表 20-1)。来自内脏的疼痛冲动可能与来自皮肤特定区域的疼痛冲动汇聚,引起牵涉痛(referred pain)。这种现象的例子有伴发于胆结石发作的肩痛,以及伴发于心肌缺血的左臂痛或喉咙痛(参见第 14 章)。

至脑干通路

舌咽神经（glossopharyngeal nerve）特别是迷走神经（vagus nerve）的内脏传入轴索，将各种感觉从心脏、大血管、呼吸道和胃肠道发送到脑干。涉及的神经节有下舌咽神经节和下迷走神经节（以前称为结状神经节）。传入纤维通过专门的感受器或感受器区也参与调节血压、呼吸频率和深度、心率的反射。这些受到压力刺激的压力感受器（baroreceptor）位于主动脉弓和颈动脉窦（图 20-8）。对缺氧敏感的化学感受器（chemoreceptor）位于主动脉和颈动脉体。有一个化学敏感区位于延髓，含有化学感受器神经元，这些神经元会因 CSF 中 pH 值和二氧化碳分压（pCO_2）的变化而改变它们的放电模式。

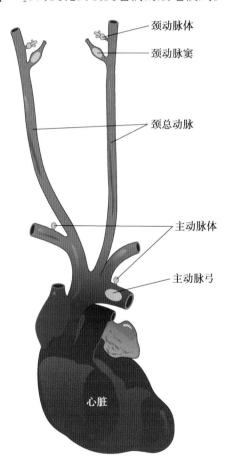

图 20-8　颈动脉体和主动脉体的位置（摘自 Ganong WF. Review of Medical Physiology. 22nd ed. New Yort, N Y: McGraw-Hill Education; 2005）

自主神经系统的分层结构

脑和脊髓的分层结构适用于自主神经系统。这种层次沿着喙尾轴在多个水平上对内脏反射产生影响。

脊髓

自主神经反射诸如肠蠕动和排尿是由脊髓调节的，但来自脑的下行通路改变、抑制或启动这些反射（图 20-9）。这可以通过自主神经支配控制膀胱来说明。膀胱控制以原始的反射回路为中心，包括位于脊髓 S2、S3 和 S4 水平的副交感神经节前神经元。当被膀胱扩张的感觉信号冲动刺激时，这些副交感神经元发出刺激逼尿肌和抑制尿括约肌的冲动，从而以反射的方式排空膀胱。这种原始的逼尿肌反射决定了婴儿的泌尿功能。在幼儿期之后，这种反射受到下行影响的调节，包括开始排尿的括约肌随意释放和延迟排尿时的抑制。

脊髓已横断的患者排尿控制可能受到损害。出现脊髓休克，以及低血压和支配排尿和排便的反射消失。尽管反射在几天或几周后恢复，它们可能是不完

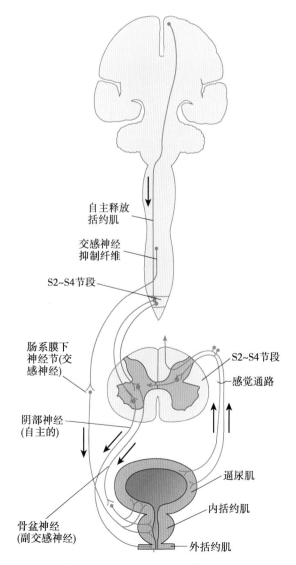

图 20-9　膀胱下行通路和神经支配

全的或异常的。例如,膀胱通常不能完全排空,这可能导致膀胱炎,并且可能缺乏自主的开始排尿(自主膀胱或神经源性膀胱)。根据横断的水平,逼尿肌反射(detrusor reflex)可能过度活跃或减弱,而神经源性膀胱可能是痉挛性的或弛缓性的(图20-10,图20-11)。

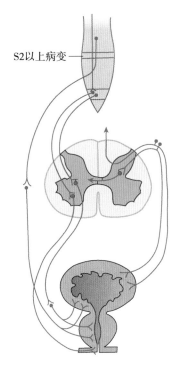

图 20-10　痉挛性神经源性膀胱,由 S2 水平以上一定程度的脊髓完全横断引起

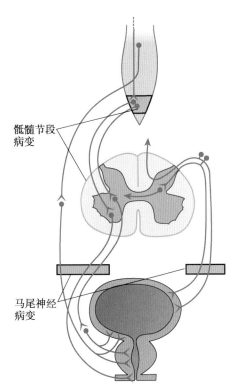

图 20-11　弛缓性神经源性膀胱,由脊髓骶部或马尾病变引起

延髓

延髓进入和走出脊髓的连接是围绕脊髓灰质的固有束(tractus proprius)的轻度有髓纤维。舌咽神经和迷走神经的内脏传入纤维终止于孤束核,参与呼吸、心血管和消化功能的控制(参见第 7 章和第 8 章)。主要反射活动与延髓内脏传出核和网状结构区域连接。这些区域可能有助于调节血糖水平和其他反射功能,包括唾液分泌、排尿、呕吐、打喷嚏、咳嗽和呕吐等。

脑桥

臂旁核(nucleus parabrachialis)是位于小脑上脚附近的一组神经元,它调节延髓神经元负责的节律呼吸。如果脑干在脑桥和延髓之间横断,这个呼吸调节中枢(pneumotaxic center)继续控制周期性呼吸。

中脑

调节反应、瞳孔对光反应,以及其他反射都在中脑整合,靠近第Ⅲ脑神经核复合体。从下丘脑到脑干内脏传出核团的通路穿过中脑导水管周围和脑室周围灰质的背侧纵束。

下丘脑

下丘脑整合自主神经活动,以应对内外环境的变化(体温调节机制,参见第 9 章)。一般来说,下丘脑后部与交感神经功能有关,而前部与副交感神经功能有关。最重要的下行通路是背侧纵束。与垂体的连接辅助下丘脑对内脏功能影响。

边缘系统

边缘系统(limbic system)被称为内脏脑(visceral brain),与下丘脑有着密切的解剖和功能联系(参见第 19 章)。边缘系统控制情感和冲动的内脏表现,如性行为、恐惧、愤怒、攻击和进食行为等。刺激边缘系统区会引起自主神经反应,如心血管和胃肠道反应、排尿、排便、竖毛和瞳孔改变等。这些反应在很大程度上是通过下丘脑进行的。

大脑皮质

大脑新皮质(cerebral neocortex)可能会启动自主神经反应,如在收到坏消息或好消息时面部发红或发白。由于低血压或心率减慢而引起的昏厥(晕厥),可能是由情绪刺激诱发的一连串迷走神经活动引起的。

肠道神经系统

与肠道相关的一组神经元,有时被认为是"胃肠道的固有神经系统",可以相对独立于 CNS 发挥作用,但受到 CNS 的调节。这种松散的神经元网状结构,可以调节胃肠道运动、分泌活动、血管活动和炎症,被称为肠道神经系统(enteric nervous system)。

肠道神经系统包含近 1 亿个神经元,位于众多的小神经节中。这些神经节通过神经束相互连接,形成两个网络(神经丛)。第一个是肌间神经丛(myenteric plexus),也称为奥尔巴赫神经丛(Auerbach plexus),它位于肌层之间,组成胃肠系统,从吻端的食管到尾部的直肠。到较小的神经节的其他投射也与胰腺和胆囊有关。黏膜下神经丛(submucousal nervous plexus),也称为迈斯纳神经丛(Meissner plexus),主要局限于肠道的黏膜下层,在小肠内最为突出,在那里调节分泌活动和支配血管。黏膜下丛的对应物是支配胰腺、胆囊、胆总管和胆囊管等。

肠道神经元支配负责肠道运动的平滑肌细胞,以及肠道及其血管组织中的分泌和内分泌细胞。肠神经元的活动受副交感和交感神经系统的调节。

副交感神经控制通路主要在迷走神经(调节上胃肠道)和骶神经(调节功能如下段结肠和直肠收缩)中运行。大多数节前副交感神经元是胆碱能的,通过兴奋性烟碱和毒蕈碱受体作用于肠神经元。另一方面,投射到胃肠道的节前交感纤维是肾上腺能的。

来自胃肠系统的感觉信息在迷走神经和内脏神经中,通过位于结状神经节的初级传入神经元传递到中枢神经系统。

递质物质

类型

自主神经活动控制着许多基本的身体功能。药理学和药物治疗在很大程度上取决于我们对自主神经系统的神经化学的了解,因为许多药物治疗的作用是增加或阻断自主系统各部分的活性。

自主神经递质调整多种内脏功能;主要的递质是 ACh 和去甲肾上腺素(参见第 3 章)。自主神经系统的两部分(副交感神经和交感神经)倾向于从它们的神经节后神经元释放不同的递质(乙酰胆碱和去甲肾上腺素)(尽管有几个例外,后面会提到),这为它们的相反作用提供了药理基础。

ACh 在节前的末梢被释放。它也被副交感神经节后神经元和交感神经节后神经元释放,投射到汗腺或调节血管舒张。

去甲肾上腺素,一种儿茶酚胺,是大多数交感神经节后末梢的递质。去甲肾上腺素及其甲基衍生物肾上腺素,由肾上腺髓质分泌的。虽然许多脏器同时含有去甲肾上腺素和肾上腺素,但后者不被认为是交感神经末梢的传递物。阻断肾上腺素的作用而不是去甲肾上腺素的药物,对大部分器官的肾上腺素能神经供给刺激反应影响不大。

P 物质、生长抑素、血管活性肠肽(VIP)、腺苷,以及 ATP 等也可作为内脏神经递质。

功能

自主神经系统可分为胆碱能(cholinergic)和肾上腺素能(adrenergic)的部分。胆碱能神经元包括节前神经元和副交感节后神经元,到汗腺的交感节后神经元,到骨骼肌中血管的交感血管舒张神经元。循环血液中通常没有 ACh,由于胆碱能神经末梢有高浓度胆碱酯酶,局部胆碱能放电的效应通常是离散的和短暂的(图 20-12,表 20-2)。

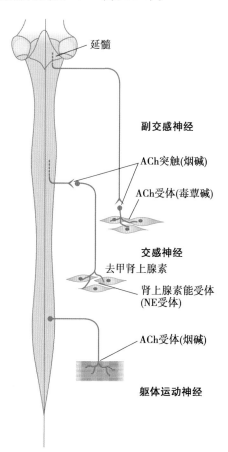

图 20-12 自主神经和躯体运动神经的一些解剖学和药理学特征示意图。ACh,乙酰胆碱;NE,去甲肾上腺素

表 20-2　效应器官对自主神经冲动和循环儿茶酚胺的反应

效应器官	胆碱能效应	去甲肾上腺素	
		受体类型	效应
眼睛			
虹膜辐状肌		α	收缩（散瞳）
虹膜括约肌	收缩（缩瞳）	…	…
睫状肌	视近处收缩	β	视远处放松
心脏			
S-A 结	心率减慢；迷走性停搏	$β_1$	增加心率
心房	收缩性降低和（通常）传导速度增加	$β_1$	增加收缩性和传导速度
A-V 结和传导系统	传导速度减慢；A-V 阻滞	$β_1$	增加传导速度
心室	…	$β_2$	增加收缩性和传导速度
小动脉			
冠状动脉，骨骼肌	扩张	α	收缩
肺、腹部脏器、肾脏		$β_2$	扩张
皮肤和黏膜，小脑	…	α	收缩
唾液腺		…	…
全身静脉	…	α	收缩
		$β_2$	扩张
肺			
支气管肌	收缩	$β_2$	松弛
支气管腺体	刺激	？	抑制
胃			
运动性和张力	增加	$α_1β_2$	降低（通常）
括约肌	松弛（通常）	α	收缩（通常）
分泌	刺激	…	抑制（？）
肠道			
运动性和张力	增加	$α_1β_2$	降低
括约肌	松弛（通常）	α	收缩（通常）
分泌	刺激	…	抑制（？）
胆囊和胆管	收缩	…	松弛
膀胱			
逼尿肌	收缩	β	松弛（通常）
三角肌和括约肌	松弛	α	收缩
输尿管			
运动性和张力	增加（？）	α	增加（通常）
子宫	易变的*	$α_1β_2$	易变的+
男性器官	勃起	α	射精

效应器官	胆碱能效应	去甲肾上腺素	
		受体类型	效应
皮肤			
竖毛肌	…	α	收缩
汗腺	广义的分泌	α	局部微分泌[+]
脾脏		α	收缩
		β_2	松弛
肾上腺髓质	分泌肾上腺素和去加肾上腺素	…	…
肝脏	…	$\alpha_1 \beta_2$	肝糖原分解
胰腺			
腺泡	增加分泌	α	分泌减少
胰岛	增加分泌胰岛素和高血糖素	α	胰岛素和高血糖素分泌减少
		β	胰岛素和高血糖素分泌增加
唾液腺	大量水状分泌物	α	黏稠分泌物
		β_2	淀粉酶分泌
乳腺	分泌	…	…
鼻咽腺	分泌	…	…
脂肪组织	…	β_1	脂肪分解
肾小球旁细胞	…	β_1	增加肾素分泌
松果体	…	β	增加褪黑素合成和分泌

[*] 依赖月经周期的阶段,循环中雌激素和黄体酮的含量,妊娠,和其他因素。

[+] 在手掌和其他一些部位(肾上腺素能出汗)。

改编自 Gilman AG,Rall TW,Nies AS,et al. Goodman and Gilman the Pharmacological Basis of Therapeutics. 8th ed. New York,NY:McGraw-Hill Education;1990。

在肾上腺髓质中,节后细胞已失去了它们的轴突,专门分泌儿茶酚胺(肾上腺素)直接进入血液;这些细胞的胆碱能节前神经元作为分泌运动神经供应肾上腺。交感神经节后神经元通常被认为是肾上腺素能的,除了交感血管舒张神经元和汗腺神经元。去甲肾上腺素具有比 ACh 更持久和更广泛的作用。

受体

根据去甲肾上腺素作用的靶组织对某些药物的敏感性不同,可以将其分为两类。这与靶组织中存在两种类型的儿茶酚胺受体-α 和-β 有关。α-肾上腺素受体调节血管收缩,β-肾上腺素受体调节的活动如增加心率和增强心脏收缩强度。α-肾上腺素受体有两种亚型(α_1 和 α_2),β-肾上腺素受体也有两种亚型(β_1 和 β_2)。α 和 β-肾上腺素受体既存在于节前末梢,也存在于节后膜。节前 β-肾上腺素受体为 β_1 型;节后受体为 β_2 型(图 20-13,表 20-2)。

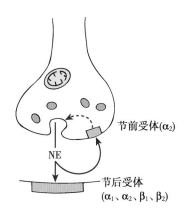

图 20-13　去甲肾上腺素能神经元末梢节前和节后受体。显示的节前受体为 α,节后受体可为 α_1、α_2、β_1 或 β_2。NE,去甲肾上腺素(摘自 Ganong WF. Review of Medical Physiology. 18th ed. New York:Appleton and Lange;1997)

尽管在节前和节后胆碱能神经元的递质化学上有明显的相似之处,但药物在这些位点的作用可能不同。例如,毒蕈碱(muscarine)对自主神经节几乎没有影响,但对平滑肌和腺体起作用,在那里,它模拟 ACh 的效应。这些细胞上的 ACh 受体被称为毒蕈碱的。具有毒蕈碱作用的药物包括 ACh、ACh 相关物质和胆碱酯酶抑制剂(如某些神经毒气)。阿托品、颠茄和其他天然和合成颠茄样药物通过阻止中介作用于内脏效应器官来阻断 ACh 的毒蕈碱效应。

ACh 的有些作用,包括从节前神经元到节后神经元的冲动传递,都不受阿托品的影响。由于烟碱产生相同的作用,ACh 在阿托品存在时的作用被称为烟碱效应,而受体被称为烟碱型乙酰胆碱受体。烟碱型乙酰胆碱受体存在于神经肌肉接头以及节前与节后神经元之间的突触上。

阻断去甲肾上腺素对内脏效应器影响的药物通常被称为肾上腺素能-神经元-阻滞剂、抗肾上腺素剂或交感神经阻滞剂。

病例 25

一名 55 岁的男性咨询他的医生,因自己流口水,吞咽困难和"听起来有点滑稽"的声音。间接喉镜检查显示右侧声带运动能力下降。其他检查都在正常范围内。医生给药控制唾液分泌过多。

8 个月后,患者再次出现 10 天的头昏眼花和昏厥病史。右侧舌有肌束震颤,血压随体位而改变(躺下 140mmHg/90mmHg,坐起来 100mmHg/70mmHg,站起来,血压太低以至于不能读数)。腰椎穿刺显示蛋白水平为 95mg/dl。在住院期间,患者有过一次旋转性眩晕发作。4 天后,他又回去工作了。

3 个月后,患者因主诉头晕、昏厥和吞咽困难加重再次返回。他的讲话很难听懂。他的血压随体位变化下降依然存在。神经学检查显示精神状态正常;视神经乳头扁平,视野完全,瞳孔正常,对光反应正常;眼外肌运动正常,双侧神经性听力缺失,构音障碍,腭中线位置,咽反射正常,舌无力,伸出时偏向右侧。步态为宽基底和不稳定。跟膝胫试验显示右侧共济失调。深部腱反射正常。CT 检查可见中度脑室增大。MRI 扫描显示有病变。

病变在哪里?病变的性质是什么?如何解释自主神经功能障碍?

病例在第 25 章进一步讨论。

敏化作用

自主神经效应器(平滑肌、心肌和腺体)部分或完全与正常神经连接分离时,对正常影响它们的神经递质的作用变得更加敏感;这被称为去神经过敏(denervation hypersensitivity)。

框 20-1　临床神经解剖学要点

阅读和领会这一章,你应该懂得和理解:
- 自主神经系统交感神经分支的解剖(图 20-1,左柱)
- 交感神经支配的靶点和途径(图 20-2)
- 交感系统的功能
- 自主神经系统副交感神经分支的解剖(图 20-1,右柱)
- 副交感神经支配的靶点和途径(图 20-5)
- 副交感神经系统的功能
- 头部自主神经支配(图 20-4)
- 肠道神经系统
- 自主神经递质和受体

(张丽梅　施福东　译　王维治　校)

参考文献

Cardinali DP: *Autonomic Nervous System*. Springer, 2018.

Costa M, Brookes SJ: The enteric nervous system. *Am J Gastroenterol*. 1994;89:S129.

deGroat WC, Booth AM: Autonomic systems to the urinary bladder and sexual organs. In: *Peripheral Neuropathy*. 3rd ed. Dyck PJ, Thomas PK, Griffin JW, et al (editors). WB Saunders, 1993.

Furness JB: *The Enteric Nervous System*. Blackwell, 2006.

Gibbons IL: Peripheral autonomic pathways. In: *The Human Nervous System*. 2nd ed. Paxinos G, Mai JK (editors). Elsevier Academic Press, 2004.

Goyal R, Hirano I: The enteric nervous system. *N Engl J Med*. 1994;334:1106.

Janig WW: *The Integrative Action of the Autonomic Nervous System*. Cambridge University Press, 2006.

Loewy AD, Spyer KM: *Central Regulation of Autonomic Function*. Oxford University Press, 1990.

Mathias CJ, Bannister R (editors): *Autonomic Failure: A Textbook of Clinical Disorders of the Autonomic Nervous System*. 4th ed. Oxford University Press, 2013.

McLeod JG, Tuck RR: Disorders of the autonomic nervous system. 1. Pathophysiology and clinical features. *Ann Neurol*. 1987;21:419.

Robertson B, Low PA, Polinsky RJ: *Primer on the Autonomic Nervous System*. Elsevier, 2011.

Spiller R, Grundy D (editors): *Pathophysiology of the Enteric Nervous System*. Blackwell, 2004.

第 21 章　高级皮质功能
Higher Cortical Functions

在某种程度上,人类大脑皮质代表着进化的顶峰。除了包含与运动起始、身体感觉和特殊感觉器官相关的神经元网络外,大脑皮质还是理解、认知、交流、推理、解决问题、抽象、想象和计划等功能的基础。

额叶功能

额叶包含系统发生上"新的"皮质部分,并作为皮质的一个"执行"的部分。额叶参与更高级的功能,包括推理和抽象,策划和发起活动,监测和塑造行为以确保适应性的行动,抑制不适应的行为,确定行动的优先次序和顺序,解决问题,协调基本的运动和感觉功能,形成连贯的、以目标为导向的行为流。

额叶损伤(如脑肿瘤或脑创伤时可能出现的)可以产生深刻的行为改变。有几种综合征特别常见,如额叶背外侧部(凸面)受损后,患者往往变得冷漠、意志缺失、缺乏兴趣(在某些病例中表现哑和不动)。眶额区皮质损伤后,出现去抑制综合征,患者表现情绪不稳和易怒。这些患者注意力不集中,容易分心,判断力受损,丧失了通常的矜持和社交礼仪。额叶内侧部损伤可产生一种运动不能综合征(缺乏自主的运动)和冷漠。额叶基底部的损伤也会导致记忆障碍。这些额叶综合征(frontal lobe syndrome)多见于双侧病变患者。

语言和言语

语言是对抽象概念的理解和交流。这种皮质功能与初级视觉、听觉和运动功能相关的神经机制是分离的。

思考正确词语的能力,计划和协调肌肉收缩的顺序,以产生可理解的声音,并将词汇组合成有意义的句子,这些都依赖于在额下回内的布罗卡区(Broca area)(44 和 45 区),恰位于控制嘴唇和舌的运动皮质的前部。

理解语言,包括口语的能力依赖于韦尼克区(Wernicke area)。韦尼克区位于颞上回的后部,在听觉联合皮质内(22 区)。

弓状束(arcuate fasciculus)是在半球白质内连接韦尼克区与布罗卡区的一个至关重要的弧形通路(图 21-1)。因为弓状束连接言语理解区(韦尼克区)和负责产生言语的区域(布罗卡区),这一白质传导束的损伤会产生复述障碍。

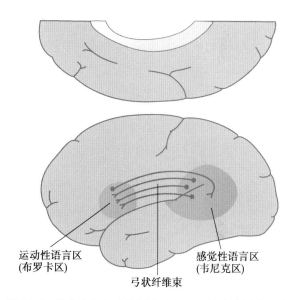

运动性语言区
(布罗卡区)

感觉性语言区
(韦尼克区)

弓状纤维束

图 21-1　优势大脑半球的语言中枢区。注意布罗卡区和韦尼克区是通过皮质下面,在弓状束中穿行的纤维相互连接的

构音障碍

构音障碍(dysarthria)是一种言语障碍,它的言语机制由于皮质延髓通路病变,一个或多个脑神经核病变或第 V、VII、IX、X 和 XII 脑神经病变、小脑病变,以及发音肌肉病变的损伤造成的。构音障碍的特征是言语的发声、发音、共振或呼吸等功能障碍。命名、选词和理解功能都完好,但说话含糊不清。

失语症

失语症(aphasia)是指脑损伤而导致的语言功能的丧失或障碍。几种不同类型的失语症是由大脑半球特定区域的病变引起的(表21-1)。在测试失语症时,临床医生首先听取患者的自发语言,然后在交谈中体察患者的语言。失语可以分为流利性(每分钟超过50个词,且毫不费力,没有构音障碍,短语长度正常,语调也正常)。相比之下,非流利性失语症是费力的,言语输出减少(每分钟少于50个词)(译者注:中文对此尚无统一标准,目前流利性与非流利性失语仍以每分钟50个字为界限),发音不清晰,言语的抑扬顿挫和韵律退化以及语法错误等(如倾向于省略重要的、句子主干词汇或只使用名词和动词)。命名(通常检查是让患者说出他们面前物体的名字),复述短语如"狗""汽车""领导""虽然……但是……然而",以及口语理解能力也要接受测试。通过观察对难度分级的是与否问题的反应,可以评估言语输出受损患者的理解能力。"你叫张三丰吗?""我们是在病房里吗?""我们是在教室里吗?""直升机会吃掉它们的孩子吗?"

表 21-1　失语症

	类型	命名	流畅度	听觉理解力	复述	病变定位
	失语症伴复述受损					
	布罗卡失语	±	−	+	−	布罗卡区(44 和 45 区)
	感觉性失语	−	+	−	−	韦尼克区(22 区)
	全面性失语	−	−	−	−	左侧大脑半球大面积损伤
	传导性失语	±	+	+	−	弓状纤维束
	失语症伴复述保留					
孤立失语症	经皮质运动性失语	−	−	+	+	布罗卡区周围
	经皮质感觉性失语	−	+	−	+	韦尼克区周围
	经皮质混合性失语	−	−	−	+	布罗卡区和韦尼克区周围
	命名性失语	−	+	+	+	左侧(或右侧)大脑半球的任何部位

−,显著受损的;+完好的。

失语症伴复述受损

在最常见的失语症形式中,重复口语的能力受损。布罗卡失语(Broca aphasia)、感觉性失语(Wernicke aphasia)和全面性失语(global aphasia)在临床实践中是常见的。

A. 布罗卡失语

布罗卡失语很常见,通常是由优势半球额下回[布罗卡区,图 21-1]的病变所引起。患者甚至连简单的物体都叫不出名字。复述功能受损,但口语的理解能力是正常的。患者通常意识到自己的缺陷,并且能够适当地关注它。多数累及布罗卡区的病变也影响邻近的运动皮质。患者常有偏瘫,手臂比腿受影响更大。布罗卡失语经常由卒中而发生的,最常累及大脑中动脉供血区。

B. 感觉性失语

韦尼克失语(Wernicke aphasia),这种常见的失语症是由在颞上回或附近,韦尼克区的病变引起的(图 21-1,图 21-2)。由于这部分皮质不与运动皮质毗邻,通常不出现偏瘫。

感觉性失语患者言语流利,但难以理解。复述和理解力是受损的。患者通常难以命名物体,并产生字面错语(literal paraphasia),例如,"wellow"代替"yellow",言语错语(verbal paraphasia),例如,"mother"(妈妈)代替"wife"(妻子)。经常使用新词(neologism)(无意义的、荒谬的词,如将"报纸"说成"被各"),言语可能是迂回的(即冗长而毫无意义的)。感觉性失语患者通常似乎并不关心,甚至根本没有意识到自己的语言障碍。感觉性失语通常由栓塞性卒中引起的。

C. 全面性失语

优势半球的大的病变,包括额叶的布罗卡区、颞叶的韦尼克区,以及相互连接的弓状束可以导致全面性失语(图 21-2)。在这种非流利性失语症中,复述和理解都严重受损。全面性失语最常见的原因是由于颈动脉或大脑中动脉闭塞导致优势半球大面积梗死。

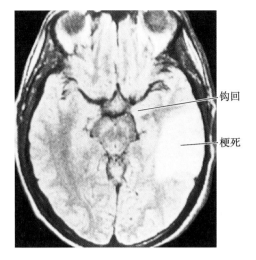

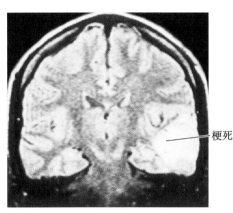

图 21-2　经头部切片的 MRI。上图：水平切面大的颞叶高信号区，代表由一个大脑中动脉分支闭塞引起的梗死。下图：冠状切面像显示相同区域的梗死（脑部外围的平行线表示患者活动引起的伪影）。在优势大脑半球，这种类型的大面积梗死可产生全面性失语伴轻偏瘫

钩回

梗死

梗死

D. 传导性失语

传导性失语（conduction aphasia），这种不常见的失语症言语输出是流利的和错乱的。对口语的理解是完整的，但复述却严重受损。尽管患者通常能够从名单中选出正确的名字，但命名能力受到损害。传导性失语是由位于颞-顶叶交界处的白质弓状束病变引起的，这个病变断开了韦尼克区与布罗卡区之间的连接。

失语症伴完整的复述

A. 孤立失语症

孤立失语症（isolation aphasia），在这些不寻常的失语症中，复述能力被保留，但理解能力受损。这类失语症又被称为"经皮质性失语"（transcortical aphasia），因为病变一般位于韦尼克区或布罗卡区周围，或两者周围的皮质。根据病变的位置，这些失语症可能是流利或不流利的，理解力可能受损或保留。

B. 命名性失语

命名性失语（anomic aphasia），或命名障碍（难以找到正确的词）可能发生在各种情况下，包括中毒性和代谢性脑病。当命名障碍作为一种失语症障碍出现时，言语可能很流利，但由于找词困难而缺乏意义。患者对物体命名困难。理解力和复述相对正常。命名性失语的存在对功能障碍的定位价值不大。遍布优势半球的局灶病变，或在某些病例中，在非优势半球病变可能导致命名性失语。在中毒性和代谢性脑病中也普遍存在命名障碍。

失读症

失读症（alexia）（没有阅读能力）可以作为失语综合征的一部分或作为一种孤立的异常出现。失语性失读（aphasic alexia）是指布罗卡失语、感觉性失语、全面性失语，以及孤立失语症中的阅读障碍。

A. 失读症伴失写

这种障碍，表现为阅读和书写障碍，见于颞-顶叶交界区病变，特别是角回的病理性损伤。因为角回的病变也会产生格斯特曼综合征（Gerstmann syndrome）（见本章后面的小节）和命名障碍，伴有失写症。格斯特曼综合征和命名障碍可能同时发生。

B. 失读症不伴失写

失读症不伴失写是一种显著的障碍，患者表现为不能阅读，尽管书写没有受损。患有这种障碍的患者能够写一段话，但是当被要求阅读时，他们却不能。

当左（优势）侧视皮质和胼胝体压部受损时就会出现这种综合征（图 21-3）。由于左侧视皮质受损的结果，出现右侧同向性偏盲，而在右侧半视觉世界的书写材料没有被处理。呈现于左侧视野的文字材料是在右侧视皮质中进行处理。然而，两侧视皮质的神经元通常通过投射到胼胝体压部的轴突相互连接的。由于压部受损，右侧视皮质的视觉信息不能传递到左（优势）侧半球的视皮质，因此，造成与语言理解区（韦尼克区）分离。

最常见的，失读症不伴失写的病因是左侧大脑后动脉供血区梗死，它损害了左侧的视皮质和胼胝体后部。示例如图 21-4 所示。

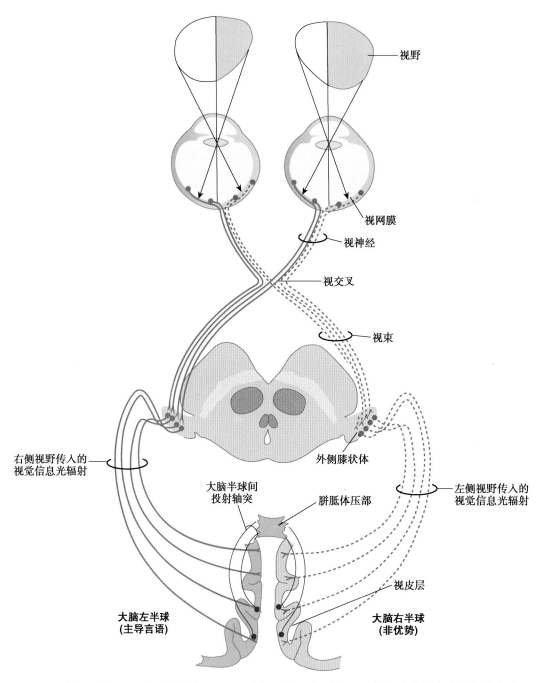

视野

视网膜

视神经

视交叉

视束

右侧视野传入的
视觉信息光辐射

外侧膝状体

左侧视野传入的
视觉信息光辐射

大脑半球间
投射轴突

胼胝体压部

视皮层

大脑左半球
(主导言语)

大脑右半球
(非优势)

图 21-3　失读症不伴失写的神经解剖学基础。必需有两个区域的损伤(左侧语言优势半球的视觉皮质和胼胝体压部,该压部传递连接两侧视皮质的半球间轴突)。这些区域由两侧的大脑后动脉灌注的。因此,左侧大脑后动脉的闭塞可以产生这种显著的综合征

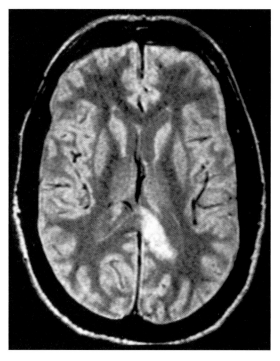

图 21-4　MRI 显示,一例 48 岁男性左侧枕叶和胼胝体压部病变,他突然出现右上象限盲和失读症不伴失写

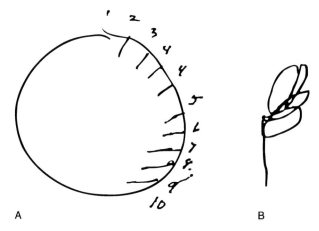

图 21-5　一例右半球病变患者的单侧(左侧)忽略症。患者要求填写时钟面上的数字(A),并画一朵花(B)

单侧忽视症通常被认为是顶叶损伤的结果,但也会出现在大脑半球其他部位(额叶、皮质下白质、深部结构如基底核等)损伤后。单侧忽视最容易在右大脑半球损伤后被证实(左侧单侧忽视),如图 21-6 所示的病例说明的。

失认症

失认症(agnosia),鉴别或识别困难通常被认为是大脑皮质的联合功能紊乱所导致的。实体觉缺失(astereognosis)是触觉不能识别物体,通常与对侧半球顶叶病变有关。视觉失认(visual agnosia),即无法通过视觉识别事物,如物体、图片、人、空间关系等,可发生在优势侧半球伴或不伴偏盲的情况下。这是顶枕叶病变或胼胝体压部纤维中断的结果。

面容失认症(prosopagnosia)是一种显著的综合征,表现为患者失去了识别熟悉面孔的能力。患者可能会描述一些可识别的特征,如眼睛的颜色,头发的长度和颜色,以及是否有胡子等。然而,即使是配偶、朋友或亲属却可能认不出来。虽然这种综合征的解剖学基础仍有争议,但颞叶和枕叶的病变,在某些病例中双侧病变已被认为是病因。

单侧忽略(unilateral neglect)是患者对半球病变对侧的一半空间刺激不能做出反应的综合征。患者可能对于视觉、触觉和听觉刺激没有反应。在病变完全发展的情况下,这一综合征是非常显著的。患者可能会碰撞到被忽视的视野内的东西,无法为被忽视的那一半身体穿衣或刮胡子,也没有意识到被忽视的那一侧的运动或感觉障碍。当患者被要求画一朵花或填写时钟上的数字时,单侧忽视可能特别明显(图 21-5)。

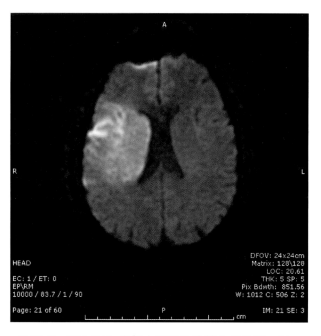

图 21-6　MRI 显示,右侧大脑中动脉供血区梗死。在一位历史学教授,出现左侧无力和左侧忽略。对侧忽视综合征常见于右半脑病变。患者没有意识到自己的左侧无力,对他的左侧刺激也没有反应(承蒙 Joseph Schindler, MD, Yale Medical School 惠赠)

病觉缺失

病觉缺失(anosognosia),即对疾病缺乏认识或否认疾病,可能与单侧忽视综合征同时发生。例如,

左侧偏瘫的患者常常忽视瘫痪的肢体,甚至可能否认它们是自己身体的一部分,把它们归咎于一个玩偶或另一位患者。即使患者意识到自己的缺陷,他也可能没有适当地关注它。

失用症

失用症(apraxia)是指尽管在运动和感觉传导通路完整,理解力完整,配合充分的情况下,但仍不能正确地执行运动行为。失用症可发生在各种皮质和皮质下部位的损伤后。观念运动性失用(ideomotor apraxia)是指不能对口头指令做出运动反应,而这些反应之前是可以自发进行的。例如,患者可能不能按指令露出牙齿,虽然他可以自发地这样做。为患者提供使用的物体(如给他们一把梳子并让他们演示如何梳头)可以提高他们的表现。多部位的损伤,包括布罗卡区、胼胝体和弓状束,可以导致观念运动性失用。观念性失用(ideational apraxia)的特征是在运动概念上的异常,因此患者可能在做任何事情上都有困难,或者可能在对一个复杂动作的不同组成部分进行排序方面存在问题,尽管每个独立的组成部分都可以正确执行。在观念性失用中,引入被使用对象并不能提高其表现。观念性失用可见于左侧颞-顶-枕区的损伤后。

格斯特曼综合征

格斯特曼综合征这种临床表现的四联症包括,左右失定向,手指失认(难以辨别或识别手指),计算障碍,以及书写障碍。出现这种四联征提示左侧半球的角回功能障碍。

大脑优势化

虽然运动和感觉通路的投射系统在左右半球是相对类似的,但每个半球在某些特定的功能上是专门化的和比另一个半球具有优势。大多数人的左侧大脑半球控制语言和口语;右半球主导三维成像和空间的解析。还提出了其他的区别,诸如左脑对音乐的理解能力,右脑对算术和设计能力。

大脑优势与利手习惯有关。大多数右利手的人是左半球优势,70%的左利手者亦是左半球优势,而其余的30%是右半球占优势。这种优势体现在两个半球之间的解剖学差异上。左半球占优势的人,左侧外侧裂的坡度不那么陡,左侧颞上回(颞平面)的上面较宽。

当考虑患者进行神经外科手术时,确定哪个大脑半球对语言起主导作用是很有用的。典型的做法是将异戊巴比妥(amobarbital)或硫喷妥钠(thiopental sodium)注入颈动脉,同时患者大声数数,并快速交替移动双手手指。当注入优势半球侧颈动脉时,比注射另一侧的颈动脉对语言功能的干扰更大,时间更长。

记忆和习得

记忆的三种类型包括即时回忆、短期记忆和长期(或远程)记忆。即时回忆(immediate recall)是指人们在阅读和听到一段信息后很快就能记住并重复的现象。在测试中,大多数人都能像鹦鹉学舌一样,重复一组简短的单词或数字,最多重复10min。解剖学基础被认为是听觉联合皮质。

短期记忆(short-term memory)可以持续到1个小时。测试通常包括记忆一些较复杂的数字(如电话号码)或句子,时间不超过1小时。这种类型的记忆与颞叶深部的完整性相关。如果患者的颞叶在手术中受到刺激或受到病变的刺激,他或她可能体验似曾相识感,其特征是突然闪现以前的事情,或者把新的感觉误认为是旧有的和熟悉的(偶尔,这种似曾相识的感觉也会自发地发生在正常、健康的人身上)。

长期记忆(long-term memory)使人们能够记住单词、数字、其他人、事件等很多年。记忆的形成似乎涉及某些突触的强化。长时程增强作用(long-term potentiation,LTP),是突触后神经元在高频率活动后由于钙离子积累所引发的过程,似乎在基础记忆过程中起着重要作用。实验和临床观察表明,长期记忆的编码涉及海马和邻近的颞叶内侧皮质。内侧丘脑及其在额叶的靶区,连同迈纳特基底核也受到了影响(图21-7)。

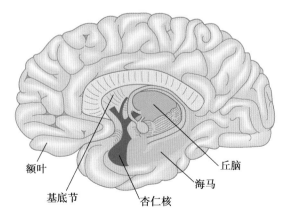

图21-7　与编码长期记忆有关的脑区(摘自 Ganong WF. Review of Medical Physiology. 19th ed. New York. NY: Appleton & Lange;1999)

额叶　基底节　杏仁核　海马　丘脑

癫痫

大脑皮质的功能障碍,单独地或与深部结构的功能障碍一起,可以导致某些形式的癫痫发作。癫痫的特征是突发的、短暂的脑功能改变,通常伴有运动、感觉、自主神经或精神症状,它通常伴有意识改变。在这些发作期间,脑电图(EEG)可检测到与表现一致的明显改变(参见第 23 章)。

临床关联

如果两侧颞叶切除或两侧颞叶病变破坏了巩固机制,新的事件或信息就不会被记住,但以前的记忆可能保持完整,这种不寻常的功能障碍称为顺行性遗忘症(anterograde amnesia)。通常被认为是双侧边缘系统损伤的结果。例如,首先侵犯双侧颞叶的单纯疱疹脑炎,双侧大脑后部梗死损伤双侧颞叶。

创伤造成的双侧颞叶挫伤可能导致失忆症。内侧丘脑病变(特别是背内侧核)也会导致顺行性遗忘,这可能是肿瘤或脑梗死的结果。记忆缺失在韦尼克脑病(Wernicke encephalopathy)[韦尼克-科尔萨科夫综合征(Wernicke-Korsakoff syndrome)]中很常见,在酒精中毒、维生素 B_1 缺乏的患者中,出血性病变发生在丘脑内侧核、下丘脑(特别是乳头体)、中脑导水管周围灰质和中脑被盖。在上述所有病变中,逆行性遗忘(retrograde amnesia),即对病变前事件的记忆丧失,也可能发生。

癫痫是一种异质性疾病,在最广泛的意义上,它们可以被分类为以全面性或部分性(局灶的、局部的)痫性发作为特征的障碍。某些类型的癫痫发作是由于脑的特定部位的损伤引起的,因此具有定位价值。

局灶性(杰克逊)癫痫

局灶性癫痫(focal epilepsy),也称为杰克逊癫痫(Jacksonian epilepsy),是部分运动皮质的局部刺激引起的癫痫发作,可能表现为影响相应周边区域的癫痫发作。这些被称为局灶性运动发作(focal motor seizures),而它们提示脑的一个离散的、特定部位的损伤。例如,如果控制手的运动皮质受累,痫性发作可能仅局限于手部。意识可能被保留,癫痫可能扩展到毗邻运动皮质的其他部分,并累及相邻的周边部分。癫痫活动的扩散,当它延伸到运动皮质的"小矮人"时,可能会在身体上以有序的"行进"方式出现(图 10-14)。局灶性运动性癫痫可伴或不伴行进发生。这种类型的癫痫通常伴有脑瘤或胶质瘢痕等结构性病变。在神经外科手术中,电刺激暴露的皮质有助于对皮质进行功能定位,以及了解局灶性癫痫的部位。例如,电刺激初级运动皮质内的不同区域导致特定的身体部位运动(图 21-8),与图 10-14 所示的运动小矮人的组织结构一致。

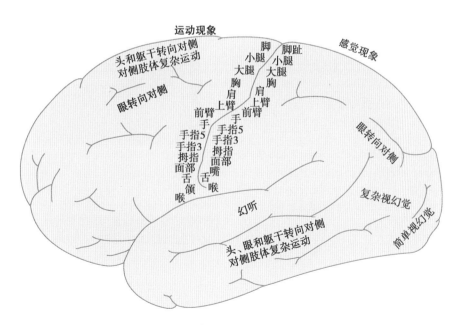

图 21-8　大脑皮质电刺激的结果

复杂部分性癫痫

复杂部分性癫痫（complex partial epilepsy）有几种类型。在颞叶癫痫（temporal lobe epilepsy），痫性发作可表现为精神症状或复杂感觉症状开始（如兴奋或恐惧的感觉，一种异常的熟悉感觉，似曾相识，复杂的视幻觉或听幻觉），或自主神经症状（如上腹部不寻常的感觉）。嗅觉或味觉的感觉经常被报告。这些症状随后可能伴有自动症，简单或复杂的模式运动，言语错乱，头和眼转动，咂嘴或咀嚼，四肢扭转和翻腾动作，意识模糊，以及失忆症等。复杂的行为和动作，如行走或者扣上或解开纽扣可能持续数秒钟或长达 10min。颞叶病灶（棘波、尖波或复合波）经常与这种类型的癫痫相关。这些复杂部分性发作，在一些患者中可能泛化为强直-阵挛性发作。在颞叶经常可见病理学改变，如胶质瘢痕或肿瘤等。

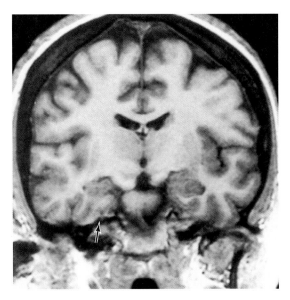

图 21-9 穿过头部额部切面的 MRI，显示临床实例 21-1 描述的患者海马萎缩（箭头）

临床实例 21-1

一位 44 岁的女性，在 3 岁时曾有全身强直-阵挛发作并伴有发热，但其他方面一直良好，直到 12 岁时，开始出现复杂部分性发作。她的癫痫发作特点是出现先兆，包括胃气上升感，紧接着意识丧失，左手强直性运动，以及头转向左侧。有时她站立时会摔倒。尽管服用了抗惊厥药物，她的癫痫平均每月发作 5~10 次。检查未发现神经系统异常，由于传统药物治疗未能控制住她的发作，患者被送进医院治疗。EEG 监测显示，右前颞叶慢波和异常棘波活动。她癫痫发作时，右侧颞叶有异常放电。颈内动脉异戊巴比妥试验（amobarbital test）（瓦达试验，Wada test），在她的颈动脉中注射麻醉剂，证实左侧半球为语言优势侧，以及左右半球之间记忆功能的显著差异，左侧半球表现出完好的记忆，右侧显示出显著的记忆受损。MRI 检查显示，右侧海马严重萎缩（图 21-9）。

EEG 的所见一致，连同 MRI 证明右侧海马萎缩，提示右侧内侧颞叶癫痫。由于患者的癫痫发作未能被抗惊厥药物控制，她接受了右侧内侧颞叶神经外科切除术（图 21-10）。手术后，除抗惊厥药物水平很低时发生的一次癫痫外，患者未再出现癫痫发作。

这一病列说明了一种经手术治疗的最常见的癫痫类型，内侧颞叶癫痫（medial temporal lobe epilepsy）的经典病史和临床表现。神经外科手术切除这些区域的效果是显著的。术前通过电诊断、结构检查和认知功能研究确定解剖定位的相关性，以及切除有限的大脑区域的后续反应，提供了解剖学与临床关联的生动证明。

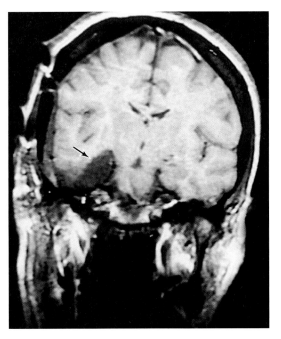

图 21-10 术后通过额叶切面的头部 MRI 图像，显示前内侧颞叶切除术（箭头）

病例 26

入院前一个月，这位 60 岁的右利手寡妇出现了 5min 左手臂和手部麻木和刺痛感，伴随左手不能活动。入院前两天，她在洗澡时摔倒，失去知觉。她被邻居发现时，左臂和左腿不能活动。她讲话虽然含糊不清，语速缓慢，但能表达意思。

病例 26(续)

　　神经学检查发现血压 180mmHg/100mmHg,心率正常为 84 次/min。患者反应较慢,但对于人、地点和时间有粗略的定位。她忽略了左视野的刺激。瞳孔对光反射存在,有轻微但明确的双侧视神经乳头水肿。其他发现包括左侧面部痛觉减退,左侧完全性中枢性面瘫,左臂完全性弛缓性瘫痪,左腿无力较轻;患者似乎忽略了她的左侧身体,也不关心她的轻偏瘫。左侧的反射比右侧更明显,并有左侧伸性跖反射。左侧身体对所有感觉刺激的反应都减退。CT 检查显示的图像与图 12-14 相似,但位于相反半球。

　　诊断是什么?

病例 27

　　一名 63 岁的店员,突然感到全身有一种奇怪的感觉,他形容为触电,在右侧有蓝光闪烁。在这次发作中,他感觉很困惑。第二天,当他起床后,他无意间撞到右侧门柱。他没有注意到妻子从他右边向他走来,给他端来一杯咖啡。在接下来的两周内,他仍然撞到在他右侧的物体,并抱怨视力差,他将其归因于右眼白内障。他的妻子催他去医生。当问及他的病史时,患者表示他有风湿性心脏病,已控制 3 年了。

　　体格检查发现两眼都有白内障,但并没有严重到明显地损害视力。神经学检查显示右侧偏盲,没有发现其他神经异常。

　　病变部位在哪里? 进一步的检查会帮助确定病变部位吗? 最可能的诊断是什么?

　　病例在第 25 章中进一步讨论。

框 21-1　临床神经解剖学要点

阅读和领会这一章,你应该懂得和理解:

- 额叶功能
- 失语症的类型及其神经解剖学基础(表 21-1)
- 失读症不伴失写
- 失用症及其神经解剖学基础
- 格斯特曼综合征
- 忽略综合征
- 优势大脑

（梁松岚　董会卿　译　王维治　校）

参考文献

Butefisch CM: Plasticity of the human cortex: Lessons from the human brain and from stroke. *Neuroscientist.* 2004;10:163–173.

Damasio AR, Geschwind N: The neural basis of language. *Annu Rev Neurosci.* 1985;7:127.

Engel J: *Seizures and Epilepsy.* 2nd ed. Oxford University Press, 2008.

Engel J, Pedley TA, Aicardi J: *Epilepsy: A Comprehensive Textbook.* 2nd ed. Wolter Kluwers, 2008.

Geschwind N: The apraxias: Neural mechanisms of disorders of learned movement. *Amer Sci.* 1975;63:188.

Goldman-Rakic P: Cellular basis of working memory. *Neuron.* 1995;14:477.

Heilman KM, Valenstein E, Watson RT: Neglect. In: *Diseases of the Nervous System.* 2nd ed. Asbury AK, McKhann GM, McDonald WI (editors). WB Saunders, 1992.

Kesner RP, Churchwell JC: An analysis of rat prefrontal cortex in mediating executive function. *Neurobiol Learning Memory.* 2011;96:471–431.

Linden DEJ: Working memory networks of the human brain. *Neuroscientist.* 2007;13:268–279.

Macaluso E: Multisensory processing in sensory-specific cortical areas. *Neuroscientist.* 2006;12:327–338.

Mesulam MM: *Principles of Behavioral and Cognitive Neurology.* 2nd ed. Oxford University Press, 2000.

Shaywitz BA, Shaywitz SE, Pugh KR, et al: Sex differences in the functional organization of the brain for language. *Nature.* 1995;373:607.

Tsao DY, Livingstone MS: Mechanisms of face perception. *Ann Rev Neurosci.* 2008;31:411–431.

第 22 章　脑部影像学
Imaging of the Brain

　　脑成像(brain imaging)提供了重要的诊断信息,对脑部的研究非常有用。颅骨、脑及其血管,以及包含脑脊液的大脑间隙的影像,对病灶的定位都有不可估量的帮助。与体格检查和病史一样,影像学检查可以提供重要的诊断线索。在紧急情况下,昏迷患者的影像可能是唯一可用的诊断信息。

　　CT、MRI 和其他类似的成像方法常被用来显示头部的层面,矢状面、冠状(额)面和水平面(轴位)是常用的位面(图 22-1)。

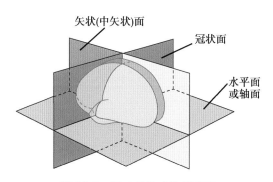

图 22-1　用于现代成像的平面

　　对临床医生来说,了解各种可用的成像方式和确定最有用的检查手段是至关重要的。将成像的结果与临床表现,亦即病史和神经系统检查联系起来也很重要。

头颅 X 线片

　　当没有更精确的方法时,头颅 X 线检查可以提供一种简单的方法对钙化及其在脑内和周围的分布进行成像。颅骨平片可以确定颅骨骨折的范围和可能的凹陷,或确定钙化的脑病变、异物或累及颅骨的肿瘤。它们可以提供颅底以及鼻窦的骨结构和各种孔隙的图像。头颅 X 线片(skull X-ray films)也可提供慢性颅内压增高伴蝶鞍背变薄的征象,以及蝶鞍的大小和形状异常,提示大的垂体肿瘤。在头部磁共振成像开始使用之前,头颅平片有时被用来筛查金属物体。

血管造影术

脑血管造影

　　当怀疑有血管异常,如闭塞、畸形或动脉瘤时,头颈部血管造影(angiography)(动脉造影)是一种神经诊断方法(图 22-2~图 22-12;参见第 12 章)。血管造影也可以用来确定血管相对于颅内结构的位置是正常还是有病理性改变。动脉瘤、动静脉瘘或血管畸形可以采用球囊介入血管造影(interventional angiography using balloons)来治疗。使用一种像胶水一样的快速凝固溶液,或像栓子一样作用的惰性小球。

　　血管造影包括一系列图像,显示在透视引导下,造影剂进入大动脉(如经股动脉导管)。在动脉期之后是毛细血管期和静脉期(图 22-6~图 22-10)。左右颈内动脉和椎动脉血管造影还可以用其他影像来补充,如在脑膜瘤或 AVM 时使用颈外动脉系列,这些影像通常是以减影的形式呈现的,也就是说,反转的影像叠加在头颅的平片上。

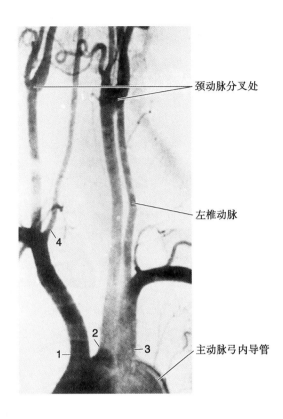

颈动脉分叉处

左椎动脉

主动脉弓内导管

图 22-2　主动脉弓和主干血管的血管造影。正常影像。1. 头臂干动脉；2. 颈总动脉；3. 左锁骨下动脉；4. 右椎动脉（摘自 Peele TL. The Neuroanatomical Basis for Clinical Neurology. New York：McGraw-Hill Ed Education；1954）

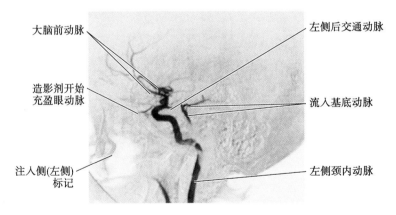

大脑前动脉

左侧后交通动脉

造影剂开始充盈眼动脉

流入基底动脉

注入侧(左侧)标记

左侧颈内动脉

图 22-3　左侧颈内动脉造影，动脉早期，侧面观。正常影像（与图 22-4 对比）

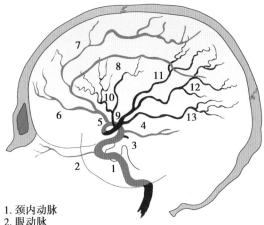

1. 颈内动脉
2. 眼动脉
3. 后交通动脉
4. 脉络膜前动脉
5. 大脑前动脉
6. 额极动脉
7. 胼缘动脉
8. 胼周动脉
9. 大脑中动脉
10. 额顶升动脉
11. 顶后动脉
12. 角动脉
13. 颞后动脉

图 22-4 颈内动脉造影示意图,动脉期,侧位投影(摘自 List C,Burge M,Hodges L. Intracranial angiography[J]. Radiology,1945,45(1):1-14)

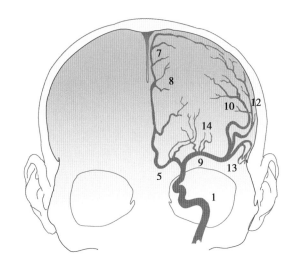

图 22-6 颈内动脉造影示意图,动脉期,额面投影。14=豆纹动脉(其他参见图 22-4)(摘自 List C,Burge M,Hodges L. Intracranial angiography[J]. Radiology,1945,45(1):1-14)

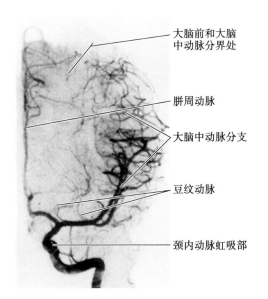

大脑前和大脑中动脉分界处

胼周动脉

大脑中动脉分支

豆纹动脉

颈内动脉虹吸部

图 22-5 左颈内动脉造影,动脉期,侧位片。正常图像(与图 22-6 比较)

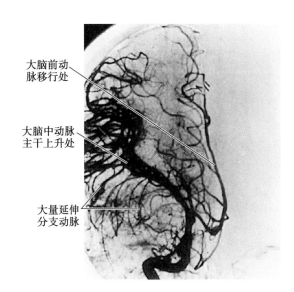

大脑前动脉移行处

大脑中动脉主干上升处

大量延伸分支动脉

图 22-7 右颈内动脉造影,动脉期,前后视图。异常影像

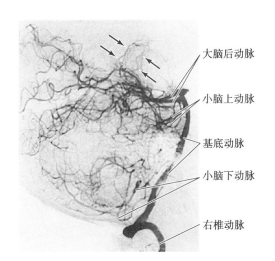

图 22-8　椎动脉造影,动脉期,右侧位片。正常影像。箭头表示脉络膜后动脉

大脑后动脉
小脑上动脉
基底动脉
小脑下动脉
右椎动脉

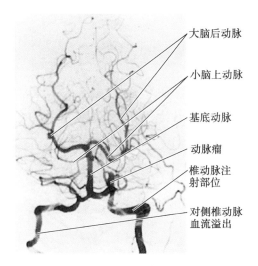

图 22-9　椎动脉血管造影,动脉期,前后位,头部屈曲(汤氏位)。存在动脉瘤,但血管的形态是正常的

大脑后动脉
小脑上动脉
基底动脉
动脉瘤
椎动脉注射部位
对侧椎动脉血流溢出

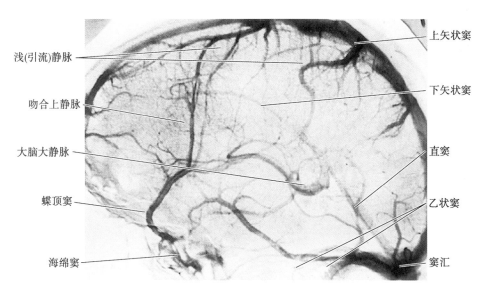

浅(引流)静脉
吻合上静脉
大脑大静脉
蝶顶窦
海绵窦

上矢状窦
下矢状窦
直窦
乙状窦
窦汇

图 22-10　左颈内动脉造影,静脉期,侧位片。血管呈黑色。正常影像。(与图 12-9,图 22-11 对照)

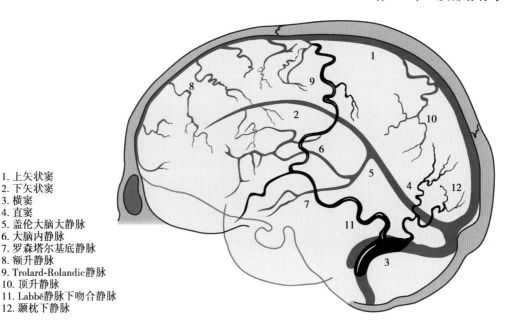

1. 上矢状窦
2. 下矢状窦
3. 横窦
4. 直窦
5. 盖伦大脑大静脉
6. 大脑内静脉
7. 罗森塔尔基底静脉
8. 额升静脉
9. Trolard-Rolandic静脉
10. 顶升静脉
11. Labbé静脉下吻合静脉
12. 颞枕下静脉

图 22-11　颈动脉注射,侧位投影,正常静脉图示意图。浅静脉的阴影比鼻窦和深静脉更暗(摘自 List C,Burge M,Hodges L. Intracranial angiography[J]. Radiology,1945,45(1):1-14)

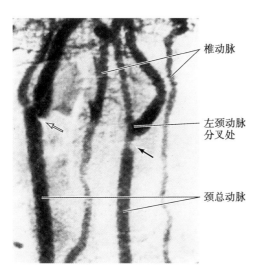

椎动脉

左颈动脉分叉处

颈总动脉

图 22-12　颈部血管数字减影造影,斜位前视。空心箭头显示小的硬化斑块;实心箭头显示大斑块

计算机断层扫描

CT,也被称为计算机轴向断层扫描(computed axial tomography,CAT),是一种基于计算机 X 线的成像方法,提供了检查颅骨、脑部、脑室、脑池、大血管、大脑镰和天幕的横断面的可能性。它已成为显示异常钙化、脑水肿、脑积水,以及许多类型的肿瘤和囊肿、出血、大的动脉瘤、血管畸形和其他疾病存在的主要工具。

CT 扫描是无创的和快速的。虽然具有较高的敏感性,但特异性相对有限。与临床病史和体格检查相结合是绝对必要的。例如,在蛛网膜下腔出血的情况下,尽管 CT 扫描可以快速定位含血部位(图 12-21),但要确定病因是动脉瘤还是 AVM,还需要其他 CT 图像(图 12-22)、磁共振成像或血管造影等。

CT 设备围绕头部旋转,发射狭窄的 X 线束扫描。计算了脑部小体积[体素(体积元素,或单位)]吸收的 X 线的量,测量三维长度约为 0.5mm² × 1.5mm 或更多,并计算之。因此,头部任何层面吸收的 X 线的量都可以用矩阵中的像素(图像元素)来确定和描述。在大多数情况下,吸收与组织的密度成正比。转换器将每个像素的数值转换为灰度(gray scale)。然后显示头部层面的黑白图片,黑色代表低密度结构,白色代表高密度结构。层面的厚度可以调整,从 1.5mm 到 1cm。灰度也可以调整;虽然通常使用最能区分脑组织的设置参数,但在某些情况下,骨骼、脂肪或空气需要确定非常详细参数。

一个完整的检查通常需要一系列 10～20 层的扫描,每一层都能重建一个脑部的层面。这些扫描层面沿着眶内平面,平行于里德基线平面(Reid base plane)和立体定向神经外科中使用的连合间线(intercommissural line)(图 22-13)。通常,使用 CT 扫描摄片的"定位相"与头颅 X 线侧位片类似,以对齐切面的平面(图 22-14)。随着现代技术的发展,每次扫描只需要几秒钟。正常和异常 CT 扫描的示例如图 22-15,图 22-16 所示。

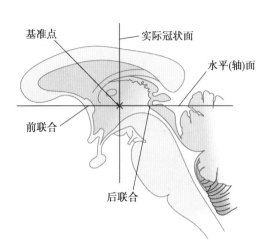

图 22-13 基准点水平面和冠状面示意图。前后联合之间的线与里德基线平面平行

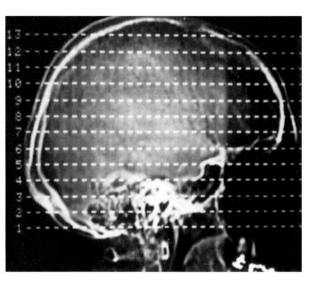

图 22-14 横向"定位相"在 CT 手术中的应用。叠加线表示图像(部分)的层次。第 1 行位于枕骨大孔水平;第 4 行位于眶下平面

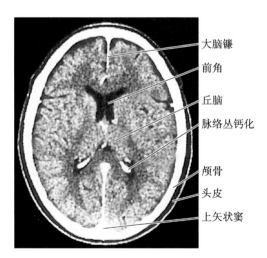

图 22-15 CT 图像,增强对比,水平切面在丘脑水平。正常影像。与图 13-5 比较

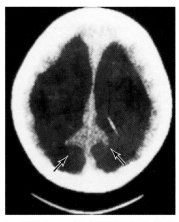 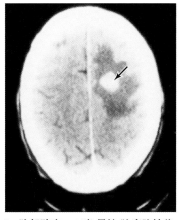 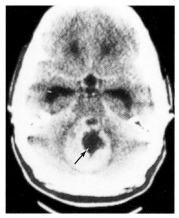

A：**脑积水。**一例7岁男孩的脑室扩张，他在1岁时接受了分流手术

B：**脑部肿瘤。**65岁，男性，肺癌脑转移

C：**脑部肿瘤。**16岁，男性，小脑髓母细胞瘤

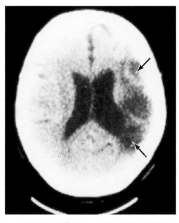 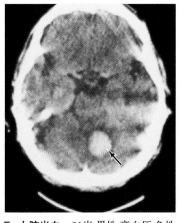 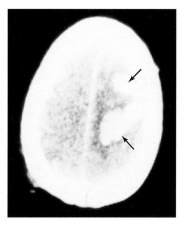

D：**偏侧大脑萎缩。**48岁，女性，既往有蛛网膜下腔出血病史5年

E：**小脑出血。**81岁，男性，高血压，急性发作昏迷和四肢瘫

F：**创伤性颅内出血。**78岁，醉酒男子，跌倒后神志不清并偏瘫

图 22-16 CT 图像的典型例子（承蒙 Ballweg GP 博士提供）

CT 扫描后颅窝可能只能提供有限的信息，因为致密的颅骨造成许多伪影。由计算机对一系列薄层图像进行重建后，可以在任何想要的平面显示图像，例如正中矢状面（图 6-15）或冠状面。冠状切面通常对位于大脑底部的高凸出区域或靠近切迹处的结构非常有用。对眶内内容物的详细检查需要与眶轴成直角的平面。

组织密度可发生病理变化。充血区或新出血凝块区域密度更高（图 12-19），水肿组织显示密度较低（图 12-14）。

磁共振成像

MRI 在临床神经病学中越来越重要。它描述了在一个外部强磁场中存在的质子和中子，该磁场屏蔽了外来的无线电信号，不使用辐射。

含有奇数质子（如氢）的元素在身体或脑中的切面分布，可以通过它们对外部射频无线电频率信号来确定。与 CT 技术类似，信号以矩阵中的像素显示。MRI 图像的分辨率与 CT 扫描相当，甚至超过 CT 扫描，MRI 可以直接获得大脑或脊髓的任何平面图像；不需要重建。MRI 对骨的显像差，但不干扰神经组织的显像；因此，对脊髓和颅后窝内结构的成像特别有用。

MRI 也可用于直接和无创地评估中等和大的动脉和静脉内的血流，而不需要静脉注射造影剂。这使得 MRI 在脑血管的检查中特别有用。

随后出现射频激发序列。通过记录组织扰动（回波信号）在激发持续时间和采样时间两方面可能是不同的。短时间序列图像与长时间序列图像不同（图 22-17）。正常 MR 图像如图 22-18 所示；其他的正常和不正常的 MR 图像，可以在第12章和本文的

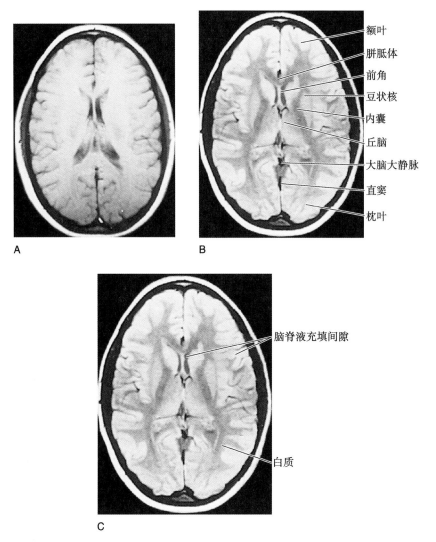

图 22-17 通过侧脑室的 MRI 水平切面。正常的影像。A:短时间序列图像:灰白边界模糊,充满脑脊液的间隙暗沉。B:中间时间序列图像。C:长时间序列获得的图像;白质与灰质明显不同,充满脑脊液的间隙呈白色

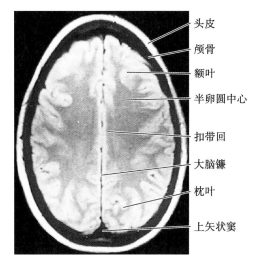

图 22-18 通过头部高水平断面的 MRI。正常影像

其他地方找到。

虽然目前还不能普遍使用便携式磁共振成像仪,但它正在开发中。当可用时,这种新仪器将对临床决策和照料方面发挥巨大的作用。

磁共振血管造影(magnetic resonance angiography,MRA)使用水质子信号提供大脑动脉和静脉的图像。这种方法不需要导管置入或注入不透射线的物质,因此,比传统的血管造影术更安全。

MRI 的过程相对较慢,比 CT 扫描需要更多时间。然而,它提供了脑和脊髓的高质量图像,并且对于没有铁磁植入物的患者是安全的。MRI 技术的日益成熟(如随着造影剂的使用)扩大了它的临床用途。MRI 提供了一种主要的检查方法,特别是对于疑似肿瘤、脱髓鞘和梗死的病例。与 CT 扫描一样,成功使用 MRI 进行准确诊断需要将其结果与临床病史和体格检查相联系。

磁共振波谱

在 MRI 中,从水中质子收集的信号被用来建立脑部的图像。计算机通过磁共振收集的共振信号也可以用来测量脑中出现的几十种化合物的水平,包括乳酸、肌酸、磷酸肌酸和谷氨酸等。磁共振波谱(magnetic resonance spectroscopy,MRS)作为一种常规的实验工具,提供了一种非侵入性的方法来测量脑中各种分子的水平。磁共振波谱可用于研究人脑,在诊断各种神经系统疾病和研究影响神经系统疾病推测的治疗方法方面可能是有用的。

弥散加权成像

通过改变磁场梯度和脉冲序列,有可能使 MRI 对脑的不同部位的水分子的扩散速度很敏感,这被称为弥散加权成像(diffusion weighted imaging,DWI)。DWI 可以显示血流中断后几分钟内变为缺血的脑区域(图 22-19)。

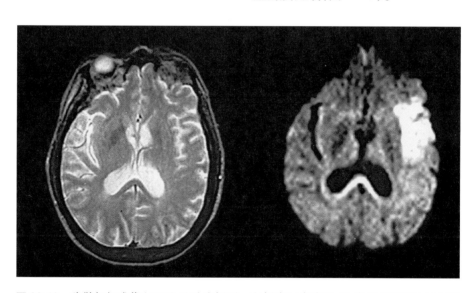

图 22-19　弥散加权成像(DWI)显示脑梗死。左侧表示卒中后 3h 常规 MRI(T2 加权图像)未见病变。右侧表示脑卒中后 3h DWI 显示大面积高信号,提示急性缺血性损伤(摘自 Warach S,Gaa J,Siewert B et al. Acute human stroke studies by whole brain echo planar diffusion weighted MRI. Ann NeuroL 1995,37(2):231-241)

功能性磁共振成像

神经解剖学正因功能性磁共振成像而发生革命性的变化,它使用的 MRI 脉冲序列也可以调整,以产生对局部脱氧血红蛋白(deoxyhemoglobin)浓度变化敏感的图像。当神经活动发生在脑部的某个特定区域时,通常会增加摄氧量,从而引发脑血流量和脑血容量的增加。这些增加导致局部脱氧血红蛋白浓度的降低。因此,脱氧血红蛋白浓度的变化与脑的各部分的神经活动水平有关。通过测量脱氧血红蛋白水平,并将大脑处于静息状态和参与特定活动时的脱氧血红蛋白水平进行比较,fMRI 可以提供显示脑中神经活动增强区域的功能图。例如,fMRI 可以用来检测与运动活动(如手指轻敲),感觉活动(如刺激感觉器官或部分身体表面),认知活动(如计算、阅读或回忆),以及情感活动(如对可怕的刺激做出心理反应)相关的脑部活动变化。示例如图 15-18,图 22-20 所示。

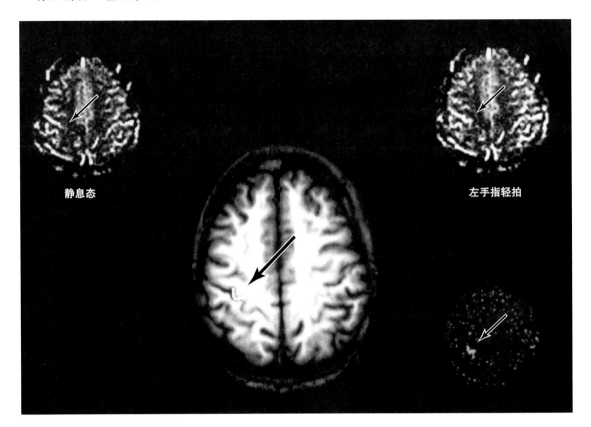

图 22-20　功能性 MRI 显示与左手快速敲指相关的右半球运动皮质灌注增加。**左上角：**静息时横断面（水平面）相对血流图。**右上方：**左手手指快速敲击时的相对血流图（**箭头**指向右半球可见血流变化增加的区域）。**右下方：**将一幅图像与另一幅图像相减得到"差像"，它显示了一个与大脑皮质活动区域相对应的热点。**中间：**结构 MRI 上的差异图像叠加，显示灌注增加精确地描绘到右半球中央沟前沟的运动皮质（承蒙 Warach S 博士提供）

正电子发射断层扫描

正电子发射断层扫描（positron emission tomography，PET）已成为脑血流、脑代谢和其他化学过程成像的主要临床研究工具（图 22-21）。放射性核素在回旋加速器中制备，并被吸入或注射。发射是通过伽马射线探测系统来测量的。例如，利用氟-18（^{18}F）标记的脱氧葡萄糖对各脑区葡萄糖代谢进行显像是可能的。显示局部脑血流或脑代谢增加的图像，提供了有关在不同任务中被激活的脑部位的有用信息。这是另一种脑功能成像（functional brain imaging）的例子。

使用 PET 扫描也有可能定位某些类型的神经元特异性结合的放射性标记分子。例如，使用这种技术可以定位脑中的多巴胺能神经元，并定量包含这些神经元的核的大小。

PET 扫描的一个缺点是分辨率较低；另一个缺点是大多数发射正电子的放射性核素衰变如此之快，以至于它们从回旋加速器（生产地点）的运输可

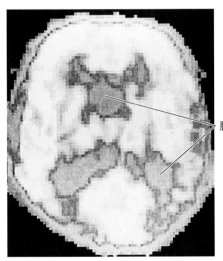

脑室扩大

图 22-21　在侧脑室水平处的 PET 扫描。不同的灰色表示不同的葡萄糖利用水平

能会受到衰变速率限制。一些同位素，如 ^{18}F 和 γ-氨基丁酸（γ-aminobutyric acid，GABA），有足够长的半衰期，可以通过航空运输。有些，如钌衍生物可以在检测现场制成。

单光子发射计算机断层扫描

核医学仪器和放射性药物的发展使人们重新对脑的单光子发射计算机断层扫描（single photon emission CT，SPECT）产生了兴趣。与 PET 成像相结合的越来越多的示踪剂的使用，激发了 SPECT 诊断放射性药物的研发，这些是临床核医学实验室常规使用的。一种基于化合物^{99m}Tc-六甲基丙烯胺肟（^{99m}Tc-HMPAO）的锝-99m 示踪剂已被广泛应用。它具有足够的亲脂性，可以轻易地穿透过血脑屏障，沿着血流进入神经细胞。它在脑组织中存留的时间足够长，可以通过 SPECT 在 1.0~1.5cm 的冠状位、矢状位和水平位层面上评估脑血流的相对分布。SPECT 检查对脑血管疾病患者特别有用（图 22-22）。

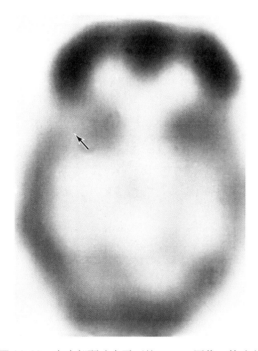

图 22-22　在头部颞叶水平面的 SPECT 图像。**箭头**所示梗死灶提示皮质带的中断（承蒙 Price D 博士提供）

框 22-1　临床神经解剖学要点

阅读和领会这一章,你应该懂得和理解:
- 用于影像学描述的平面
- 颅脑 X 线原理
- 血管造影原理
- 计算机断层扫描原理
- 磁共振成像原理

（柯先金　徐运　译　王维治　校）

参考文献

Cabeza R, Kingstone A (editors): *Handbook of Functional Neuroimaging of Cognition.* MIT Press, 2006.

Damasio H: *Human Brain Anatomy in Computerized Images.* Oxford University Press, 1995.

Detre JA, Floyd TF: Functional MRI and its application in clinical neuroscience. *Neuroscientist.* 2002;7:64.

Filippi M: *Oxford Textbook of Neuroimaging.* Oxford University Press, 2015.

Kaplan RT, Atlas SW: *Pocket Atlas of Cranial Magnetic Resonance Imaging.* Lippincott Williams & Wilkins, 2001.

Mills CM, deGroot J, Posin JP: *Magnetic Resonance Imaging: Atlas of the Head, Neck, and Spine.* Lea & Febiger, 1988.

Oldendorf WH: *The Quest for an Image of the Brain.* Raven, 1980.

Sanelli PC, Schaefer PW, Loevner LA: *Neuroimaging: The Essentials.* Wolters Kluwer, 2016.

Senda M, Kimura Y, Herscovitch P (editors): *Brain Imaging using PET.* Elsevier, 2002.

Tamraz JC, Comair Y, Luders HO: *Atlas of Regional Anatomy of the Brain using MRI.* Oxford, 2000.

Toga A, Mazziotta J (editors): *Brain Mapping: The Systems.* Elsevier, 2000.

Toga A, Mazziotta J, Frackowiak R: *Brain Mapping: The Disorders.* Elsevier, 2000.

Truwit CL, Lempert TE: *High Resolution Atlas of Cranial Neuroanatomy.* Williams & Wilkins, 1995.

Warach S: Seeing the brain so we can save it: Magnetic resonance imaging as a clinical tool. In: *From Neuroscience to Neurology.* Waxman SG (editor). Elsevier Academic, 2005.

第 23 章　电诊断检查
Electrodiagnostic Tests

除了利用患者的病史、体格检查和影像学检查结果外，临床医生还可以通过各种电诊断测试监测神经系统的电活动，获得有关神经系统各部分功能状态的信息。

脑电图

脑电图（electroencephalogram，EEG）为研究持续的或自发的脑电活动提供了一种无创的方法。脑的电位记录在脑电图中，它们以周期波的形式出现，频率为每秒 0.5~40 个周期［每秒周数（cps）或赫兹（Hz）］，振幅为 5μV 到几百微伏不等。由于大脑电活动的振幅比从心脏获得的心电图（electrocardiogram，ECG）的振幅小得多，因此需要灵敏（而稳定）的放大才能产生不失真的脑电活动记录；这需要适当的接地和电屏蔽。

临床应用

脑电图可以为脑的结构性疾病患者提供有用的信息，特别是在发生癫痫发作或疑似癫痫发作时。EEG 对癫痫疾病的分类非常有用，由于最佳的药物疗法因不同类型的癫痫发作而不同，脑电图的发现可能对治疗有重要的意义。脑电图在评估某些系统性疾病的大脑异常和睡眠障碍患者的检查中也很有用。

由于 CT 和 MRI 具有较高的空间分辨率，并且可以在三维空间定位病变，因此这些成像技术通常优先于 EEG 用于定位脑破坏性病变。在没有其他检测方法时，脑电图可以帮助确定大脑损伤的区域。然而，脑电图也有其局限性，尽管临床上有严重器质性脑疾病的证据，但仍可获得正常表现的记录。在某些情况下，使用深部脑电图描记术（depth electrography），即通过脑内植入脑内的电极来定位病灶，在某些病例中可能是可取的。

生理学

脑电图记录的活动主要来源于大脑皮质的浅表。

电流被认为是在皮质细胞树突和胞体之间流动的。（树突的方向垂直于皮质表面。）由于许多神经元的轴树突突触同步激活，累积的电流流过细胞外空间，产生被记录为 EEG 的波。皮质神经元的激活模式，也就是 EEG，是由丘脑和网状结构的输入调节的。EEG 的局灶性异常有助于确定局灶性脑部病变。

技术

为了检测可能具有诊断重要性的活动变化，在可能的情况下，可以从脑部左右两侧的多个区域获得记录。电极通常安放在额叶、顶叶、枕叶和颞叶区域的头皮上，电极也安放在耳朵上（图 23-1）。

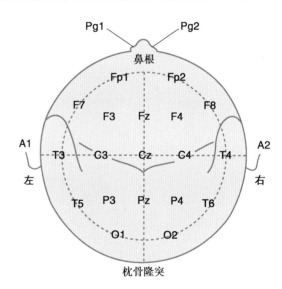

图 23-1　头部单平面投影，显示电极放置的标准位置以及中央沟（Rolando 裂）和脑的外侧裂（Sylvius 裂）的位置。外圈在鼻根和枕骨粗隆水平上绘制；内圈代表电极的颞线。A，耳垂；C，中央；Cz，中央零点，或中线；F，额；Fp，额极；Fz，额叶零点或中线；O，枕叶；P，顶叶；Pg，鼻咽；Pz，顶叶零点或中线；T，颞叶（摘自 Grass Technologies，An Astro Med，Inc. Produce Group，West Warwick，RI）

当患者平卧或坐在接地线的、电屏蔽室内时，眼睛应该闭上，获得至少 20min 的记录。过度通气是指患者每分钟进行 40~50 次深呼吸，持续 3min，过度通气在检查时常规使用，是因为它经常增强异常发现（癫痫样发作），并可能揭示潜在的异常。有节

R—右侧	F—额叶	P—顶叶	AT—前额叶	T—颞叶
L—左侧	O—顶叶	Pc—中央前回	Pf—后额叶	E—耳

刻度:50μV(垂直);1s(水平)

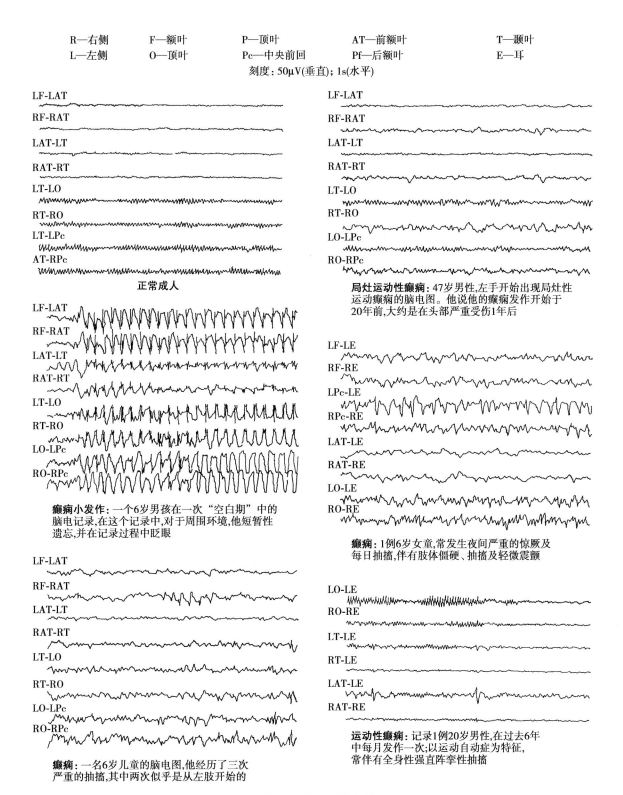

正常成人

癫痫小发作:一个6岁男孩在一次"空白期"中的脑电记录,在这个记录中,对于周围环境,他短暂性遗忘,并在记录过程中眨眼

癫痫:一名6岁儿童的脑电图,他经历了三次严重的抽搐,其中两次似乎是从左肢开始的

局灶运动性癫痫:47岁男性,左手开始出现局灶性运动癫痫的脑电图。他说他的癫痫发作开始于20年前,大约是在头部严重受伤1年后

癫痫:1例6岁女童,常发生夜间严重的惊厥及每日抽搐,伴有肢体僵硬、抽搐及轻微震颤

运动性癫痫:记录1例20岁男性,在过去6年中每月发作一次;以运动自动症为特征,常伴有全身性强直阵挛性抽搐

图 23-2 代表性脑电图

奏的闪光刺激(1~30Hz),也被称为光刺激(photic stimulation),进行 2min 或更长时间作为记录程序的一部分。

在一些病例中,让患者自行入睡或药物镇静后 EEG 检查仍继续进行,在这种情况下,某些癫痫放电和其他局灶性异常更有可能被记录下来。

波型的类型

当患者清醒但闭上眼睛休息时,许多树突单元的同步的(synchronized)活动形成与 α 节律(alpha rhythm)相关的波型模式。α 节律的周期为 8~12Hz。从脊髓和脑干上至丘脑,通过刺激特异性投射系统,从而产生去同步化(desynchronization),也就是用不规则的低电压活动取代节律性模式。

当睁眼时,α 节律被 α 阻滞(alpha block)所取代,这是一种快速、不规则的、低电压活动。其他形式的感官刺激或精神集中也可以打破 α 模式。β 节律(beta rhythm)以低振幅(5~20μV)波为特征,节律快于 12Hz,在额叶区最为突出。

θ 节律(theta rhythms)(4~7Hz)通常见于双侧颞叶,尤其是老年患者,但也可能是局灶性或全面性脑功能障碍的结果。δ 活动(delta activity)(1~3Hz)在正常 EEG 中从未出现,表明在皮质下面有明显的功能障碍。脑肿瘤、脑脓肿和硬膜下血肿常伴有局灶性或局限性的慢波活动。然而,CT 和 MRI 可以提供更多关于病变位置和结构的信息,并在很大程度上取代 EEG 来诊断这些疾病。

癫痫(epilepsy)是多种皮质疾病的表现,特征的间歇性高波幅的短暂性脑功能紊乱。不同类型癫痫患者的脑电图如图 23-2 所示。棘波(spike)和尖波(sharp waves)具有特征性的波形,可以作为痫性放电的一部分或在发作间期出现。这些 EEG 异常可以为弥漫性或局灶性,提示为局部性异常。

儿童期失神癫痫(absence seizures)即小发作(petit mal),其特征是短暂(长达 30s)的意识丧失,但不伴失张力姿势,与 EEG 上每秒 3 次的棘慢波异常有关。与此相反,复杂部分性发作(complex partial seizures)(通常起源于颞叶)也可能与意识受损有关,但 EEG 通常显示局灶性颞叶棘波或表现为正常,因为头皮电极无法检测到异常且相对较深的颞叶放电。

影响神经系统的感染性、中毒性和代谢紊乱可伴有特征性 EEG 异常。例如,在单纯疱疹脑炎中,EEG 以每秒 3 次的间隔在颞叶上显示周期性的高波幅尖波。在克-雅脑病(也被称为亚急性海绵状脑病)EEG 通常显示一种暴发抑制(burst suppression)的模式,其特征是刻板、高电压的尖慢复合波叠加在相对平稳的脑电背景上。肝性脑病常出现双侧同步三相波。

诱发电位

鉴于脑电图显示持续的或自发的电活动,而诱发电位记录允许测量皮质感觉区和皮质下中继核对各种感觉通路刺激的反应。由于电信号很小,计算机平均方法被用来提取由大量相同刺激诱发的时间锁定的神经信号。诱发电位(evoked potential)的潜伏期、振幅和波形提供了脉冲沿通路或一组神经元传导的信息,从而也提供了通路功能完整性的信息。

视觉诱发电位

视觉诱发电位(visual evoked potential, VEP)通常是让患者注视一个目标周围以目标为中心屏幕上闪烁反转的棋盘图案而诱发的。以这种方式记录的 VEP 有时称为模式移位 VEP(PSVEP)。这些可将头皮电极放置在左右枕极上记录。这种反应在临床上用于检测视觉通路的轻微异常,例如,视神经病变可以通过分别地刺激每只眼睛来识别,因为受影响的视神经对刺激的反应是缺失或受损的。

在视交叉后的视觉通路病变时,两个大脑半球可能出现不同的反应,正常大脑半球枕叶皮质反应正常,而受累的大脑半球反应缺失或异常(参见第 15 章)。

脑干听觉诱发电位

标准的脑干听觉诱发电位(brain stem auditory evoked response, BAER)由 7 个连续的电位组成,这些电位在 10ms 内从人的头皮上记录一个单一的合适的听觉刺激。反应异常可能提示影响脑干的临床神经紊乱的证据。该测试在证明由各种疾病引起的脑干结构性损伤方面具有一定的临床价值(参见第 7 章)。

在正常人头皮电极放置在头顶部,出现在耳部的咔嗒声刺激可能会引起 7 种典型波组成成分的反应,这些被认为来自听神经(Ⅰ波)、耳蜗背侧核(Ⅱ波)、上橄榄(Ⅲ波)、外侧丘系(Ⅳ波)和下丘(Ⅴ波)。Ⅵ波可能表明吻侧中脑或尾侧丘脑或丘脑皮质投射的活动,而Ⅶ波起源于听觉皮质(图 23-3)。

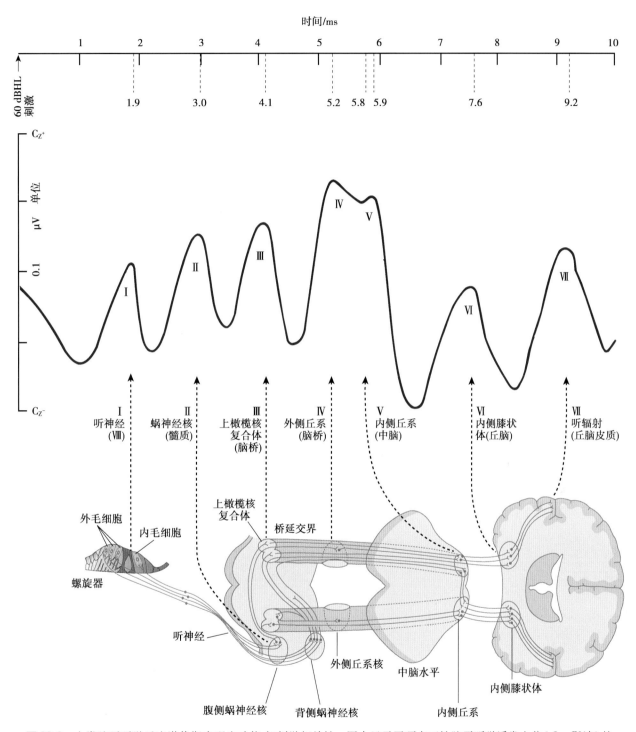

图 23-3　人类脑干听觉反应潜伏期表现出功能-解剖学相关性。图中显示了顶点正性脑干听觉诱发电位(Ⅰ～Ⅳ波)的正常潜伏期,以 10/s 的速度达到 60dBHL(比正常听阈高 60dB)。听觉通路的不同水平的病变往往产生反应异常,从指示的成分开始。第Ⅳ波和第Ⅴ波之间的中间潜伏期(S. 8ms)是融合波 IVN 的平均峰潜伏期。当 Cz+ 存在时,顶点为正,笔向上偏转表示;Cz-,顶点为负,笔向下偏转表示(摘自 Stockard JJ,Stockard JE,Sharbrough FW. Detection and localization of occult lesions with brain stem auditory responses[J]. Mayo clin Proc,1977,52(12):761-769)

体感诱发电位

为了获得体感诱发电位(somatosensory evoked potential,SEP),通过将电极放置在正中神经、腓神经和胫神经上进行重复的电刺激。这通常不会引起疼痛。记录电极被安放在锁骨上方的 Erb 点、C2 棘突上和对侧躯体感觉皮质上,刺激上肢,放置在腰椎和颈椎以及对侧躯体感觉皮质上,刺激下肢。根据延迟的模式,可以定位病变在周围神经内(刺激部位与 Erb 点或腰椎之间的传导延迟或传导时间延长),脊神经根或后柱内(Erb 点或腰椎与 C2 之间的传导延迟),或在内侧丘系和丘脑辐射(在皮质电极记录延迟,而不是在较尾端的记录部位)。

经颅运动皮质刺激

经颅运动皮质刺激(transcranial motor cortex stimulation),这一无创刺激人类运动皮质和颈髓的方法已被开发,可以评估下行运动通路的传导。因为最大的神经元有最低的阈值,这项技术可能评估大的上运动神经元的完整性和皮质脊髓系统中最快速传导的轴突。磁刺激已经被发现是有效的、无痛的和可重复的,没有不良反应。在实践中,一个刺激线圈被放置在头皮或颈椎上,用来刺激上运动神经元或运动轴索。记录电极被放置在不同的肌肉上,反应的幅度和潜伏期被记录下来。当上运动神经元、轴突或髓鞘受损时,可见运动反应消失、改变或延迟。

肌电图

肌电图(electromyography)检查的是肌肉休息时和活动收缩时产生的电活动。

临床应用

肌电图在诊断下运动神经元疾病或原发性肌肉疾病和检测神经肌肉接头处传导缺陷方面特别有用。虽然它很有帮助,但通常不能给出具体的临床诊断;来自肌电图(EMG)的信息必须与其他测试的结果相结合,包括肌酶水平,必要时的肌肉活检,以及临床特征等,才能得出最终的诊断。

生理学

人横纹肌在功能上由运动单元组成,其前角单

个运动细胞的轴突支配许多肌纤维。(虽然运动单位的大小因肌肉而异,但在最大的运动单位中,数百个肌纤维可由单一的轴突支配。)由单个运动单元支配的所有神经纤维对刺激都能立即做出全或无模式的反应,而且许多运动单元的相互作用可以产生相对平稳的运动性能。运动力量的增加是由于重复激活一定数量的运动单元或单个激活更多数量的运动单元。

肌电图所记录的肌肉动作电位是由多个运动单元的动作电位之和构成的,在正常的肌纤维中,它起源于运动终板,由传入的神经冲动在肌肉神经连接处触发。临床研究表明,正常肌肉在休息时无动作电位。在简单的运动中,收缩肌产生动作电位,而它的拮抗剂放松而没有表现出动作电位。收缩时,同一块肌肉的不同部分可能以不同的速率放电,部分可能出现短暂的不活动。在强收缩时,许多运动单元同时活跃,产生许多动作电位。

技术

刺激通常被施加于神经走行或在被测试的肌肉运动点(motor point)。肌肉总是在运动点进行测试,这通常是肌肉最易兴奋的点,因为它代表着神经末梢最集中部位。运动点位于肌肉上方的皮肤并大约与神经进入肌腹的位置相对应。

一根无菌同心(同轴)针或单极的实心钢针插入肌肉的运动点,一步一步地推进到几个深度。针尖和皮肤表面参考电极(金属板)之间的电位变化被放大并显示在计算机屏幕上。观察针的插入和运动在肌肉中诱发的每个区域的电活动:针未受干扰时静息肌肉的电活动,以及随意收缩时运动单元的电活动(图 23-4)。

肌电图活动类型

插入活动指的是肌电针插入肌肉时经常观察到的动作电位暴发。正常的插入活动是短暂的,并且在最初的暴发之后通常有电静息。在失神经的肌肉和许多类型的肌肉疾病中可以观察到插入活动的增加。

运动单元电位(motor unit potential,MUP)也可以通过肌电图进行检测,并提供有关肌肉内肌纤维神经支配(或去神经支配)的重要信息。任何肌肉的 MUP 都有其特有的大小和持续时间。如果下运动神经元、神经根或神经受到损伤,导致运动轴索被断离,肌肉纤维失去神经支配,收缩时出现 MUP 的数

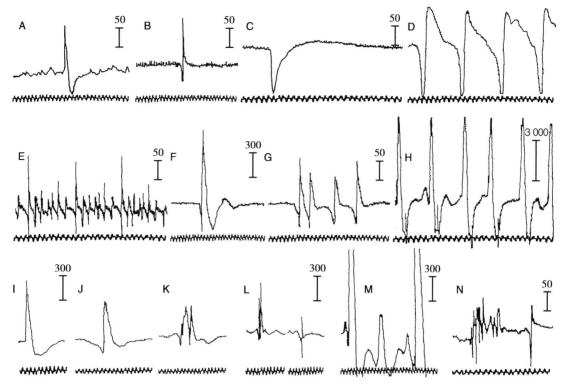

图 23-4　肌电图中的动作电位。A:正常肌肉的神经电位。B:纤颤电位。C:失神经肌肉的正向波。D:肌强直高频放电。E:奇特的高频放电。F:束颤电位,单次放电。G:束颤电位,重复或分组放电。H:肌痉挛同步重复放电。I:双相波。J:三相波。K:正常肌肉的多相运动单位动作电位。L:进行性肌营养不良短时运动单位动作电位。M:进行性肌营养不良的大运动单位动作电位。N:神经再支配时高多相运动单位动作电位和短时运动单位动作电位。校准标尺(垂直),单位为微伏。水平刻度显示 1 000Hz 的波形。向上偏转表示针电极负向电位变化(摘自 Mayo Clinic:Clinical Examinations in Neurology. 3rd ed. Rochester,MN:WB Saunders;1971)

量减少。但其余 MUP 的配置通常正常。MUP 的减少反映了部分肌纤维的失神经支配。随后,原先失神经支配的肌肉可能由于新的运动轴突分支从未受损的轴突中芽生而重新形成神经,它的运动单位增大。结果,MUP 的振幅和持续时间增加,在某些情况下成为多相波。这些多相 MUP 提供了神经再支配的证据(因此暗示了先前的去神经支配),并具有诊断价值,提供了疾病累及运动神经元或其位于前根或周围神经中轴索的证据。

肌电图观察到的两种自发的或持续的活动具有特殊的意义。纤维震颤(fibrillations)是单个肌肉纤维自发的独立收缩,其微小程度无法通过完整的皮肤被观察到。失神经支配的肌肉可能会显示纤颤的肌电图证据,最明显的是在 1~3 周时,并可在失去神经支配后持续数月。相反,可以看到并触诊到肌束颤动(fasciculation)或抽动,它们代表一个运动单元的所有(或大部分)肌纤维的收缩。自发性肌束颤动可能因受累肌纤维的长度和数量而变化;它们通常是由下运动神经元或其轴索受损引起的。良性肌束颤动,如暴露于寒冷中或暂时性缺血时(如交叉

双腿引起的),与失神经支配的其他临床或电征象无关(图 23-4)。

在一个完全性神经损伤中,所有的运动轴索都被切断,因此出现纤颤电位而没有 MUP;部分性神经病变显示由随意肌收缩引起的纤颤和运动单元活动。随着神经再生纤颤电位减少或停止,并出现了小的、分解的运动单位动作电位。温暖、活动和新斯的明可增加麻痹肌的纤维颤动,寒冷或静止不动使之减少。

神经完全切除后,周围神经支配的所有肌肉区域(大约 18 天后)都有明显的失神经支配纤颤电位。尽管临床上表现为完全瘫痪,但部分性神经损伤仍有部分运动单位放电。定位失神经支配的纤颤电位区域有助于诊断单一的神经根疾病和脊神经根受压。

重复神经电刺激

在没有病变的情况下,轴索可以传导高频率的脉冲,神经肌接头可以如实地跟随这些高频脉冲,产生表面肌肉动作电位,在刺激速率高达 20~30Hz 的

情况下,保持其振幅达 1min。相比之下,重症肌无力(myasthenia gravis)的反应是递减的;经几次刺激后,MUP 的振幅下降,频率低至 3 或 4Hz。兰伯特-伊顿肌无力综合征(Lambert-Eaton myasthenic syndrome, LEMS)表现出不同的模式;在这种疾病中,表现一种以递增反应为特征的神经肌肉传导缺陷,这种反应随着重复刺激而振幅增加。这些对重复刺激的不同反应模式具有相当的诊断价值。

单纤维肌电图

单纤维肌电图(single-fiber EMG,SFEMG)使用非常精细的电极记录来自单个肌肉纤维的动作电位。这项技术允许在一个给定的运动单元测量肌纤维密度,因此可对诊断肌肉疾病有重要价值。颤抖(jitter)(包含给定运动单元的单个肌纤维动作电位时程的变异性)也可以用这种技术来研究。颤抖似乎是由靠近神经肌接头的轴突末梢前部异常引起的。单纤维肌电图对诊断涉及运动神经元疾病(如肌萎缩侧索硬化)和神经肌肉接头疾病可能是有用的。

神经传导检查

如第 3 章所述,髓鞘形成增加了沿轴索的传导速度(动作电位传递的速度)。髓鞘的损伤(脱髓鞘)导致传导速度降低。另一方面,轴索损伤或轴索变性都导致轴索传导冲动的能力丧失。这些生理变化可以在神经传导检查(nerve conduction studies)中被测量出来。

通过放置在皮肤上的电极刺激周围神经并记录肌肉和感觉神经的动作电位,就有可能检测到传导速度、远端潜伏期和反应幅度,从而提供有关周围神经内有髓鞘轴索功能状态的重要信息。这些检查有助于确定周围神经是否受影响,如果受影响,有助于确定病理过程(如脱髓鞘与轴索损伤)。

在这些检查中,表面电极被放置在皮肤上以刺激可触及的周围神经,产生的复合动作电位被记录在神经的其他地方或被检查神经支配的肌肉上。通常使用两个刺激点来确定传导速度(用两个刺激点之间的距离除以传导时间的差值)。这些全神经传导速度测量的是神经内传导最快(最大)的轴突的特性,即有髓轴突,成人的正常值超过 40m/s。

在临床环境中进行的神经传导检查,并没有评估传导缓慢的、无髓鞘的轴突的功能,因此不能像在小纤维神经疾病中那样检测到这些小轴突的损伤。可根据小纤维功能障碍的临床表现(疼痛和自主神经功能障碍)和小轴突受损的皮肤活检(可看到表皮小神经纤维末梢)来诊断。

传导速度降低可见于以脱髓鞘为特征的周围神经病变[如吉兰-巴雷综合征(Guillain-Barré syndrome)、慢性炎性脱髓鞘性多发神经病和进行性神经性腓骨肌萎缩症(Charcot-Marie-Tooth disease,夏科-马里-图思病)],以及局灶压迫的部位。

测量运动轴索刺激所诱发的肌肉动作电位或感觉神经动作电位的振幅,也可以提供有用的信息。振幅降低在以轴索丢失为特征的疾病(如尿毒症和酒精营养性神经病)中尤为显著。神经支配的存在、缺失或减少可以通过对周围神经的电刺激来确定,并且可以显示神经阻滞的位置。通过观察哪些肌肉对神经刺激有反应可以发现神经支配的异常,也可以观察到神经反复刺激后的异常疲劳。

在出现瘫痪的情况下,受支配肌肉对周围神经的刺激的正常反应表明瘫痪的原因靠近被刺激的点。另一种情况,无反应或反应减弱提示需进一步检测缺陷的部位和性质,可能包括刺激部位远端的病变。

H 反射和 F 波

神经传导的检查提供了四肢周围神经远端节段状态的信息,但不提供神经近端或脊神经根内传导的信息。H 反射(H-reflex)和 F 波(F-wave)包含脊神经根和周围神经近端的传导,从而为累及这些区域的疾病提供重要的诊断信息。为了诱发 H 反射,将亚极量刺激施加于混合(运动-感觉)神经,其强度很低,以至于不产生直接的运动反应。这些刺激以相对较长的延迟引起肌肉收缩(H 波),因为激活 Ia 肌梭传入纤维经由后根到达脊髓灰质,并与下运动神经元建立突触,其动作电位然后通过前根到达肌肉。H 反射的缺失提示沿着这一途径的病变情况,通常是神经根病(radiculopathy)(累及周围神经的疾病)或累及脊神经根或周围神经近端部分的多发性神经病(如吉兰-巴雷综合征)的结果。

F 波是在直接肌肉电位之后的一个长潜伏期的反应,由运动感觉神经的超大刺激引起。它是由运动轴突的逆向(逆行)刺激产生的,这导致动作电位侵入脊髓内的胞体,并触发第二(反射性)动作电位沿运动轴突传递到肌肉。与 H 反射一样，F 波的缺失意味着脊神经根或周围神经近端的病变状况。

框 23-1　临床神经解剖学要点

阅读和领会这一章，你应该懂得和理解：

- 脑电图原理
- 诱发电位原理
- 经颅磁刺激的原理
- 肌电图原理
- 神经传导检查原理

（王迪　朱雨岚 译　王维治 校）

参考文献

American EEG Society: Guidelines in EEG. *J Clin Neurophysiol.* 2016;33:1–2.

Aminoff MJ: *Electrodiagnosis in Clinical Neurology.* 6th ed. Elsevier, 2012.

Chiappa KH: *Evoked Potentials in Clinical Medicine.* 3rd ed. Lippincott-Raven, 1997.

Hoeijmakers JG, Faber CG, Lauria G, Merkies IS, Waxman SG: Small-fibre neuropathies—Advances in diagnosis, pathophysiology and management. *Nat Rev Neurol.* 2012;8:369–379.

Kimura J: *Electrodiagnosis in Disease of Nerve and Muscle.* 4th ed. Oxford University Press, 2013.

Oh SJ: *Clinical Electromyography and Nerve Conduction Studies.* 2nd ed. Williams & Wilkins, 1997.

Sahomer D, Lopes Da Silva FH: *Niedermeyer's Electroencephalography: Basic Principles and Clinical Applications.* 7th ed. Oxford University Press, 2018.

第 24 章 脑脊液检查
Cerebrospinal Fluid Exainination

脑脊液（cerebrospinal fluid，CSF）分析可以提供有用的诊断信息。正如第 6 章所述，CSF 通常通过脊椎穿刺（spinal tap），也称为腰椎穿刺（lumbar puncture）从腰椎蛛网膜下腔获得。患者取侧卧位，穿刺通常在 L3~4 或 L4~5 间隙进行。在某些病例中，患者坐位时更易于进行腰椎穿刺。由于成人脊髓在 L1~2 水平终止，腰椎穿刺可以在此水平以下（和骶骨以上）进行，不会损伤脊髓。

适应证

腰椎穿刺有几个适应证：

（1）确认疑似的中枢神经系统感染（infection）（脑膜炎、脑炎）。

（2）确定中枢神经系统是否有出血（hemorrhage），即临床上对蛛网膜下腔出血（subarachnoid hemorrhage）有高度怀疑，但 CT 扫描为阴性或不能进行 CT 检查时。

（3）检查 CSF 内化学和免疫谱，以辅助诊断如多发性硬化（multiple sclerosis）等疾病。

（4）当癌性脑膜炎（carcinomatous meningitis）（肿瘤细胞脑膜播散）是一种诊断可能性时，获得细胞进行 CSF 细胞学检查。

细菌性脑膜炎（bacterial meningitis）的诊断是一种医学急症。未经治疗的细菌性脑膜炎几乎都是致命的，如能确定诊断，患者在临床病程早期治疗，治疗后脑膜炎的预后是较好的。同样，早期识别和处理蛛网膜下腔出血是非常重要的，因为再出血和血管痉挛经常发生，如果不采取适当的治疗，可导致病情恶化或死亡。

禁忌证

腰椎穿刺禁忌证如下：

（1）对于颅内压增高（increased intracranial pressure）的患者或当有颅内肿块（intracranial mass）

的可能时，特别是后颅窝，必须非常小心地进行脊髓穿刺，否则就不进行。这是因为腰椎穿刺导致 CSF 动力学改变，可通过枕骨大孔诱发小脑扁桃体疝，进而压迫延髓。因此，对于疑似颅内占位病变的患者，或有视神经乳头水肿患者，腰椎穿刺应推迟，直到影像学检查已排除了早期疝，或者神经内科或神经外科医生已经会过诊。

（2）穿刺部位感染（或疑似感染）时是一个禁忌证，因为穿刺针可将病原体带入下面的脊髓蛛网膜下腔。因此疑似穿刺部位有硬膜外脓肿是一个禁忌证。

（3）在血小板减少症、血友病、维生素 K 缺乏等凝血障碍患者，可继发腰椎穿刺部位硬膜下或硬膜外出血。在这些情况下，只有在可能的益处大于风险时，并且只有在凝血障碍得到纠正后（如可能的话），才应进行腰椎穿刺。

CSF 分析

在腰椎穿刺程序开始和结束时进行 CSF 测压（manometric pressure）。当患者处于侧卧位时，CSF 的初压通常为 70~200mmH$_2$O。如果患者坐位进行腰椎穿刺，CSF 在压力计中通常上升到枕骨大孔的水平，但不会更高。如果患者在腰椎穿刺过程中咳嗽、打喷嚏或过度紧张，由于脊髓静脉充血，导致蛛网膜下腔硬膜外腔内容物压力增加，CSF 压力通常会迅速升高；随后 CSF 压力下降到以前的水平。

测定初始 CSF 压力后，在无菌条件下采集 4 管 CSF（每管 2~3ml）。CSF 常规检查通常包括细胞计数，测定总蛋白、葡萄糖和人免疫球蛋白水平。通常可做细胞培养，适当情况下进行 CSF 电泳以确定是否有寡克隆带。（寡克隆带存在于各种炎性疾病中，特别是多发性硬化，但也见于神经梅毒、亚急性硬化性全脑炎和一些病毒性脑炎的病例。）

表 24-1 显示了一些神经系统疾病腰椎穿刺后 CSF 的情况。

表 24-1 特征性脑脊液表现

变量	外观	颅内压/(mmH₂O)	红细胞数	白细胞数	蛋白含量/(mg/dl)	葡萄糖含量/(mg/dl)	IgG 指数	寡克隆带	涂片	培养
正常	透明，无色	70~180	0	0~5个淋巴细胞(0个中性粒细胞)	<50	50~75	<0.77	-	-	-
创伤性	血性；上清液，清晰	正常	↑	与红细胞成比例	每5000个红细胞蛋白含量上升4mg/dl					
蛛网膜下腔出血	血性或黄变(黄色)	↑	↑或↑↑	0或继发刺激性脑膜炎	↑	正常	正常	-	-	-
细菌性脑膜炎	浑浊或化脓性	↑	0	↑↑(中性粒细胞)	↑↑	↓	可能↑	一般为-	革兰染色可能+	+
真菌性脑膜炎	正常或浑浊	正常或↑	0	正常或↑↑(单核细胞)	↑	↓	可能↑	一般为-	墨汁染色+	+
结核性脑膜炎	正常或浑浊	↑	0	正常或↑↑(单核细胞)	↑	↓	可能↑	一般为-	抗酸杆菌(AFB)+	+
病毒性脑膜炎	正常	正常或↑	0	正常或↑(单核细胞)	正常或↑	正常	可能↑	可能出现	-	-
脑脓肿	正常	↑	0	正常或↑	↑	正常	正常	-	-	-
脑肿瘤	正常	↑	0	0	↑	正常	正常	-	-	-
脊髓肿瘤；部分梗阻	正常	正常	0	正常	轻微↑	正常	正常	-	-	-
脊髓肿瘤；完全梗阻	黄色	正常或↓	0	正常或轻微↑	↑↑(200~600mg/dl)	正常	正常	-	-	-
癫痫	正常	正常	0	0	正常	正常	正常	-	-	-
多发性硬化	正常	正常	0	正常或轻微↑	<80(通常正常)	正常	↑	出现	-	-
吉兰-巴雷综合征	正常	正常	0	0	↑↑或↑↑↑(可达1000mg/dl)	正常	可能↑	可能出现	-	-

框 24-1　临床神经解剖学要点

阅读和领会这一章，你应该懂得和理解：

- 腰椎穿刺的适应证和禁忌证
- 脑脊液分析基本原则
- 典型的脑脊液各项特征（表 24-1）

（张雪梅　樊东升 译　王维治 校）

参考文献

Deisenhammer F, Teunissen CE, Tumani H (editors): *Cerebrospinal Fluid in Neurologic Disorders.* Elsevier, 2017.

Irani D: *Cerebrospinal Fluid in Clinical Practice.* Elsevier, 2008.

第七部分 病例讨论
DISCUSSION OF CASES

第 25 章　病例讨论
Discussion of Cases

　　在讨论这些病例时,我们先来回顾一下将神经解剖学与临床医学联系起来的一些原则。如第 4 章所述,重要问题是"病变在哪里?"(病损的确切位置是什么),接下来是同样重要的问题:"病变是什么?"(疾病的性质是什么)。对这些问题的回答会引导做出鉴别诊断与正确诊断,并能指导治疗。

病变的部位

　　病变在哪里? 在考虑病变的位置时,全面的神经系统查体是非常重要的。病变可能位于下列一个或多个解剖部位:

- **肌肉(muscle)**:在肌肉疾病,可以看到无力,有时伴肌肉萎缩。深部肌腱反射通常减弱。异常表现通常是对称的。肌肉疾病包括肌营养不良(muscular dystrophy),具有特定的遗传方式、发病年龄和倾向累及特定肌群,以及肌肉炎性疾病,如多发性肌炎(polymyositis)。因为肌肉纤维损伤可能导致酶的释放,检测血清中酶(如肌酸激酶)的水平有助于诊断。肌电图和肌肉活检可能有助于诊断。

- **运动终板(motor end-plate)**:运动终板的障碍包括重症肌无力(myasthenia gravis)和兰伯特-伊顿综合征。这些疾病表现为无力,有时伴有病态疲劳,由神经肌肉接头处的功能障碍引起(如 ACh 对突触后的肌肉作用减弱或 ACh 释放减少)。无力通常是双侧的,可以累及四肢、躯干或参与咀嚼、吞咽或眼球运动的肌肉。除了典型临床表

现,肌电图也可能有助于诊断。

- **周围神经(peripheral nerve)**:周围神经病变可通过临床标准、电生理检查或活检等与肌肉或运动终板病变进行鉴别。在很多周围神经疾病中,运动(下运动神经元)和感觉缺失均存在,但在某些病例中,仅有单纯的运动或感觉功能受损。在大多数周围神经病中,由最长轴突支持的功能首先受损,因此有"手套-袜套"模式的感觉丧失,以及远端反射(如踝反射)消失和远端肌肉无力(即足部内在肌肉),严重病例可伴有肌肉萎缩。

- **神经根(root)**:运动根病变导致明确的节段性运动障碍,这种运动障碍在某些病例中(如神经丛病变)可由几根感觉神经根的病变参与,同时也引起局灶性节段性感觉异常。由于有相邻的皮节重叠,一个单一的感觉根功能缺失可能难以诊断(图 5-9)。当包含调节腱反射轴突的神经根受到影响时,反射可能受到抑制(表 5-5)。感觉根症状包括因瓦尔萨尔瓦动作(Valsalva maneuver)(即大笑、打喷嚏或咳嗽引起的用力呼气作用)而加重的疼痛。

- **脊髓(spinal cord)**:皮质脊髓侧束、后索-内侧丘系和脊髓丘脑束交错交叉的模式通常可以进行脊髓内病变定位。某个节段的脊髓损伤可能导致该水平的下运动神经元体征和症状,但会引起受损平面以下的上运动神经元异常。病变以下的感觉可能受损;因此,存在感觉障碍平面(即皮节水平以下感觉障碍)可提醒临床医生脊髓可能受损。损伤可能位于感觉水平或高于感觉水平。

- **脑干(brain stem)** 从大脑传递至脊髓或从脊髓传递至大脑的神经传导长束的功能障碍,同时伴有脑神经症状和体征,表明脑干损伤。由于在相对致密的脑干内聚集了大量纤维束和核,特定部位的病变通常会导致特征性症状。延髓病变会累及最后几对脑神经,脑桥的病变累及第 V、VI 和 VII 脑神经,中脑的病变常累及第 III 脑神经,可能还会累及第 IV 脑神经。

- **小脑(cerebellum)**:小脑或小脑脚的病变可导致特征性的运动整合异常,小脑半球病变通常引起病变同侧共济失调和肌张力降低。

- **间脑(diencephalon)**:下丘脑病变可能是复杂的,可引起内分泌紊乱以及由于邻近的视束受压而导致的视觉异常。丘脑病变常引起感觉功能障碍,并可因压迫邻近的内囊而产生运动障碍。丘脑底核病变可能会导致偏侧投掷(hemiballismus)等异常运动。丘脑上部病变最常见的是松果体区肿瘤,可压迫中脑导水管,产生脑积水。

- **皮质下白质(subcortical white matter)**:髓鞘异常(脑白质营养不良,这在婴儿和儿童中比成人更常见)或正常髓鞘破坏[这可能由炎症性疾病如多发性硬化(multiple sclerosis)引起]导致轴突传导异常和功能障碍。白质病变可以是弥漫性、局灶性或多灶性的,与临床表现相一致。由于大量轴突在皮质下白质中紧密排列,小的病变(如内囊病变)也可能导致明显的临床功能缺失。

- **皮质下灰质(基底核)[subcortical gray matter (basal ganglia)]**:多种运动障碍,包括帕金森病和亨廷顿病都累及基底核。震颤或其他运动异常、肌张力障碍(如帕金森病中齿轮样强直)和运动迟缓较常见。这些疾病常累及双侧基底核,但如果是单侧病变,则运动障碍会影响对侧肢体。

- **大脑皮质(cerebral cortex)**:局灶性病变可产生特征性的功能障碍,例如失语症、偏侧注意缺失和忽视综合征,格斯特曼综合征(Gerstmann syndrome)等(参见第 21 章)。在大多数患者,失语症由左侧半球受累。当一侧的主要运动皮质受累时,如卒中或肿瘤,通常表现"交叉性偏瘫",即病变对侧肢体的上运动神经元瘫痪。皮质的刺激性病变可以导致局灶性或全面性癫痫发作。

- **脑膜(meninge)**:蛛网膜下腔、硬膜下和硬膜外出血具有典型的临床和神经影像学特征。蛛网膜下腔出血常伴有严重的头痛("我一生中最严重

的头痛")。硬膜下出血可以急性或慢性出现,甚至可出现在轻微的头外伤后,特别是老年患者和幼儿。硬膜外出血通常进展迅速,甚至会突然导致脑疝。蛛网膜下腔感染(脑膜炎)可表现为脑膜刺激征(如颈强直)以及其他神经功能缺失,通常可通过腰椎穿刺确诊。

- **颅骨(skull)、脊柱(vertebral column)和相关结构**:相关结构包括椎间盘、韧带和关节。例如,转移性肿瘤累及脊柱时,可产生脊髓压迫表现。外伤通常累及颅骨和脊柱,也可累及脑和脊髓。

病变的性质

病变是什么?多种病理过程可以影响神经系统。以下是常见疾病的神经病理学分类:

- **血管疾病(vascular disorder)**:脑血管疾病的症状和体征通常为突然发作,常发生在高血压患者中,病情可能会在数分钟内恶化。病因可能是颈动脉或第 12 章中所述的任何动脉狭窄或闭塞。来自颈动脉粥样硬化斑块或心脏来源的栓子(如心房颤动或心内膜炎患者)可堵塞更远端的血管,如大脑中动脉,进而导致脑栓塞。高血压患者还会出现蛛网膜下腔出血和脑实质内出血(通常累及基底核、丘脑、脑桥或小脑)。硬膜下和硬膜外出血多由创伤引起,许多病例中硬膜下血肿可能都是由被忽视的轻微外伤所致。

- **创伤(trauma)**:如前所述,硬膜外和硬膜下血肿可能由头部外伤导致。此外,贯通性损伤可直接破坏脑组织,产生血管病变或引起感染。脊柱外伤则是造成截瘫和四肢瘫痪的常见原因。

- **肿瘤(tumor)**:脑和脊髓的原发性肿瘤,以及转移性肿瘤(如来源于乳腺、肺和前列腺肿瘤转移),可直接侵犯(和破坏)神经组织,通过压迫脑和脊髓,或压迫脑室和中脑导水管导致脑积水而产生症状。与脑血管疾病不同,中枢神经系统的肿瘤通常亚急性或慢性起病,病情常在数周、数月或数年内进行性加重。患者可能出现颅内压增高的体征(如视神经乳头水肿、第 VI 脑神经功能障碍等),患者可主诉头痛加重,有时在早晨表现最严重。

- **感染和炎症性疾病(infection and inflammation)**:这些疾病(如脑膜炎、脑脓肿形成、脑炎和肉芽肿等)可伴有发热,尤其是在急性起病时。大多数感染和炎症性疾病均有其特征性体征、症

状和病因。

- **中毒(toxic)、营养缺乏和代谢性疾病(metabolic disorder)**：这组异质性疾病包括各种中毒、维生素缺乏症(如维生素 B_{12} 缺乏症)，以及酶缺乏症导致的神经元的脂质异常沉积等疾病。各种物质不同程度的过多或缺乏，会导致特定的神经核团或神经束的选择性损害。例如，维生素 B_{12} 缺乏会导致脊髓后索和侧索的轴突变性。

- **脱髓鞘疾病(demyelinating disease)**：多发性硬化是典型的脱髓鞘疾病。对患者的细致查体通常能够提示中枢神经系统多个部位受累的证据，与白质多灶性病变的典型表现相符合。脑脊液通常有较特异性改变；MRI 扫描对确诊非常有用。

- **变性疾病(degenerative disease)**：这是一组病因未明的异质性疾病，常常累及脊髓、小脑、皮质及皮质下，并且常导致某一系统特定的神经功能障碍。这类疾病通常隐袭发病，患者无法确定发病日期，病情的进展可能会持续数月或数年。

- **先天性畸形(congenital malformation)和围生期疾病(perinatal disorder)**：外源性因素(如运动皮质的感染或辐射)或遗传和染色体因素可导致新生儿脑或脊髓异常。患儿可能在出生后逐渐出现脑积水、基亚里畸形(Chiari malformation)、皮质病变、脑瘫、神经肿瘤、脑血管异常和其他综合征等异常表现。

- **神经肌肉疾病(neuromuscular disorder)**：这组疾病包括肌营养不良、先天性肌病、神经肌肉接头疾病、递质缺乏和神经损伤或神经病(炎症性、退行性和脱髓鞘性)。某些神经病选择性地损害运动(吉兰-巴雷综合征)或感觉神经纤维(遗传性感觉神经病)。

病例

病例1,第3章

由于眼球运动和咀嚼而引起的肌肉异常的逐渐疲劳，提示病变在神经肌肉接头。健康的神经肌肉接头可完成高频率传递，因此正常情况下不会发生这种形式的疲劳。明显的肌肉易疲劳提示该患者可能罹患重症肌无力(myasthenia gravis)。如果没有感觉障碍更支持诊断。肌电图是证实诊断的有效手段；肌肉动作电位是衡量参与收缩的肌细胞数量的指标，重症肌无力肌肉动作电位的波幅会随着重复刺激而下降。此外，经常存在 ACh 受体抗体，可衡量疾病的活动程度。

注射抗胆碱酯酶药，如新斯的明或依酚氯铵，可逆转这种疲劳，并且有助于确诊。治疗以使用抗胆碱酯酶药和免疫抑制剂为主，包括糖皮质激素，该药物可降低抗 ACh 受体抗体的产生。胸腺切除对某些患者有效。

评论：重症肌无力常累及眼外肌和延髓支配肌。应当注意鉴别重症肌无力与肌无力综合征(myasthenic syndrome)即兰伯特-伊顿综合征，后者是一种与肿瘤(尤其是肺癌和乳腺肿瘤)相关的自身免疫性疾病。肌无力综合征患者有针对突触前膜 Ca^{2+} 通道的异常抗体，会干扰神经肌肉接头处的突触前膜释放 ACh。

病例2,第5章

辐射到上臂的肩痛表明累及 C5 或 C6 水平。近期出现了左侧肢体无力、下肢腱反射异常和左上肢反射减低，表明左侧 C6 前根附近有病变，导致下运动神经源性损害，以及同水平的(可能双侧)皮质脊髓束的上运动神经元病变。感觉障碍提示双侧 C6 或 C7 水平病变。疾病的进展过程显示缓慢进展和近期明显加重，这是占位不断增大并最终压迫脊髓到椎管硬脊膜上的一系列典型表现。影像学检查显示在左侧 C6~7 水平的硬膜内、髓外有占位病变，压迫脊髓并使之移位。

鉴别诊断应考虑与脊神经根、脊膜和神经相关的肿瘤；蛛网膜下腔肿瘤如脊膜瘤(meningioma)，以及神经肿瘤[有时也称神经瘤(neuroma)]。脓肿也可能表现为占位性病变，但本例患者的病史未提示感染。

该病例的诊断是左侧 C6 神经的神经根肿瘤(nerve root tumor)。神经外科手术完全切除了肿瘤，同时也切除了 C6 感觉神经根。病理检查证实为神经鞘瘤。患者完全恢复，病情稳定；术后 6 个月，她能在初中毕业舞会上跳舞。

评论：目前 MRI 已被广泛用于证实此类神经根肿瘤(图 25-1，图 25-2)。为患者要求做最合适的影像学检查至关重要。在这例患者，神经科医生通过仔细查体预测到可能存在压迫脊髓的病变，进而请求脊柱的影像学检查。

病例3,第5章

肌无力、肌萎缩、脑神经运动支的功能障碍(吞

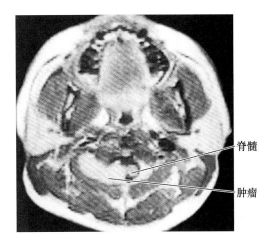

图 25-1 颈部和下面部轴位 MRI(来自另一患者)。图像显示从椎管中生长出一个哑铃形肿瘤

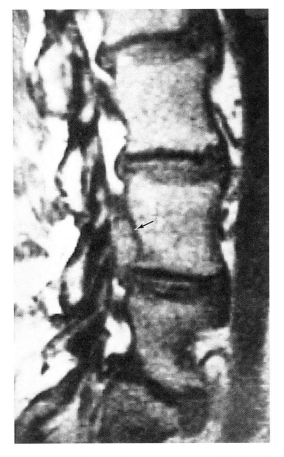

图 25-2 一例神经根肿瘤(**箭头**)患者经腰椎旁矢状切面的磁共振成像(表面线圈技术)

咽和说话困难)和肌束震颤等表明运动系统广泛受累(参见第 23 章)。四肢运动功能全部受损,表明这是一种广泛的全身性运动疾病;反射异常提示同时存在下运动神经元和上运动神经元病变;无感觉障碍更强化了纯运动神经疾病的诊断。最后肌肉活检的结果证实了该诊断。

诊断是运动神经元病(motor neuron disease),也称为肌萎缩侧索硬化(amyotrophic lateral sclerosis),俗称卢·葛雷克病(Lou Gehrig disease)。脊髓、脑干和运动皮质中的运动神经元逐渐遭到破坏,导致进行性肌无力。目前,运动神经元疾病的病因仍是一个谜,也没有治愈方法(图 25-3)。

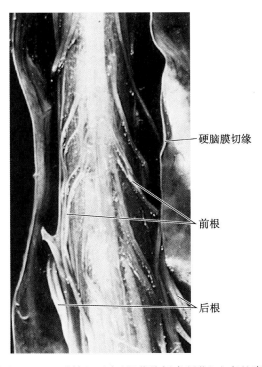

图 25-3 运动神经元病(肌萎缩侧索硬化)患者的脊髓腹面观(切开硬膜)。注意,与正常后根相比,前根的大小缩小(运动神经元的轴突变性所致)

病例4,第6章

在这个病例中,损伤的原因(创伤)和位置(下位颈椎)都很清楚。脊髓外伤在急性期通常会导致脊髓休克,常表现弛缓性瘫痪、体温控制障碍和低血压等。想要精准确定脊髓的病变范围可能很困难。可以用 X 线片或 CT 扫描来显示骨性脊柱外伤的位置和范围。MRI 能够提供脊髓本身的信息。

随后的神经系统查体提示,左侧皮质脊髓束和脊髓丘脑束病变。C7 支配区有左侧下运动神经源性损害,但患者缺乏 C7 节段对应的感觉缺失,这可以用皮节重叠来解释。与许多患者一样,这例患者也表现为不完全性的脊髓半切综合征(Brown-Séquard syndrome),因为患侧的后索功能并未受损(图 5-24,图 5-25)。

诊断是 C7 节段的脊髓的创伤性损伤(traumatic lesion of the spinal cord)。神经外科的骨折处的减压术防止了脊髓的进一步损伤,但由局部脊髓损伤引起的功能障碍不能纠正。

病例 5,第 6 章

下背部外伤后出现坐骨区的疼痛,表明为坐骨神经痛(sciatica)。潜在的原因之一是髓核(椎间盘的中央软性结构)突出,可导致压迫性神经根病(compressive radiculopathy),(如压迫邻近的脊神经根)。咳嗽、打喷嚏、用力和后仰(增加腹压的活动),以及抬腿(引起硬膜根袖牵拉)均导致疼痛加剧,高度提示有神经根病变(右侧 L5 神经)。患者右侧小腿感觉异常,以及跟腱反射(L5,S1)消失确定了病变位置。脊椎旁肌肉痉挛和坐骨神经的压痛在这种疾病中很常见。

X 线片仅用于显示椎间盘间隙高度的降低。准确定位需通过 CT 或 MRI 扫描更好地显示出来(图 25-4,图 25-5)。

诊断为 L5~S1 髓核突出(herniation of the nucleus pulposus)。这一患者对保守治疗(抗炎药、卧床休息)反应良好。许多患者在保守治疗后会有所改善。有些病例则需要手术摘除突出的椎间盘碎片。

病例 6,第 7 章

本病例说明了邻近结构受损的体征有助于病变定位的原理(参见第 4 章)。涉及以下系统:前庭系统(头晕和眼球震颤);三叉神经系统,包括第 V 脑神经的下行脊髓束(右侧面部痛觉丧失);脊髓丘脑系统(对侧偏身疼痛缺失);小脑(不能准确进行右手指鼻试验或进行快速轮替运动,右下肢出现意向性震颤和共济失调;见附录 A);迷走神经和疑核(声音嘶哑)等。这些表现的组合表明病变在后颅窝,很可能位于脑干。同时伴有瞳孔缩小、上睑下垂、眼球内陷和一侧面部泌汗减少提示霍纳综合征(Horner syndrome),由交感神经通路受损引起。整个交感神经通路的任何部位受损均可引起上述症状,包括由高级中枢下行的脑干外侧纤维、上段胸髓侧索、颈上交感神经节,以及颈交感神经丛的突触后纤维等(图 20-7)。

由于患者发病突然、急性病程,因此不太可能是肿瘤。患者这个年龄人群最常见的突发性神经功能缺失,最常见的是在血管的基础上闭塞或出血。其中的血管闭塞(缺血性梗死)更为常见(参见第 12 章)。

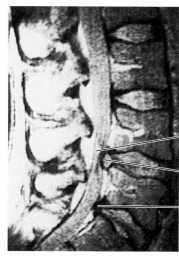

图 25-4 一例腰痛患者经下部腰椎矢状切面 MRI 图像(表面线圈技术)。注意在 L4~5 处髓核突出压迫马尾

受压的神经
疝出的 L4~L5 椎间盘
L5~S1 椎间盘凸出部分

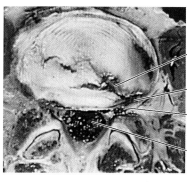

图 25-5 腰痛患者 L4~5 椎间盘的水平切面图片。注意髓核向外侧突出(摘自 deGroot J. Correlative Neuroanatomy of Computed Tomography and Magnetic Resonance Imagery. 21st ed. New York:Appleton & Lange;1991)

纤维环破裂
椎间盘膨出
椎间孔
马尾

所有这些系统相连的唯一解剖区域是延髓外侧部分,这个部位病变导致:延髓外侧综合征(lateral medullary syndrome),即瓦伦贝格综合征(Wallenberg syndrome)。是由于小脑后下动脉或椎动脉的小分支闭塞导致了延髓外侧的损伤。

1895 年,瓦伦贝格(Wallenberg)描述了 6 例具有相似的体征和症状患者,并认识到了这种疾病的血管基础(图 25-6,图 25-7)。在抗生素发现之前,作为梅毒引起的脑膜血管损害的并发症,瓦伦贝格综合征比较常见,但现在已经很少见了。由于高血压引起的小血管疾病也会导致脑干综合征,如瓦伦贝格综合征,因此必须强调对高血压的早期识别和控制。

病例 7,第 7 章

患者在首次查体时的体征和症状表明,左侧视

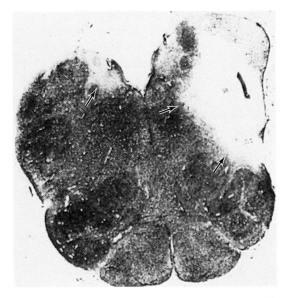

图 25-6　经切开的延髓图片（来自瓦伦贝格的原始出版物）。可见右侧大的梗死和左侧较小的梗死（箭头）

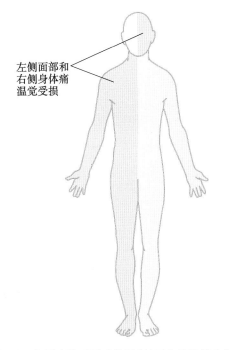

左侧面部和右侧身体痛温觉受损

图 25-7　左侧小脑后下动脉闭塞（瓦伦贝格综合征）

神经或视束、第Ⅲ脑神经或其神经核、前庭系统、支配面部的皮质脑干束的部分通路和皮质脊髓束等病变。单一病变很难累及上述所有区域。4 个月后的检查提示小脑或小脑脚，以及后组脑神经（与发音相关的第Ⅶ、Ⅹ 和 Ⅻ脑神经）也出现功能缺失；再次提示，病变损害了多个系统或部位。

　　在不同时间多处病变的体征和症状提示播散性感染性疾病、多发性梗死或多灶性脱髓鞘疾病。患

者处于多发性硬化的典型发病年龄。因并未出现发热，该患者不太可能有播散性感染。CT 图像未显示多发性梗死，但 MR 扫描显示有多发的病灶，符合多发性硬化。视觉诱发反应的潜伏期延长，提示视觉通路脱髓鞘，与此诊断一致。腰椎穿刺显示 γ 球蛋白水平略升高和寡克隆区带（oligoclonal band）阳性，提示多发性硬化（表 25-1）。患者的发病年龄（30 多岁）、反复发作，多处病灶是多发性硬化的表现（图 25-8，图 25-9）。

表 25-1　颅内主要类型肿瘤的发生率

肿瘤类型*		发生率
胶质瘤		50%
多形性胶质母细胞瘤	50%	
星形细胞瘤	20%	
室管膜瘤	10%	
髓母细胞瘤	10%	
少突胶质细胞瘤	5%	
混合型	5%	
脑膜瘤		20%
神经鞘瘤		10%
转移瘤		10%
先天性肿瘤		5%
其他肿瘤		5%

* 不包括垂体肿瘤。

摘自 Way LW. Current Surgical Diagnosis & Treatment. 10th ed. New York, NY: Appleton & Lange; 1994。

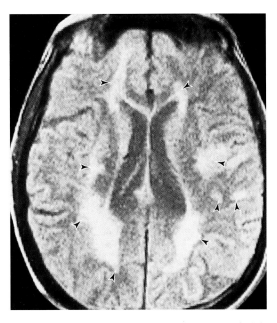

图 25-8　一例 28 岁患者头部轴位 MRI，显示多发性硬化的病变（箭头）

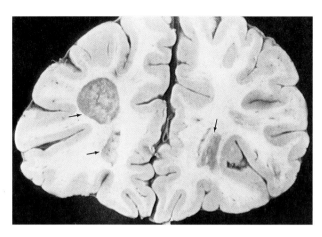

图 25-9　一例 54 岁多发性硬化男性,可见额叶白质脱髓鞘区(箭头)

病例 8,第 8 章

所有体征和症状均与第Ⅶ脑神经功能成分的病变有关(图 8-13,图 8-14)。由于没有长束体征或其他脑神经受损的表现,因而不大可能是第Ⅶ脑神经核所在的脑干病变。虽然急性发病需要考虑脑血管疾病,但由于仅有单一的脑神经受累,可能性不大;病史表明只是第Ⅶ脑神经的孤立性病变。

最可能的诊断为周围性面瘫(peripheral facial paralysis)〔贝尔麻痹(Bell palsy)〕(图 8-14)。如同本病例,面瘫几乎总是单侧的。该综合征通常累及面神经的运动传出纤维分支,而内脏传出和传入纤维功能也可能受累。大多数情况下患者会自行康复。

周围性面瘫容易发生在糖尿病患者中(推测是面神经缺血性损伤的结果),也被认为是莱姆病(Lyme disease)的一种并发症。也可因肿瘤或结节病导致面神经损害,也见于各种脑膜炎,特别是颅底的炎性病变可累及包括第Ⅶ脑神经在内的多支脑神经。部分患者可能由病毒感染引起。

病例 9,第 8 章

面部疼痛需要考虑到以下几种可能:口腔科疾病牙源性疼痛、鼻窦炎、偏头痛、颅底和脑干肿瘤、上颌骨或鼻咽部肿瘤,及其他罕见病因引起的疼痛。三叉神经痛(发作性面部剧痛)可以由脑卒中或多发性硬化引起。这些疾病可通过细致、全面的检查来排除,包括 CT 或 MRI 扫描。有些病例找不到原因。

既往健康的患者,若描述一侧面部的局部区域内发作的短暂性剧痛,提示可能为三叉神经痛(trigeminal neuralgia),或称痛性抽搐(tic douloureux)。

药物治疗(如卡马西平)可能有效。如疼痛发作持续存在,通过神经外科手术对三叉神经或神经根进行减压,有时是有帮助的。

病例 10,第 9 章

双颞侧偏盲是占位性病变压迫视交叉的典型表现。其他体征和症状提示垂体功能障碍,可能持续时间较长。其他化验可以证实这一点,显示促性腺激素和促甲状腺素水平降低。头痛和早期视神经乳头水肿表明有颅内压升高,可能由肿物增大引起。

鉴别诊断包括能够压迫视交叉的垂体腺瘤和颅咽管瘤。后者是一种先天性肿瘤,可压迫脑垂体和视交叉,通常在 20 岁前或老年期出现症状。不太可能是下丘脑和垂体柄肿瘤,因为没有其他下丘脑功能障碍;不可能是逐渐增大的前交通动脉动脉瘤,因为存在内分泌功能异常。

影像学(CT 或 MRI)有助于确定肿瘤的准确位置、特征和范围(图 25-10)。最可能的诊断是垂体腺瘤(pituitary adenoma)。治疗方法是神经外科切除肿瘤和激素替代疗法。

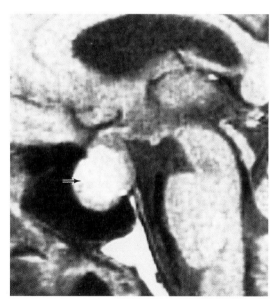

图 25-10　一例垂体腺瘤(箭头)患者经脑底的 MRI。肿瘤向下延伸至蝶窦,向上延伸到视交叉

病例 11,第 10 章

精神障碍(定向障碍、精神错乱、注意力不集中和部分记忆丧失等)提示单侧或双侧的额叶病变。右侧面部体征考虑病变可能位于左侧,脑电图和影像学检查证实了这一点。癫痫发作还表明运动皮质及其附近有刺激性病变。

根据临床表现,鉴别诊断必须包括生长缓慢的肿瘤、非寻常类型的慢性感染(无发热史说明可能性不大,但不能完全排除),以及变性疾病(单侧面肌无力的临床表现说明可能性不大)。头痛提示有占位病变。影像学检查表明多灶的肿瘤或脑脓肿,并进行了脑活检。病理诊断为恶性胶质瘤(malignant glioma)(图 25-11)。

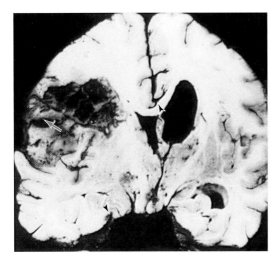

图 25-11　一例大脑半球胶质瘤患者的脑冠状切面。组织病理学检查显示为胶质母细胞瘤。注意钩回疝和大脑镰下疝(箭头)。左侧脑部可见活检痕迹(蓝色箭头)

肿瘤是胶质母细胞瘤,内部有钙化和出血。尸检发现脑干有小量出血,可能由中脑和脑桥中的小血管撕裂引起的杜雷特出血(Duret hemorrhage)(译者注:通常指脑桥出血),提示临终前发生快速进展的脑疝。

现代影像学技术能帮助确定占位的部位,通常还有助于肿瘤类型的判断(图 25-12,图 25-13)。在多个年龄组中,胶质瘤都是最常见的脑肿瘤(表 25-1,表 25-2)。其中组织学上最良性的是星形细胞瘤,最恶性的是多形性胶质母细胞瘤。目前仍需要进一步研究针对胶质瘤更有效的治疗方法。

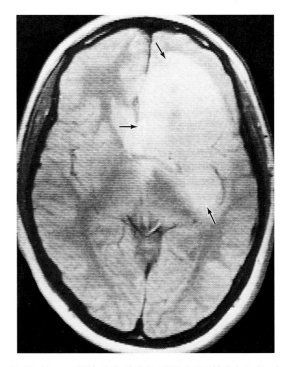

图 25-12　一例神经胶质瘤及周围水肿(箭头)患者,在豆状核水平的头部轴位 MRI 图像

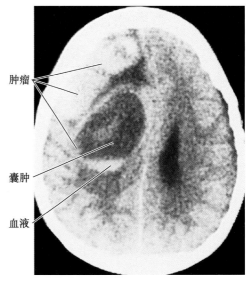

图 25-13　一例多形性胶质母细胞瘤患者,在侧脑室水平轴位头部 CT 图像。肿瘤囊性部分底部有少量血液

表 25-2　根据年龄和部位划分的脑肿瘤类型

年龄	大脑半球	鞍内和鞍旁	后颅窝
儿童和青春期	室管膜瘤;星形细胞瘤较少见	星形细胞瘤、混合性胶质瘤、室管膜瘤	星形细胞瘤、髓母细胞瘤、室管膜瘤
20~40 岁	脑膜瘤、星形细胞瘤;转移性肿瘤较少见	垂体腺瘤;脑膜瘤较少见	听神经瘤、脑膜瘤、血管母细胞瘤;转移性肿瘤较少见
40 岁以上	多形性胶质母细胞瘤、脑膜瘤、转移性肿瘤	垂体腺瘤;脑膜瘤较少见	转移性肿瘤、听神经瘤、脑膜瘤

摘自 Dunphy JE,Way LW. Current Surgical Diagnosis & Treatment,3rd ed. New York,NY:Appleton & Lange;1977。

病例 12,第 10 章

　　耳痛、耳道流液和发热等病史提示急性中耳感染。随后影响左侧面神经(中耳)、头痛、吞咽困难和精神障碍等。这表明感染已经穿透入颅腔。脑电图显示电活动异常,提示左侧额颞叶区可能存在占位性病变,CT 扫描证实存在一个肿块。

　　鉴别诊断包括中耳炎合并脑膜炎,由于没有颈项强直故可能性较小;并发感染引起的脑炎,这似乎过于巧合,可能性很小;还要考虑化脓性感染并发症之一的大脑炎(通常演变成脑脓肿)。此例患者,CT 成像证实了脑脓肿(cerebral abscess)的诊断(图 25-14)。

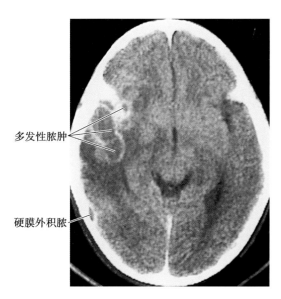

多发性脓肿

硬膜外积脓

图 25-14　经颞叶的轴位脑 CT 图像,显示硬膜外病变和右侧脑叶多个圆形融合性肿块

　　评论:虽然本例患者有发热,但脑脓肿患者也可能不发热。因此,没有发热并不能排除这种可治疗的疾病。

　　通过每 2~3 天复查头部 CT 扫描来监测抗生素的效果和脓肿的成熟情况,以便选择合适的时机手术引流,可以降低脑脓肿患者的高死亡率。对于免疫系统异常的患者(如艾滋病患者),感染可发生在身体的任何部位;导致脑内感染的病原体通常是刚地弓形虫(*Toxoplasma gondii*)(图 25-15)。

病例 13,第 11 章

　　病史、体温和血细胞计数显示存在感染。发热、食欲缺乏和咳嗽提示呼吸道感染,颈项强直表明存在脑膜刺激征。很可能是最初的感染发展为败血症

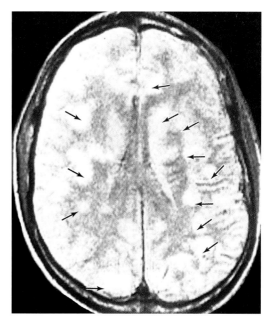

图 25-15　一例 AIDS 患者侧脑室层面轴位 MRI 图像。注意整个两侧半球多发的高信号区,提示脑脓肿(箭头)

并扩散到中枢神经系统。腰椎穿刺结果与脑膜炎相符(表 25-1),CSF 中葡萄糖水平降低而血糖水平正常,是细菌感染的特征,革兰染色涂片显示肺炎双球菌感染。

　　诊断为肺炎双球菌性脑膜炎(pneumococcal meningitis)(图 25-16)。治疗方法包括静脉注射敏感的抗生素。此外,也可以考虑鞘内注射治疗。

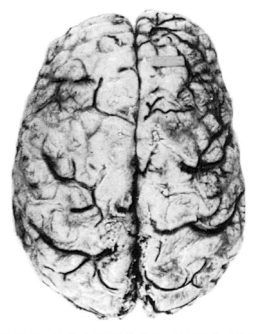

图 25-16　肺炎双球菌性脑膜炎。脑部的凸面被蛛网膜下腔中厚厚的黄绿色渗出物所覆盖

评论:脑膜炎的预后在很大程度上取决于及时的诊断和治疗。许多专家建议应尽早启动抗生素治疗,甚至应该在帮助明确诊断、感染病原体及敏感抗生素的腰椎穿刺和 CSF 检验之前就开始使用。

肺炎双球菌和其他形式的化脓性脑膜炎通常累及大脑半球凸面,而结核性脑膜炎通常累及底面(图 25-17)。这两种类型脑膜炎的 CSF 循环都可能受阻,而导致交通性脑积水。

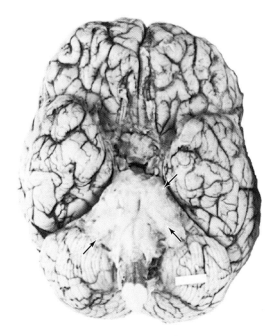

图 25-17　一例 26 岁男性患者脑部底面观,显示结核性脑膜炎(箭头)

病例 14,第 11 章

病史显示右侧头部有外伤,且有一过性意识丧失。早期神经系统查体未见异常。此时鉴别诊断应该包括脑震荡,但脑震荡很少或不发生意识丧失;还应鉴别一般初期不会产生任何功能障碍的脑挫伤,以及某些颅内出血等。尽早立即进行 CT 或 MR 扫描有助于显示颅内出血。颅骨 X 线片可能会发现颅骨骨折,但无法显示颅内病变。

发病早期生命体征正常,但几小时后发生了明显变化。血压升高、脉搏和呼吸频率降低通常提示颅内压升高[库欣现象(Cushing phenomenon)]。这个患者每隔几天就应进行复查。

清醒一段时间后,出现意识障碍,并伴有颅内压不断升高,说明颅内有占位性病变正迅速增大。右侧第Ⅲ脑神经功能障碍的出现,说明已有脑疝形成。

最可能的诊断是硬膜外出血(epidural hemor-

rhage),可能伴有一定程度的脑内出血(挫伤)。如果不进行及时治疗,硬膜外出血可迅速进展并威胁生命,因此尽早诊断至关重要。患者病情恶化迅速,所以硬膜下出血的可能性很小。影像学检查可排除脑出血的可能(图 25-18;图 12-26,图 12-27),CT 或 MRI 检查明显优于腰椎穿刺。

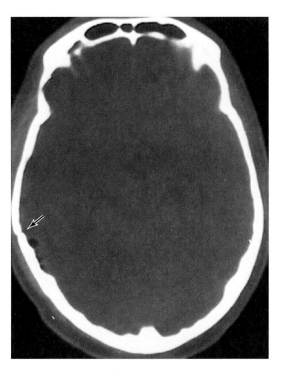

图 25-18　一例硬膜外出血患者在外耳(骨窗)层面的头部 CT 图像。注意骨折部位(箭头)和附近的气泡

神经外科对出血的及时治疗和迅速清除硬膜外血肿可以挽救生命。

病例 15,第 12 章

头痛和颈部僵硬疼痛表明存在刺激颅底脑膜的病程。及时诊断是最重要的。这种疾病可能是感染性的,也可能是蛛网膜下腔出血或原发性肿瘤脑膜扩散的结果。疾病的突发性表明可能是血管疾病。该患者血压正常,因此不太可能出现颅内高血压出血,也无创伤史。疾病的严重程度、白细胞计数轻微增加,以及红细胞沉降率增加都提示出现主要的血管异常事件,最可能是出血。

蛛网膜下腔的血液会刺激脑膜,引起颈部僵硬、疼痛以及血管痉挛,并影响脑神经的功能。运动功能缺失必须用皮质脊髓束受累加以解释。考虑应是第Ⅲ脑神经功能障碍导致了眼部症状,最可能位于左侧大脑脚。严重的蛛网膜下腔出血也可引发脑组织移位,继而引发小脑幕切迹疝。位于大脑后动脉与小脑上动脉之间的大脑脚和第Ⅲ脑神经受压通常可以视为幕上肿块增大的并发症。

蛛网膜下腔出血的治疗方法包括神经外科手术切除或控制动脉瘤或血管畸形等导致出血的原因。也可以进行介入放射学(血管内)手术,以稳定或闭塞异常的血管。

病例16,第12章

病史表明该患者是一名酗酒者,当他跌倒时头部可能受到了创伤。他出现意识水平下降,似乎有过癫痫发作(尿失禁和唇咬伤),这两个表现均表明大脑受累。神经系统查体表明右侧运动皮质内或附近有病变,腰椎穿刺显示 CSF 黄变(新鲜和陈旧的血)(表24-1)。这些结果提示出血;结合病程我们更倾向于诊断为硬膜下出血,动脉瘤渗漏导致蛛网膜下腔出血的可能性较小,因为该患者的病情可能由外伤引起。蛛网膜撕裂可以产生血性脑脊液,硬膜下出血可由(轻微)外伤所致。CT 检查证明了这一点。患者病情恶化是由即将发生的脑疝引起,脑疝可能是由血肿,或因腰椎穿刺后 CSF 压力降低诱发,抑或由两者共同导致。

诊断结果是右侧亚急性硬膜下出血(subdural hemorrhage)。治疗方法包括神经外科手术清除血液和闭合出血静脉。

评论:大多数硬膜下血肿覆盖了大脑半球的上部,而硬膜外血肿通常范围更局限,位置更低(比较图 12-25,图 12-26)。双侧血肿并不少见(图 25-19)。若青少年出现双侧血肿,可能有虐待儿童的嫌疑。

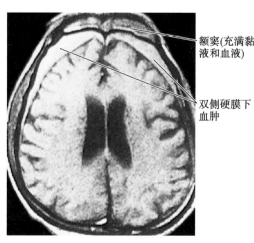

图 25-19　一例双侧硬脑膜下血肿和额窦充血患者的侧脑室水平轴位 MRI 图像。患者曾从楼梯摔下来

病例17,第13章

病史表明有运动障碍。由于没有小脑体征和皮质脊髓束功能缺失,需要考虑基底核系统功能异常。这与运动障碍和单侧震颤的表现相一致。所有观察和测试结果都与黑质或其传导通路的功能障碍相符合。

最有可能的诊断结果是帕金森病(Parkinson disease),影像学检查仅用于排除其他疾病。治疗包括物理治疗和适当给药,如左旋多巴等。

病例18,第13章

高血压患者突然出现严重的神经功能缺失,很可能表明发生了血管事件,可能是脑出血。患者的头痛倾向于支持脑出血的诊断。在这种情况下,血肿可以(按频率)发生在壳核、丘脑、脑桥或小脑等。该患者的出血累及运动系统(面部和皮质脊髓束功能障碍),最可能的出血部位是壳核,并影响到苍白球和内囊;或者发生在脑桥,并影响到皮质脊髓束和皮质脑桥系统。但单侧运动缺失更支持出血发生在基底核和内囊,而不是神经核团密布的脑桥。

神经放射学检查的选择是 CT 成像,对于另一例患者如图 12-19 所示,MRI 检查也可能有帮助。

诊断结果是右侧基底核及邻近结构的高血压性脑出血(intracerebral hemorrhage)。治疗方法包括降压治疗、重症监护和对症治疗等。如图 25-20 所示,在存活的患者中,血凝块可以被吸收,其后留下一个神经元变性的空腔样的区域。

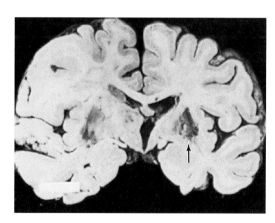

图 25-20　主要累及左侧尾状核和豆状核的囊性变性(箭头)

病例19,第14章

由于没有脑神经体征、症状和小脑体征,病变一定是在脊髓右侧,并且下运动神经元障碍的节段在

C6～C8。麻木和刺痛表明右侧脊髓受累,右手无力和右上肢深肌腱反射丧失表明下运动神经元功能障碍,痛觉丧失表明脊髓丘脑系统受损。因为患者有上运动神经元体征(足底反应伸性和右侧反射异常活跃,表明皮质脊髓束受累),以及分离性感觉障碍(触觉丧失区域与痛觉丧失的区域不同),因此周围神经受累的可能性较小。

　　鉴别诊断包括脊髓外伤性损伤,可能性不大,因为这一病例无外伤史;脊髓炎也不太可能,因为无发热史;还要考虑出血或血栓形成,但因病程进展缓慢,且考虑脊髓功能障碍的分布,因此可能性也很小。脊柱 X 线片无法显示脊髓本身的病变,最好采用 MRI 或 CT 成像。MRI 结果显示,脊髓因空洞或囊肿形成而增大,而且下颈椎节段最为严重(图 25-21)。

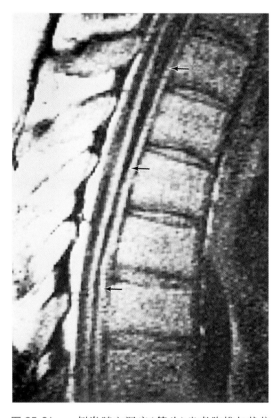

图 25-21　一例脊髓空洞症(**箭头**)患者胸椎矢状位的 MRI 图像(表面线圈技术)

　　诊断结果是脊髓空洞症(syringomyelia)。病变从 C4 延伸到 C7,累及右侧的楔束和部分前角,导致手部肌萎缩。

　　评论:脊髓空洞症的 MRI 表现必须与阿诺德-基亚里综合征(Arnold-Chiari syndrome,小脑扁桃体下疝畸形)相区别(图 25-22)。后者是一种以小脑向下移位,脊髓空洞形成,以及其他异常为特征的先天性疾病。

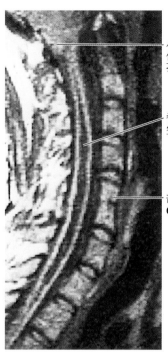

小脑扁桃体位于枕骨大孔下方

脊髓内的空腔

部分融合的 C5 和 C6 椎体

图 25-22　一例基亚里畸形和其他畸形患者上位脊柱正中矢状位的 MRI 图像(表面线圈技术)。(与图 7-22 比较。)

病例 20,第 14 章

　　四肢对称性运动功能缺失(下运动神经元型)和四肢远端的感觉异常均高度提示周围神经受累(图 25-23)。鉴别诊断包括脊髓疾病,但病变的分布与脊髓受损引起的传导束性感觉障碍不符合。

　　本例诊断为多发性神经病(polyneuropathy),这一病例可能由酗酒引起。这类周围神经病的特征是足底和小腿肌肉表现痛觉过敏。多发性神经病还有许多其他原因,糖尿病是多发性神经病的常见原因。本病例通过测量空腹血糖排除了糖尿病。

病例 21,第 15 章

　　此例 50 岁女性的癫痫样发作病史表明大脑皮质有刺激性病灶,慢性视神经乳头水肿表明有生长缓慢的占位性病变,精神状态符合一侧或两侧额叶受累,左侧嗅觉丧失及邻近的左侧视神经萎缩(导致视神经乳头苍白)提示病变位于左侧额底部,并压迫同侧的视神经。病灶周围的脑水肿能够解释轻度面瘫,以及通过对运动通路的影响而导致的肢体无力。

　　鉴别诊断是有限的:病变可能是左额叶或嗅神经附近的原发性脑肿瘤,也可能是该区域的脑膜瘤。CT 或 MR 扫描可以显示肿瘤的确切位置。

　　神经外科手术切除异常组织,并进行病理检查,诊

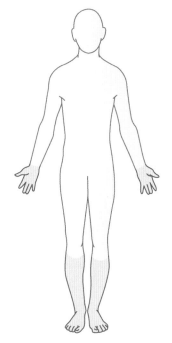

图 25-23　一例多发性周围神经病患者感觉和下运动神经元功能缺失的分布。注意"手套-袜套样"感觉丧失

断为左侧嗅沟脑膜瘤(olfactory groove meningioma)伴有福斯特-肯尼迪综合征(Foster Kennedy syndrome)。这一综合征包括对侧的视神经乳头水肿和同侧的视神经萎缩,是由下部额区肿块所导致(图 25-24)。

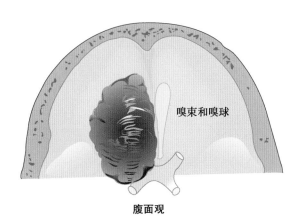

腹面观

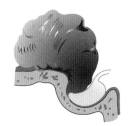

旁矢状位观

图 25-24　嗅沟脑膜瘤(摘自 Scarff JE. Classic syndrome of Brain Tumor. Annual Clinical Conference of the Chicago Medical Society;1953)

评论:脑膜瘤起源于异常的蛛网膜细胞,因此,这种类型的肿瘤可发生在颅内和椎管内多个部位,常见的部位是沿大脑镰走行的大脑半球的凸面(图 25-25)。虽然脑膜瘤丰富的血管使手术困难,但通常可以通过手术切除。

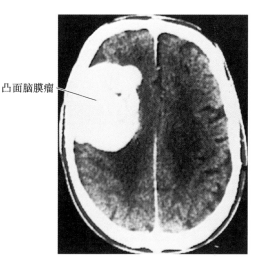

凸面脑膜瘤

图 25-25　大脑半球轴位 CT 增强扫描图像。没有周围水肿提示肿瘤生长缓慢,本例为脑膜瘤

病例 22,第 16 章

本病例定位诊断的关键是第Ⅷ脑神经的长期损伤,疾病初期是耳蜗区受损的表现,后来出现前庭部位受累的症状。患者的体征和症状都符合由邻近的脑神经(Ⅴ、Ⅵ和Ⅶ)或其神经核以及脑干(皮质脊髓束和小脑脚)受累所致。最初的主诉提示桥小脑角病变,第Ⅶ和Ⅷ脑神经在桥小脑角区更靠近脑干。进行性加重的慢性病程和继而出现的视神经乳头水肿,使我们想到病因很可能是缓慢生长的肿瘤。

鉴别诊断包括脑神经肿瘤、脑干肿瘤(如胶质瘤)或邻近的蛛网膜肿瘤(如脑膜瘤),以及其他罕见的肿瘤等。该区域最常见的病变是第Ⅷ脑神经肿瘤(nerve Ⅷ tumor),这种肿瘤通常起源于内耳道的近端,随后压迫邻近的第Ⅶ脑神经,并使内耳道变宽。肿瘤(通常是神经鞘膜瘤)可能长大并压迫桥小脑角附近的结构(图 25-26)。治疗方法主要是手术切除。

病例 23,第 17 章

反复的眩晕伴有耳鸣、恶心和进行性加重的耳聋提示内耳病变。发作时常出现自发性眼震(水平或旋转性)。最可能的诊断是梅尼埃病(Ménière disease)。(首先应当排除基底动脉狭窄引起的短暂性

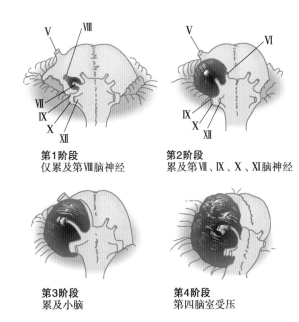

第1阶段
仅累及第Ⅷ脑神经

第2阶段
累及第Ⅶ、Ⅸ、Ⅹ、Ⅺ脑神经

第3阶段
累及小脑

第4阶段
第四脑室受压

第1阶段：耳鸣，后来耳聋和平衡失调
第2阶段：面肌无力，面部疼痛，吞咽困难和构音障碍
第3阶段：共济失调和不协调
第4阶段：脑室受压，有颅内压增高征象

图 25-26　第Ⅷ脑神经瘤

缺血发作）。该病可能是由迷路液的体积增大（内淋巴积水）引起，约 50% 的患者是双侧内耳受累。冷热水试验（Caloric testing）通常显示前庭功能受损。患者应该转到耳鼻喉专科医生那里治疗。

病例24，第19章

发热、乏力和头痛提示可能存在亚急性颅内感染。患者的"抽搐发作"表明大脑皮质受到刺激，可能由脑水肿引起。腰椎穿刺证实有感染和颅内压升高，然而，因为没有颈部强直，颅底脑膜似乎未受累。

语言障碍和记忆受损、MRI 检查所见的病变，以及 EEG 结果都表明双侧颞叶受累。CT 扫描的结果与这些部位的肿胀和出血相符。

鉴别诊断包括脑炎（encephalitis）、大脑炎（cerebritis）、脑膜炎和蛛网膜下腔出血等。蛛网膜下腔出血可能伴有体温略升高、癫痫发作和意识丧失；但患者 CSF 中没有血，颈项强直不明显，有语言障碍，以及 EEG 结果都不太支持这一诊断。脑膜炎也不大可能，因为腰椎穿刺标本显示白细胞计数主要是淋巴细胞，而不是多形核白细胞（表24-1）；此外，脑膜炎患者的 CSF 中也大多看不到红细胞。虽然脑炎合并脓肿形成是一种可能的诊断，但可能性很小，因为双侧颞叶同时受累，而且也没有原发性感染，如中耳炎、鼻窦炎或心内膜炎等，CSF 中淋巴细胞较多也不

支持诊断。

最可能的诊断是脑炎（encephalitis）。病变定位在双侧颞叶，结合 CSF 化验和 MR 影像结果（图19-15），提示诊断为单纯疱疹病毒脑炎（herpes simplex encephalitis）。脑活检证实诊断。在某些病例，患者对抗病毒药物，如阿昔洛韦的治疗反应良好，尽管遗留记忆力损害、失语、痴呆或癫痫发作很常见。

病例25，第20章

病史表明病程呈缓慢进展，主要累及后组脑神经（第Ⅷ、Ⅹ 和Ⅻ脑神经）、这些神经的脑干神经核和小脑通路等，所有的表现都以右侧为主。共济失调和 CSF 中蛋白水平增高，提示病变定位在颅内。由于泌涎核、血管舒缩中心和相关脑神经核团都位于脑干下部，因此唾液分泌过多、直立性低血压和后组脑神经（或核）受累的体征可以用脑干下部受累解释。

病变很可能是脑干肿瘤（brain stem tumor），而且脑干右侧受累比左侧更明显，因为患者的症状在 8 个月内缓慢进展。CT 扫描见脑室增大，这与 CSF 循环在后颅窝受阻是一致的。由于骨伪影的影响，CT 扫描未能显示出病变本身。MRI 检查显示了第四脑室内的占位，并且病变侵犯了附近的脑干。

该病例的治疗包括对占位病变的次全切除。组织病理学检查表明该肿瘤为室管膜瘤（图25-27）。

评论：儿童最常见的后颅窝肿瘤是星形细胞瘤、髓母细胞瘤和室管膜瘤。不同类型的肿瘤可能发生在老年人（表25-2，图25-27～图25-29）。

病例26，第21章

病史表现为一系列反复的短暂性缺血发作，提示是闭塞性脑血管疾病。患者病情的突然恶化是由右侧某一支主要脑血管的血栓形成或栓塞引起的。视神经乳头水肿是缺血性脑梗死导致的脑水肿引起的颅内占位效应所致。弛缓性瘫痪和感觉减退，表明右侧大脑半球感觉运动皮质或皮质下白质的供血障碍。左侧忽视与右侧大脑半球病变相一致。

功能障碍的突发性，以及无肿瘤或感染病史，在鉴别诊断时帮助排除了肿瘤和感染性占位病变。功能障碍的特点提示右侧大脑中动脉供血区发生了梗死。神经影像学检查明确了缺血范围及其血管来源（图25-30）。诊断是右侧大脑中动脉闭塞（occlusion of the right middle cerebral artery）。

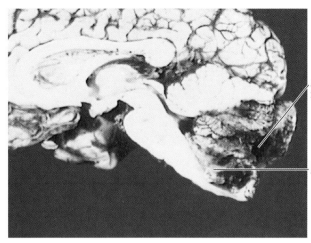

小脑挫伤(由活
检手术引起)

肿瘤

图 25-27　一例脑干肿瘤患者脑
部正中矢状位切面。组织学结
果显示为室管膜瘤

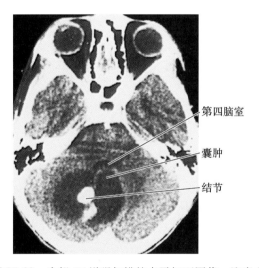

第四脑室

囊肿

结节

图 25-28　头部 CT 增强扫描的水平切面图像。注意在
后颅窝有一个低密度囊性星形细胞瘤伴有高密度结节,
是小脑的胶质瘤

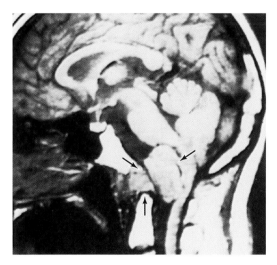

图 25-29　头部正中矢状位切面磁共振成像,起自斜坡
并使脑干向后移位的大肿块是脊索瘤(箭头)

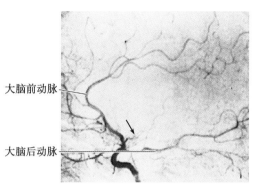

大脑前动脉

大脑后动脉

图 25-30　左侧颈内动脉血管造影,动脉期,侧面观,
显示大脑中动脉闭塞(箭头),大脑后动脉充盈良好
(与图 22-4 比较)

病例 27,第 21 章

　　该患者的病史与视觉症状为主的感觉性癫痫发
作是一致的,提示枕叶皮质受累。急性起病的右侧
同向性偏盲,说明视交叉之后的左侧视觉通路受累,
而且很可能是脑血管疾病所致。既往的心脏疾病史
高度提示栓塞的可能,即来源于心脏的小栓子脱落
后进入脑内的大血管。这一病例没有头痛症状,所
以不支持偏头痛诊断。

　　CT 和 MRI 检查有助于确诊部分左枕叶栓塞性
脑梗死(embolic infarction)。脱落到脑内的栓子通
常滞留在最大的血管,即大脑中动脉。这一病例的
梗死发生在大脑后动脉供血区。虽然脑血管造影有
助于确定这一点,但对于是否应该在梗死后立即进
行造影仍存有争议。栓塞性梗死的治疗包括适当的
抗凝,以防止进一步栓塞。

(矫毓娟　刘艺鸣 译　王维治 校)

参考文献

Greenberg DA, Aminoff MJ, Simon RP: *Clinical Neurology*. 8th ed. Lange, 2012.

Daroff RB, Jankovic J, Mazziotta, Pomeray SL: *Neurology in Clinical Practice*. 7th ed. Elsevier, 2016.

Love S, Louis DN, Ellison DW: *Greenfield's Neuropathology*. Wiley-Liss, 2008.

Poirier J, Gray F, Escourolle R: *Manual of Basic Neuropathology*. 3rd ed. WB Saunders, 1990.

Ropper AH, Samuels M, Klein J: *Adams and Victor's Principles of Neurology*. 10th ed. McGraw-Hill, 2014.

Louis ED, Maya SA, Rowland LP: *Merritt's Textbook of Neurology*. 13th ed. Wolters Kluwer, 2016.

附录
APPENDIX

附录 A 神经系统检查
The Neurologic Examination

病史

一个好的临床医生有时可以根据自然史,主诉的起病、程度和持续时间以及和相关主诉等做出初步诊断。这应包括既往疾病、个人和家族史、职业资料和社会史等。完整的药物清单是必不可少的。采访亲戚朋友可能是可取的,也可能是必要的。

以下方面的详细资料尤为重要:

A. 头痛

注意头痛的持续时间、发作时间、部位、频率、严重程度、进展、诱发因素、相关症状和药物反应。愈发严重的头痛,或者"我一生中最严重的头痛",尤其令人担忧。

B. 癫痫发作和发作性意识丧失

记录个别发作的特征、发病年龄、频率、持续时间、发作期间和发作后的精神状态、伴随的体征和症状、先兆、既往治疗的类型和有效性。

C. 视觉障碍

视觉障碍暗点的频率或进展、视力变化、复视、视野变化及相关现象应予以注意。

D. 运动功能

患者变得虚弱了吗?患者失去协调性了吗?远端肌肉(如手或脚的肌肉)是否比近端肌肉(如上臂或腿的肌肉)受影响更多?有不正常的肌肉运动吗?

E. 感觉功能

患者是否注意到麻木或刺痛?在身体的哪个部位?感觉丧失的部位在哪里?患者能说出他或她的腿在哪里吗?是否存在无痛性烧伤史?

F. 脑神经功能

是否有复视?注意面部下垂、口齿不清、吞咽困难、平衡障碍、耳鸣(单耳或双耳有振铃或嗡嗡声)或听力受损。

G. 疼痛

评估起病、位置、进展、频率、特征、物理措施的效果、相关主诉以及以前治疗的类型和有效性。

H. 时程

对这种疾病的时间进程有一个清楚的认识是很重要的。症状是突然发作还是逐渐进展?如果是渐进的,以何种时间尺度计量(小时、天、月)?症状是一直存在的,还是间歇性的?什么能引起症状,什么能缓解症状?

体格检查

重点明确、结构合理的体格检查可以为疾病诊断提供非常丰富的信息。甚至在开始正式检查之前,在采集病史的同时也可以通过观察患者进一步收集重要的信息。患者是衣装整齐还是蓬头垢面?患者是否了解并适当关注疾病?患者对左右两侧刺激的关注度是否一样好?也就是说,当对患者从左到右进行提问时,患者是否可以一样好地讲述?单单通过与患者互动和近距离观察,检查者就可以了解到很多东西。

一般体格检查应包括对循环系统、呼吸系统、泌尿生殖系统、胃肠系统和骨骼系统的评估。应常规测量记录体温、脉搏、呼吸频率和血压。注意头部、颈部、脊柱或关节的任何畸形或活动受限。

如果有任何涉及脊髓疾病的问题，确定是否有脊柱压痛或叩击痛。（对任何怀疑有急性颈髓损伤的患者进行颈部固定。）检查和触诊头皮和颅骨是否有颅骨的局限性增厚、异常头皮血管簇、凹陷区域、异常轮廓或不对称以及开颅和其他手术瘢痕。叩诊可显示局部头皮或病变区域颅骨压痛，对于脑积水的儿童，叩诊呈破罐音。听诊颅骨和颈部有无杂音。

神经系统检查

意识和警觉水平

应注意意识水平和警觉程度。患者是否意识清醒且完全警觉、抑或嗜睡、昏睡或昏迷？例如，意识水平下降可能是硬膜下血肿患者的第一个线索。注意患者集中注意力的能力。患者是完全清醒还是头脑混乱（即不能保持连贯的思路）？混乱状态发生在大脑的各种局灶性病变，通常被视为代谢和中毒性疾病的结果。

精神状态

即使在进行正式的精神心理状态测试之前，也要仔细观察患者的行为。患者能否主动交流？观察语言运用能力。精神状态的某些变化具有重要的定位价值，可提示在特定区域存在局灶性脑损伤。例如，感觉性失语和布罗卡失语（Broca aphasia）的病变累及优势侧大脑半球的韦尼克区（Wernicke area）和布罗卡区（Broca area）域（参见第21章）。空间定向障碍提示病变累及优势侧顶叶。大脑半球忽视，即患者忽视刺激，通常发生在世界的左侧，表明这是一种涉及右半球的障碍。神经系统疾病初期可能在没有显著的物理、实验室、影像学或其他特殊诊断结果的情况下发生，而且药物副作用导致的精神状态变化可能使临床情况进一步复杂化。

A. 一般行为

检查者可以通过观察患者的行为、说话方式、外表、衣装整洁和合作程度了解到很多东西。患者能否连贯准确描述病史？患者对疾病的关心程度是否恰当？患者是否与在检查室的家属有适当的互动？

B. 情绪

是否有焦虑，抑郁，冷漠，恐惧，怀疑或易怒。

C. 语言

先听患者的自发语言。然后，评估他对你口头问题的回答。患者的语言是流利的、不流利的、还是费力的？用词是否恰当？患者能命名简单物体（钢笔、铅笔、橡皮擦、按钮）、颜色（指向各种物体）和身体部位吗？患者是否能够重复简单的单词（"狗"）或复杂程度不同的短语（"肯尼迪总统"，"没有如果，和，或但是"；"如果他在这里，那么我会和他一起回家"）？检查口语理解能力。即使是不能说话的患者，也可以通过让患者"握拳"来做到这一点；"给我两个手指"；"指向天花板"；"请指一指我进屋的地方"；或者让患者在回答"学校是为孩子准备的吗？""直升机会吃孩子吗？"这样的问题时点头说"是"或"不是"。

检查患者的读写能力。（如有必要，请患者戴上眼镜，或使用大号字体的报纸。）

D. 定向力

检查人物、地点、时间和位置的定向力。

E. 记忆

询问近期和远期事件的细节和日期，包括出生日期、结婚日期、孩子的姓名和年龄，以及过去几天和更远日期发生事情的具体细节。询问客观事实（"上周在体育方面发生了什么？""谁赢得了世界职业棒球大赛？""谁是美国总统？""在那之前谁是总统？"）。

F. 掌握和运用知识的能力

1. **一般信息**：这些问题应与患者的背景和教育程度相适应。例如著名的政治人物和世界人物的名字，美国和州的首都以及政治和体育方面的时事。

2. **相似性和差异性**：让患者比较木头和煤；总统和国王；侏儒和孩子；人和植物；谎言和错误。

3. **计算**：要求患者从100中倒着数几个7，即从100中逐个减去7（如 $100-7=93$；$93-7=86$；$86-7=79$）。对单个数字（如 3×5、4×3、16×3）和两位数（$11\times17=187$）进行加法、乘法或除法。按6%计算18个月的利息。检查者应根据患者的教育背景酌情增减计算难度。

4. **记忆存储**：要求患者正背或倒背数字。（正常情况下，成人可以正背7位数字，倒背5位数字。）在接受指导后，间隔3min，让患者重复列出3个城市和3个两位数字。

5. **左右定向；手指识别**：患者区分左右和识别手指的能力可以通过要求"用右手拇指触摸你的左耳"来测试。由于左侧角回病变，可见格斯特曼综合征(Gerstmann syndrome)的左右失定向和无法识别手指(伴随计算能力受损和书写困难)。

6. **判断**:向患者询问一些简单谚语的象征性或特定意义,例如:"小洞不补大洞吃苦","滚石不生苔","住在玻璃房子里的人不应该扔石头"。

7. **记忆力和理解力**:让患者阅读报纸或杂志上的一个简单故事,观察患者的记忆、理解和表述方式。或者,检查者讲一个故事,然后让患者用自己的话重述,患者还需要解释这个故事的意思。下面的故事可以用到。

a. 牛仔的故事:一个牛仔带着他的狗去旧金山,他把狗留在了朋友家,自己去买一套新衣服。他穿上崭新的衣服,回到那只狗身边,对它吹口哨,叫它的名字,并拍了拍它,但因为他穿了新大衣、戴了新帽子,狗并没有给他任何回应,哄也没用,于是牛仔走开了,穿回了他的旧西装,狗立即表现出它看到主人的喜悦之情,因为它认为主人应该是这样的。

b. 镀金男孩的故事:大约300年前,在一位教皇的加冕典礼上,一名小男孩被选中扮演天使的角色。为了让他的外表尽可能华丽,他从头到脚都被裹上了一层金箔。小男孩病倒了,尽管人们为了他的痊愈想尽了办法,却单单没有取下这致命的金箔,他在几个小时内死去了。

G. 思想内容

思想的内容可能包括强迫、恐惧、妄想、强迫、反复的梦或噩梦、人格解体或幻觉。可能出现否认疾病的情况,特别是右半球疾病。

脑神经

A. 嗅神经(Ⅰ)

在发生头部创伤、怀疑颅底疾病和精神状态异常的患者中,应评估嗅觉(额下的脑膜瘤和额叶胶质瘤会压迫下方的嗅神经)。检查使用常见的气味,如薄荷、咖啡或香草;避免刺激性气味,如氨和醋。患者需闭着双眼并堵住一个鼻孔通过气味辨认物质。嗅觉缺失在没有鼻部疾病的情况下有重要意义,例如,可以提示嗅束被肿瘤压迫。

B. 视神经(Ⅱ)

1. **视力**　Snellen 图可以用来测量视力,并确定矫正后是否有改善。针孔可以用来矫正近视。对于有严重视力缺陷的人,可以使用相对简单的测试,例如,数手指的能力、检测是否可以看到手部运动和识别光线从暗到亮的变化。

2. **眼底检查**　分别检查每侧眼底。检眼镜检查的细节应包括视神经乳头的颜色、大小和形状;生理凹陷的存在与否;视神经乳头边缘的清晰度;血管的大小、形状和结构;以及出血、渗出或色素的存在。如果存在视神经乳头水肿或视神经乳头苍白,应明确指出。

3. **视野**　仔细检查视野能提示从视网膜、视神经到枕叶皮质视觉通路上任何部位病变的信息。用面对面的方式测试视野,患者坐在检查者对面 1m 的位置。患者蒙住左眼,用右眼看着检查者的左眼。检查者慢慢地将双手从下面两个象限刚刚可以看到的位置向上移动,当患者第一次看到检查者移动的手时示意。上象限的测试也是类似的,检查者的手由上向下移动。随后患者的左眼对着检查者的右眼测试。

更精确的视野检查需要用视野计或切线屏。

C. 动眼神经(Ⅲ)、滑车神经(Ⅳ)和展神经(Ⅵ)

最初的检查即可发现斜视、眼球震颤、上睑下垂、眼球突出和瞳孔异常。通过让患者眼球跟随物体(如手指或光)运动到水平和垂直平面的两端来测试眼球活动。

注意每测瞳孔的大小和形状。此外,在黑暗的房间里,当患者凝视远方时,注意两个瞳孔对强光射入一只眼睛的反应。直接光反射是被照眼瞳孔的反应;间接光反射是指对侧瞳孔的反应,而后者需屏蔽刺激光源。

在检查调节-辐辏反射时,要求患者眼球交替聚焦在两个物体上,一个物体在患者远方,另一个物体距离患者面部 15cm(6 英寸)。

注意是否存在眼球震颤(眼球有节奏地抖动),如果有眼震,注意静止时或注视某一特定方向时眼震的快慢方向。眼球震颤可能是前庭系统、小脑或脑干疾病的征兆。

D. 三叉神经(Ⅴ)

感知大头针或小块棉花接触的能力是在面部所有 3 个分支和头皮前半部测试的。在患者向上看时可用一束无菌棉从侧面轻轻接触角膜,来测试角膜感觉。通过触诊由下颌骨咬合运动引起的咬肌和颞肌的收缩来测试三叉神经的运动功能。

E. 面神经(Ⅶ)

注意面部表情,活动度和对称性。通过让患者微笑,吹口哨,露齿和缩唇来评估下面部肌肉的自主运动。通过让患者闭眼或蹙额等动作测试上面部肌肉的自主运动。

轻度面部不对称可能是长期存在的,不一定是神经系统疾病的征兆。检查旧照片(如驾驶执照照片)可以揭示面部不对称是新发生的还是以前就存在的。

在特定的患者(主要是怀疑面部神经损伤的患者)中,测试舌头前 2/3 的味觉可能是合适的。这是通过用棉签将测试溶液涂在伸出的舌头上来完成的。使用的测试溶液为甜的(糖),苦的(奎宁),咸的(盐水)和酸的(醋)。患者指着一张贴有标签的卡片做出回应。

F. 位听神经(Ⅷ)

1. 耳蜗神经 记录患者在日常谈话中听到检查者声音的能力。然后,在最远数厘米距离的范围内,测试每只耳朵是否能听到拇指和示指摩擦产生的声音。可以测量从耳朵听到响亮的手表滴答声或说话声音的最远距离。

使用振动频率 256Hz 的音叉测试每侧耳朵的气导和骨导(表 16-1):在 Rinne 试验中,振动音叉先放在乳突上,然后放在耳朵前面。正常情况下,音叉放在耳朵前面比放在乳突上要多听几秒钟。耳蜗神经损伤时,可能完全或部分无法听到振动音叉(神经性耳聋)。当部分听力还存在时,空气传导超过骨传导。在听力受损的中耳疾病中,音叉声音的骨传导大于空气传导(传导性耳聋)。

在 Weber 试验中,将振动的音叉(256Hz)放在鼻梁或头顶进行测试,正常情况下,两只耳朵听到的声音一样强。在中耳疾病导致单侧耳聋的患者,受损侧耳听到的声音更强。

2. 前庭神经 当怀疑前庭功能异常时,可使用前庭温度试验来评估前庭功能。首先检查耳膜以确保没有穿孔。患者头部稍前倾坐立,测试垂直半规管;或者仰卧,头部后倾 60° 以测试水平半规管。检查者用冷水(30℃)或温水(40℃)缓慢稳定地冲洗一侧外耳道。正常情况下,一侧耳朵接受冷水会引起另一侧眼球震颤;温水会使同侧眼球产生眼震(这方面的一个助记符是 COWS,即冷水对侧热水同侧)。冲洗直到患者主诉恶心或头晕,或直到检测到眼球震颤为止。这通常需要 20~30s。如果 3min 后未发生反应,则停止测试。

G. 舌咽神经(Ⅸ)

采用前面所述测试舌前 2/3 味觉的方法测试舌后 1/3 的味觉。使用压舌板或棉签在软腭和咽部测试感觉(通常是触碰)。两侧咽反射均需测试。

H. 迷走神经(Ⅹ)

通过观察患者饮水和固体食物的能力来测试吞咽功能。咽部肌肉收缩是咽反射的一部分。当患者说"啊"时,记录腭中缝和悬雍垂的运动。迷走神经单侧麻痹时,中缝和悬雍垂向健侧移动,麻痹侧的咽后壁像幕布一样也向健侧移动。注意患者说话声音的特征、音量和发音。

I. 副神经(Ⅺ)

指导患者转动头部,抵抗置于其下巴一侧的阻力,以测试对侧胸锁乳突肌的功能。指导患者向前屈头抵抗下巴下方的阻力,以同时测试双侧胸锁乳突肌的力量。耸肩是一种测试斜方肌功能的方法。

J. 舌下神经(Ⅻ)

当舌头伸出或在口内不动时,检查舌头是否有萎缩、肌束震颤或颤动。注意伸舌时舌尖是否有偏斜;舌下神经或舌下神经核的损伤可导致舌尖向患侧偏斜。

运动系统

评估肌容积、肌张力、肌力和异常运动。

肌肉萎缩或肥大是通过检查和触诊以及测量四肢的周长来判断的。两侧周长的差异可能与患者的惯用手或职业有关,但通常是由萎缩引起的。

如果发现肌束震颤(肌群的不自主收缩或颤搐),应注意其位置。

肌张力是由检查者触诊四肢肌肉和被动运动患者关节来判断的。描述被动运动阻力的增加或减低,注意肌张力变化,包括折刀样痉挛、齿轮样痉挛、肌痉挛、挛缩和肌张力减低。

测试四肢、颈部和躯干肌群力量。当有迹象表明力量减弱时,测试较小的肌群和单个肌肉(参见附录 B)。如果有震颤,注意是在静止时(静止性震颤)、维持姿势时(姿势性震颤)还是在运动时(意向性震颤)发生?描述不自主运动,包括手足徐动症、舞蹈症、抽搐和肌阵挛。

协调、步态和平衡

A. 步态

观察患者行走。观察走路时的姿势、步态、协调的无意识动作(摆动手臂)、直线行走和快速转弯的能力。确定患者是否能趾踵步行。记录完整的姿势和步态。

B. 闭目难立征

让患者脚跟和脚趾并拢,闭上眼睛站立。摇摆增加发生在小脑或前庭功能障碍的患者。患有脊髓后柱疾病的患者在闭眼时可能会跌倒,尽管他们睁开眼睛时能很好地保持姿势。(这种"闭目难立征阳性"提示后柱或前庭系统功能障碍。)

C. 指鼻试验和对指试验

在指鼻试验中,患者将指尖放在自己的鼻子上,然后触摸检查者的手指,检查者的手指放在离患者一臂远处;尽可能快地重复动作。在对指试验中,患者在手臂向前伸展后试着接近自己双侧示指指尖,辨距不良和偏离目标的过指常见于小脑疾病。

D. 跟-膝-胫试验

患者将一个脚跟放在另一个膝盖上,然后沿着胫骨移动脚跟。辨距不良和偏离目标的过指常见于小脑疾病。

E. 快速轮替运动

患者快速屈曲和伸展手指或用伸展的手指快速轻敲桌子。连续快速交替检查前臂旋后和旋前。不能快速、平稳地进行这些动作是轮替运动障碍的一个特征,是小脑疾病的一个指征。

反射

下列反射是常规检查,反射强度分为 0~4+ 级(2+ 为正常)。检查每个深反射时需要左右两侧相比较。特别注意反射的不对称性,如一侧反射比另一侧活跃。检查者需用多种感觉来判断:可以看到肢体的反射,但也可以通过托住肢体上的手感觉到反射,也能听到反射的声音,当叩诊锤叩击无反射的肢体时可听到沉闷的砰砰声。

单一反射减弱常提示一侧单神经或脊神经根的损伤。

相反,如果一侧所有或大部分深反射都是活跃的,提示患者深反射亢进,由于锥体系统损害所致。

A. 深反射

1. **肱二头肌反射**:当患者肘部弯曲成直角时,检查者将拇指放在患者的肱二头肌肌腱上,然后敲击拇指。正常情况下,肱二头肌会轻微收缩。

2. **肱三头肌反射**:检查者托住患者肘部,叩击鹰嘴上方的肱三头肌肌腱。正常情况是肱三头肌收缩,前臂伸展。

3. **膝反射**:用叩诊锤叩击髌骨下肌腱。患者坐在桌子或床的边缘,双腿自然悬垂。对于卧床不起的患者,膝盖弯曲,放在检查者的手臂上,脚踝轻轻地放在床上。

4. **踝反射**:最好的办法是患者跪在椅子上,把足踝和足放在椅子边缘。然后用叩诊锤叩击跟腱。

B. 浅反射

1. **腹壁反射**:患者仰卧,腹部肌肉放松,用钝针由外周向脐轻划腹部各象限的皮肤。正常情况下,局部腹肌收缩,导致脐向受刺激的象限移动。

2. **提睾反射**:在男性中,轻划大腿内侧上 1/3 皮肤会导致同侧睾丸回缩。

3. **跖反射**:检查双侧足跖反射。用大头针或木针从足跟至小趾根部轻划足底外侧,然后向内穿过脚掌。正常跖反射包括所有脚趾的足趾跖屈,伴有轻微足远端内翻和屈曲。异常反应时,可出现大脚趾伸展,其他脚趾呈扇形散开并屈曲(巴宾斯基征)。巴宾斯基征(也称为"伸性跖"反射)提示皮质脊髓系统功能障碍,但不能提示病变的喙尾位置(脊髓、脑干还是大脑)。

C. 阵挛

在反射亢进的患者可能诱发出阵挛(重复性反射肌肉运动)。腕部阵挛有时因腕部强力屈曲或伸展而引起。髌骨突然向下运动可引起髌骨阵挛,致股四头肌阵挛性收缩。踝关节阵挛的测试方法是快速弯曲足背侧,引起小腿肌肉阵挛性收缩。阵挛可持续性或短暂性(通常以阵挛次数来评定;有些正常人可在脚踝处诱发出三到四次阵挛)。

感觉系统

感觉检查取决于患者的主观反应,因此对患者和检查者来说都很累人。患者应该休息,并保持合作的心态。异常,特别是轻度异常,应反复检查。检查以下内容并制成表格。

A. 痛觉

测试患者感知针刺或深压的能力。如果有异常,要注意感觉异常分布模式(超过一个特定皮节?末梢型超过手足范围的"袜套和手套"样分布?)

B. 温度觉

用一支温水和一支冷水试管测试患者感知和辨别冷热的能力。或者检查患者能否感觉到音叉的扁平一侧是冷的。

C. 触觉

用棉花轻触皮肤测试轻触觉。

D. 振动觉

患者应能感觉到音叉(频率为 128Hz)在骨突起处发出的嗡嗡声。将患者的振动感知能力与您自己的进行比较,并将其应用于外踝、髌骨、髂骨、脊椎棘突和尺侧突起。

E. 位置觉

是指检查者抓住脚趾和手指时,由患者自己判断其位置。握住手指的两侧,患者闭上眼睛,试图判断手指是向上移动还是向下移动。如果四肢末端位置觉损害,则检查脚踝、手腕、膝盖和肘部。

F. 实体觉

检查患者识别物体形状、大小和重量的能力,将熟悉的物体(如硬币、钥匙或刀)放在患者手中,并要求患者在不看的情况下识别该物体。

G. 两点辨别觉

皮肤能感受到二个刺激点的圆规或卡尺两脚间的最短距离,与相应区域比较。(正常值:指尖 0.3~0.6mm;手掌和足底 1.5~2mm;手背 3mm;胫骨 4mm。)

H. 定位觉

患者闭目,检查者触摸患者的身体,请患者指出被触摸的部位,以评估患者的定位觉,并对身体两侧相同部位进行比较。双侧同时刺激出现的定位觉障碍(如单独触碰右手时能感觉到触碰部位,但同时触碰左手时出现定位觉障碍)提示对侧顶叶受累。

新生儿检查

新生儿神经系统检查通常在出生后不久进行。最好每隔一周复查一次。起初检查应有计划,应该尽量减少对婴儿的刺激,以便观察其自发行为。

一般状况

检查需全程观察运动模式及仰卧、俯卧体位,评估反射。

正常婴儿的四肢是弯曲的,头部可能转向一侧,下肢也可能有踢脚运动。颅内出血可导致四肢伸直,核黄疸导致角弓反张,臂丛神经麻痹导致上肢不对称。臂丛神经麻痹和脑脊膜脊髓膨出可导致动作缺乏。

神经学检查

脑神经

A. 视神经(Ⅱ)

检查婴儿对光线的眨眼反应。检眼镜检查应该放在最后做。

B. 动眼神经(Ⅲ)、滑车神经(Ⅳ)和展神经(Ⅵ)

检查瞳孔大小、形状和对称性,以及瞳孔对光反射。头部的侧向转动会导致眼睛向相反方向转动(玩偶眼反射)。

C. 三叉神经(Ⅴ)和面神经(Ⅶ)

吸吮反射是通过将手指或乳头放在婴儿嘴唇之间引起的。在觅食反射中,如果一根指尖触碰到婴儿的脸颊,婴儿的嘴就会张开并朝着刺激方向转动。

D. 前庭蜗神经(Ⅷ)

眨眼反应源于对噪音的反应。在检查迷路反射时,检查者需抱起婴儿,先向右转几圈,然后再向左转几圈。正常婴儿会看向转的方向;当旋转停止时,婴儿会看向相反方向。

E. 舌咽神经(Ⅸ)和迷走神经(Ⅹ)

注意婴儿的吞咽功能。

运动系统和反射

注意婴儿的自发和诱发运动。如果婴儿不动且安静,可检查拥抱反射(见后面的讨论),或让婴儿俯卧诱导其运动。

A. 躯体侧弯反射(Galant 反射)

婴儿俯卧,用手指触摸其胸腰椎旁区,正常可引起同侧背部长肌收缩,导致头和腿向刺激区弯曲,而躯干向远离刺激区侧移动。

B. 肌张力

通过在活动和放松时触诊肌肉来评估肌张力。注意肘和膝被动运动时的阻力。

C. 肢体运动

测定婴儿在给定姿势下移动肢体的能力。注意两侧肢体动作是否对称。

D. 关节运动

当婴儿被短暂地头朝下垂直悬空时,弯曲婴儿的髋关节和膝关节,检查重力的牵引力。

E. 抓握反射

刺激婴儿的尺侧手掌会引起婴儿紧握检查者的手。

F. 牵拉反应

当正常婴儿被轻轻地从仰卧位拉起成坐位时,可观察到其肩部和颈部肌肉收缩。

G. 踏步反应

直立抱起正常婴儿,当双脚刚接触桌子时就会做出踏步动作。

H. 放置和支持反应

用适度的锐利物体表面下缘(如检查桌的边缘)

划婴儿足背,正常情况下婴儿的膝关节和髋关节屈曲,随后髋部伸直(放置反应)。如果婴儿足底接触的是一个平面,则可能发生膝关节和髋关节伸直(阳性支持反应)。

I. 拥抱反射(惊吓反应)

正常婴儿存在拥抱反射。突然的刺激(如巨大的噪音)会导致四肢外展和伸直,同时出现示指和拇指屈曲,其余手指伸直和展开,随后是四肢屈曲和内收。

J. 其他反射和反应

在婴儿安静放松状态下,检查膝反射、跖反射(正常反应是伸性跖反射)、腹壁反射和踝阵挛。

感觉系统

用针刺婴儿的一只足,婴儿会回缩受刺激的肢体,有时未受刺激侧的肢体也会回缩。

(吴云 刘军 译 王维治 校)

附录 B　肌肉功能测试
Testing Muscle Function

肌肉检查取决于对执行某些动作时使用的肌肉的透彻理解。测试最好是在患者处于休息、舒适、专注和放松的状态下进行。注意肌肉无力、萎缩或有肌张力异常,是否为节段性(尤其是沿神经轴),一侧的还是双侧的。

在测试肌力之前,检查者应该评估肌容积(是否有肌萎缩或肥大,如果有,哪些肌肉受累?)。如果有肌束震颤的话,检查者也应该记录肌束震颤的具体部位。

由于某些肌肉具有相似的功能,因此要求患者只收缩某一块肌肉并不容易。在其他具有相同功能的肌肉受到抑制的情况下,固定或使部分肌肉维持特定姿势可以显示某块肌肉的收缩。重力的影响可以增强或减弱某些特定的动作,因此必须考虑在内。

检查单独的肌肉对于评估周围神经和肌肉的功能及功能障碍是有用的。应先检查正常或受累最轻的肌肉,以获得患者的配合和信心。被检查的肌力应该总是与对侧的肌肉进行对比。

各种肌肉的肌力需要分级并记录。有不同类型的分级标准,其中最常用的是将肌力分为 0 级(无肌肉收缩)到 5 级(正常)。

参见表 B-1、表 B-2 和图 B-1 至图 B-52。注意在所有的图形中,蓝色箭头表示所检查肌肉的运动方向。黑色箭头表示阻力的方向,方块表示施加阻力的部位。

表 B-1　肌力的分级

0 级:无肌肉收缩
1 级:颤动样收缩,或可看到或可触及,但不足以活动关节
2 级:肌肉收缩足以水平移动关节,但不能抵抗重力
3 级:肌肉收缩足以抵抗重力维持在一个位置
4 级:肌肉收缩足以抵抗重力和附加的阻力
5 级:正常肌力

改编自 Aids to the Investigation of Peripheral Nerve Inquiries. Her Majesty Royal Stationary Office. London, UK, 1953。

表 B-2　运动的功能

被检查动作	肌肉	脊髓节段	神经	神经丛
肩部和上肢				
颈屈 颈伸 颈部旋转 颈部侧弯	颈深肌 (胸锁乳突肌和斜方肌也参与)	C1~C4	颈神经	颈丛
上胸廓抬高吸气	斜角肌 膈肌	C3~C5	膈神经	
手臂从后向前内收	胸大肌和胸小肌	C5~C8;T1	胸部(胸神经;发自臂丛内、外侧束)	臂丛
肩关节前推	前锯肌	C5~C7	胸长神经	
肩胛骨上抬	肩胛提肌	C3~C5	肩胛背神经	
肩胛骨内收和上抬	菱形肌	C4,C5		
手臂外展	冈上肌	C4~C6	肩胛上神经	
手臂外旋	冈下肌	C4~C6		
手臂内旋,手臂从前向后内收	背阔肌,大圆肌和肩胛下肌	C5~C8	肩胛下神经(来自臂丛后束)	
手臂外展	三角肌	C5,C6	腋神经(来自臂丛后束)	
手臂外旋	小圆肌	C4,C5		

续表

被检查动作	肌肉	脊髓节段	神经	神经丛
前臂屈曲、旋后	肱二头肌	C5,C6	肌皮神经(来自臂丛后束)	
前臂内收,屈曲	喙肱肌	C5~C7		
前臂屈曲	肱肌	C5,C6		
手向尺侧屈曲	尺侧腕屈肌	C7,C8;T1	尺神经(来自臂丛内侧束)	
除拇指外其他手指屈曲	指深屈肌(尺侧部)	C7,C8;T1		
拇指内收	拇收肌	C8,T1		
小指外展	小指展肌	C8,T1		
小指对掌	小指对掌肌	C7,C8;T1		
小指屈曲	小指屈肌	C7,C8;T1		
近端指骨屈曲,第2指远端指骨伸展,手指内收和外展	骨间肌	C8,T1		
前臂旋前	旋前圆肌	C6,C7	正中神经(C6,C7来自臂丛外侧束;C8,T1来自臂丛内侧束)	
手桡侧屈曲	桡侧腕屈肌	C6,C7		
手屈曲	掌长肌	C7,C8;T1		
示指、中指、无名指或小指中节屈曲	指浅屈肌	C7,C8;T1		
手屈曲				
拇指末节屈曲	拇长屈肌	C7,C8;T1		
示指或中指末节屈曲	指深屈肌(桡侧部)	C7,C8;T1		
手屈曲				
掌侧拇指外展	拇短展肌	C7,C8;T1	正中神经(C7,C8来自臂外侧束;C8,T1来自内侧束)	臂丛
拇指近端指骨屈曲	拇短屈肌	C7,C8;T1		
拇指对掌	拇对掌肌	C8,T1		
近端掌指关节屈曲并	蚓状肌(2个外侧)	C8,T1		
示指、中指、无名指或小指的远端两个指节伸直	蚓状肌(2个内侧)	C8,T1	尺神经	
前臂伸展	肱三头肌和肘肌	C6~C8	桡神经(来自臂丛后束)	
前臂屈曲	肱桡肌	C5,C6		
手向桡侧伸展	桡侧腕伸肌	C6~C8		
示指、中指、无名指或小指伸展	指伸肌	C7~C8		
手伸展				
小指伸展	小指固有伸肌	C6~C8		
手伸展				
手向尺侧伸展	尺侧腕屈肌	C6~C8		
前臂旋后	旋后肌	C5~C7	桡神经(来自臂丛后束)	
拇指外展	拇长展肌	C7,C8;T1		
手向桡侧伸展				

续表

被检查动作	肌肉	脊髓节段	神经	神经丛
拇指伸展	拇短伸肌	C7,C8		
手向桡侧伸展	拇长伸肌	C6~C8		
示指伸展	示指伸肌	C6~C8		
手伸展				
躯干和胸部				
肋骨上提	胸部肌肉,腹部肌肉和背部	T1~L3	胸神经和腰骶神经后支	臂丛
肋骨下降	肌肉			
腹部收缩				
躯干前屈				
躯干侧屈				
髋部和下肢				
髋部屈曲	髂腰肌	L1~L3	股神经	腰丛
髋部屈曲(及大腿外翻)	缝匠肌	L2,L3		
腿伸展	股四头肌	L2~L4		
大腿内收	耻骨肌	L2,L3	闭孔神经	
	长收肌	L2,L3		
	短收肌	L2~L4		
	大收肌	L3,L4		
	股薄肌	L2~L4		
大腿内收	闭孔外肌	L3,L4		
大腿外旋				
大腿外展	臀中肌和臀小肌	L4,L5;S1	臀上神经	骶丛
大腿内旋				
大腿屈曲	阔筋膜张肌	L4,L5		
大腿侧旋	梨状肌	S1,S2		
大腿外展	臀大肌	L4,L5;S1,S2	臀下神经	
大腿侧旋	闭孔内肌	L5,S1	骶丛肌支	
	孖肌	L4,L5;S1		
	股方肌	L4,L5;S1		
小腿屈曲(协同大腿伸展)	股二头肌	L4,L5;S1,S2	坐骨神经(躯干)	骶丛
	半腱肌	L4,L5;S1		
	半膜肌	L4,L5;S1		
足背屈	胫骨前肌	L4,L5	腓深神经	
足后旋				
第2~5趾伸展	趾长伸肌	L4,L5;S1		
足背屈				
跗趾伸展	跗长伸肌	L4,L5;S1		
足背屈				

续表

被检查动作	肌肉	脊髓节段	神经	神经丛
蹬趾及内侧 3 个趾骨伸展	趾短伸肌	L4,L5;S1		
足跖屈、外翻	腓骨长肌和腓骨短肌	L5;S1	腓浅神经	
	腓肠肌	L5;S1,S2	胫神经	
足跖屈、内翻	胫骨后肌和小腿三头肌	L5,S1	胫神经	
足跖屈、内翻	趾长屈肌	S1,S2		
第 2~5 趾骨远节屈曲				
足跖屈、内翻	蹬长屈肌	L5;S1,S2		
蹬趾骨远节屈曲				
第 2~5 趾骨中节屈曲	趾短屈肌	L5;S1		
蹬趾近节屈曲				
足趾散开与闭合	蹬短屈肌	L5;S1,S2		
足趾近节屈曲	足部小肌肉	S1,S2		
盆底的自主控制	会阴及盆底括约肌	S2~S4	阴部神经	

改编自 McKinley JC。

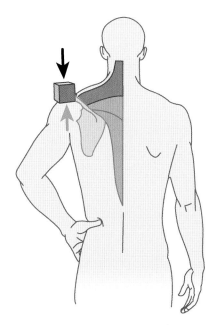

图 B-1　斜方肌,上部(C3,C4;脊髓副神经)。肩部上举以抵抗阻力

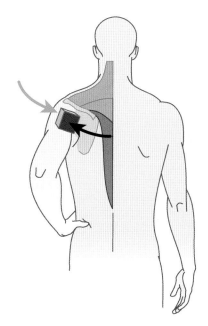

图 B-2　斜方肌,下部(C3,C4;脊髓副神经)。肩部向后推以抵抗阻力

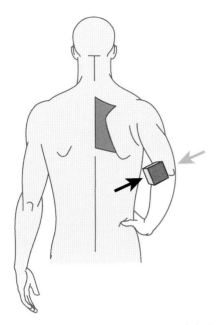

图 B-3 菱形肌(C4,C5;肩胛背神经)。肩部向后推以抵抗阻力

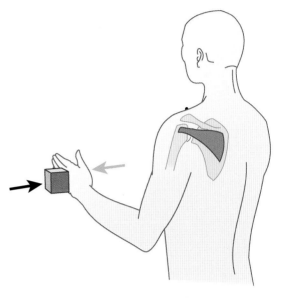

图 B-5 冈下肌(C4~C6;肩胛上神经)。肘部弯曲时,手臂外旋以对抗加于上臂的阻力

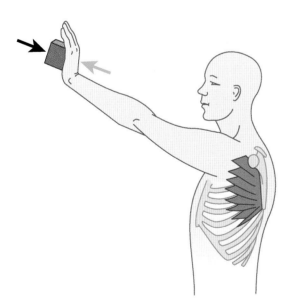

图 B-4 前锯肌(C5~C7;胸长神经)。患者用外展的手臂用力前推,肩胛骨内缘仍保持紧靠胸壁。(如果斜方肌力弱,肩胛骨内缘可能会离开胸壁。)

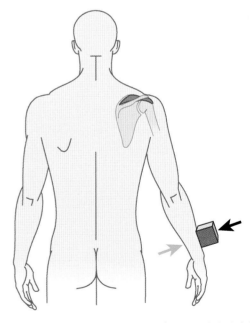

图 B-6 冈上肌(C4~C6;肩胛上神经)。手臂从身体一侧外展以对抗阻力

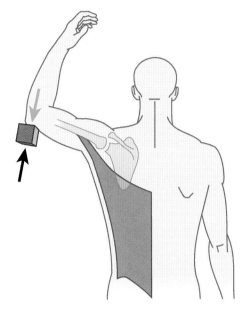

图 B-7 背阔肌(C5~C8;肩胛下神经)。手臂从水平和侧面位置内收以对抗阻力

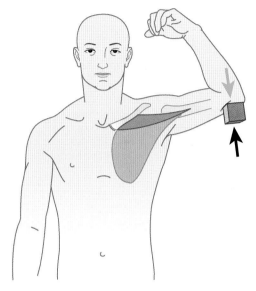

图 B-9 胸大肌,上部(C5~C8;T1;胸外侧和胸内侧神经)。手臂从抬高的位置或从水平和向前的位置内收以对抗阻力

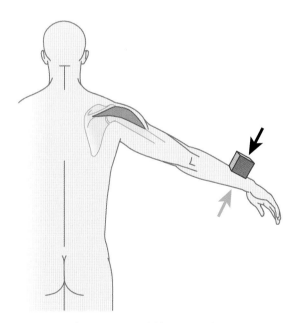

图 B-8 三角肌(C5,C6;腋神经)。从侧面抬起手臂外展(与身体呈 30°~75°),以对抗阻力

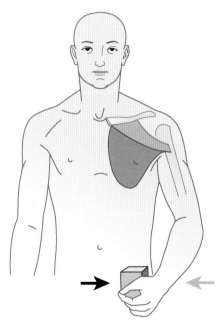

图 B-10 胸大肌,下部(C5~C8;T1;胸外侧和胸内侧神经)。手臂从水平线以下向前的位置内收以对抗阻力

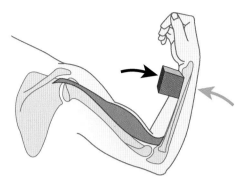

图 B-11　肱二头肌(C5,C6;肌皮神经)。旋后的前臂屈曲以对抗阻力

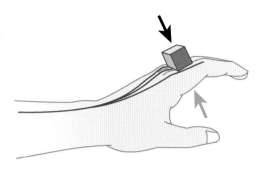

图 B-14　指伸肌(C7,C8;桡神经)。手指在掌指关节伸展以对抗阻力

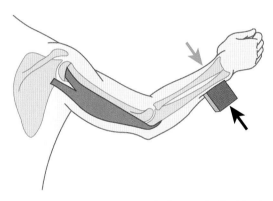

图 B-12　肱三头肌(C6~C8;桡神经)。保持肘部屈曲时,前臂伸展以对抗阻力

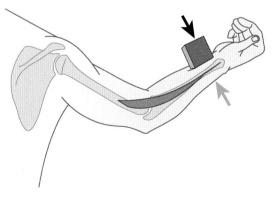

图 B-13　肱桡肌(C5,C6;桡神经)。当处于中立位(既不旋前也不旋后)时,前臂屈曲以对抗阻力

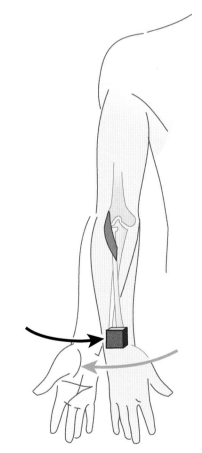

图 B-15　旋后肌(C5~C7;桡神经)。在该侧手臂伸展时,手旋后以对抗阻力。阻力由检查者紧握的手施加在患者接近手腕的前臂上

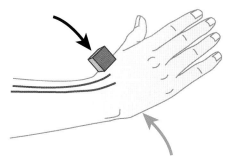

图 B-16　桡侧腕伸肌(C6～C8;桡神经)。腕部向桡侧伸展以对抗阻力,手指保持伸展

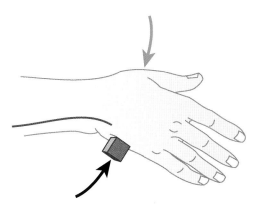

图 B-17　尺侧腕伸肌(C6～C8;桡神经)。腕关节向尺侧伸展以对抗阻力

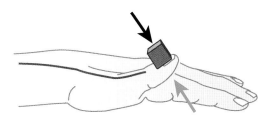

图 B-18　拇长伸肌(C7,C8;桡神经)。拇指伸展以对抗阻力

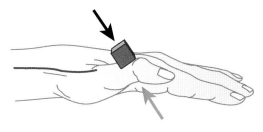

图 B-19　拇短伸肌(C7,C8;桡神经)。拇指在掌指关节伸展以对抗阻力

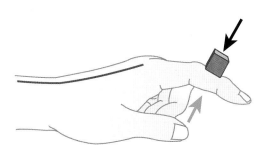

图 B-20　示指伸肌(C6～C8;桡神经)。示指伸展以对抗施加在手指背面的阻力

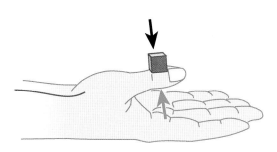

图 B-21　拇长展肌(C7,C8;T1;桡神经)。拇指在与掌面呈直角时外展以对抗阻力

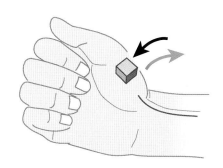

图 B-22　桡侧腕屈肌(C6,C7;正中神经)。手腕向桡侧屈曲以对抗阻力

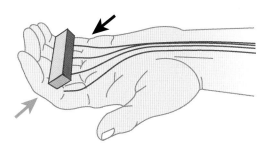

图 B-23　指浅屈肌(C7,C8;T1;正中神经)。手指在第一指间关节处屈曲以对抗阻力,近端指骨保持固定

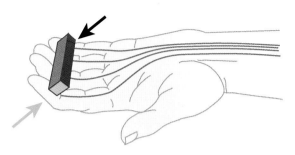

图 B-24　指深屈肌(C7,C8;T1;正中神经)。当中节指骨保持伸展时,示指和中指的末端指骨屈曲以对抗阻力

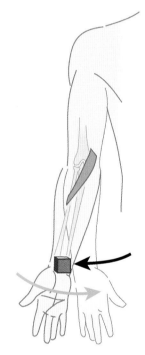

图 B-25　旋前圆肌(C6,C7;正中神经)。伸展的手臂旋前以对抗阻力。检查者的手握住患者靠近手腕的前臂以施加阻力

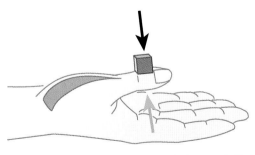

图 B-26　拇短展肌(C7,C8;T1;正中神经)。拇指在与手掌平面呈直角时外展以对抗阻力

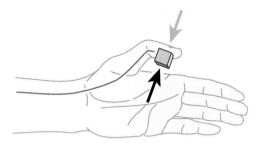

图 B-27　拇长屈肌(C7,C8;T1;正中神经)。当近节指骨保持伸展时,末节拇指屈曲以对抗阻力

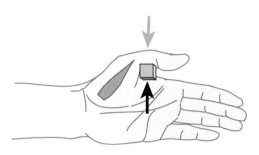

图 B-28　拇短屈肌(C7,C8;T1;正中神经)。拇指近节屈曲对抗施加在其掌面的阻力

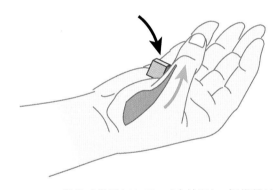

图 B-29　拇指对掌肌(C8;T1;正中神经)。拇指越过手掌,在拇指尖保持与掌心平行时,对抗触碰小指尖的阻力

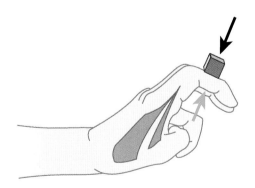

图 B-30　骨间蚓状肌,桡侧半(C8;T1;正中神经和尺神经)。第二节和第三节指骨伸展对抗阻力;第一节指骨充分伸展。尺侧有同样的神经支配,可以用相同的方式检查

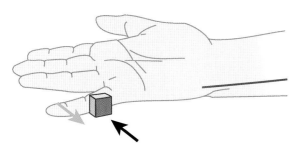

图 B-31　尺侧腕屈肌(C7,C8;T1;尺神经)。手旋后,手指伸展平放在桌面上。小指充分外展以对抗阻力

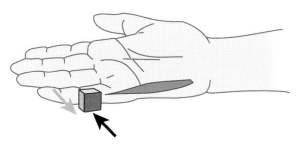

图 B-32　小指展肌(C8;T1,尺神经)。手旋后,手指伸展平放在桌面上。小指外展以对抗阻力

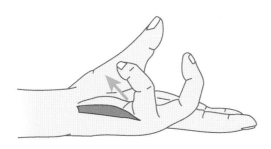

图 B-33　小指对掌肌(C7,C8;T1,尺神经)。手指伸展,小指越过掌面接触拇指的底部

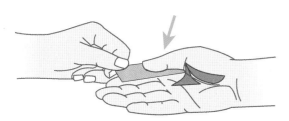

图 B-34　拇收肌(C8;T1;尺神经)。手掌与拇指之间夹一张纸,在拇指尖与手掌呈直角时保持对抗阻力

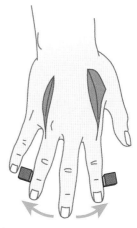

图 B-35　背侧骨间肌(C8,T1;尺神经)。手掌平放在桌面上,示指和无名指从中线向外展对抗阻力

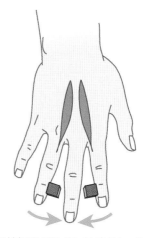

图 B-36　掌侧骨间肌(C8,T1;尺神经)。手掌平放在桌面上,外展的示指、无名指和小指向中线内收以对抗阻力

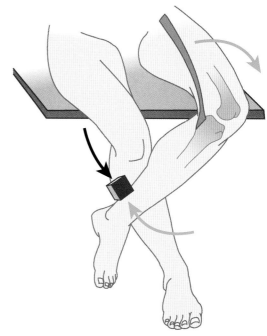

图 B-37　缝匠肌(L2,L3;股神经)。患者处于坐位,膝关节屈曲,大腿向外旋转以对抗腿部的阻力

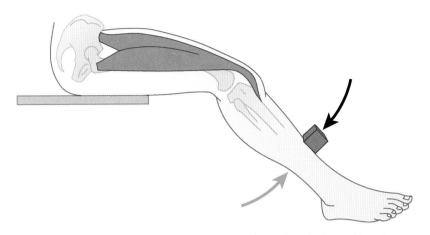

图 B-38 股四头肌(L2~L4;股神经)。膝关节伸展对抗施加在腿上的阻力

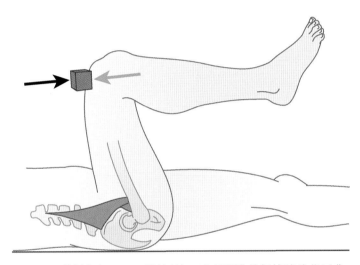

图 B-39 髂腰肌(L1~L3;股神经)。患者平卧并保持膝关节屈曲,屈曲的大腿(约 90°)进一步屈曲以对抗阻力

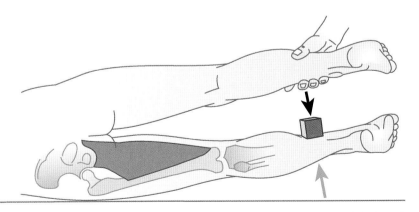

图 B-40 内收肌(L2~L4;闭孔神经)。患者侧卧并保持膝关节伸展,下肢内收以对抗阻力,上面的腿由检查者支撑

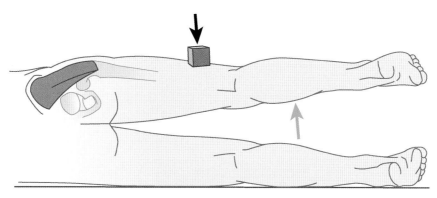

图 B-41　臀中肌、臀小肌和阔筋膜张肌(L4,L5;S1;臀上神经)。检查外展:患者侧卧,使大腿和小腿伸展,处在最上面的下肢外展以对抗阻力

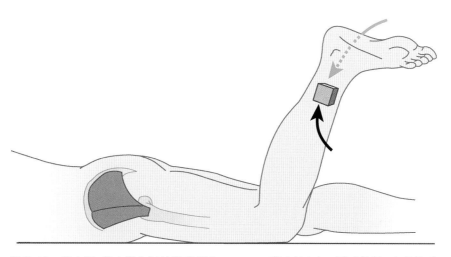

图 B-42　臀中肌、臀小肌和阔筋膜张肌(L4,L5;S1;臀上神经)。测试旋转:患者俯卧位,膝关节屈曲,足部侧向移动以对抗阻力

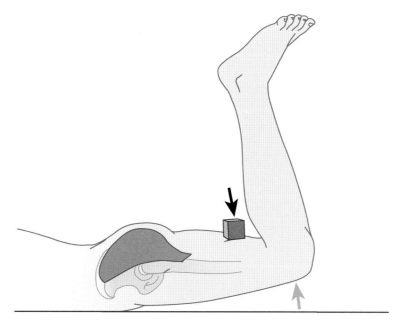

图 B-43　臀大肌(L4,L5;S1,S2;臀下神经)。患者俯卧位,膝关节抬离床面以对抗阻力

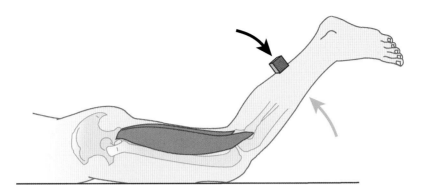

图 B-44　腘绳肌群(L4,L5;S1,S2;坐骨神经)。患者俯卧位,膝关节屈曲以对抗阻力

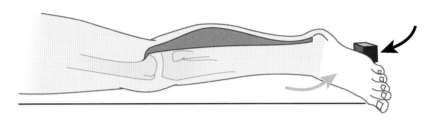

图 B-45　腓肠肌(L5;S1,S2;胫神经)。患者俯卧位,足部跖屈以对抗阻力

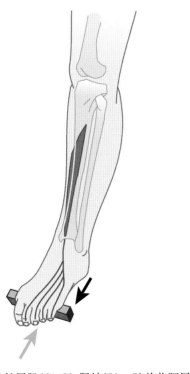

图 B-46　趾长屈肌(S1,S2;胫神经)。趾关节跖屈以对抗阻力

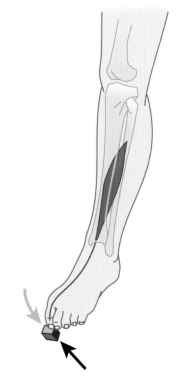

图 B-47　姆长屈肌(L5;S1,S2;胫神经)。姆趾跖曲以对抗阻力。第二趾和第三趾也屈曲

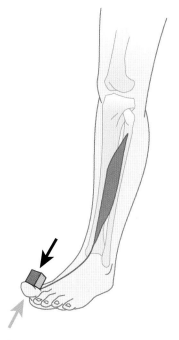

图 B-48　踇长伸肌(L4,L5,;S1;腓深神经)。踇趾背屈以对抗阻力

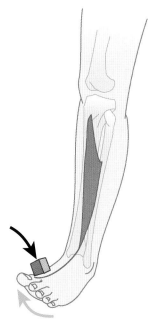

图 B-50　胫骨前肌(L4,L5;腓深神经)。足部背屈和内翻,以对抗检查者抓紧足部施加的阻力

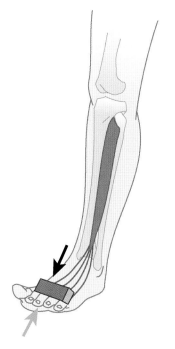

图 B-49　趾长伸肌(L4,L5;S1;腓深神经)。足趾背屈以对抗阻力

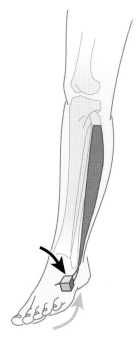

图 B-51　腓骨长肌(L5;S1;腓浅神经)。足部外翻,以对抗检查者抓紧足部施加的阻力

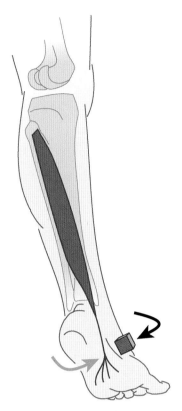

图 B-52 胫骨后肌(L5;S1;胫神经)。跖屈的足部内翻,以对抗检查者抓紧足部施加的阻力

（勾海燕 译 王化冰 校）

附录 C 脊神经与神经丛
Spinal Nerves and Plexuses

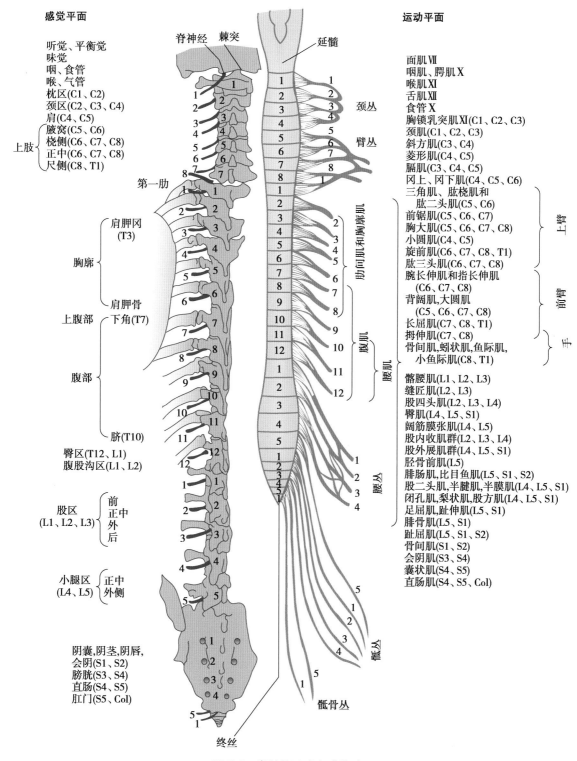

图 C-1 脊髓的运动和感觉平面

感觉平面

听觉、平衡觉
味觉
咽、食管
喉、气管
枕区(C1、C2)
颈区(C2、C3、C4)
肩(C4、C5)

上肢
- 腋窝(C5、C6)
- 桡侧(C6、C7、C8)
- 正中(C6、C7、C8)
- 尺侧(C8、T1)

脊神经　棘突

第一肋

肩胛冈
(T3)

胸廓

肩胛骨

上腹部　下角(T7)

腹部

脐(T10)

臀区(T12、L1)
腹股沟区(L1、L2)

股区
(L1、L2、L3)
- 前
- 正中
- 外
- 后

小腿区
(L4、L5)
- 正中
- 外侧

阴囊,阴茎,阴唇,
会阴(S1、S2)
膀胱(S3、S4)
直肠(S4、S5)
肛门(S5、Col)

终丝

延髓

颈丛

臂丛

肋间肌和胸廓肌

腹肌

腰肌

腰丛

骶丛

骶骨丛

运动平面

面肌Ⅶ
咽肌、腭肌Ⅹ
喉肌Ⅺ
舌肌Ⅻ
食管Ⅹ
胸锁乳突肌Ⅺ(C1、C2、C3)
颈肌(C1、C2、C3)
斜方肌(C3、C4)
菱形肌(C4、C5)
膈肌(C3、C4、C5)
冈上、冈下肌(C4、C5、C6)
三角肌、肱桡肌和
　肱二头肌(C5、C6)
前锯肌(C5、C6、C7)
胸大肌(C5、C6、C7、C8)
小圆肌(C4、C5)
旋前肌(C6、C7、C8、T1)
肱三头肌(C6、C7、C8)
腕长伸肌和指长伸肌
　(C6、C7、C8)
背阔肌,大圆肌
　(C5、C6、C7、C8)
长屈肌(C7、C8、T1)
拇伸肌(C7、C8)
骨间肌,蚓状肌,鱼际肌,
　小鱼际肌(C8、T1)
髂腰肌(L1、L2、L3)
缝匠肌(L2、L3)
股四头肌(L2、L3、L4)
臀肌(L4、L5、S1)
阔筋膜张肌(L4、L5)
股内收肌群(L2、L3、L4)
股外展肌群(L4、L5、S1)
胫骨前肌(L5)
腓肠肌,比目鱼肌(L5、S1、S2)
股二头肌,半腱肌,半膜肌(L4、L5、S1)
闭孔肌,梨状肌,股方肌(L4、L5、S1)
足屈肌,趾伸肌(L5、S1)
腓骨肌(L5、S1)
趾屈肌(L5、S1、S2)
骨间肌(S1、S2)
会阴肌(S3、S4)
囊状肌(S4、S5)
直肠肌(S4、S5、Col)

上臂

前臂

手

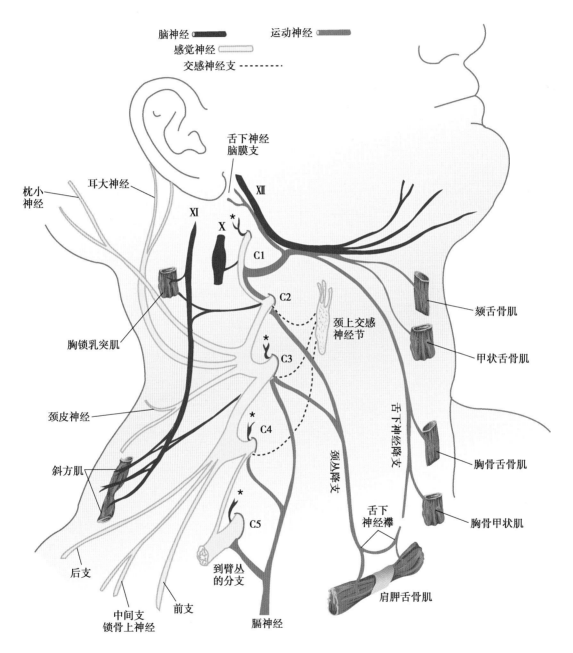

图 C-2 颈丛

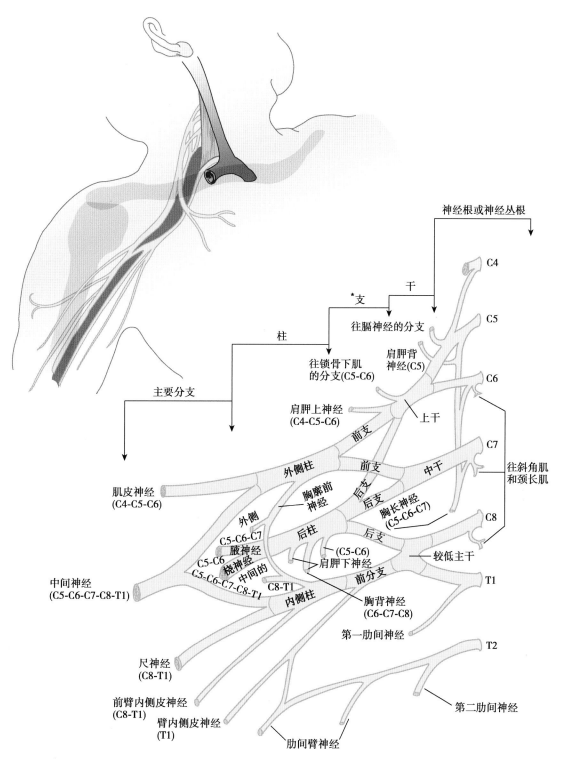

神经根或神经丛根

干

C4

*支

往膈神经的分支

柱

往锁骨下肌
的分支(C5-C6)

C5

肩胛背
神经(C5)

C6

肩胛上神经
(C4-C5-C6)

上干

主要分支

前支

前支

中干

往斜角肌
和颈长肌

外侧柱

肌皮神经
(C4-C5-C6)

胸廓前
神经

后支

后支

胸长神经
(C5-C6-C7)

C7

外侧

后柱

后支

(C5-C6)

C8

C5-C6-C7
腋神经

肩胛下神经

较低主干

C5-C6
桡神经

前分支

中间神经
(C5-C6-C7-C8-T1)

C5-C6-C7-C8-T1
中间的

C8-T1

内侧柱

胸背神经
(C6-C7-C8)

T1

第一肋间神经

尺神经
(C8-T1)

T2

前臂内侧皮神经
(C8-T1)

臂内侧皮神经
(T1)

第二肋间神经

肋间臂神经

*神经丛分为前后两股,是神经纤维重新分布的最重要特征之一,因为支配上肢屈肌群和伸肌群的纤维
就是在这里分开的。腰丛和骶丛也出现类似的分支,以支配下肢的肌肉。

图 C-3 臂丛

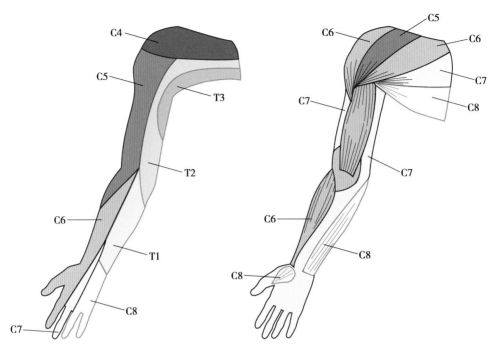

图 C-4   右上肢节段性神经支配（前面观）

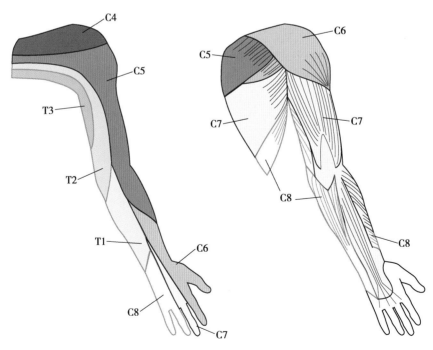

图 C-5   右上肢节段性神经支配（后面观）

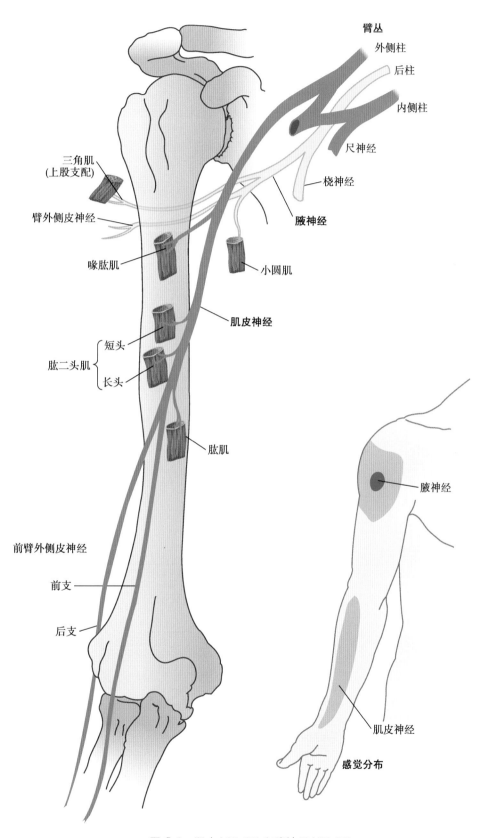

图 C-6　肌皮（C5、C6）和腋神经（C5、C6）

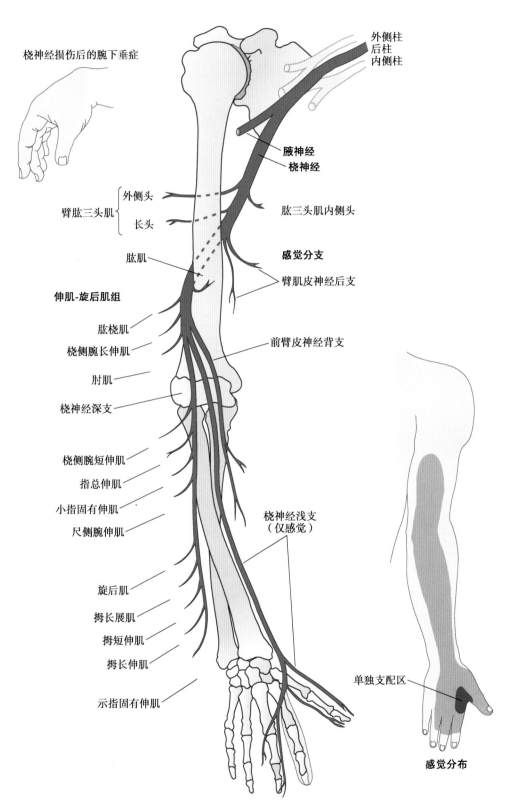

桡神经损伤后的腕下垂症

外侧柱
后柱
内侧柱

腋神经
桡神经

臂肱三头肌 { 外侧头 / 长头 }

肱三头肌内侧头

肱肌

感觉分支

臂肌皮神经后支

伸肌-旋后肌组

肱桡肌

桡侧腕长伸肌

前臂皮神经背支

肘肌

桡神经深支

桡侧腕短伸肌

指总伸肌

小指固有伸肌

尺侧腕伸肌

桡神经浅支
（仅感觉）

旋后肌

拇长展肌

拇短伸肌

拇长伸肌

示指固有伸肌

单独支配区

感觉分布

图 C-7　桡神经（C6~C8、T1）

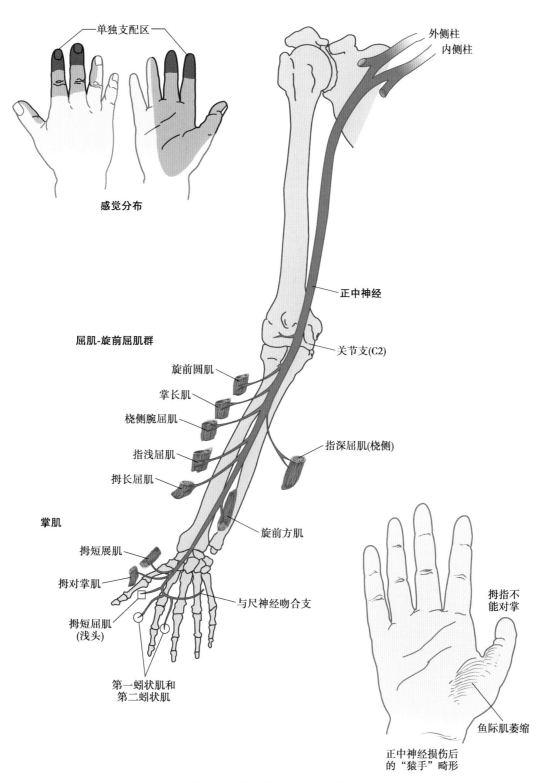

单独支配区

外侧柱
内侧柱

感觉分布

正中神经

屈肌-旋前屈肌群

关节支(C2)

旋前圆肌

掌长肌

桡侧腕屈肌

指深屈肌(桡侧)

指浅屈肌

拇长屈肌

掌肌

旋前方肌

拇短展肌

拇对掌肌

与尺神经吻合支

拇短屈肌
(浅头)

第一蚓状肌和
第二蚓状肌

拇指不
能对掌

鱼际肌萎缩

正中神经损伤后
的"猿手"畸形

图 C-8　正中神经(C6~C8、T1)

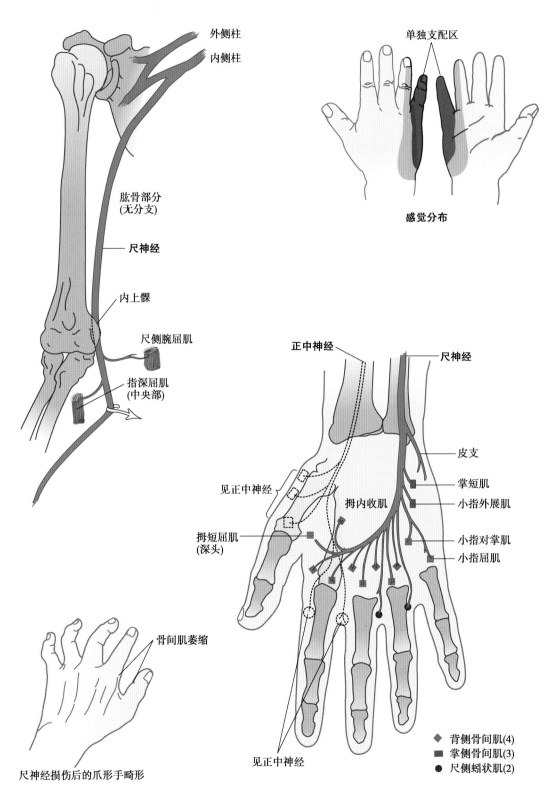

外侧柱
内侧柱

单独支配区

感觉分布

肱骨部分
(无分支)

尺神经

内上髁

尺侧腕屈肌

指深屈肌
(中央部)

正中神经

尺神经

皮支

掌短肌

见正中神经

拇内收肌

小指外展肌

拇短屈肌
(深头)

小指对掌肌

小指屈肌

骨间肌萎缩

见正中神经

尺神经损伤后的爪形手畸形

◆ 背侧骨间肌(4)
■ 掌侧骨间肌(3)
● 尺侧蚓状肌(2)

图 C-9　尺神经(C8、T1)

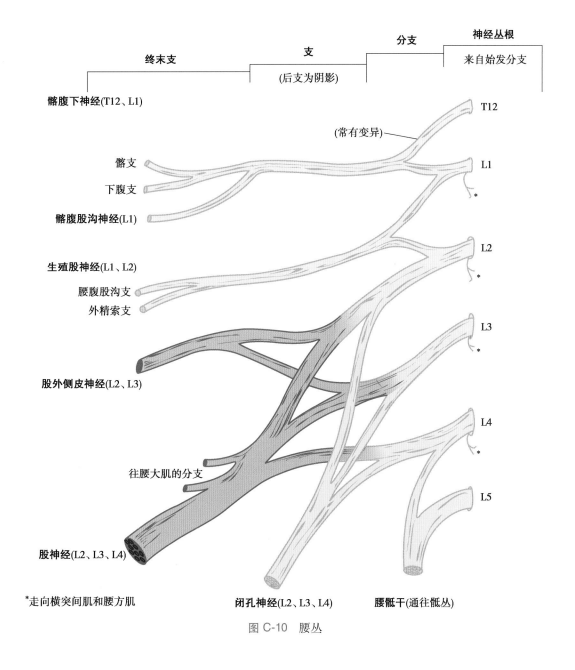

图 C-10　腰丛

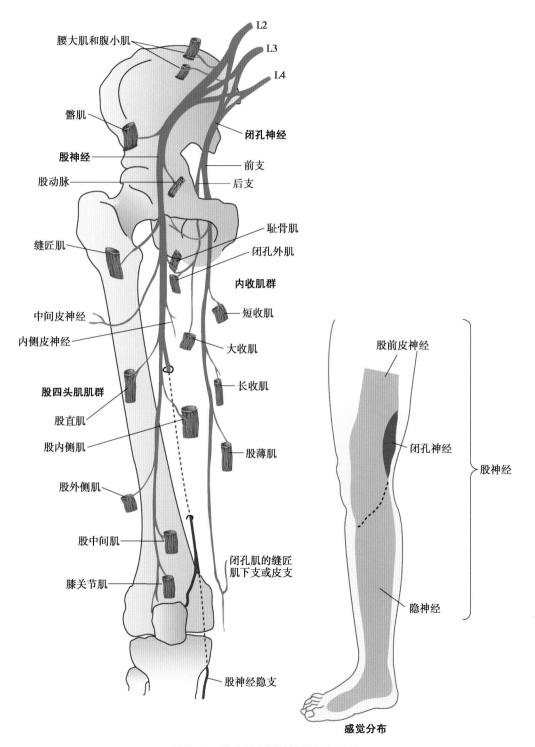

腰大肌和腹小肌

L2

L3

L4

髂肌

股神经

股动脉

闭孔神经

前支

后支

缝匠肌

耻骨肌

闭孔外肌

内收肌群

短收肌

中间皮神经

内侧皮神经

大收肌

股四头肌肌群

长收肌

股直肌

股内侧肌

股薄肌

股外侧肌

股中间肌

闭孔肌的缝匠肌下支或皮支

膝关节肌

股前皮神经

闭孔神经

股神经

隐神经

股神经隐支

感觉分布

图 C-11   股神经和闭孔神经（L2～L4）

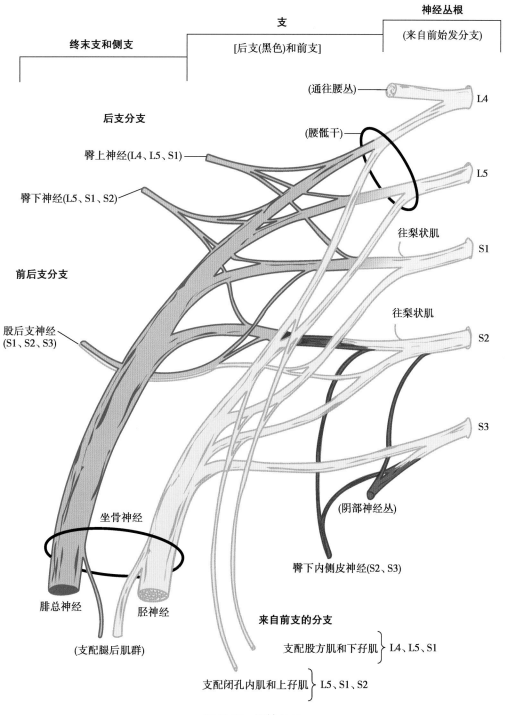

图 C-12　骶神经丛

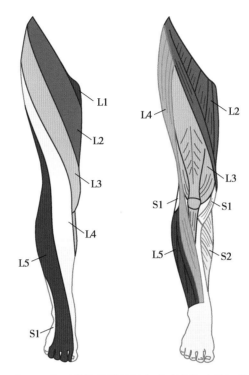

图 C-13　右下肢的节段性神经支配（前面观），注意皮节（**左侧**）和肌节（**右侧**）之间的相似点

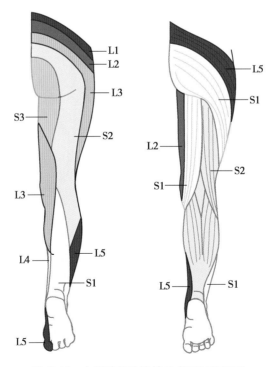

图 C-14　右下肢节段性神经支配（后面观）

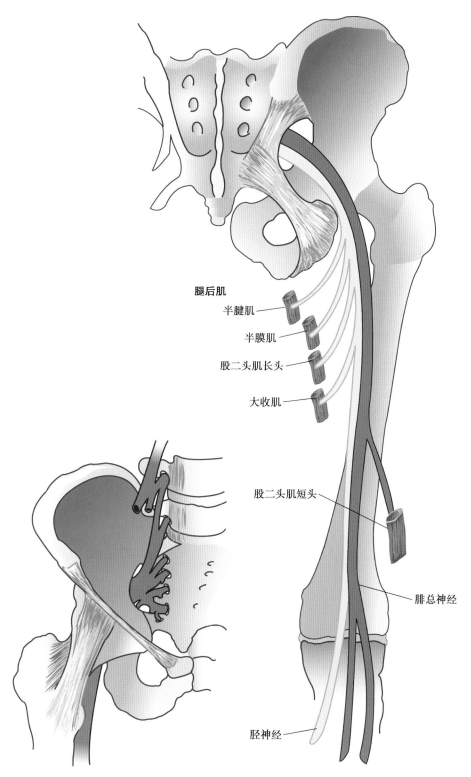

腿后肌

半腱肌

半膜肌

股二头肌长头

大收肌

股二头肌短头

腓总神经

胫神经

图 C-15　坐骨神经（L4、L5、S1~S3）

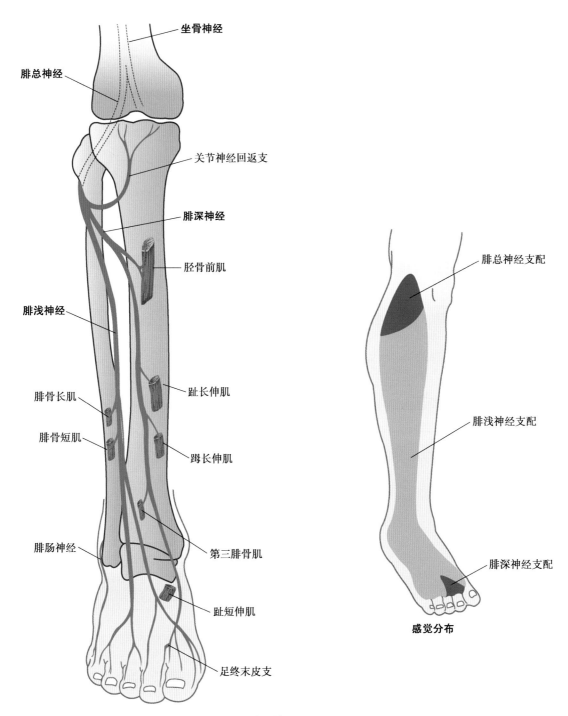

坐骨神经

腓总神经

关节神经回返支

腓深神经

胫骨前肌

腓浅神经

腓骨长肌

趾长伸肌

腓骨短肌

踇长伸肌

腓肠神经

第三腓骨肌

趾短伸肌

足终末皮支

腓总神经支配

腓浅神经支配

腓深神经支配

感觉分布

图 C-16　腓总神经（L4、L5、S1、S2）

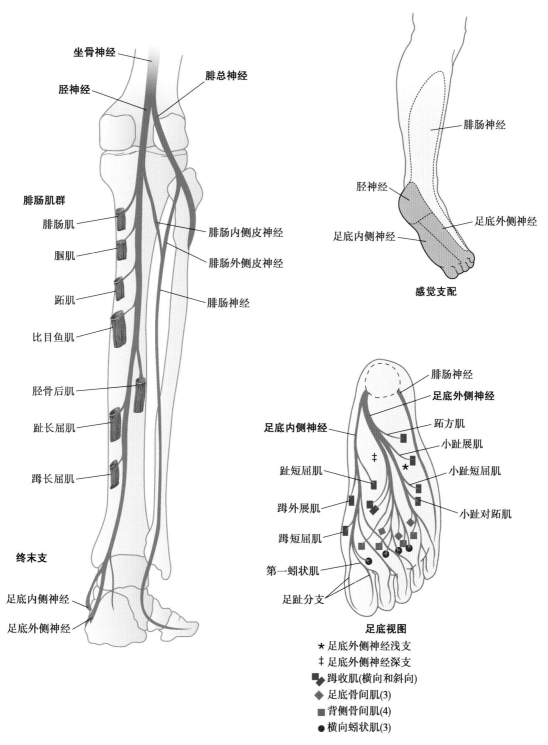

坐骨神经

胫神经

腓总神经

腓肠肌群

腓肠肌

腘肌

跖肌

比目鱼肌

胫骨后肌

趾长屈肌

跨长屈肌

腓肠内侧皮神经

腓肠外侧皮神经

腓肠神经

终末支

足底内侧神经

足底外侧神经

腓肠神经

胫神经

足底外侧神经

足底内侧神经

感觉支配

腓肠神经

足底外侧神经

足底内侧神经

跖方肌

小趾展肌

小趾短屈肌

小趾对跖肌

趾短屈肌

跨外展肌

跨短屈肌

第一蚓状肌

足趾分支

足底视图

★足底外侧神经浅支
‡足底外侧神经深支
◆跨收肌(横向和斜向)
◆足底骨间肌(3)
■背侧骨间肌(4)
●横向蚓状肌(3)

图 C-17　胫骨神经(L4、L5、S1~S3)

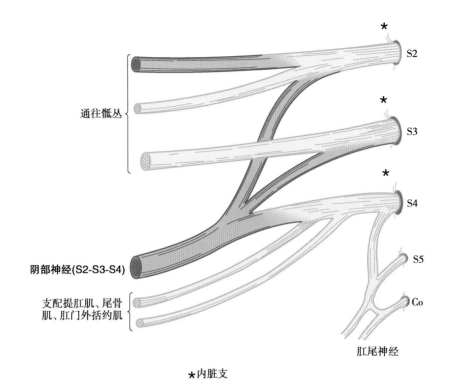

图 C-18　阴部神经丛和尾神经丛

★内脏支

（陈岩 译　王化冰 校）

附录 D 问答
Questions and Answers

第一部分:第1章至第3章

在下列问题中,选出一个最佳答案。

1. 基本的神经元信号单元是:
   A. 平衡电位
   B. 动作电位
   C. 静息电位
   D. 超常期

2. 在静息状态的运动神经元中,兴奋性突触产生 15mV 的 EPSP,抑制性突触产生 5mV 的 IPSP。如果 EPSP 和 IPSP 同时发生,则运动神经元将:
   A. 去极化约 10mV
   B. 去极化 20mV
   C. 去极化超过 20mV
   D. 改变其电位小于 1mV

3. 在神经元中,K^+ 的平衡电位通常最接近于:
   A. Na^+ 的平衡电位
   B. 静息电位
   C. EPSP 的反转电位
   D. 动作电位的峰值

4. 动作电位的产生:
   A. 依赖于 K^+ 通道的开放引起的去极化
   B. 依赖于 K^+ 通道的开放引起的超极化
   C. 依赖于 Na^+ 通道的开放引起的去极化
   D. 依赖于 Na^+ 通道的开放引起的超极化
   E. 依赖于第二信使

5. 大脑的组成部分:
   A. 丘脑和基底核
   B. 端脑和中脑
   C. 端脑和间脑
   D. 脑干和前脑
   E. 小脑和前脑

6. 躯体神经系统支配:
   A. 皮肤血管
   B. 大脑血管
   C. 心肌
   D. 躯体肌肉
   E. 内脏肌肉

7. 周围神经系统:
   A. 包括脊髓
   B. 被包绕在由膜组成的充满液体的腔隙中
   C. 包括脑神经
   D. 不包括脊神经
   E. 被骨包围

8. ATP 为中枢神经系统提供必需的能源主要体现在哪方面:
   A. 神经元的分裂
   B. 通过 ATP 酶维持离子梯度
   C. 动作电位的产生
   D. EPSP 和 IPSP

9. 髓鞘是由( )组成。
   A. 中枢神经系统中的少突胶质细胞组成和周围神经系统中的施万细胞
   B. 中枢神经系统中的施万细胞和周围神经系统中的少突胶质细胞
   C. 中枢神经系统和周围神经系统中的少突胶质细胞
   D. 中枢神经系统和周围神经系统中由施万细胞

在下列问题中,一个或多个答案可能是正确的。选择:
   A. (1)(2)和(3)正确
   B. (1)和(3)正确
   C. (2)和(4)正确
   D. 只有(4)正确
   E. 全部都正确

10. 成人的脊髓运动神经元:
   (1) 通过钠和钾离子的主动转运来维持其膜电位
   (2) 只在细胞体内合成蛋白质,而不在轴突中合成蛋白质
   (3) 不为有丝分裂合成 DNA
   (4) 不会在其外周部分横断之后轴突再生

11. 髓鞘是:
   (1) 由中枢神经系统中的少突胶质细胞产生
   (2) 由周围神经系统中的施万细胞产生
   (3) 被郎飞结周期性中断

（4）由质膜螺旋样包裹组成

12. 星形胶质细胞：
 （1）可能起缓冲细胞外 K^+ 的作用
 （2）通过细胞间缝隙连接相互联系
 （3）损伤后可以增殖形成瘢痕
 （4）从骨髓迁移到中枢神经系统

13. 大多数神经元的胞体：
 （1）在成年人中不能分裂
 （2）是神经元蛋白质合成的主要场所
 （3）是细胞核所处的位置
 （4）包含突触囊泡

14. 在中枢神经系统中,大多数形成化学突触的轴突的突触末端都含有：
 （1）突触囊泡
 （2）突触前致密物
 （3）神经递质
 （4）粗面内质网

15. Na^+-K^+-ATP 酶：
 （1）利用 ATP
 （2）充当离子泵
 （3）维持神经元细胞膜上 Na^+ 和 K^+ 的梯度
 （4）消耗 25% 以上的大脑能量

16. 在轴浆运输中：
 （1）一些大分子以每天几厘米的速度从细胞体转运出来
 （2）线粒体沿着轴突移动
 （3）似乎有微管参与
 （4）一些分子以每天最高 300mm 的速度向细胞体方向转运

17. 脑干包括：
 （1）中脑
 （2）脑桥
 （3）延髓
 （4）端脑

18. 神经节定义为：
 （1）基底核区的一部分
 （2）下丘脑内的神经细胞群
 （3）大脑皮质中相似的细胞层
 （4）神经轴外的神经细胞群

19. 脑干中包括的神经递质是：
 （1）乙酰胆碱
 （2）去甲肾上腺素
 （3）多巴胺
 （4）5-羟色胺

20. 围绕在脊髓中央管周围的细胞层：
 （1）被称为室管膜区
 （2）和软脊膜一样
 （3）包裹脑脊液
 （4）被称为边缘区

21. 去甲肾上腺素存在于：
 （1）交感神经干
 （2）蓝斑核
 （3）中脑外侧被盖部
 （4）神经肌肉接头

22. 谷氨酸：
 （1）是神经肌肉接头处的神经递质
 （2）可能参与兴奋性毒性过程
 （3）是中枢神经系统中的主要抑制性递质
 （4）是中枢神经系统中的主要兴奋性递质

23. 神经纤维交叉：
 （1）是神经束的聚集体
 （2）脊神经中纤维束
 （3）在中枢神经系统中,从优势侧向非优势侧的水平交叉
 （4）在中枢神经系统中,从左向右(从右向左)的垂直交叉

24. 中枢神经系统中的抑制性递质包括：
 （1）谷氨酸(突触前抑制)
 （2）GABA(突触前抑制)
 （3）谷氨酸(突触后抑制)
 （4）GABA(突触后抑制)

25. 神经递质多巴胺：
 （1）是由从黑质投射到尾状核和壳核的神经元产生的
 （2）介导神经肌肉接头的传递
 （3）在帕金森患者中减少
 （4）是中枢神经系统主要的兴奋性递质

第三部分：第 5 章和第 6 章

在下列各题中,选出单项最佳答案。

1. 脊髓外侧索包含：
 A. 皮质脊髓侧束
 B. 皮质脊髓束
 C. 利绍尔束(背外侧束)
 D. 薄束

2. 脊髓上运动神经元损伤的表现是：
 A. 严重肌肉萎缩
 B. 腱反射亢进

C. 弛缓性瘫痪

D. 病理反射阴性

E. 躲避反应消失

3. 脊髓的下列纤维系统都是上行纤维除了（　　）：

A. 楔束

B. 脊髓小脑前束

C. 脊髓丘脑束

D. 脊髓网状束

E. 网状脊髓束

4. 脊髓丘脑束中的轴突交叉于：

A. 延髓交叉

B. 延髓丘系

C. 脊髓内，在其进入的平面 5～6 个节段以上的水平交叉

D. 脊髓内，在其进入的平面 1～2 个节段以上的水平交叉

E. 在内侧丘系交叉

5. 脊髓蛛网膜下腔通常：

A. 位于硬脊膜和蛛网膜之间

B. 位于软脊膜和蛛网膜之间

C. 终止于马尾

D. 与腹膜间隙沟通

E. 与椎骨毗邻

6. 锁骨下动脉直接发出：

A. 腰椎根动脉

B. 大的腹侧神经根动脉

C. 脊髓前动脉

D. 椎动脉

7. 脊髓背核（Clarke 核）：

A. 接收来自对侧后根神经节的输入信号

B. 终止于 L2 节段

C. 终止于中脑

D. 终止于同侧小脑

E. 接收来自外部楔束核的纤维

8. 一位患者主诉走路不稳。查体显示四肢的位置觉、振动觉和实体辨别觉显著减退。闭目难立征阳性。无其他异常发现。病变最有可能累及：

A. 双侧的脊髓外侧索

B. 双侧小脑下脚

C. 双侧脊髓背侧束

D. 双侧脊髓丘脑束

E. 皮质脊髓束

在下列问题中，一个或多个答案可能是正确的。选择：

A. （1）（2）和（3）正确

B. （1）和（3）正确

C. （2）和（4）正确

D. 只有（4）正确

E. 全部都正确

9. 一侧的 L5 神经轴突纤细的背根终止于：

（1）同侧脊髓后角的边缘层

（2）同侧胶状质

（3）同侧脊髓后角第 5 层

（4）同侧背核（Clarke 核）

10. 脊髓丘脑束中的轴突：

（1）传递痛温觉（脊髓丘脑侧束）和轻触觉（脊髓丘脑前束）信息

（2）传递痛觉（脊髓丘脑侧束）和温度觉（脊髓丘脑前束）的信息

（3）在脊髓内交叉，在其起源部位的一个或两个节段内

（4）在薄束核和楔束核形成突触

11. 脊髓小脑后束：

（1）起源于 Clarke 核，在 C8 上方起源于楔束副核

（2）传递起源于肌梭、Golgi 压力感受器、触觉和压觉受体的信息

（3）上升走行，终于小脑皮质

（4）没有突触投射到基底核和小脑

12. 脊髓后索系统的二级神经元：

（1）传递痛觉和温度觉信息

（2）在丘系交叉处交叉

（3）在锥体交叉处交叉

（4）传递精细触觉、振动觉、两点辨别觉和本体感觉

13. 以下关于节段支配正确的是：

（1）C4 和 T2 节段在躯干前部是连续的

（2）乳头处于 C8 水平

（3）拇指、中指和第 5 指分别位于 C6、C7、C8 节段

（4）脐位于 L2 水平

14. 上运动神经元损伤的迹象包括：

（1）巴宾斯基征

（2）腱反射和生理反射减退

（3）痉挛性瘫痪

（4）严重的肌肉萎缩

15. A-δ 类和 C 类外周传入纤维：

（1）终止于脊髓后角Ⅰ层和Ⅱ层

（2）传递痛觉

（3）终止于脊髓后角 V 层

（4）传递轻触觉

16. 以下正确的是：

（1）膈肌由 C3 和 C4 神经根支配

（2）三角肌和肱三头肌由 C5 神经根支配

（3）肱二头肌由 C5 神经根支配

（4）腓肠肌是由 L4 神经根支配

17. 胸髓中部水平左侧横断的远期后果包括：

（1）左腿的随意运动丧失

（2）右腿痛温觉丧失

（3）左腿的位置觉和振动觉减弱

（4）左腿的腱反射减弱

18. 脊神经根：

（1）在颈椎从对应的椎体下方发出

（2）在颈椎从对应的椎体上方发出

（3）在下脊柱从对应的椎体上方发出

（4）在下脊柱从对应的椎体下方发出

19. γ-传出运动神经元：

（1）位于脊髓中间侧细胞柱中

（2）引起梭内肌纤维收缩

（3）为血管平滑肌提供血管舒缩性控制

（4）被前庭脊髓束中的轴突调控

20. 脊髓一侧的背柱系统：

（1）对于本侧正常的两点辨别觉是必不可少的

（2）起源于双侧背根神经节细胞和后角神经元

（3）与同侧的薄束核和楔束核神经元形成突触

（4）主要由大的有髓且快速传导的轴突组成

21. 一侧的 L5 粗大的背根轴突终止于：

（1）同侧脊髓后角的边缘层

（2）同侧薄束核

（3）同侧楔束核

（4）同侧背核（Clarke 核）

22. 将信息从脊髓传递到小脑的神经纤维：

（1）起源于 Clarke 核柱状细胞（背核）

（2）在脊髓小脑后束中代表对侧半身

（3）起源于外楔束核细胞

（4）是关节位置觉的重要组成部分

23. 脊髓中间外侧灰质柱：

（1）包含自主神经系统的节前神经元

（2）在胸部很明显

（3）在上腰椎明显

（4）在颈区很明显

24. 在成年人：

（1）脊髓中髓鞘很少

（2）后柱和外侧柱有很多的髓鞘

（3）脊髓终止于 S5 椎骨水平

（4）脊髓终止于 L1 或 L2 椎骨水平

25. 在人类，脊髓丘脑束：

（1）传递身体同侧的信息

（2）展示局部定位关系

（3）主要起源于脊髓同侧的神经元

（4）传递有关痛觉和温度觉的信息

第四部分：第 7 章至第 12 章

在下列各题中，选出单项最佳答案。

1. 对一名患者的查体显示：左眼上睑下垂，伴有左眼内收和上抬无力，左眼瞳孔光反射消失，右侧肢体瘫和右侧面瘫。病变可能位于：

A. 左侧脑桥延髓交界处的内侧区域

B. 左侧大脑脚基底部区域

C. 左中脑上区

D. 左侧延髓背外侧区

E. 左侧导水管周围灰质

2. 某神经综合征的特点是：左侧面部和右侧颈部向下躯干痛温觉丧失；左侧软腭、咽、喉部分麻痹；左侧共济失调；呃逆。这种综合征可以是以下哪个范围的梗死：

A. 基底动脉

B. 右小脑后下动脉

C. 左小脑后下动脉

D. 右小脑上动脉

E. 左小脑上动脉

3. 右侧肢体偏瘫及感觉障碍，可能是由于（　　）梗死所致。

A. 左侧大脑中动脉

B. 右侧大脑前动脉

C. 左侧大脑后动脉

D. 左侧小脑上动脉

E. 前交通动脉

4. 如果动眼神经（Ⅲ）被切断，会导致以下症状，除了（　　）。

A. 部分上睑下垂

B. 眼球外展

C. 瞳孔散大

D. 泪液分泌障碍

E. 睫状肌麻痹

5. 延髓腹正中区结构的血液供应来自：

A. 脊髓后动脉和小脑上动脉

B. 椎动脉和脊髓前动脉

C. 脊髓后动脉和大脑后动脉

D. 脊髓后动脉和小脑后下动脉

E. 小脑后下动脉和小脑前下动脉

6. 小脑皮质的传出轴突起源于:

A. 高尔基细胞

B. 前庭核细胞

C. 颗粒细胞

D. 浦肯野细胞

E. 锥体细胞

7. 第Ⅳ脑神经核损害会导致(   )病变。

A. 同侧眼球向上凝视

B. 对侧眼球向上凝视

C. 对侧眼球向下凝视

D. 同侧眼球向下凝视

8. 味觉的感觉输入是由(   )传导。

A. 前庭蜗神经(第Ⅷ脑神经)

B. 支配整个舌部的面神经(第Ⅶ脑神经)

C. 分别由支配舌前 2/3 的面神经(Ⅶ)和支配舌后 1/3 舌咽神经(Ⅸ)

D. 分别由支配舌前 2/3 的舌咽神经(Ⅸ)和支配舌后 1/3 迷走神经(Ⅹ)

9. 在面神经(Ⅶ)核损伤引起的中枢性面瘫中:

A. 所有同侧面肌瘫痪

B. 所有对侧面肌瘫痪

C. 除颊肌外同侧面肌瘫痪

D. 除颊肌外,所有对侧面肌瘫痪

E. 除额肌和眼轮匝肌外对侧的面肌瘫痪

10. 在内囊中,支配面部的下行运动纤维:

A. 位于支配前臂的纤维前面,在支配前肢的纤维前部

B. 位于支配小腿的纤维后部,在支配后肢的纤维后部

C. 位于支配前臂纤维的前面,在支配后肢的纤维前部

D. 在皮质前庭束内走行

E. 在内囊内和神经核形成突触

11. 布罗德曼 4 区对应:

A. 初级运动皮质

B. 运动前区皮质

C. 布罗卡区(Broca area)

D. 初级感觉皮质

E. 纹状皮质

12. 大脑中动脉供血区的脑卒中:

A. 对侧下肢的无力和感觉缺失最为严重

B. 对侧面部和上肢的无力和感觉缺失最为严重

C. 同侧下肢的无力和感觉缺失最为严重

D. 同侧面部和上肢的无力和感觉缺失最为严重

E. 无动性缄默常见

在下列问题中,一个或多个答案可能是正确的。选择:

A. (1)(2)和(3)正确

B. (1)和(3)正确

C. (2)和(4)正确

D. 只有(4)正确

E. 全部都正确

13. 皮质 17 区:

(1)也称纹状皮质

(2)参与听觉刺激的处理

(3)接收来自外侧膝状体的传入冲动

(4)接收来自内侧膝状体的传入冲动

14. 在小脑内部:

(1)攀缘纤维和苔藓纤维传递传入信息

(2)来自小脑皮质的浦肯野细胞发出初级输出信号

(3)浦肯野细胞发出投射纤维至同侧小脑深部神经核

(4)从小脑深部核团传出的信号向对侧红核和丘脑核投射

15. 对于一个左侧大脑半球枪伤的患者,以下可能出现的是:

(1)对左侧的刺激完全没有反应

(2)右侧上下肢偏瘫

(3)左侧上下肢偏瘫

(4)失语症

16. 纹状体包括:

(1)尾状核

(2)苍白球

(3)壳核

(4)黑质

17. 丘脑 VPM:

(1)接收对侧延髓内部楔束核内神经元发出的纤维

（2）接收同侧大脑半球内侧面 4 区神经元发出的纤维

（3）包含感应同侧嗅觉刺激的神经元

（4）包含能够将轴突投射至同侧大脑半球躯体感觉皮质区的神经元

18. 一名 25 岁的健康男性，有一过性的左眼视力模糊，持续 2 周后缓解。6 个月后，进展为行走困难。查体显示：左眼视力下降，眼球震颤，双侧足趾和膝盖振动觉和位置觉丧失，以及右侧腱反射亢进，右侧巴宾斯基征阳性。3 年后，患者因构音障碍、左臂意向性震颤，尿失禁入院。临床特征符合：

（1）重症肌无力

（2）一系列卒中

（3）小脑肿瘤

（4）多发性硬化

19. 迷走神经（Ⅹ）包括：

（1）内脏传入纤维

（2）内脏传出纤维

（3）鳃状传出纤维

（4）躯体传出纤维

20. 一侧大脑皮质的损害会导致由以下何种神经支配的肌肉障碍：

（1）对侧脊髓运动神经元

（2）同侧脊髓运动神经元

（3）对侧面神经（Ⅶ）

（4）同侧面神经（Ⅶ）

21. 三叉神经核复合体：

（1）含有躯体传入成分

（2）参与颅骨肌肉某些特定的反射反应

（3）具有鳃状传出纤维成分

（4）接收沿迷走神经走行的轴突投射

22. 孤束核：

（1）负责内脏功能，是非意识性感知

（2）发出节前副交感神经轴突

（3）调节心肌缺血期间心脏引起的疼痛

（4）接收与面神经伴行的轴突

23. 丘脑的感觉核包括：

（1）外侧膝状体

（2）上膝状体

（3）丘脑 VPL

（4）腹前核

24. 神经元终止前的交叉轴索通路包括：

（1）双侧视网膜颞侧半的视神经（Ⅱ）纤维

（2）薄束

（3）楔束

（4）橄榄小脑纤维

25. 一位 55 岁的患者，右侧上、下肢不协调进行性加重 8 个月。查体发现右侧肢体肌张力低和共济失调。最可能的诊断是：

（1）卒中

（2）肿瘤

（3）病变位于左侧小脑半球

（4）病变位于右侧小脑半球

第五部分：第 13 章至第 21 章

在下列各题中，选出单项最佳答案。

1. 右额叶皮质（8 区）的病变产生：

　A. 复视

　B. 向右凝视不能

　C. 向左凝视不能

　D. 瞳孔扩大

　E. 眼部运动系统无异常

2. 视神经的轴索起源于：

　A. 视杆细胞和视锥细胞

　B. 视网膜神经节细胞

　C. 无长突细胞

　D. 以上均是

3. 膝状束传递视辐射纤维代表：

　A. 对侧视野的上部

　B. 对侧视野的下部

　C. 同侧视野的上部

　D. 同侧视野的下部

4. 关于听觉系统的表述，下列哪一种说法是错误的？

　A. 外侧丘系传递双耳的信息

　B. 在中脑有明显的突触延迟

　C. 在丘脑有明显的突触延迟

　D. 在下橄榄核有明显的突触延迟

　E. 交叉纤维穿过斜方体

5. 海马结构包括：

　A. 齿状回

　B. 海马

　C. 下托

D. 以上均是

6. 下列哪一项不是帕佩兹回路的一部分？
   A. 海马
   B. 乳头体
   C. 丘脑后核
   D. 扣带回
   E. 海马旁回

7. 感觉性失语（Wernicke aphasia）通常是由（　　　）引起。
   A. 颞上回的病变
   B. 颞下回的病变
   C. 优势半球额下回的病变
   D. 中脑病变
   E. 酗酒

8. 关于苍白球的说法，错误的是：
   A. 与内囊毗邻
   B. 接受尾状核和壳核的兴奋性突触
   C. 它是纹状体的主要外向核
   D. 它向丘脑发出抑制性突触

9. 一个偏侧帕金森病的患者（单侧帕金森病）累及右上肢，病变部位最有可能位于：
   A. 右侧丘脑底核
   B. 左侧丘脑底核
   C. 右侧黑质
   D. 左侧黑质
   E. 右侧苍白球
   F. 左侧苍白球

10. 视皮质中的复合体细胞的接受区：
    A. 比单一细胞接受区内的小
    B. 仅当它们出现在视野中的某个位置时才会对特定方向的线或边做出反应
    C. 出现在视觉区域内的任何地方都会对特定方向的线或边做出反应
    D. 包含开或关中心

在下列问题中，一个或多个答案可能是正确的。
选择：
    A.（1）（2）和（3）正确
    B.（1）和（3）正确
    C.（2）和（4）正确
    D. 只有（4）正确
    E. 全部都正确

11. 听觉刺激的冲动通常会经过：
    （1）斜方体
    （2）下橄榄核
    （3）内侧膝状体核
    （4）内侧丘系

12. 交感神经突触末端释放的主要神经递质是：
    （1）肾上腺素
    （2）去甲肾上腺素
    （3）乙酰胆碱
    （4）GABA

13. 阿尔茨海默病的特点是：
    （1）神经原纤维缠结
    （2）基底前脑核神经元丢失
    （3）老年斑
    （4）CA_1 区的病理改变严重

14. 左侧下颈椎和上胸椎脊髓前根的损害会导致：
    （1）右瞳孔散大
    （2）右瞳孔收缩
    （3）左瞳孔散大
    （4）左瞳孔收缩

15. 外周神经横断后，即：
    （1）切口远端的轴索和施万细胞发生变性并消失
    （2）切口远端的感觉性轴索存活，但运动性轴索变性
    （3）轴索被切断的运动性神经元变性并消失
    （4）近端残端存活的轴索会发出新的生长锥来尝试再生

16. 克吕弗-布西综合征：
    （1）以口欲和性欲亢进为特征
    （2）以精神性盲和人格改变为特征
    （3）见于双侧颞叶病变患者
    （4）可见于前丘脑病变患者

17. 痛觉（　　　）：
    （1）由大型有髓（A-α）轴索传递
    （2）由小型有髓和无髓（A-δ 和 C）轴索传递
    （3）由脊髓背柱向上传递
    （4）由脊髓丘脑束和脊髓丘脑网状系统上传

18. 副交感神经纤维在（　　　）传递：
    （1）第 Ⅲ 和 Ⅶ 脑神经
    （2）第 Ⅸ 和 Ⅹ 脑神经
    （3）骶神经根 S2～S4
    （4）胸神经根 T8～T12

19. 一位68岁的教师患有高血压,因严重头痛被送往医院。查体:书写正确,但不能正确阅读。他口语表达正常。病变很可能累及(　　)。
    (1) 胼胝体
    (2) 布罗卡区
    (3) 左侧视皮质
    (4) 左侧角回

20. 在第19题中描述的患者(　　)。
    (1) 左侧大脑前动脉可能受累
    (2) 可能出现右侧同向偏盲
    (3) 左侧大脑中动脉可能受累
    (4) 左侧大脑后动脉可能受累

21. 外纹状皮质(　　)。
    (1) 是布罗德曼分区18和19区
    (2) 接收17区的输入
    (3) 是视觉联络皮质
    (4) 是初级听皮质

22. 皮质脊髓束穿过(　　)。
    (1) 内囊
    (2) 大脑脚
    (3) 延髓锥体
    (4) 脊髓外侧柱和前柱

23. 运动皮质中的"小人"(　　)。
    (1) 包括面部和手的放大的代表区
    (2) 在大脑半球凸面最高的位置是面部代表区
    (3) 大部分位于大脑中动脉区域
    (4) 是所有作为皮质脊髓束下行轴索的源起

24. 视交叉(　　)。
    (1) 位置靠近松果体,常被松果体肿瘤压迫
    (2) 位置靠近垂体,常被垂体肿瘤压迫
    (3) 包含起源于颞侧半视网膜的交叉轴索
    (4) 包含起源于鼻侧半视网膜的交叉轴索

在下列问题中,选择一个最佳答案。

25. 患者,54岁,会计师。发病前一直在工作,被人发现躺在地上,右侧轻偏瘫(上肢和面部受累较下肢重)和严重失语。诊断最可能是(　　)。
    A. 影响左侧丘脑的肿瘤
    B. 左侧大脑半球的一个大的肿瘤
    C. 右侧大脑中部区域的卒中

    D. 右侧大脑前部区域的卒中
    E. 左侧大脑中部区域的卒中
    F. 左侧大脑前部区域的卒中

答案

第一部分

1. B	2. A	3. B	4. C	5. C
6. D	7. C	8. B	9. A	10. A
11. E	12. A	13. A	14. A	15. E
16. E	17. A	18. D	19. E	20. B
21. A	22. C	23. D	24. C	25. B

第三部分

1. A	2. B	3. E	4. D	5. B
6. D	7. D	8. C	9. A	10. B
11. A	12. D	13. B	14. B	15. A
16. B	17. A	18. C	19. C	20. E
21. C	22. B	23. A	24. C	25. C

第四部分

1. B	2. C	3. A	4. D	5. B
6. D	7. D	8. C	9. E	10. C
11. A	12. B	13. B	14. E	15. C
16. B	17. A	18. D	19. A	20. B
21. A	22. D	23. B	24. D	25. C

第五部分

1. C	2. B	3. A	4. D	5. D
6. C	7. A	8. B	9. D	10. C
11. B	12. A	13. E	14. D	15. D
16. A	17. C	18. A	19. B	20. C
21. A	22. E	23. B	24. C	25. E

(贺嘉 译　王化冰 校)

索引